落ちない接着

その理論と臨床的ストラテジー

編著

宮崎真至

著

秋本尚武
天川由美子
池上龍朗
井上　優
内山徹哉
江本　寛
大谷一紀
構　義徳
川口智弘
川本善和
北原信也
黒川裕康
後藤有志
小峰　太
貞光謙一郎
島田卓也
新谷明一
杉崎順平
須崎　明
千田　彰
髙垣智博
高崎智也
髙橋　裕
高見澤俊樹
武井則之
田代浩史
辻本暁正
坪田有史
仲吉貴信
納村泰弘
二階堂徹
冨士谷盛興
山田敏元
吉田圭一

永末書店

執筆者一覧

秋本尚武	秋本歯科診療所 院長
天川由美子	天川デンタルオフィス外苑前 院長
池上龍朗	富山歯科クリニック 院長
井上 優	優・井上歯科クリニック 院長
内山徹哉	内山歯科クリニック 院長
江本 寛	江本歯科医院 院長
大谷一紀	大谷歯科クリニック 院長
構 義徳	六本木カマエデンタルオフィス 院長
川口智弘	福岡歯科大学 咬合修復学講座 有床義歯学分野 講師
川本善和	アース歯科クリニック 院長
北原信也	TEAM 東京 ノブ レストラティブ デンタルオフィス 院長
黒川裕康	日本大学歯学部 保存学教室 修復学講座 専任講師
後藤有志	株式会社ステラ 代表
小峰 太	日本大学歯学部 歯科補綴学第Ⅲ講座 准教授
貞光謙一郎	貞光歯科医院 院長
島田卓也	島田歯科医院 院長
新谷明一	日本歯科大学生命歯学部 歯科補綴学第 2 講座 准教授
杉崎順平	虎の門病院 歯科部長
須崎 明	ぱんだ歯科 院長
千田 彰	愛知学院大学歯学部 保存修復学講座 教授
髙垣智博	東京医科歯科大学大学院医歯学総合研究科 う蝕制御学分野 助教
高﨑智也	NATURAL TEETH 院長
髙橋 裕	福岡歯科大学 咬合修復学講座 有床義歯学分野 教授
高見澤俊樹	日本大学歯学部 保存学教室 修復学講座 専任講師
武井則之	武井歯科クリニック 院長
田代浩史	田代歯科医院 院長
辻本暁正	日本大学歯学部 保存学教室 修復学講座 助教
坪田有史	坪田デンタルクリニック 院長
仲吉貴信	福岡歯科大学 咬合修復学講座 有床義歯学分野 医員
納村泰弘	日本大学歯学部 歯科矯正学講座 専任講師
二階堂徹	東京医科歯科大学大学院医歯学総合研究科 う蝕制御学分野 講師
冨士谷盛興	愛知学院大学歯学部 保存修復学講座 特殊診療科教授
宮崎真至	日本大学歯学部 保存学教室 修復学講座 教授
山田敏元	虎の門病院 前歯科部長
吉田圭一	長崎大学病院 歯科系診療部門 保存・補綴歯科 冠補綴治療室 講師

序文

近年、接着技術の革新とともに接着材の進歩には著しいものがあり、毎日の臨床においてその恩恵を受ける機会は非常に多い。すなわち、この技術はコンポジットレジンを用いた直接修復にかぎらず、間接法による歯冠修復あるいは義歯の修理などと、臨床における広い範囲に生かされている。特に、歯科治療における Minimal Intervention の概念の発展は、接着技術の貢献があったからこそ実現できたと考えられている。

一方、直接修復における歯質接着システムの開発は、その製品数の多様化を生じさせる要因となってきた。もちろん、間接修復においても多種多様な装着材料が市販されているが、これらすべての製品についてその特徴を理解し、臨床使用することが困難といってもよい状況でもある。臨床の場であるチェアーサイドにおいては、症例に応じた製品選択は重要なものであり、適切な製品使用が望まれるところではある。さらに、保険診療と自費診療との垣根、あるいは使い分けという点に関しては、明瞭な基準が示されていないというのが現状ではないだろうか。

そこで、このカラーアトラスにおいては、接着の臨床的基本事項について、接着システムの取り扱いを中心として、臨床における接着操作の勘所について臨床例を通して理解いただくことを主眼として、それぞれの著者に執筆を依頼した。適切であるとともに確実な「接着」を獲得できることは、より質の高い歯科治療につながるものであり、それによって患者の信頼を得ることができるはずだからである。

この観点から、「落ちない接着」とは、すなわち増患につながるキーワードともなりうるものであり、まさに現代の歯科治療の根幹をなすものであると確信している。

本書を紐解くことによって、現在の接着臨床をご理解いただくとともに、接着があればこそ歯科臨床が成り立っていることに思いを馳せていただく機会となることを祈念し、ここに擱筆させていただく。

日本大学歯学部 保存学教室 修復学講座
宮崎真至

目次

総論

第１部

賢く使い分け！　この症例には この材料！
—症例から学ぶ接着材料選択のロジックとコツ—

第２部

治療別パターンを押さえよう！

（表紙写真協力：川本善和）

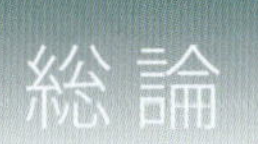

総論 接着材料の使い分けが明日の臨床を変える！

宮崎真至
日本大学歯学部
保存学教室 修復学講座

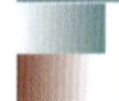

歯冠修復物の生存期間

直接法によるコンポジットレジン修復は、歯質接着技術の発展によって、口腔内の機能とともに審美性を回復する歯冠修復を可能にしてきた。また、その適応症としては前歯部の小窩洞にとどまることなく、歯冠が大きく欠損した症例や、臼歯部においても隣接面を含む比較的大型窩洞へも適応可能となった。また、間接法による審美性歯冠修復に関しても、レジンセメントの接着性向上によって、コンポジットレジンあるいはセラミックスを用いた修復物の臨床応用頻度が高くなっている。

歯冠修復物が口腔内において機能できる期間に関しては、札幌市内の歯科医院において、1991年1月1日から2005年3月31日の間に修復物を用いた治療を受けた患者を対象とした調査がある[1]。これによれば、平均生存期間ではメタルインレーが3,804日と最も長く、次いでコンポジットレジンが3,532日、4/5冠が3,332日、メタルクラウンが3,276日およびメタルブリッジが2,557日であった（**表1**）。また、再治療の原因では二次齲蝕が最も多く、特にこの傾向はコンポジットレジン修復およびメタルインレーで顕著であった。一方、補綴装置では、根尖病巣の存在およびブリッジにおいては脱離がその原因として多く認められている。

コンポジットレジン修復に関する同様の報告[2]では、10年生存率は84.2％であったとされている。また、臼歯部修復における生存率を検討した報告[3]からは、コンポジットレジン修復の再修復の理由としては、二次齲蝕が73.9％と最も高く、脱離が8.0％で破折は5.3％であった。一方、セラミックインレー・オンレーの生存率への影響因子を検討した報告[4]では、歯頸部に及ぶ深い窩洞外形、グラスアイオマーセメントによる窩洞裏層ならびにワンステップ接着システムの応用は、この歯冠修復物のリスクファクターとなることが示されている。また、再修復の理由としては、修復物あるいは歯質の破折が44.5％であり、次いで根管治療によるものが16.4％であった。

このように、歯冠修復処置を行うにあたっては、その予知性を高めるためにも、直接修復と間接修復における生存率とともに再治療の理由が異なっている。

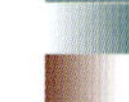

臨床における接着の利点を考える

直接および間接修復は、齲蝕に関する知見の蓄積、修復材および接着に関する技術の飛躍的向上によってMinimal Intervention（MI）という、最小限の侵襲による治療概念の基に行われている。特に、歯質接着技術の向上は、MIを単なるコンセプトとしてではなく、実際の臨床のなかに浸透する基本技術あるいは治療概念

表1 各種修復物の平均生存期間と再治療率（参考文献1より引用・改変）。

修復物	対象歯数	再治療歯数	再治療率（％）	平均生存期間（日）	10年生存率（％）
メタルインレー	103	29	28.16	3,804	67.5
コンポジットレジン	245	87	35.51	3,532	60.4
4/5冠	58	20	34.48	3,332	60.5
メタルクラウン	118	44	37.29	3,276	55.8
メタルブリッジ	125	75	60.00	2,557	31.9
合計／平均	649	225	39.29	3,323	55.22

図1 コンポジットレジン修復は、齲蝕処置にMIというコンセプトをもたらすとともに、これに審美性を加えたMiCD（Minimally Invasive Cosmetic Dentistry）を支える技術となっている。

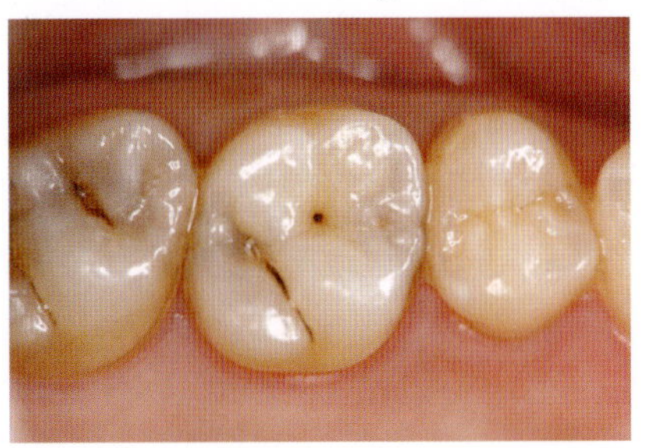

図1a 最近になって冷水痛を覚えることを主訴に来院した。

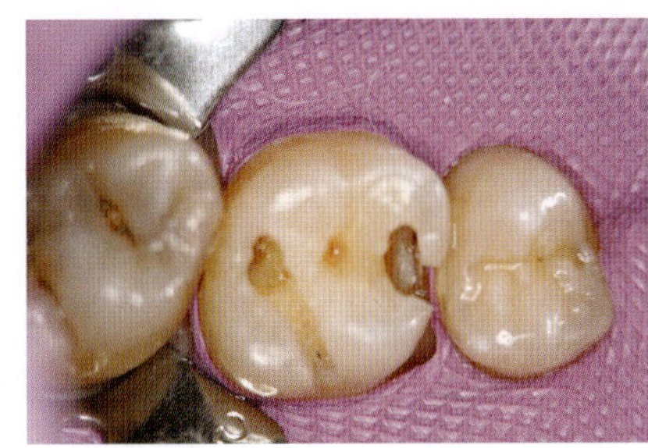

図1b 局所麻酔ならびにラバーダム防湿下で修復処置を行う。エナメル質は極力残す。

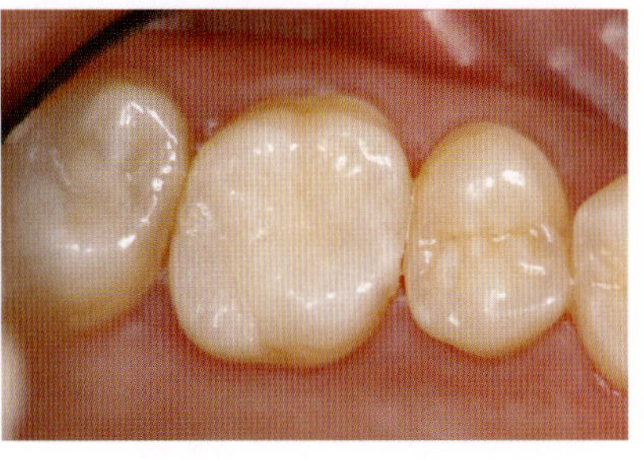

図1c ビューティフィル フロー プラスとビューティフィルⅡエナメルとで修復を行う。

を構築するものとした。さらに、これに患者の審美に対する希望をかなえるというものが“MiCD”（Minimally Invasive Cosmetic Dentistry）のコンセプトである（**図1**）。

歯質接着の臨床的利点としては、修復物の保持力が向上したことによって保持形態の付与を必要としなくなったことが挙げられる。さらに、辺縁漏洩の減少は予防拡大の必要性を排除し、健康歯質の保存につながっている。これらの事項は、非接着性修復における窩洞形態における原則とは異なるものであり、“MiCD”のコンセプトに沿った歯冠修復処置を可能としている[5]。

歯冠修復に伴う術後知覚過敏に関しては、材料因子、術者因子および患者因子としての術前の歯髄の状態などが関連しており、その発現機序は複雑である。このうち、材料因子に関しては、硬化したボンディング材あるいはレジンは、生体に対して何ら為害性がないことが明らかとなっている。

修復後の歯髄刺激に関しては、辺縁漏洩に伴って窩壁に細菌侵入が生じることが大きな要因とされており、接着システムによる確実な封鎖効果が求められる理由となる。

また、歯冠修復物が歯質と強固接着することによって、非薄化した歯質を構造的に強化するという効果も期待できる。

エナメル質接着において考慮すべき事項

エナメル質接着に関しては、直接あるいは間接法の別を問わず、リン酸を用いたエッチングは最も確実に接着強さを得ることができる前処理法である（**表2**）。

エナメル質に対するリン酸エッチングの効果としては、表層の約10μmが除去されることによって清掃効果が発揮され、エナメル小柱と小柱間質との酸に対する

表2 リン酸エッチングの効果。

1. 清掃作用
2. 粗造面形成
3. 接着面積増加
4. 極性化（ぬれ性向上）
5. レジンタグの形成（投錨効果）

脱灰程度の違いによって粗造化し、これに伴って接着面積が増加することが挙げられる。さらに、エナメル質表面における極性化が向上し、ぬれ性が増すことによって、エナメル質の脱灰部にレジンモノマーが容易に拡散・浸透する。その後、ボンディングレジンが重合硬化することによって投錨効果が得られることで、確実な接着を得ることができる[6]。

臨床におけるエナメル質接着性に関しては、年齢、修復部位あるいはエナメル質表層の切削などについて留意すべきである。特に、無柱エナメル質の存在するエナメル質表層、小窩裂溝および歯頚部などでは、エッチング効果が得られにくいことから注意が必要である。また、セルフエッチングシステムでは、切削器具の種類によってエッチング効果が影響を受けるが、これはスミヤー層の厚さが異なるからである[7]。

エナメル質に形成されるエッチングパターンは、使用される酸の種類、濃度あるいは作用時間によっても影響を受ける[8]。セルフエッチングシステムでは、リン酸に比較するとそのpHは1.5～2.5であるところから、脱灰によって生じる粗造化の程度は低い。しかし、機能性モノマーによる化学的接着によって、機械的嵌合以上の質の高い接着界面を形成することが期待されている[9]。これまでの研究では、セルフエッチングプライマーシステムへのセレクティブエッチングの効果を検討したところ、8年経過後もその効果はわずかに認められている[10]。

一方、自己接着性レジンセメントを用いて装着され

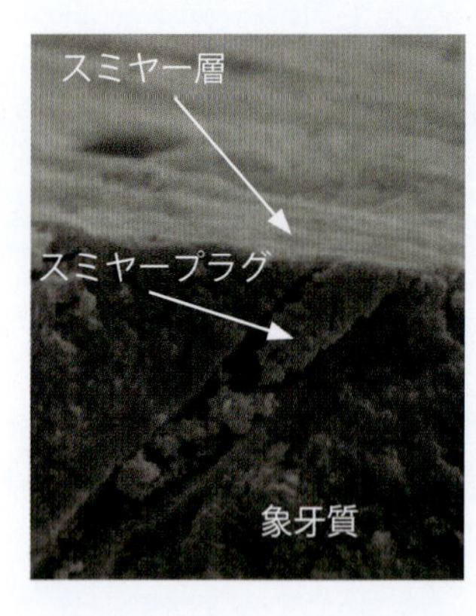

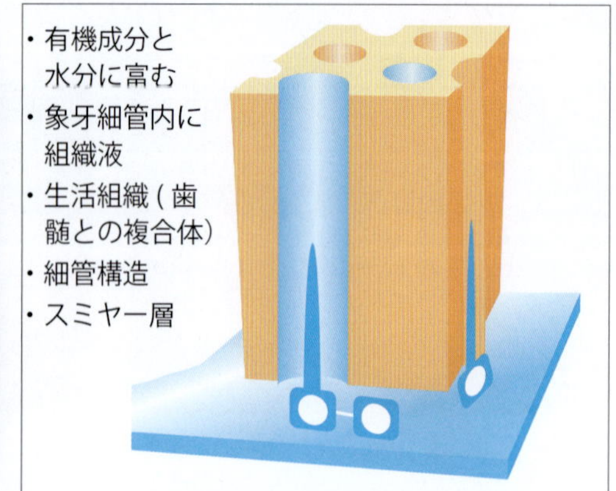

図 2 被着体としての象牙質の特徴。

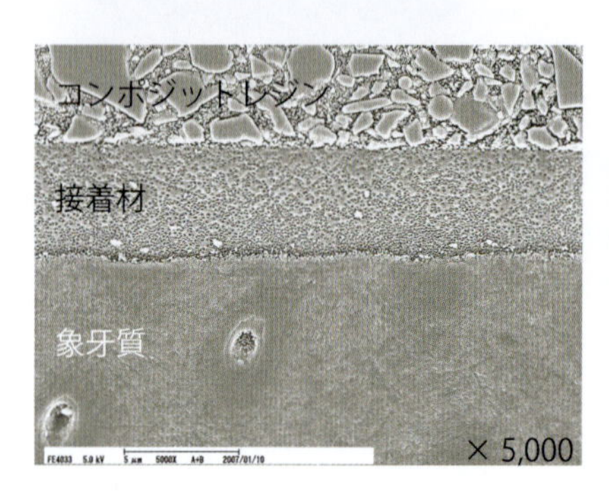

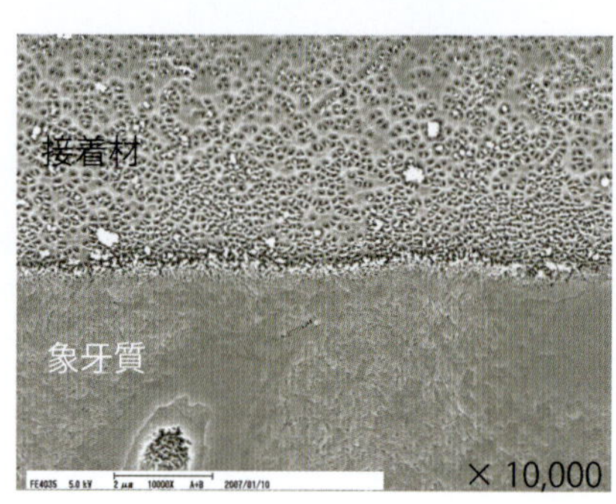

図 3 ビューティボンド マルチと象牙質との接着界面の走査電子顕微鏡写真。象牙質との接合界面にはギャップ形成などは認められず、強固な化学的接着系を形成していることがうかがわれる。

たセラミックインレーにおいては、セレクティブエッチングの効果は認められていない[11]。セレクティブエッチングに関しては、その効果に関しては議論のあるところであり、今後も検討が継続されるであろう。

象牙質接着における考慮事項

象牙質の基本的組成成分は、70 数％の無機質、20 数％の有機質および 10 数％の水分からなっている。無機質の主体であるハイドロキシアパタイトは、コラーゲン線維の周囲に配向して複合体となることで、粘り強い硬組織を形成している。すなわち、象牙質が有している粘り強さをコラーゲン線維が、硬さをハイドロキシアパタイトが担っている。

象牙質は細管構造を有しており、直径 1 ～ 3 μm の象牙細管が歯髄側から放射状に走行している。細管中は組織液で満たされ、一定圧で歯髄側からエナメル - 象牙境方向に流れ出ている。また、象牙細管の密度は、エナメル - 象牙境付近で 20,000 本 /mm^2 であるが、歯髄腔に近接すると 45,000 本 /mm^2 と増加するとともにその直径も大きくなる[12]。したがって、コンポジットレジンの象牙質接着性も、エナメル - 象牙境付近に比較して、歯髄腔近傍の象牙質接着強さは低くなる（**図 2**）。

象牙質に対する接着性は、酸によって脱灰された象牙質表層からレジン成分が浸透、そこで硬化することによって獲得される（**図 3**）。ボンドに含有されている 4-AETA という機能性モノマーは、歯質のハイドロキシアパタイトを脱灰し、カルシウムイオンと反応して化学的接着系を形成する。この機能性モノマーは、歯質と反応する酸性基とレジンと反応する重合性基であるメタクリロイルオキシ基の両者を有する分子であり、接着耐久性に寄与することが判明している[13]。

象牙質との接着系形成の要件をまとめると、①スミヤー層の溶解、除去、②脱灰部全層へのレジンモノマー浸透、③前処理によるぬれ性の向上、④機能性モノマーとの化学的接着系形成および⑤レジンモノマーの重合硬化、などが挙げられる。これらの要件を満たすことによって、象牙質への安定した接着耐久性を獲得することが可能となる。

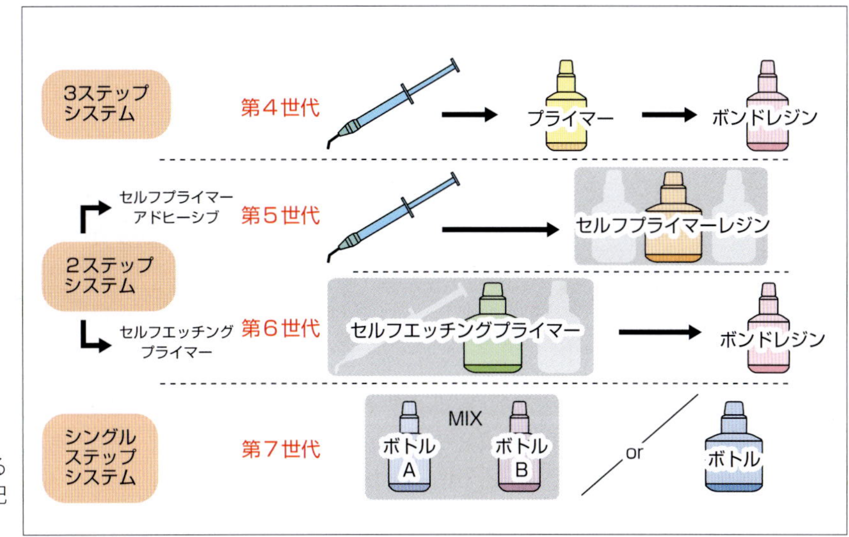

図 4　コンポジットレジン修復に用いられる接着システムの分類。世代による分類も併記している。

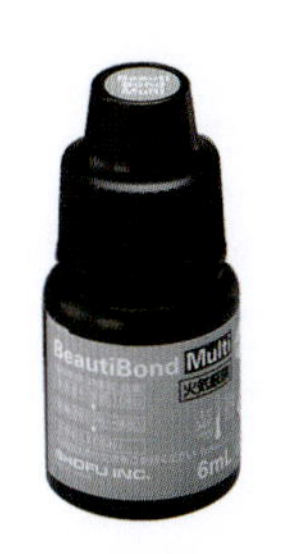

図 5　ビューティボンド マルチは、ワンボトルのシングルステップシステムでありながら、あらゆる被着体に確実な接着性を示すような材料設計がされている。

表 3　セルフエッチシステムを用いることの臨床的利点。

1. テクニックセンシティブ因子が少ない リン酸エッチングと水洗が不要 脱灰コラーゲン線維の収縮がない
2. 理論的には脱灰とレジンの浸透が同時に起こる 拡散の状況はアドヒーシブの pH にもよる
3. 術後知覚過敏が少ない スミアープラグの存在による歯髄液の流れの抑制
4. 化学的接着のためのハイドロキシアパタイトが残留 機能性モノマーが効果的に反応できる

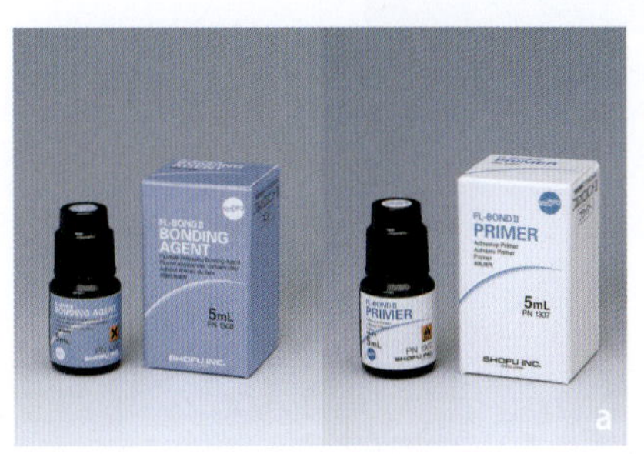

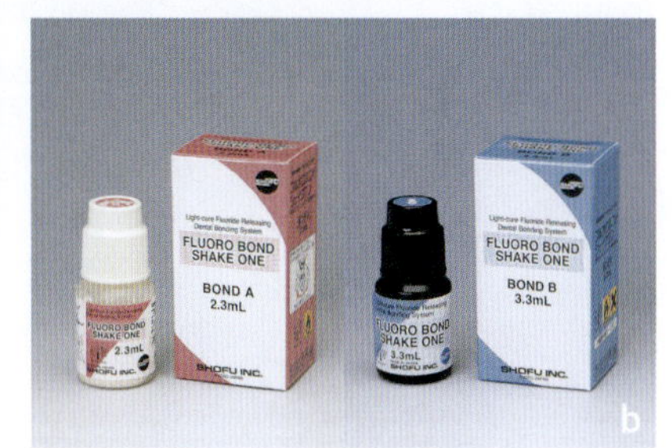

図 6　フルオロボンド II およびフルオロボンド シェイクワンは、S-PRG フィラーを含有することによってフッ素イオンをはじめとする歯質再石灰化に寄与するイオンの徐放性を有する機能性材料と言える。
a：フルオロボンド II。
b：フルオロボンド シェイクワン。

被着面処理の重要性

セルフエッチングプライマーは、機能性モノマー、水分およびそのほかの成分を含有した歯面処理材である。機能性モノマーは水分の存在下で解離することによって酸として作用し、スミヤー層を溶解するとともに歯面をエッチングする。さらに、親水性基の存在によって象牙質との良好なぬれ性を示し、レジンモノマーの浸透・拡散を容易とする。

セルフエッチングシステムとしては、操作時間の短縮あるいは操作ステップの簡略化を目的として２ステップあるいはシングルステップシステムが開発されている（**図 4**）。ビューティボンド マルチ（**図 5**）などのシングルステップシステムでは、エッチング、プライミングおよびボンディングという３つの機能を短縮するものであるが、その接着性能あるいは臨床操作因子が接着強さに及ぼす影響などは、従来の３ステップシステムとは異なるものとされている。

シングルステップシステムの歯質接着性に関しては、臨床報告からは脱落などの重篤な問題は生じておらず、良好に経過しているとされている[14]。したがって、接着システムの取り扱いが適切であれば、良好な予後が望

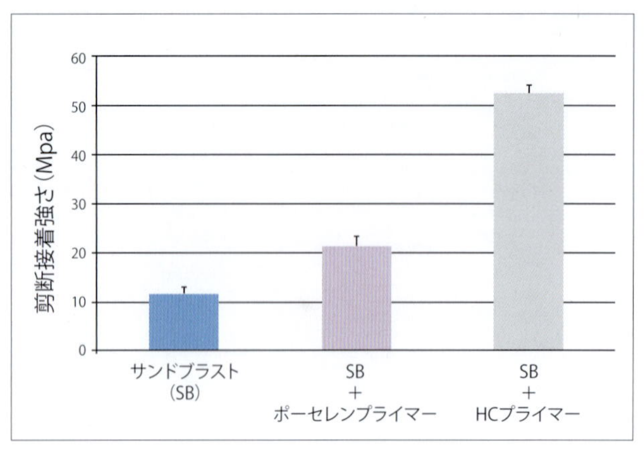

図7 CAD/CAM 用ハイブリッドレジンブロック（松風ブロック HC）への表面処理がブロック HC セムとの接着強さに及ぼす影響を示す。サンドブラスト面へのポーセレンプライマー塗布の効果よりも、HC プライマーが高い接着性を獲得するために有効である。

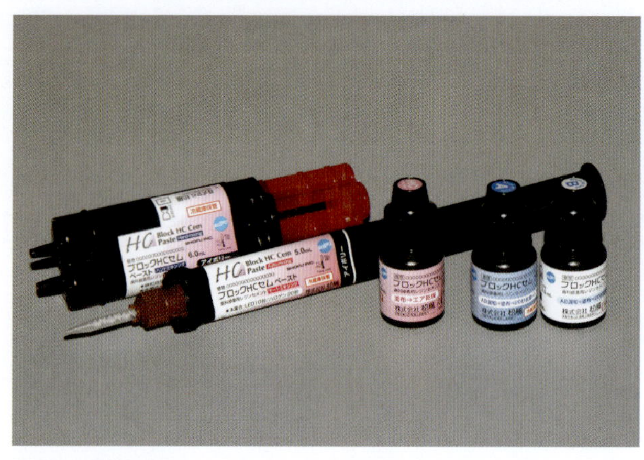

図8 歯質ならびにレジンブロック専用プライマーを有したレジンセメント、ブロック HC セム。臨床で生じうるエラーを最小限にするための製品構成となっている。

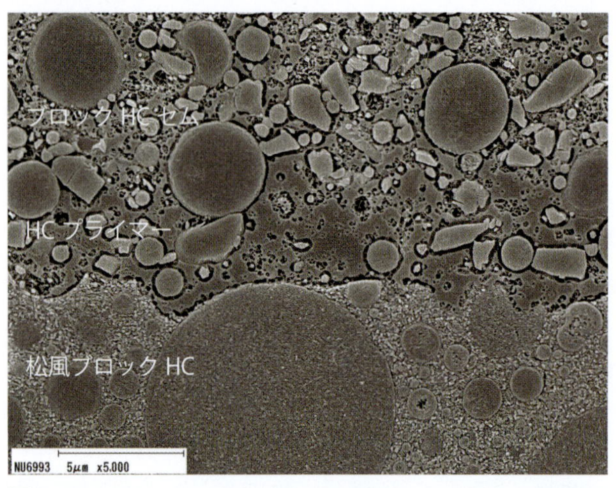

図9 松風ブロック HC とブロック HC セムとの接合界面における SEM 像（5,000 倍）。サンドブラスト処理後に HC プライマーを併用すると、5μm 程度のプライマー層とともに良好な接合界面を形成している。

めることが示されたものと考えられている。リン酸エッチングを採用しているシステムに比較すると、多くの利点を有しているところから、臨床における評価とともにその使用頻度は増加している（**表3**）。

接着システムにおいても、これを高機能化させるための改良が継続されている。その一つの方向性としては、生物学的活性を付与することであり、フルオロボンドⅡおよびフルオロボンド シェイクワンなどのように、接着材からのフッ化物の徐放などはその一例である（**図6**）。また多くのシングルステップシステムは、その成分に水を含むために硬化後も液体が透過し、そこが劣化の場となる可能性が指摘されている。そこで、これを防ぐために接合界面を疎水性化する手法が模索されている[15]。

歯冠修復物とレジンセメントとの接着

CAD/CAM 用ハイブリッドレジンブロックは、レジンモノマー、フィラー粒径、形状あるいは含有量が製品によって異なっている。また、加熱加圧重合された CAD/CAM 用ハイブリッドレジンブロックでは、未反応モノマーの存在を期待できず、含有するフィラーに対してシランカップリング処理などを行う必要がある。CAD/CAM 用ハイブリッドレジンブロックへのレジンセメントの接着性については、レジンセメントの製品によってはシランカップリング剤の効果が少ないものがあることに注意が必要である（**図7**）。

松風ブロック HC に対応したレジンセメントシステムであるブロック HC セムは（**図8**）、デュアルキュア型のレジンセメントであり、修復物辺縁部では光照射を行うことで装着直後から確実な封鎖性が得られる。さらに、照射光線の到達しにくい修復物内面では、歯面に塗布された専用の歯質用プライマー A/B およびレジンブロック用の HC プライマーとの接触によって、レジンセメントの重合硬化反応が進行するように設計されている。

CAD/CAM 冠の適合は支台歯の部位によって異なり、特に咬合面部でセメントスペースが 200μm と厚くなる。セメントラインの厚みは、歯質と CAD/CAM 冠との接着性に影響を及ぼし、これが厚くなるほど接着性は低下する。このようなレジンセメント自体の重合硬化反応の問題点を解決したのが、歯面処理用プライマー A/B であり、CAD/CAM 用ハイブリッドレジンブロック用の HC プライマーである（**図9**）。間接修復においても、前

図 10a ～ f　CAD/CAM 冠も、適切な前処理で脱落などの不快事項は未然に防ぐことができる。

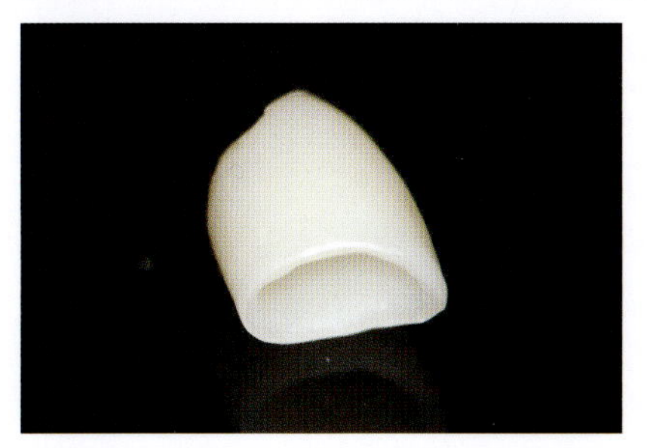

図 10a　完成した CAD/CAM 冠。

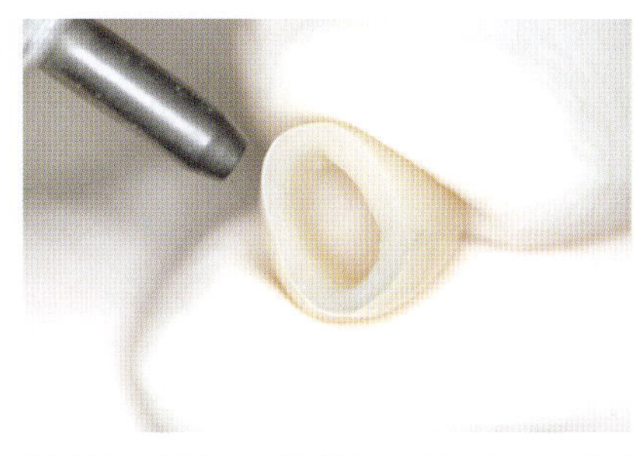

図 10b　口腔内試適後に、内面をサンドブラスト処理する。

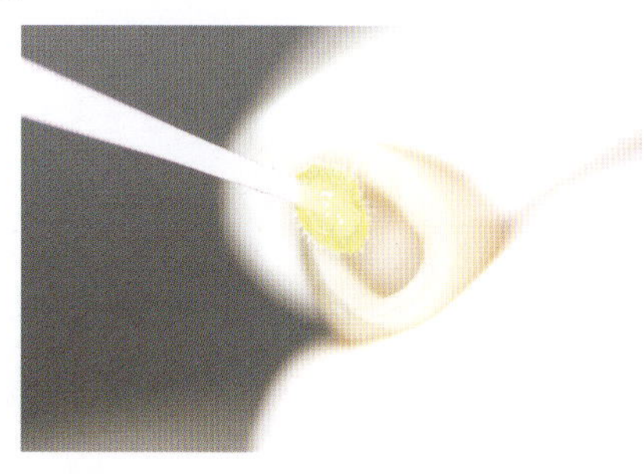

図 10c　HC プライマーを塗布する。

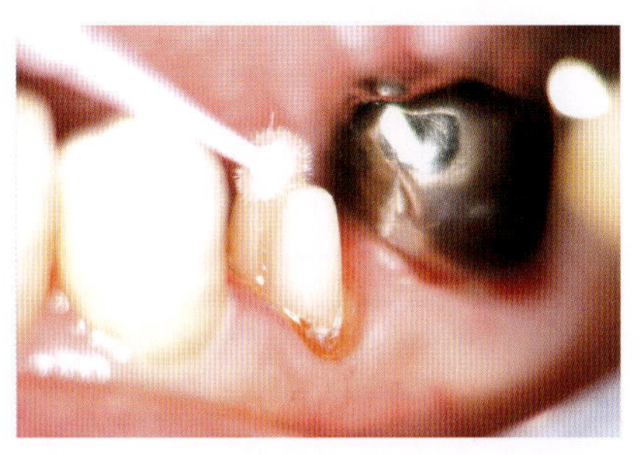

図 10d　歯面処理用プライマーを塗布する。

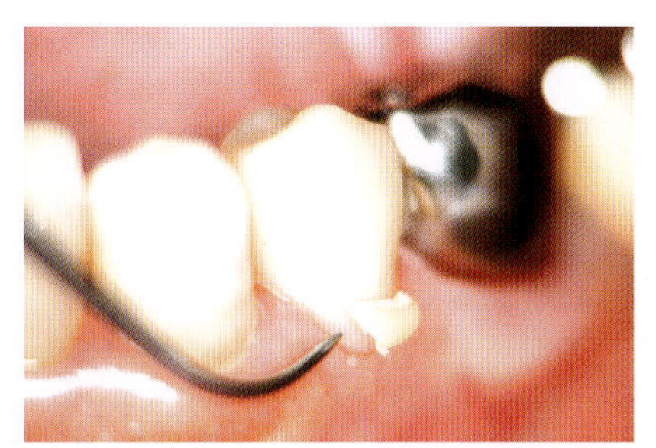

図 10e　余剰セメントの除去も容易である。

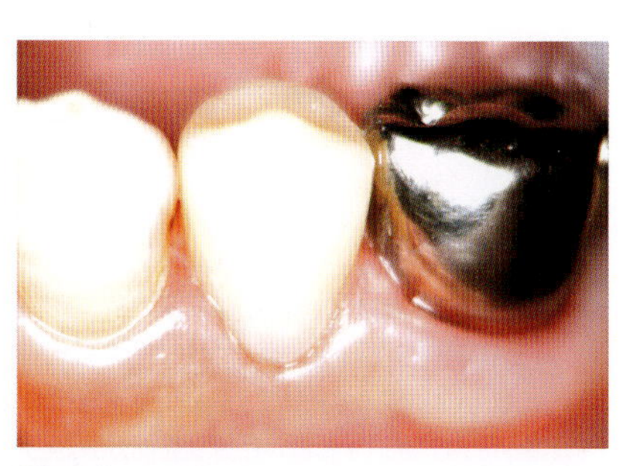

図 10f　装着を終了する。

処理を確実に行うことが、予知性の高い歯冠修復につながるのである（**図 10**）。

接着への影響因子

接着強さに影響を及ぼすテクニックセンシティブ因子として、材料因子、環境因子およびこれを扱う術者の製品に対する理解度や技術などの因子として捉えることができる[16)]。

材料因子としては、それぞれの接着システムによって歯面処理法が異なるために、これに関する留意事項も多く挙げられている。シングルステップセルフエッチングシステムは、接着ステップ数をさらに減少させることに成功した。その簡便な操作性は多くの臨床家が望むところであるが、水分を含有したセルフエッチングプライマーは、塗布後にエアブローすることで水分を除去することが求められており、さらにその塗布時には擦るような操作をすると接着強さが向上する[17)]。

レジンは、その重合硬化に伴ってその体積を減じる重合収縮という現象を示すところから、歯質への接着が不十分であると窩底あるいは窩壁との間にギャップを形成する。生じたギャップは、辺縁漏洩、術後知覚過敏、辺縁着色あるいは二次齲蝕の原因となり、接着耐久性に影響する。そこで、重合収縮を究極まで低減化させたコンポジットレジンであるビューティフィルⅡ LS が開発された（**図 11**）。

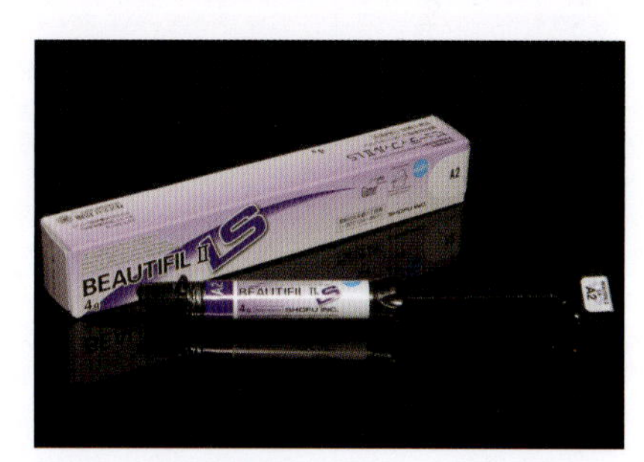

図 11　重合収縮率とともに収縮応力を極限まで抑制することに成功したビューティフィルⅡ LS。今後の臨床成績におけるこの製品の優位性が期待される。

さらに、接着阻害因子として挙げられるものには、唾液、血液、歯肉溝滲出液、プラークあるいは呼気中の水分などがある[18)]。また、間接修復においては、仮着材あるいは PMTC ペースト成分の残留などについても配慮が必要となる。さらに、歯面処理材に含有されているシリカなどの増粘剤あるいは根管洗浄剤や貼薬剤などの残留に関しても留意すべきである。これらの接着阻害因子は、接着界面における被着面のぬれ性を低下させる因子となるばかりでなく、レジンモノマーの二重結合の転化率を低下させることにつながり、ひいては修復歯の寿命を縮める可能性があることに注意すべきであろう。

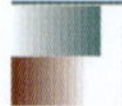

まとめ

失われた機能を回復するとともに、それぞれの個性を見極めて審美性を付与することが、歯冠修復に求められている。硬組織の欠損部を人工材料で補うことの背景には、歯質と一体化する接着技術に支えられ、これによって"MiCD"のコンセプトに基づいた歯冠修復を可能とするとともに、新たな価値を与えている。

これら歯冠修復物を予知性の高いものにするためにも、使用する歯科材料に対する正しい理解とともに、最新の技術を駆使することが望まれるところである。

本書が、"MiCD"に沿った歯科治療を行うにあたってのマイルストーンとなることであろうことを確信し、擱筆する。

参考文献

1）青山貴則，相田　潤，竹原順次，森田　学．臼歯部修復物の生存期間に関連する要因．口腔衛生会誌 2008；58：16-24.
2）Kubo S, Kawasaki A, Hayashi Y. Factors associated with the longevity of resin composite restorations. Dent Mater J 2011; 30: 374-383.
3）Kopperud SE, Tveit AB, Gaarden T, Sandvik L, Espelid I. Longevity of posterior dental restorations and reasons for failure. Eur J Oral Sci 2012; 120: 539-548.
4）Collares K, Corrêa MB, Laske M, Kramer E, Reiss B, Moraes RR, Huysmans MC, Opdam NJ. A practice-based research network on the survival of ceramic inlay/onlay restorations. Dent Mater 2016; 32: 687-694.
5）Prieto LT, Araujo CT, de Oliveira DC, de Azevedo Vaz SL, D'Arce MB, Paulillo LA. Minimally invasive cosmetic dentistry: smile reconstruction using direct resin bonding. Gen Dent 2014; 62: e28-e31.
6）Takamizawa T, Barkmeier WW, Tsujimoto A, Scheidel DD, Erickson RL, Latta MA, Miyazaki M. Effect of phosphoric acid pre-etching on fatigue limits of self-etching adhesives. Oper Dent 2015; 40: 379-395.
7）Mine A, De Munck J, Vivan Cardoso M, Van Landuyt KL, Poitevin A, Kuboki T, Yoshida Y, Suzuki K, Van Meerbeek B. Enamel-smear compromises bonding by mild self-etch adhesives. J Dent Res 2010; 89: 1505-1509.
8）Zhu JJ, Tang AT, Matinlinna JP, Hägg U. Acid etching of human enamel in clinical applications: a systematic review. J Prosthet Dent 2014; 112: 122-135.
9）Tsuchiya K, Takamizawa T, Barkmeier WW, Tsubota K, Tsujimoto A, Berry TP, Erickson RL, Latta MA, Miyazaki M. Effect of a functional monomer（MDP）on the enamel bond durability of single-step self-etch adhesives. Eur J Oral Sci 2016; 124: 96-102.
10）Peumans M, De Munck J, Van Landuyt KL, Poitevin A, Lambrechts P, Van Meerbeek B. Eight-year clinical evaluation of a 2-step self-etch adhesive with and without selective enamel etching. Dent Mater 2010; 26: 1176-1184.
11）Peumans M, Voet M, De Munck J, Van Landuyt K, Van Ende A, Van Meerbeek B. Four-year clinical evaluation of a self-adhesive luting agent for ceramic inlays. Clin Oral Investig 2013; 17: 739-750.
12）Pashley DH, Ciucchi B, Sano H, Carvalho RM, Russell CM. Bond strength versus dentine structure: a modelling approach. Arch Oral Biol 1995; 40, 1109-1118.
13）Yoshida Y, Yoshihara K, Nagaoka N, Hayakawa S, Torii Y, Ogawa T, Osaka A, Meerbeek BV. Self-assembled nano-layering at the Adhesive interface. J Dent Res 2012; 91, 376-381.
14）Kurokawa H, Miyazaki M, Takamizawa T, Rikuta A, Tsubota K, Uekusa S. One-year clinical evaluation of five single-step self-etch adhesive systems in non-carious cervical lesions. Dent Mater J 2007; 26, 14-20.
15）Tay FR, Pashley DH, Kapur RR, Carrilho MR, Hur YB, Garrett LV, Tay KC. Bonding BisGMA to dentin-a proof of concept for hydrophobic dentin bonding. J Dent Res 2007; 86, 1034-1039.
16）Van Landuyt KL, Mine A, De Munck J, Countinho E, Peumans M, Jaecques S, Lambrechts P, Van Meerbeek B. Technique sensitivity of water-free one-step adhesives. Dent Mater 2008; 24, 1258-1267.
17）Ando S, Watanabe T, Tsubota K, Yoshida T, Irokawa A, Takamizawa T, Kurokawa H, Miyazaki M. Effect of adhesive application methods on bond strength to bovine enamel. J Oral Sci 2008; 50, 181-186.
18）Yoshida F, Tsujimoto A, Ishii R, Nojiri K, Takamizawa T, Miyazaki M, Latta MA. Influence of surface treatment of contaminated lithium disilicate and leucite glass ceramics on surface free energy and bond strength of universal adhesives. Dent Mater J 2015; 34: 855-862.

Case 1 Class V 症例への対応

［窩洞形成、接着処理、インジェクタブルレジンが決め手］

冨士谷盛興／千田 彰
愛知学院大学歯学部 保存修復学講座

患者概要

年齢・性別：78歳・女性

主訴：上顎左側中切歯の冷水痛。

既往歴：約5年前（2011年頃）に上顎前歯部に一過性の冷水痛を感じ近医を受診。齲蝕と言われ、同日に前歯部歯頚部にコンポジットレジン修復処置を受けた。3カ月前より上顎左側中切歯に時々冷水痛を感じるようになったという。自発痛はなく、歯髄電気診で正常反応を示した。

診断：象牙質齲蝕（二次齲蝕）。

治療方針：コンポジットレジン修復。

術前の問題点

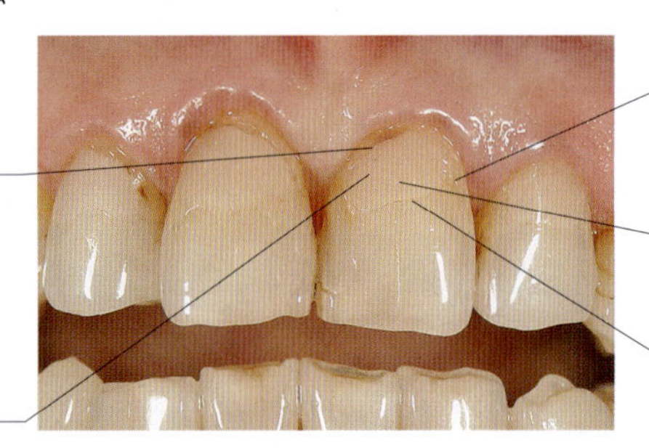

治療にあたってのポイント

①⑥**歯髄刺激、二次齲蝕、脱落の防止：**歯頚部窩洞において留意すべき窩洞形成法（齲蝕がなくても歯質を1層削除、歯頂側窩縁にはラウンドベベル付与、歯肉側窩縁はシャンファー形態付与）と、確実なレジン接着処理（5カ条。後述）を施し、歯頚部に集中するひずみ緩和のため物性の高いフロアブル（インジェクタブル）レジンで象牙質欠損部を補填するように修復する。

②**歯肉側窩縁褐線の防止：**滲出液のコントロール（ガムリトラクター、圧排糸、クランプなどを使用)、歯肉側窩縁形態付与（ミディアム〜ヘビーシャンファー）によるレジン辺縁の厚み確保、窩縁ギリギリまでのインジェクタブルレジン塡塞を施す。

③**歯頂側窩縁褐線の防止：**ラウンドベベル付与（レジン辺縁の厚み確保と遊離エナメル質によるホワイトマージン発生防止)、セレクティブリン酸エッチング、溢出レジンの除去などに留意する。

④**色調不調和の防止：**レジンのカメレオン効果とラウンドベベル付与によるグラデーション効果を利用して、レジン修復物の色調を歯と調和させる。最初に塡塞するインジェクタブルレジンで歯との色調の調和を確認する。

⑤**形態不適、仕上げ時歯質削除の防止：**ペーストレジン塡塞時には筆を適宜使用し、また形態修正・仕上げにはカーバイドバーを使用する（ダイヤモンドポイントは使用しない)。

治療後の改善ポイント

歯肉側窩縁はシャンファー形態付与、窩洞の象牙質部分を補填するような感じで歯肉側窩縁ギリギリまでインジェクタブルレジン填塞
→レジンの適合性向上、歯髄刺激防止、容易な色調合わせ、ペーストレジンの形態付与の容易化、辺縁チッピング防止

圧排糸、ガムリトラクター、クランプ、ラバーダムなどにより窩縁露出、防湿
→確実な接着、褐線防止

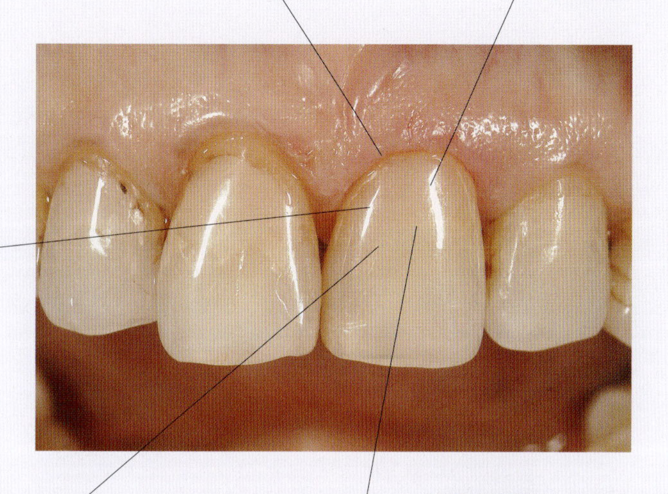

筆を使用
→丸みのあるエマージェンスプロファイル

カーバイドバーで形態修正、溢出レジン除去
→歯質削除の防止

歯頂側窩縁にはラウンドベベル付与、セレクティブエッチング
→確実な接着、カメレオン効果、グラデーション効果による色調調和、レジンの辺縁の厚みを確保して辺縁チッピング、褐線の防止

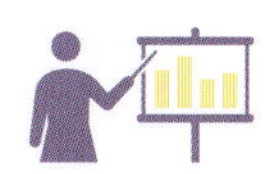

接着材料の選択ロジック（ポイント）

選択材料： ワンステップボンディング材「ビューティボンド マルチ」

選択理由：

① 5級をはじめ歯頚部窩洞においては、象牙質に対する確実なレジン接着が必須となる。

②最近のセルフエッチングプライミングシステムの象牙質接着性は、エナメル質に対する接着性と同等か、それ以上のものがある。

③ワンステップボンディング材は、接着操作のルールとコツを的確に行えば、エナメル質ならびに象牙質に対しバランスのとれた確実な接着性が得られる。

選択材料： インジェクタブルレジン（ミディアム〜ローフロータイプ）「ビューティフィル フロー プラス F03」

選択理由：

①歯頚部窩洞には種々のひずみが集中するので、応力緩和を図る。

②ぬれ性改善によりレジン修復物の適合性が向上し、歯髄刺激などが回避できる。

③ペーストレジンの形態付与が容易になる。

④色調の適合性をあらかじめ検討できるので、ペーストレジンによる色調合わせが容易になる。

治療ステップ

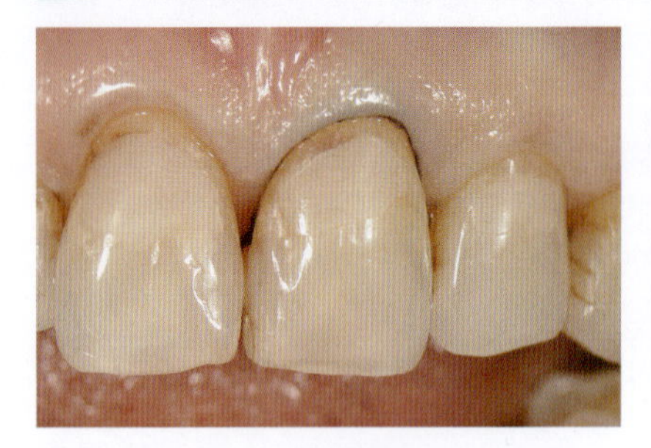

図1　圧排糸による施術野のコントロール。滲出液のコントロールのほかに、窩縁の明示や歯肉の保護も目的とする。

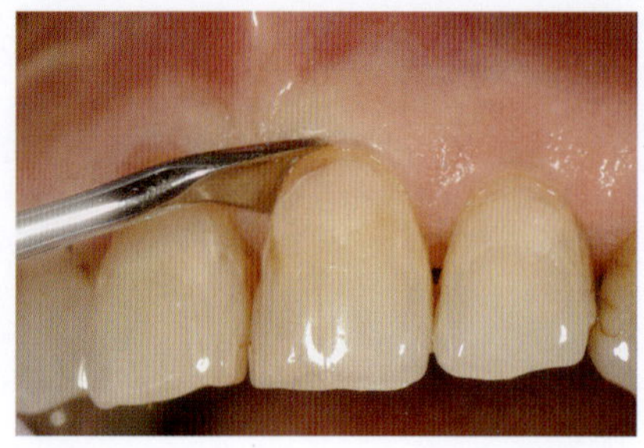

図2　ガムリトラクター（歯肉排除器）による施術野のコントロール。歯肉の保護や窩縁の明示を行う。

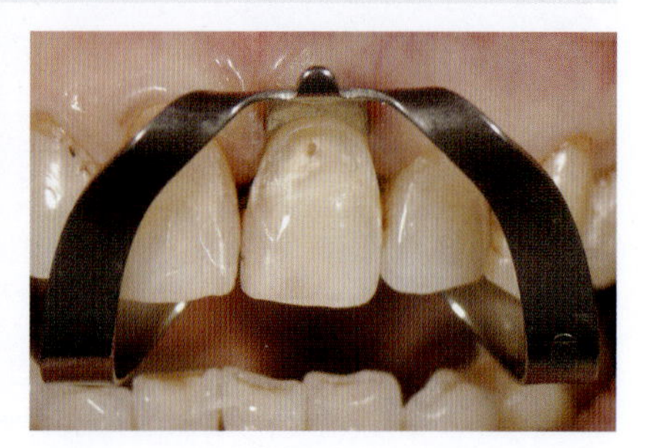

図3　クランプによる施術野のコントロール。

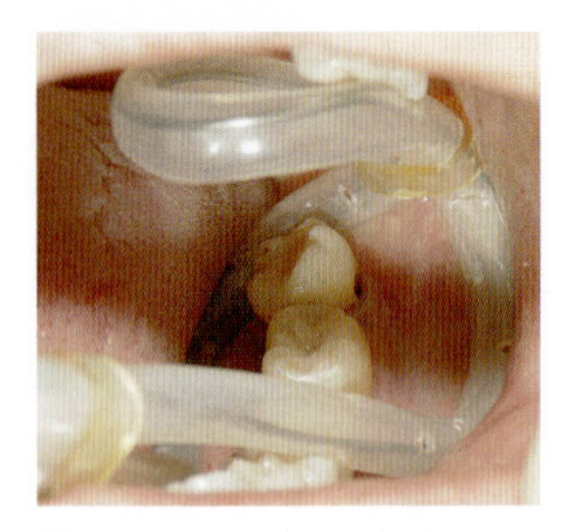

図4　チューブ防湿器具。臼歯部の症例では、術野の防湿、舌排除、開口器の役目を有する防湿器具も使い勝手が良い。

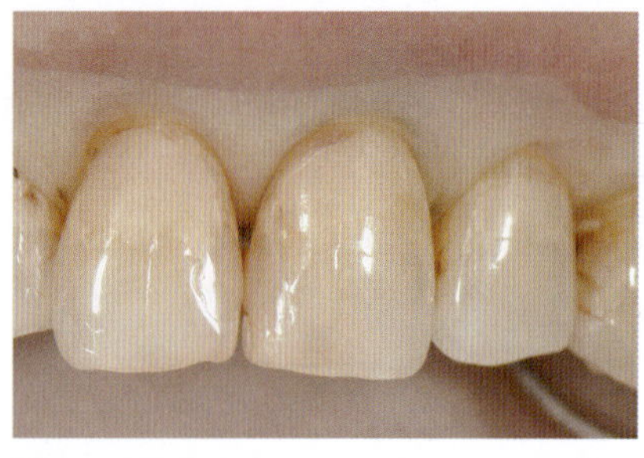

図5　複数歯露出ラバーダムによる施術野のコントロール。複数歯の同時治療や3、4級レジン修復時に行う。

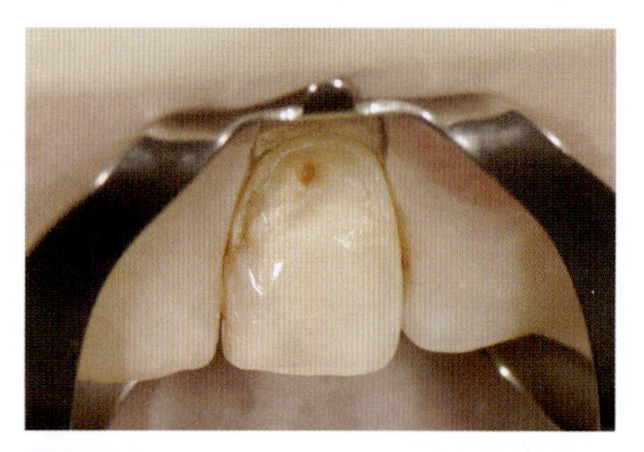

図6　窩洞形成後。歯肉側窩縁にはシャンファー形態を付与し、また歯頂側窩縁にはラウンドベベルが付与してある。

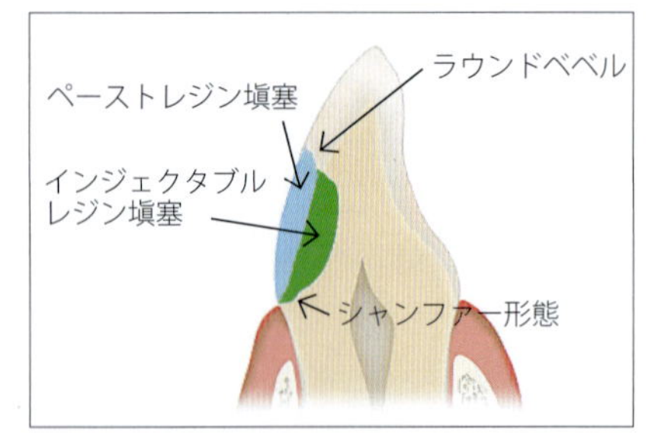

図7　歯頚部窩洞におけるレジン修復概念図。ラウンドベベル（歯頂側）、シャンファー形態（歯肉側）、インジェクタブルレジンで窩洞の象牙質部分を補塡するイメージ。

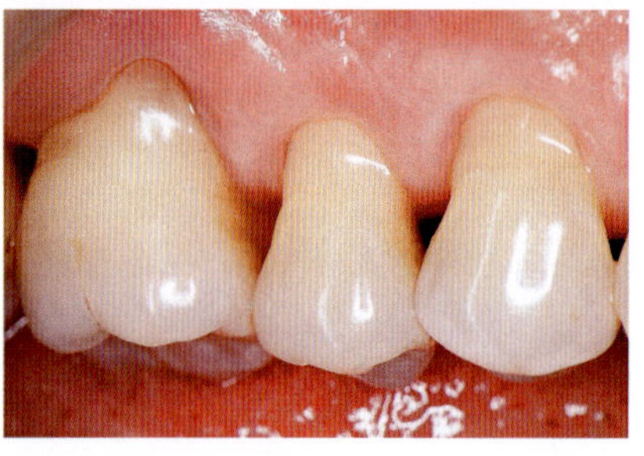

図8　歯頚部窩洞の形成（別症例、形成前）。窩縁（歯頂側と歯肉側いずれも）は不明瞭である。

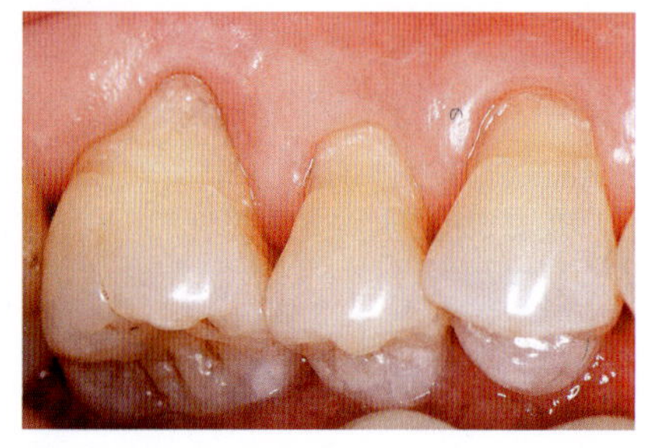

図9　歯頚部窩洞の形成（別症例、形成後）。窩洞の象牙質を1層削除し、ラウンドベベル（歯頂側）とシャンファー形態（歯肉側）を付与した。特に歯肉側は明瞭に付与する。

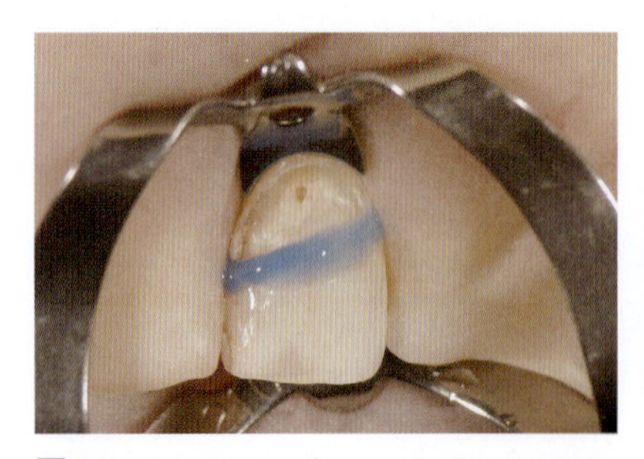

図10　セレクティブエッチング（リン酸）。象牙質壁に垂れないように注意。

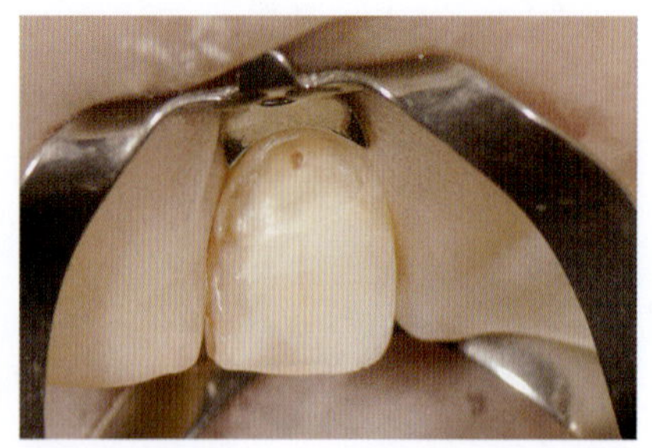

図11　水洗乾燥後。白濁が確認されるまで乾燥を行う。

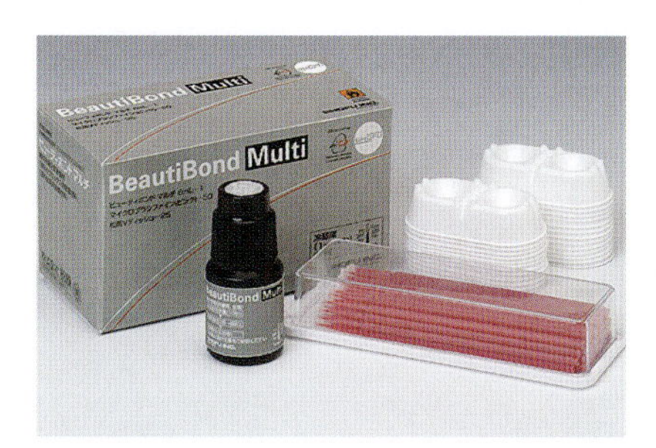

図 12a　ビューティボンド マルチ。ユニバーサルタイプのワンステップボンディング材。

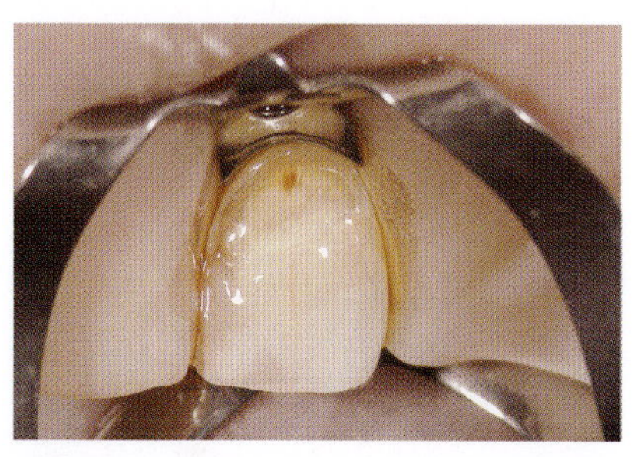

図 12b　ワンステップボンディング材塗布。十分かつムラのない処理のために、液はたっぷりと塗布するか、何度か継ぎ足し、塗布後、しっかりとエアブローする。

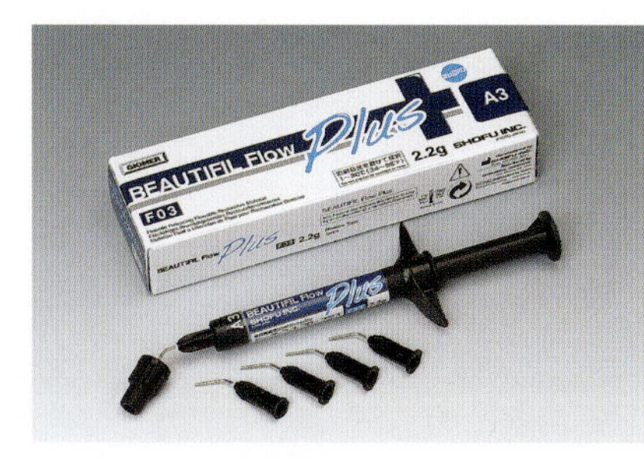

図 13a　ビューティフィル フロー プラス F03。フッ化物徐放性のあるローフロータイプのインジェクタブルコンポジットレジン。

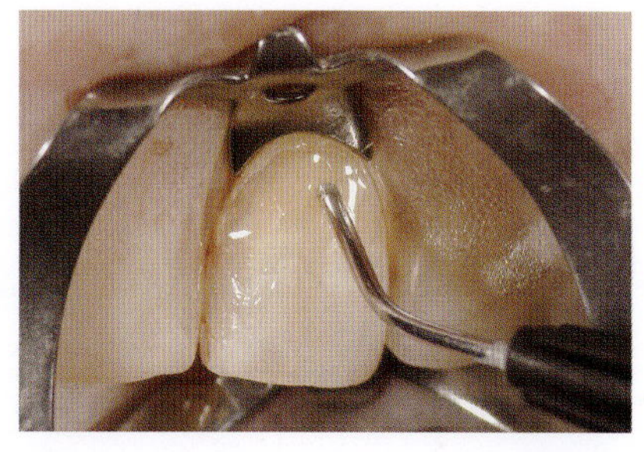

図 13b　インジェクタブルレジン填塞。象牙質部分を補填するように歯肉側窩縁ギリギリまで填塞し光照射する。同時にレジンの色調の調和性を確認する。

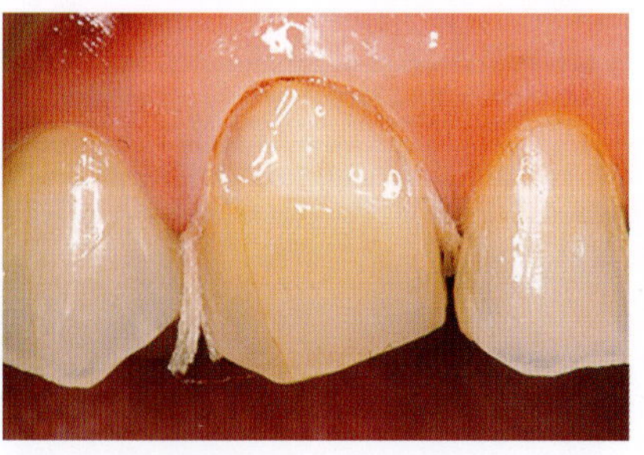

図 14　5 級窩洞とインジェクタブルレジン填塞（別症例）。5 級窩洞の窩縁はそもそも全周エナメル質で、シャンファー形態は不要である。インジェクタブルレジンによる象牙質部分補填は同様である。

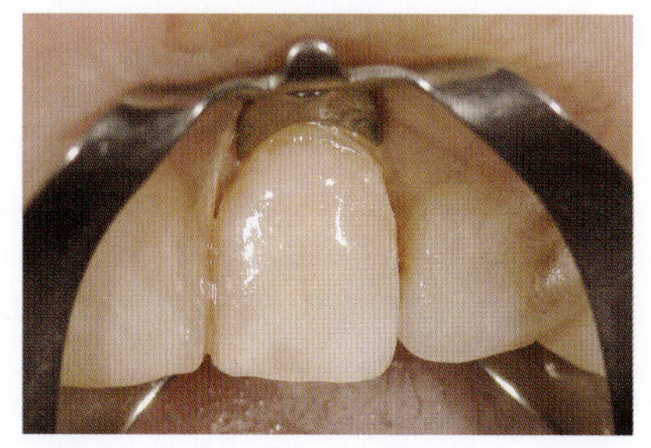

図 15　ペーストレジン填塞（ビューティフィル II）、修復直後。残ったエナメル質部分をペーストレジンで修復する。筆の使用により丸みのある仕上がりとなる。

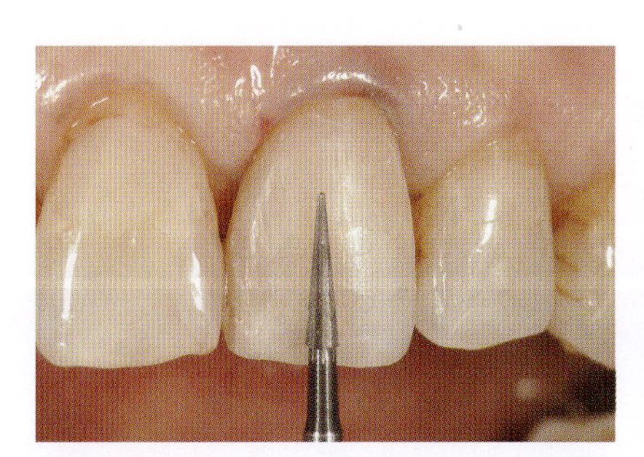

図 16　歯肉縁上部の形態修正、仕上げ。8 枚刃のカーバイドバーを用いると、歯質があまり削れない。

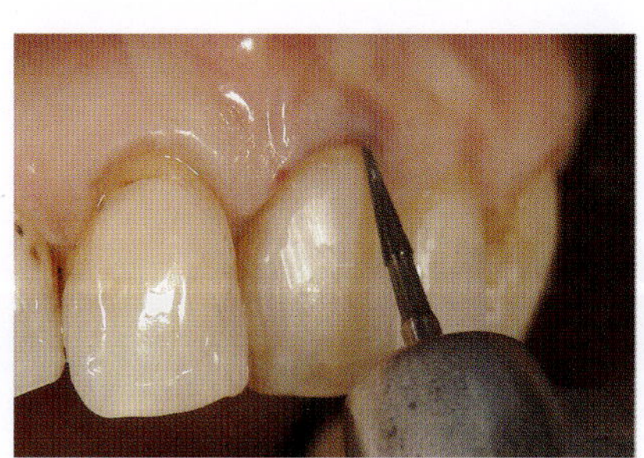

図 17　歯肉縁下部の形態修正、仕上げ。象牙質はエナメル質より削れやすい。知覚過敏防止のためにも注意。

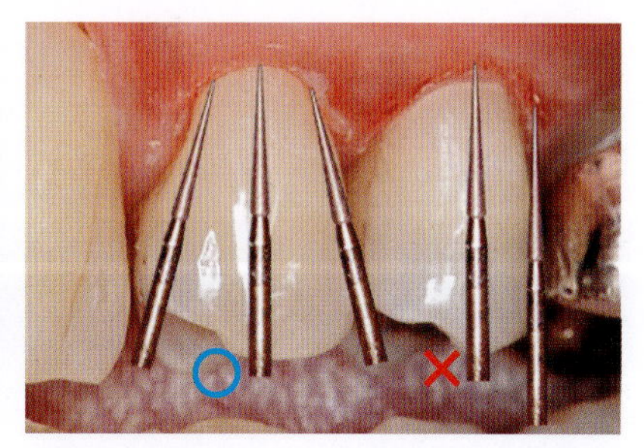

図 18　形態修正、仕上げ時のバーの動かし方（別症例、概念図）。写真はダイヤモンドポイント（スーパーファイン）。歯面に沿ってバーを動かし、歯肉を傷つけないようにする。

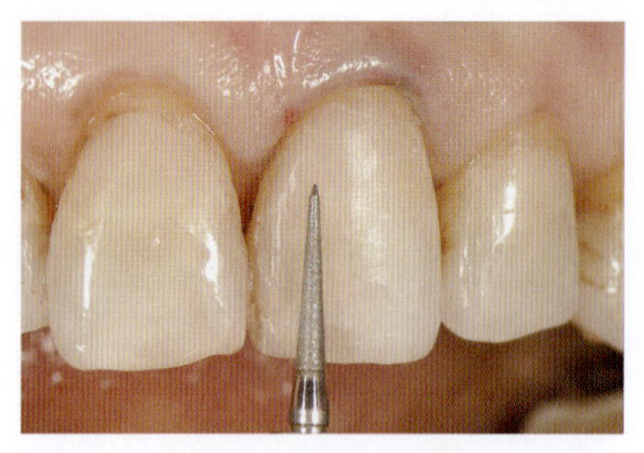

図19　ダイヤモンドポイントによる形態修正、仕上げ。ダイヤモンドポイントはカーバイドバーよりも経済的であるが、不用意に歯質を削ることがあるので注意。

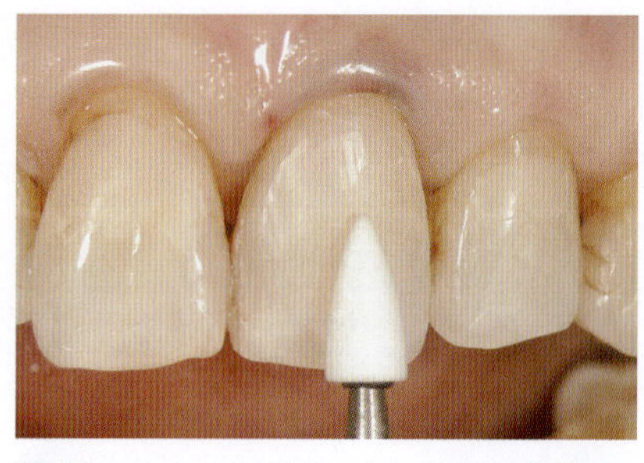

図20　ホワイトポイントによる形態修正、仕上げ。砥粒がフィラーより粗いので原則使用しない。うねりや切り込みなどの微妙な調整に、低速注水下で用いることがある。

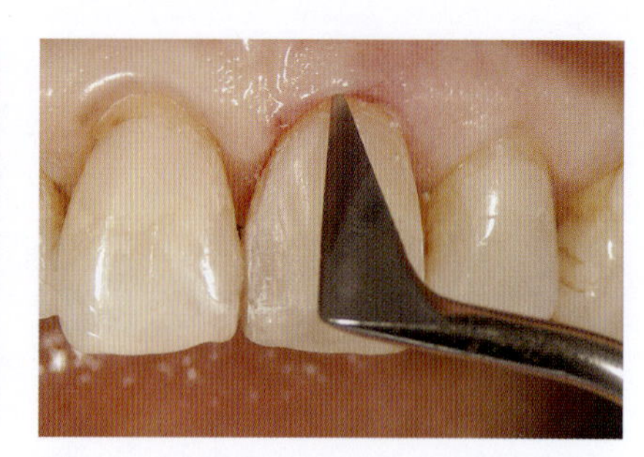

図21　歯肉縁下の溢出レジンの除去。コンポジットレジンナイフを用いると、歯肉を傷つけにくく効率的である。

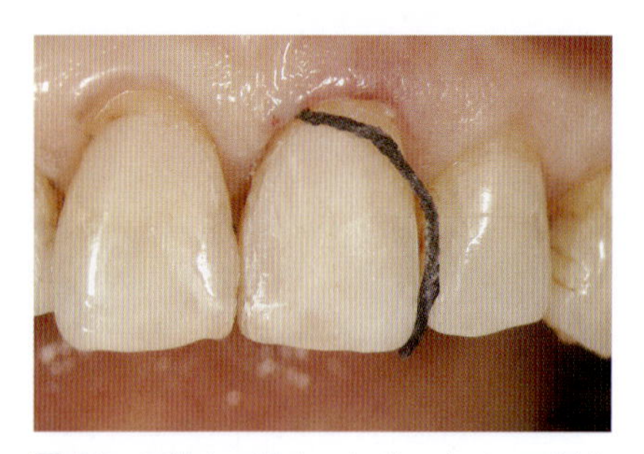

図22　圧排糸の除去。レジンナイフで溢出レジンとともに圧排糸も除去する。圧排糸が切れないように形態修正、仕上げを行うことがポイント。

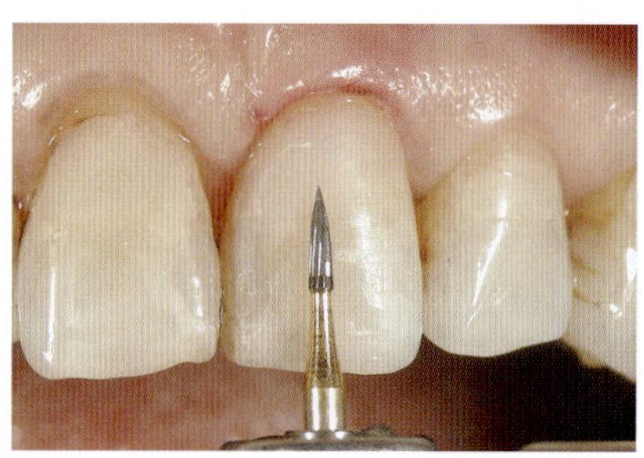

図23　歯肉縁上部の形態修正、仕上げ（ジェットカーバイドバー FG #7901）。12枚刃のフィニッシング用が使いやすく、容易に研磨できる滑らかな仕上がりとなる。

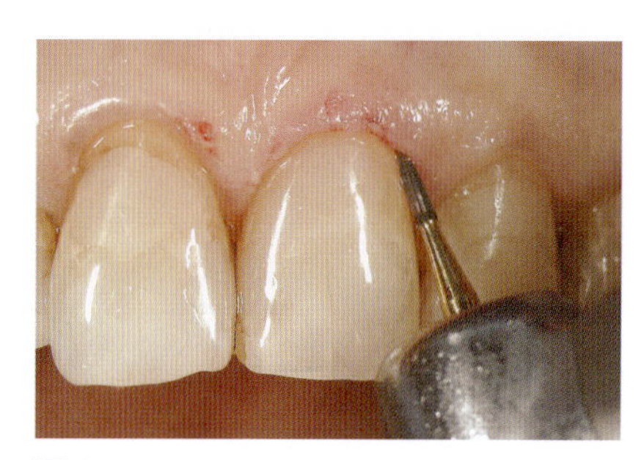

図24　歯肉縁下部の形態修正、仕上げ（ジェットカーバイドバー FG #7901）。縁下の歯質とレジンがスムーズに移行するように留意する。その後、再度圧排糸を挿入して研磨に移る。

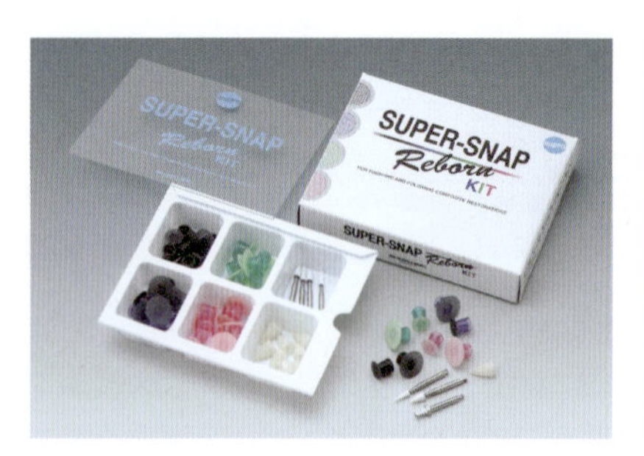

図25a　スーパースナップ リボーン。平滑面や隣接面隅角部の研磨は、ディスクでなければ難しい。ポイント類では修復物と歯質間に段差のできることがある。

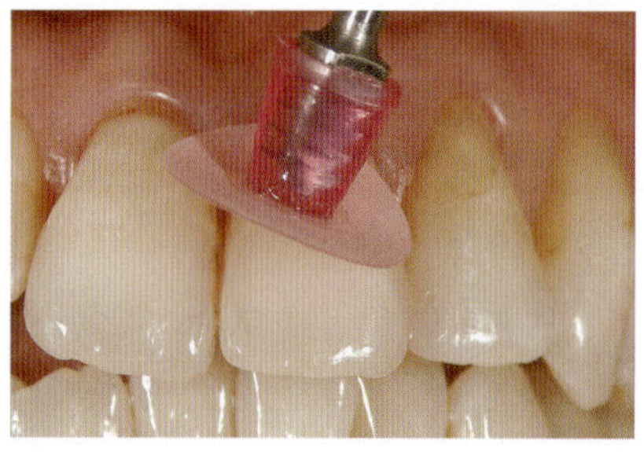

図25b　ディスクによる研磨。12枚刃カーバイドバーによる仕上げ面であれば、中研磨用（緑）、最終仕上げ用（赤）の2種を順次使用すればつやが容易に出る（別症例）。

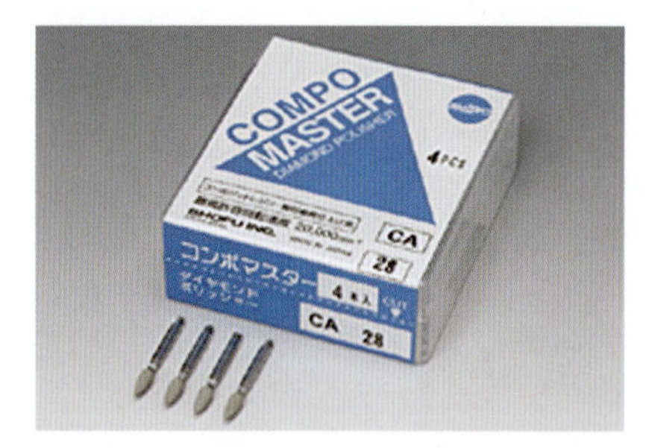

図26a　コンポマスター。超微粒子ダイヤモンドをシリコーンゴムで固めたポイント。十分な連続注水下で用いる。

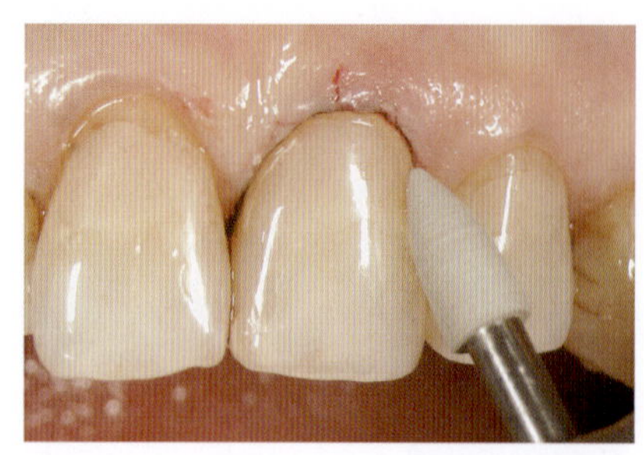

図26b　シリコーンポイントによる最終研磨。ディスクによる乾式研磨で終了してもよいが、生じたスミヤー層をシリコーンポイントで除去しておくと、光沢が持続する。

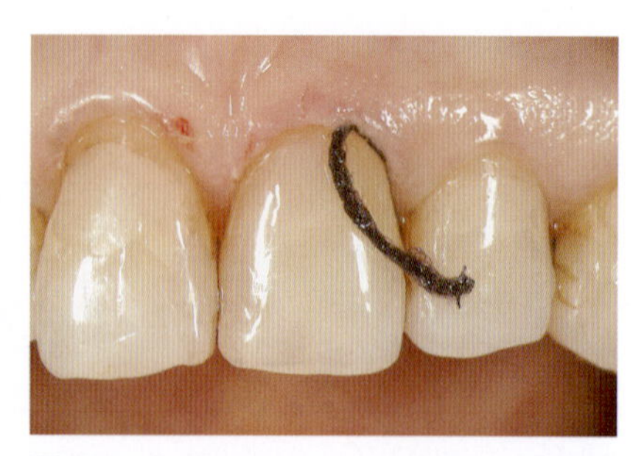

図27　圧排糸の除去、歯肉縁下部の再研磨。圧排糸を除去後、縁下をミニディスクで、また歯頸部周囲のレジンをもう一度シリコーンポイントで研磨する。

接着操作（押さえておきたいルールとコツ）

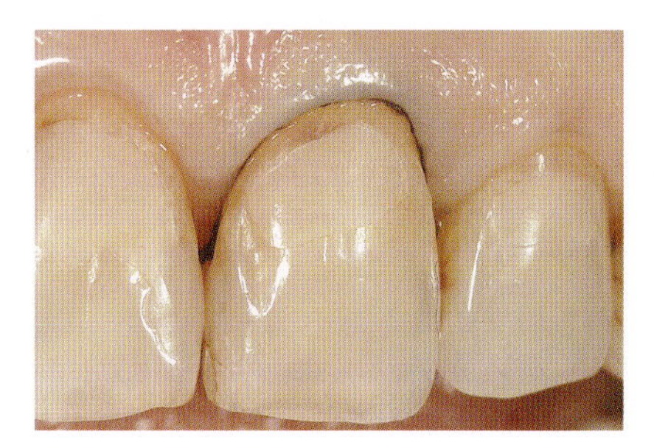

図 28　圧排糸による防湿。圧排糸挿入により出血しそうな歯周炎の場合は、グラスアイオノマーセメント修復を仮に行い（いわゆる暫間修復）、炎症軽快後あらためてレジン修復を行う。

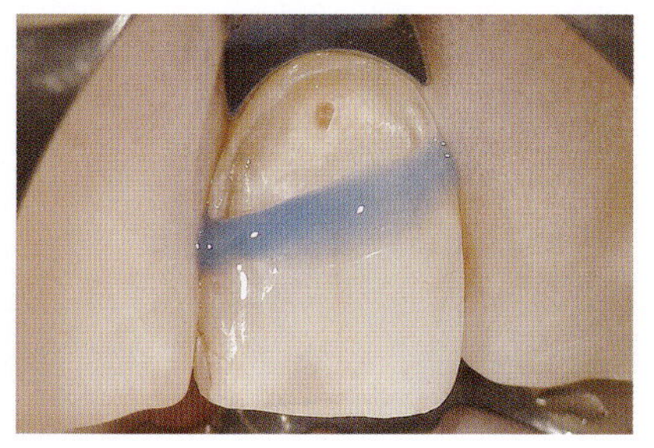

図 29　エナメル質窩縁はセレクティブリン酸エッチング。エナメル質窩縁はラウンドベベルを付与しているので、リン酸エッチング剤が垂れることなく処理できる。

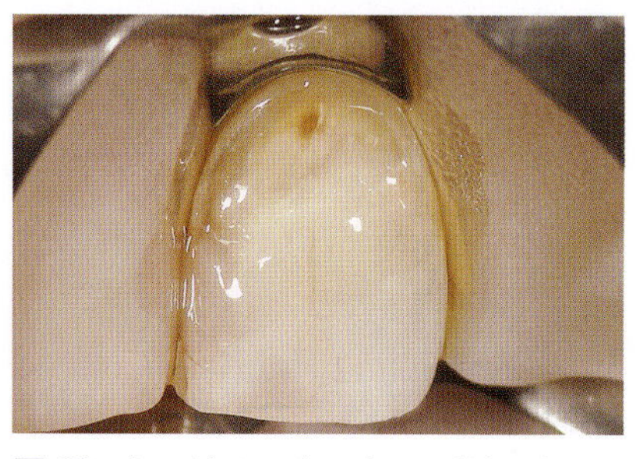

図 30　たっぷりのボンディング液と十分なエアブロー。何度かの継ぎ足し塗布により、十分かつムラのないボンディングを行う。処理後は有機溶媒と水を飛散させるためにしっかりとエアブローを行う（後述の 5 カ条）。

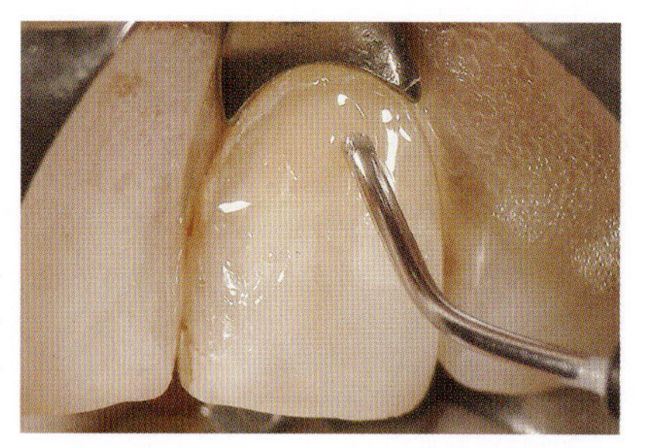

図 31　インジェクタブルレジン塡塞による種々のひずみ緩和とレジン適合性の向上。レジンの重合収縮や咬合圧によるひずみ緩和とレジン修復物の適合性向上のために、象牙質部分を補塡するようにシャンファーを付与した歯肉側窩縁ギリギリまでインジェクタブルレジンを塡塞する。同時にレジンの色調も確認する。

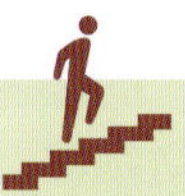

接着操作のステップ・ポイント「5 ヵ条」

1 条　液は使用直前に採取する
含有するエタノールやアセトンが揮発すると、水と疎水性モノマーが相分離を起こすので注意

2 条　最低 1 滴は採取する
ボンド液中のアセトンが蒸発し相分離を起こさないように、また的確な処理のために 1 滴は採取する

3 条　新鮮なボンド液を何度も塗り足す
ムラなく十分な処理のためには、常に新鮮な液が歯面にたっぷり触れていなければならない

4 条　エアブローは中圧～強圧で、ボンドの表層が動かなくなるまで行う
接着阻害となる水分を確実に飛散させることが肝要である

5 条　インジェクタブルレジンによるライニング～塡塞は必須
薄層のボンド層の重合性を高め、レジンのぬれ性向上、重合収縮や咬合時の応力緩和などにより、刺激の出ないレジン修復が実現できる

図 32　ワンステップボンディング材、確実な接着を得るための 5 カ条。

図 33　溶媒のアセトンにより均一な層のワンステップボンディング材（含有水分をオレンジ色に着色）。

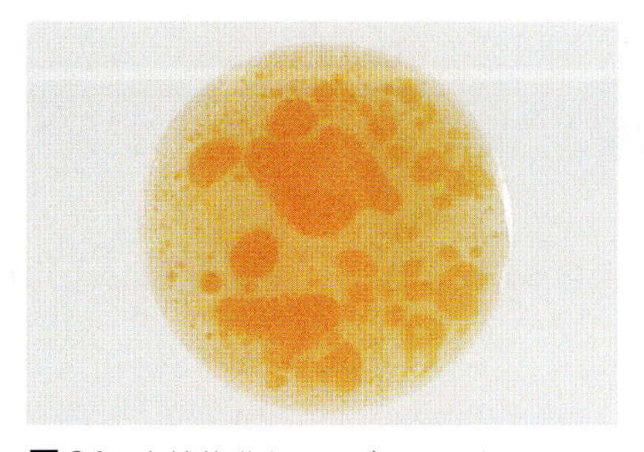

図 34　自然蒸発やエアブローによりアセトンが揮発すると、相分離を起こす（オレンジ色の大小粒は水分）。

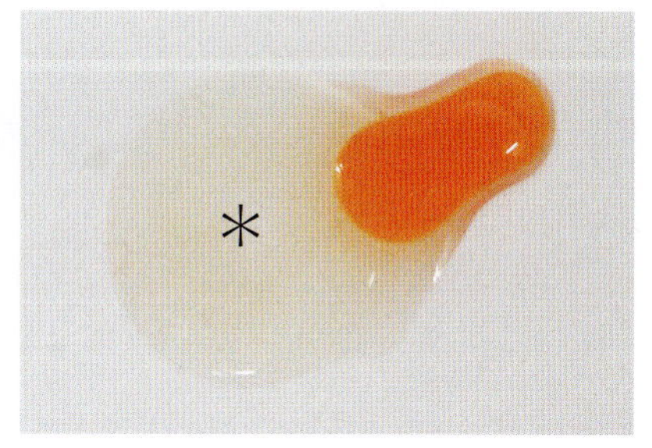

図 35　十分なエアブローにより、水分（オレンジ色の大小粒）を飛散し、水分のないボンドの薄層（*）を歯面に残す。

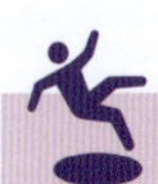

よくある落とし穴

①**ボンド液を早々と用意**している
（2ステップボンディング材［セルフエッチングプライミングシステム］と同じような感覚）
②**ボンド液を直接スポンジに採取して、窩洞に1回塗布**している
③**ボンド液を弱圧エアブロー**している
（2ステップボンディング材と同じような感覚）
④**窩洞に直接ペーストレジンを填塞**している
（2ステップボンディング材と同じような感覚）
⑤**光照射をボンド3秒、レジン10秒に設定**している
ボンディング材10秒間、レジン20秒間の光照射時間が少なくともほしいところである
⑥**楔状欠損の場合、窩洞形成は行わず**レジン修復している
窩洞表面1層削除、ラウンドベベル（歯頂側）とシャンファー（歯肉側）付与が決め手である

このCaseの成功のポイント

窩洞形成

1）ラウンドベベルの付与（歯頂側窩縁）

カメレオン効果を有する修復用レジンにグラデーション効果が加わるので、レジン修復物～歯質の色調が移行的になり、自然観が増す。

2）ミディアム～ヘビーシャンファー形態の付与（歯肉側窩縁）

歯肉溝に垂れることなく窩縁ギリギリまでインジェクタブルレジンが填塞できることに加え、レジン修復物の辺縁の厚みが確保されるので、填塞したレジンの付形が容易になる。

辺縁の厚みが薄いと、充填器などで付形時に一度ぬれたレジンペーストが剥がれてしまうこともあり、接着不良や褐線発生の原因となる。

インジェクタブルレジンの併用

レジン修復物の接着性と適合性向上の目的（前述）以外に、ペーストレジンの填塞性や形態付与性が格段に向上するため、施術中のエラーが発生しにくい。

また、填塞したインジェクタブルレジンの光照射後の色調と周囲の歯質の色調を比較することにより、後続のペーストレジンの色調選択が容易になる。

術後・メインテナンス

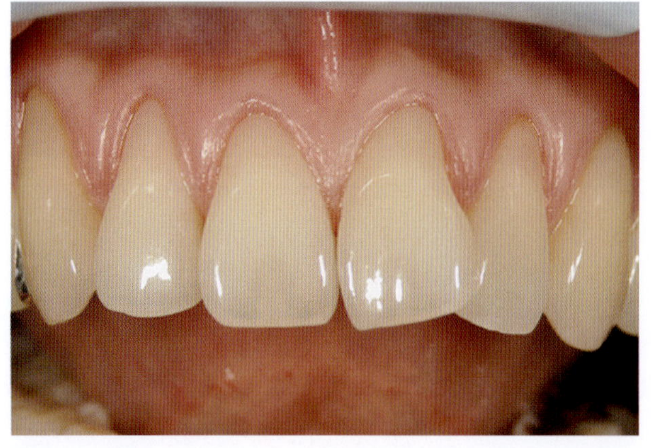

図37 定期的リファービシング（Refurbishing）（別症例）。前歯部6本の歯頚部にレジン修復がなされている（術式は本ケースと同様）。術後1～3年経過しているが3～4回／年の定期検診時に再研磨（リファービシング）を行っている。術後半年くらいは、褐線（溢出レジンによる）などが発生したが、その後は全く問題ない。

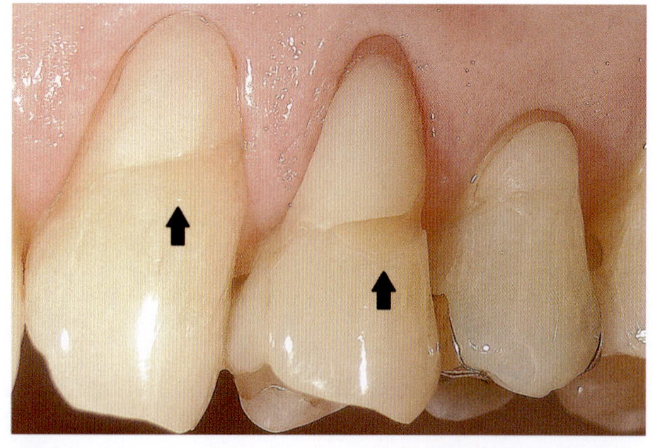

図38 WSD on WSD。ブラキシズムの強い患者のWSD（楔状欠損）レジン修復において、かつては脱落などが頻発したが、最近の接着システムは良好な接着性を示す。本症例ではWSD修復の歯頂側に新たにWSDが発生している（矢印）。

まとめ（ポイント）

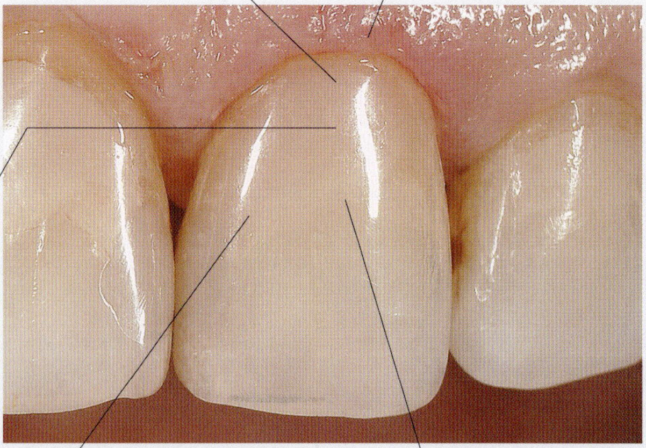

ミディアム～ヘビーシャンファー形態の付与

滲出液のコントロール

象牙質面 1 層削除
確実な接着のための 5 カ条
インジェクタブルレジンで
象牙質窩縁ギリギリまで塡塞
（象牙質部分の補塡）

ラウンドベベルの付与
セレクティブエッチング

カーバイドバー仕上げ
ディスク類研磨

おわりに

5 級窩洞はそもそも歯冠部に位置する窩洞であるため、窩縁は全周エナメル質であり、感染歯質を除去しただけで皿形の窩洞となる。したがって、窩洞形成に関しては、本ケース（窩縁にエナメル質と象牙質の双方を有する窩洞）のような注意は基本的に払わなくてよい。

しかし、防湿から始まり接着処理、インジェクタブルレジンの併用、および仕上げ・研磨に至るまでの施術に関しては全く同じであり、細心の注意を要する。たかが歯頚部の窩洞、されど歯頚部の窩洞である。

参考文献
1）冨士谷盛興，千田　彰．確実な歯質接着を実現するための接着材の選択．田上順次，宮崎真至，松本勝利 編著．日本歯科評論 別冊 2012 コンポジットレジン修復の Art & Imagination．ヒョーロン・パブリッシャーズ：東京；2012．24-25.
2）冨士谷盛興．正しく使おうワンステップボンド、もっと使いこなそうインジェクタブルレジン．日歯医師会誌 2016；68（10）：963-971.

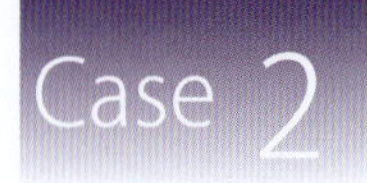

Case 2 Class III 症例への対応

辻本暁正／宮崎真至
日本大学保存学教室 修復学講座

患者概要

年齢・性別：29歳・男性

主訴：上顎前歯部の修復物の変色を主訴として来院した。患者は審美性の改善とともに、可能なかぎり歯質を切削することなく修復処置を完了することを望んでいる。

既往歴：特記事項なし。

術前の問題点

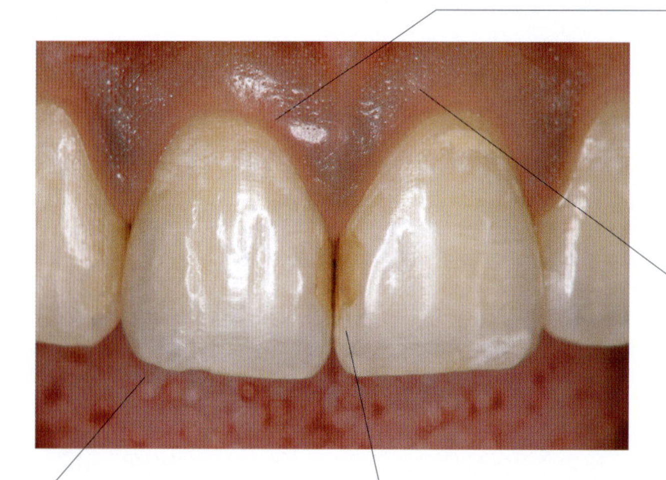

治療にあたってのポイント

①前歯部における隣接面を含む3級複雑窩洞では、舌側に歯質の裏打ちを有するか否かが、修復操作の難易度および時間に影響を及ぼす。

②本症例のように、舌側に歯質の裏打ちを有するところから、窩洞周囲の色調を反映するようなレジンペーストを単層で用いることで、比較的容易に審美的な修復を行うことができる。

③また、コンポジットレジン充填の際は、その操作をできるかぎり単純化し、確実に隣接面形態を回復させるとともに、適切なコンタクトポイント（接触点）を回復するかがポイントとなる。

治療後の改善ポイント

エナメル質様の
光沢感が重要

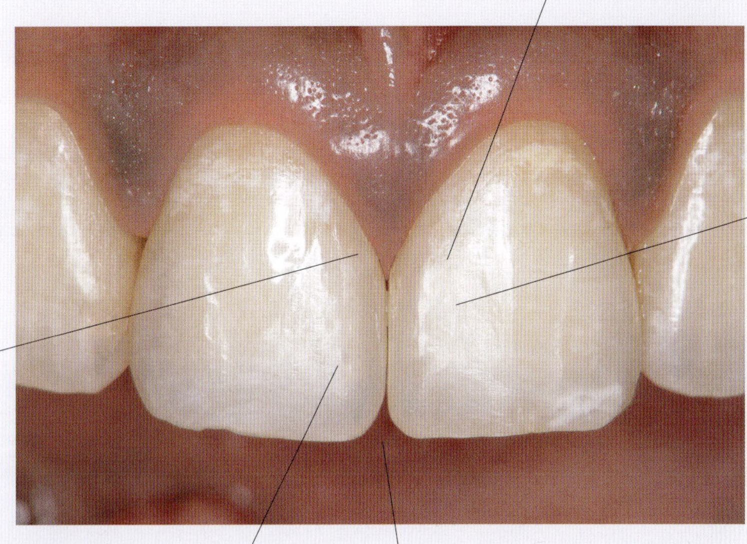

明度の変化に
留意する

形態としては
隣接面の移行部に
注意する

充填するコンポジットレジンの明度コントロール
修復物表面の質感のコントロール
→審美性を改善
↓
患者の抱いていた精神的負担の解消

適正なコンタクトポイントの位置づけ
隣接面移行部の形態付与
→エマージェンスプロファイルが改善

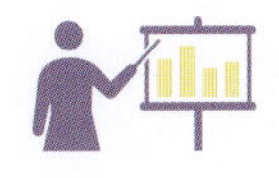

接着材料の選択ロジック（ポイント）

選択材料：ビューティボンド マルチ

選択理由：

①接着材の選択にあたっては、それぞれの症例に応じた接着に対する要求事項を勘案する必要がある。

②本症例においては、審美性の改善が最も重要となることから、接着材層が薄くなる製品を選択した。

③その臨床使用頻度が高くなっているシングルステップアドヒーシブ（ユニバーサルアドヒーシブを含む）は、接着材層が 10μm 以下ときわめて薄く、修復物と歯質との境界部で目立つことは少ない。

治療ステップ

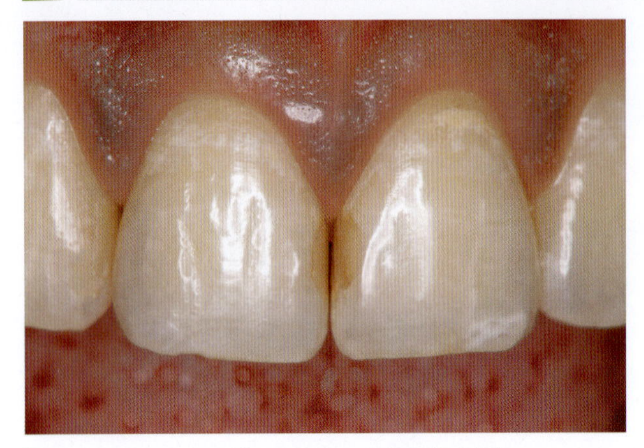

図1　術前にシェードガイドを用いて色調選択を行う。

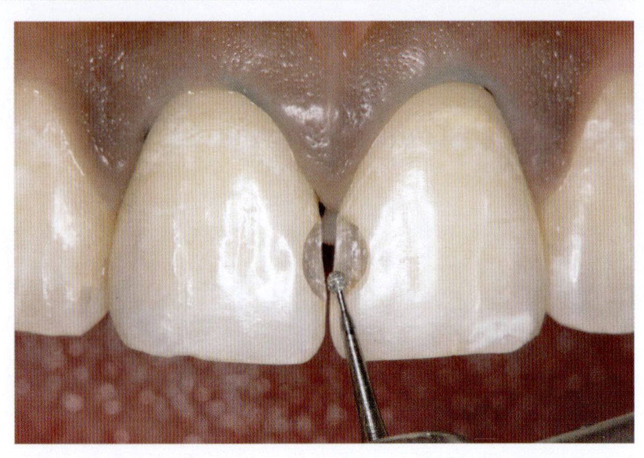

図2　辺縁歯肉を損傷しないように近心隣接面の修復物を除去する。それぞれの症例に適したダイヤモンドポイントの選択が重要である。

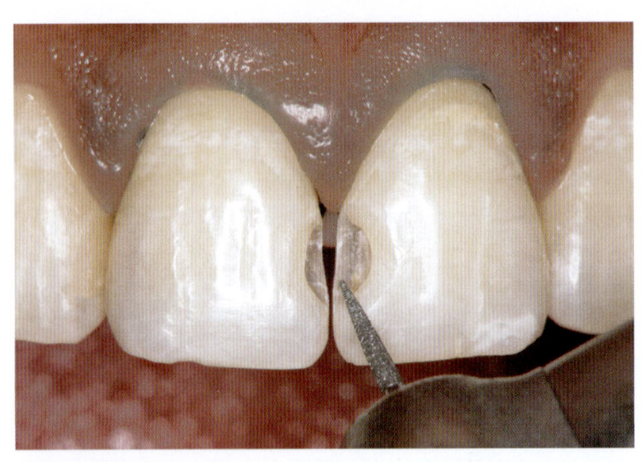

図3　唇側エナメル質のマージンに、広く薄い窩縁形態を付与する。これによって、レジンから歯質に対する自然な移行性を期待する。

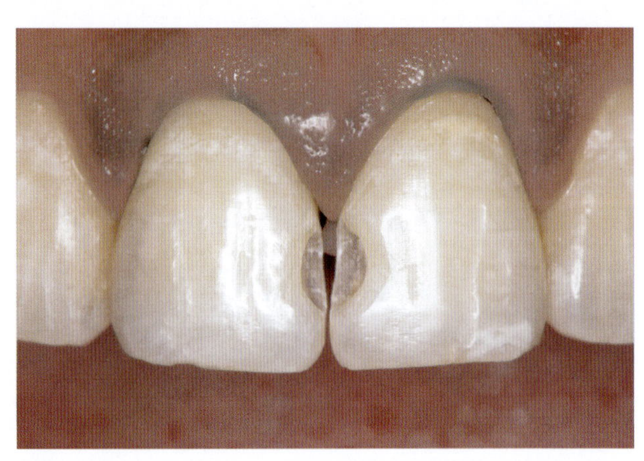

図4　窩洞形成が終了した状態。歯質の削除は可及的に最小限とするように心がける。

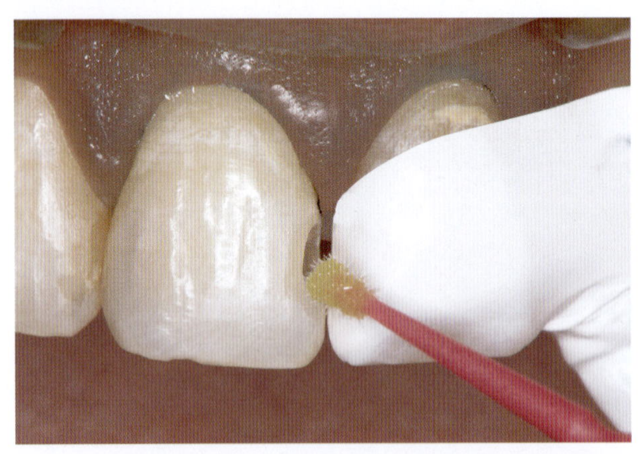

図5　接着材の塗布に際しては、これを十分量とする。これによって、スミヤー層を除去するとともにモノマーの浸透性が向上する。

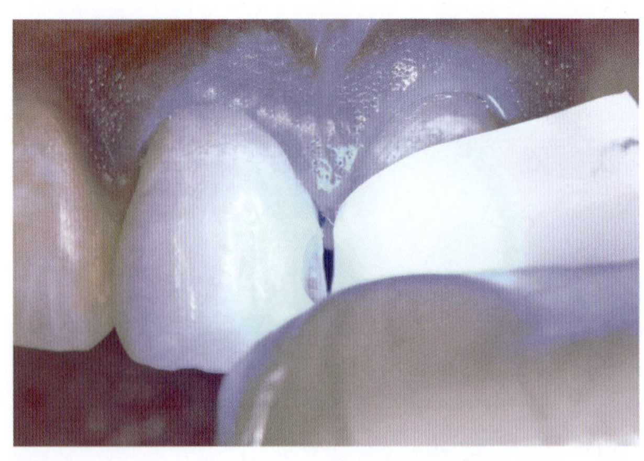

図6　エアブローに引き続き、接着材層を確実に硬化させて被膜を形成させる。

『落ちない接着　その理論と臨床的ストラテジー』正誤表

この度は、上記書籍をご購入いただきまして、誠にありがとうございます。
以下の誤りがございましたので、ここに訂正するとともに深くお詫び申し上げます。

20ページ図1

誤

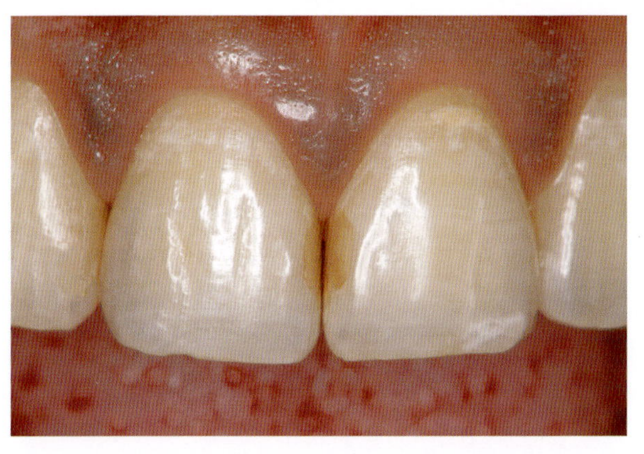

図1　術前にシェードガイドを用いて色調選択を行う。

正

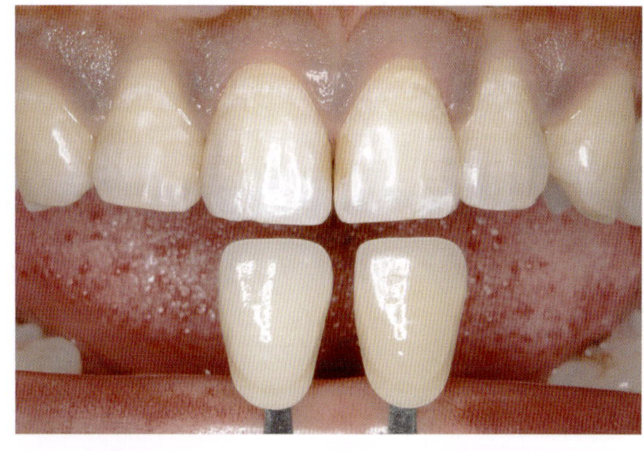

図1　術前にシェードガイドを用いて色調選択を行う。

21ページ図7

誤

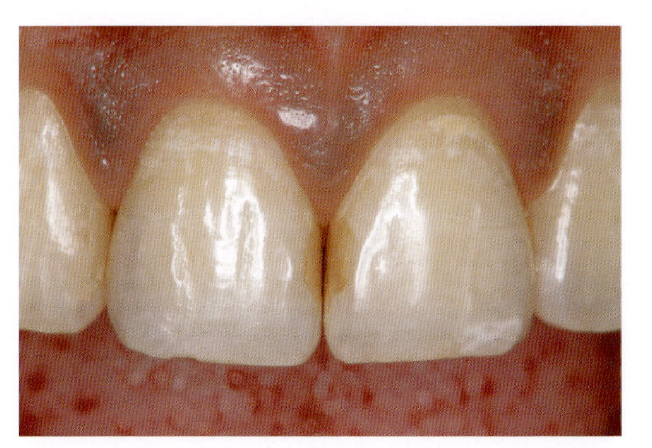

図7　接着操作が終了した窩洞に、適切な充填器（MMクリエーター；背戸製作所）を用いてレジンペーストを填塞する。

正

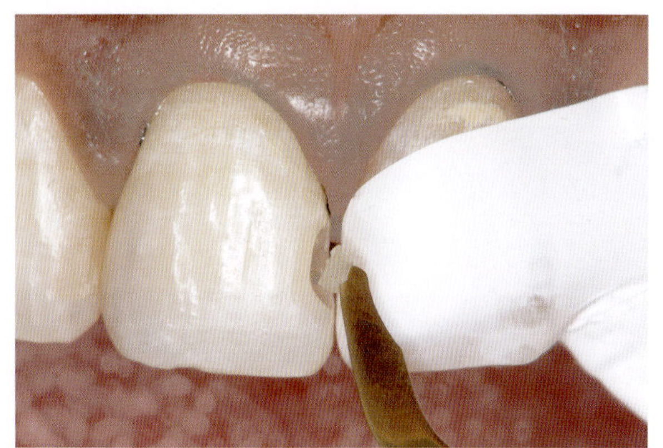

図7　接着操作が終了した窩洞に、適切な充填器（MMクリエーター；背戸製作所）を用いてレジンペーストを填塞する。

これ以上の誤植がございましたら、以下のアドレスにて記載させていただきますので、ご確認くださいませ。
http://www.nagasueshoten.co.jp/extra/039otinai.html

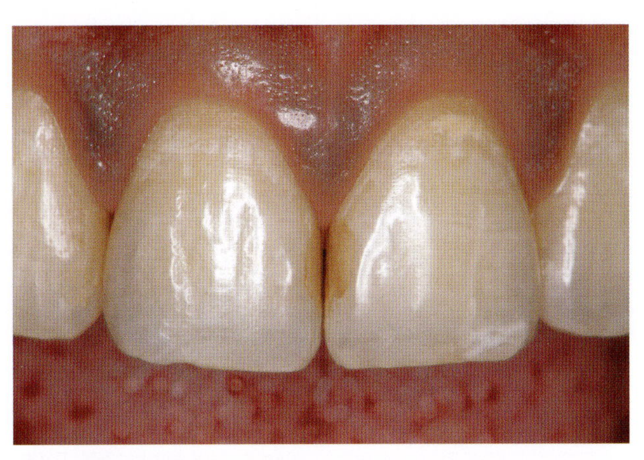

図 7　接着操作が終了した窩洞に、適切な充塡器（MM クリエーター；背戸製作所）を用いてレジンペーストを塡塞する。

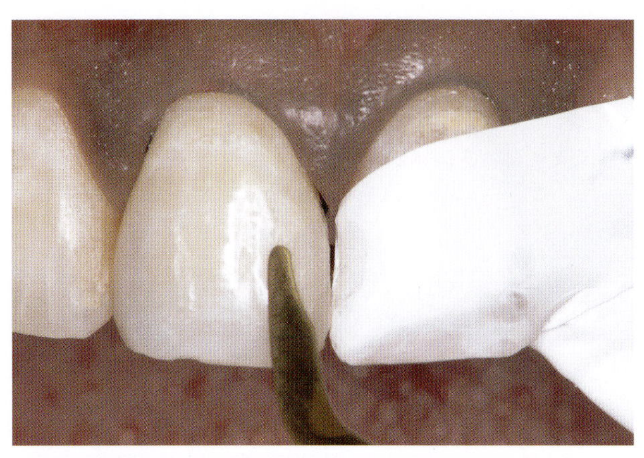

図 8　充塡器を押し付けるように用い、歯質とコンポジットレジンとの移行部をなであげるように用いるとよい。

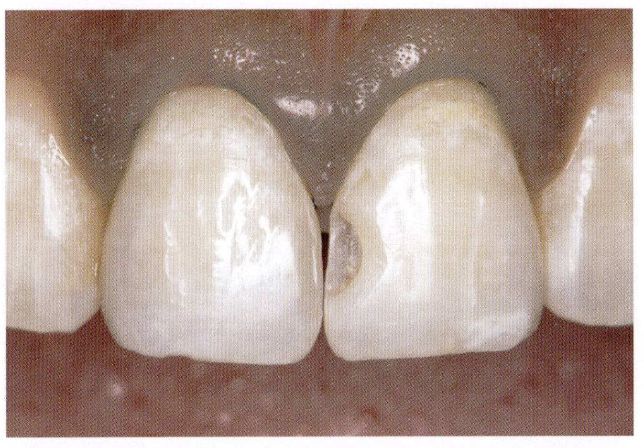

図 9　右側中切歯の充塡が終了した状態。修復歯の解剖学的形態は、平筆を用いて付与することも修復操作を行うコツである。

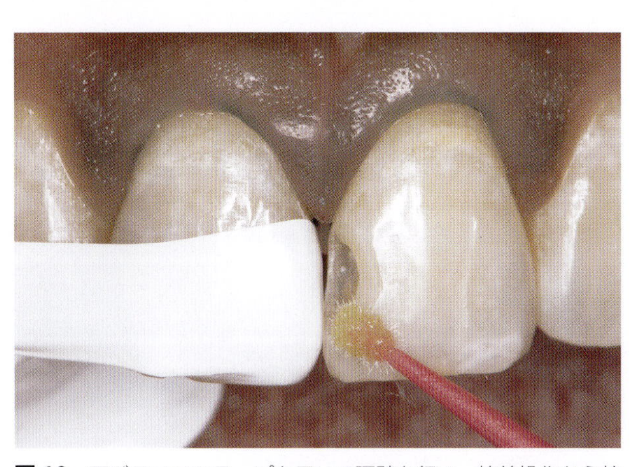

図 10　再びテフロンテープを用いて隔壁を行い、接着操作から始める。

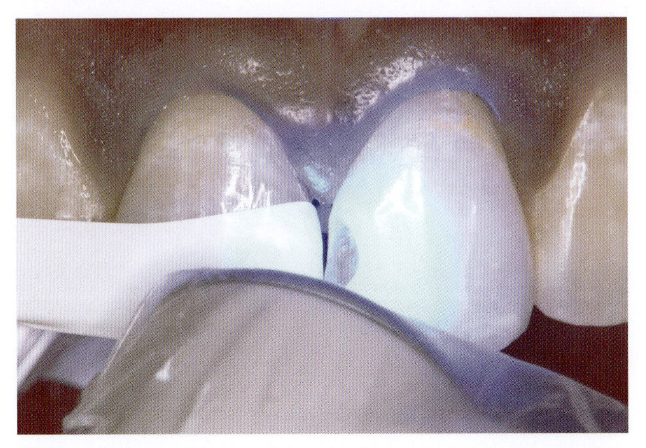

図 11　光線照射は窩洞に近接させて行うことで、十分な光エネルギーを供給する。

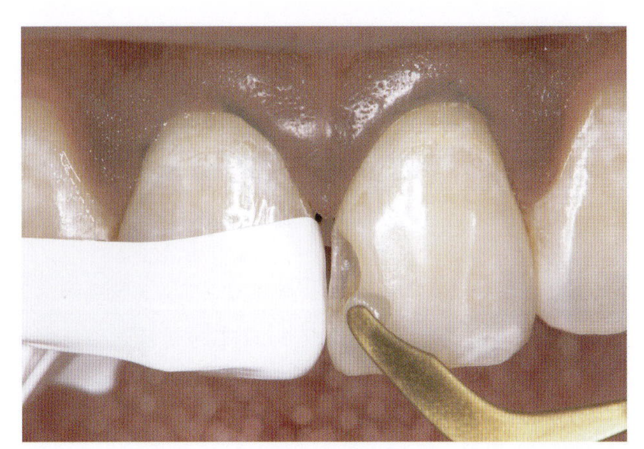

図 12　光拡散性の高いレジンペーストを用いることも、歯質との色調適合性を高めるために重要となる。

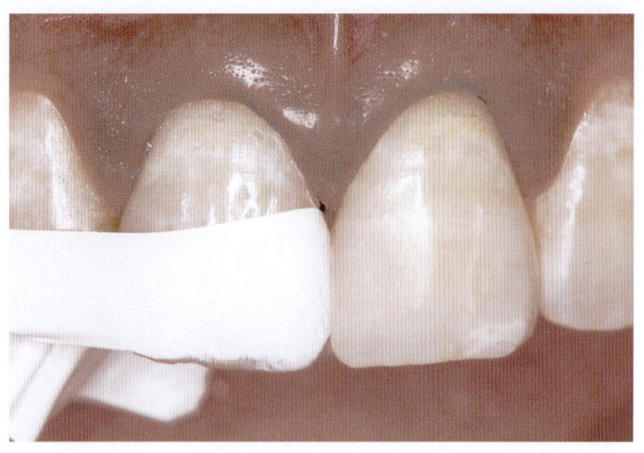
図 13 左側中切歯の充塡が終了した状態。隣接歯とのコンタクトの適正な位置づけと隣接面の移行部の形態付与が重要である。

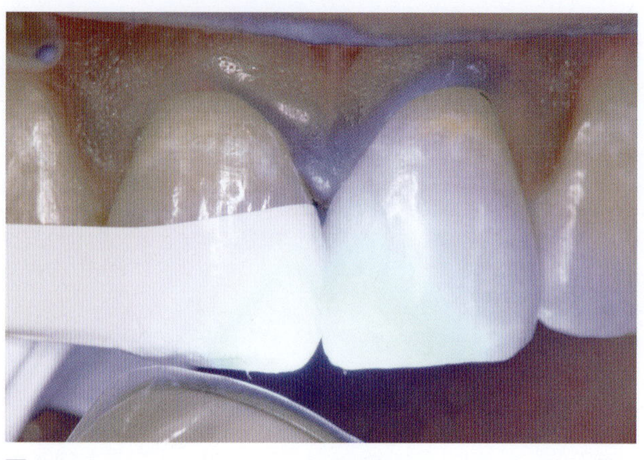
図 14 レジンペーストに対する光線照射も、アドヒーシブに対するそれと同様な留意事項に沿って行う。

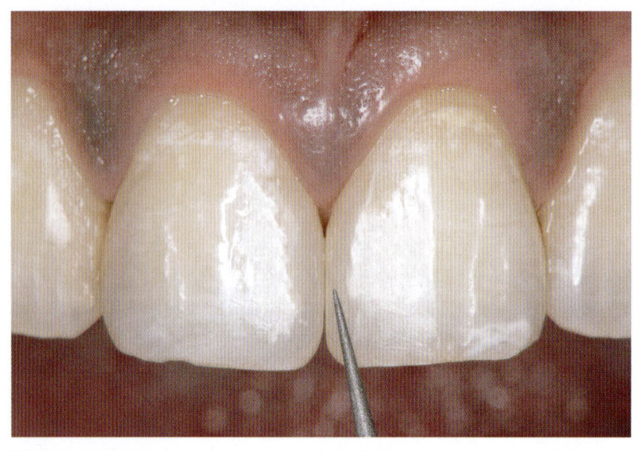
図 15 形態修正にはフィニッシングダイヤモンドバーを用いる。歯質との移行部には特に留意して形態修正を行う。

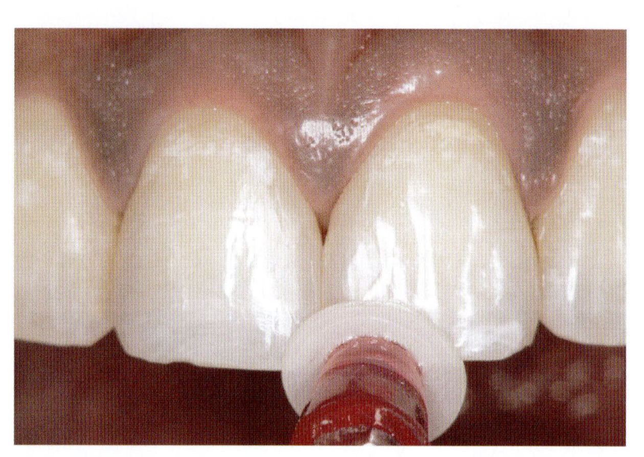
図 16 研磨にはスーパースナップを用いる。最終のつや出しは、ダイレクトダイヤペーストキットを用いるとよい。

よくある落とし穴

①本症例のような歯質の裏打ちが存在する窩洞に対する修復処置では、単一ペースト充填でも比較的簡便に審美的修復が可能であるとされる。

②しかし、症例によっては残存歯質との良好な色調適合性が得られない場合も散見される。すなわち、齲蝕反応象牙質などで色調の濃い歯質が残存している場合である。

③このようなケースでは、ビューティフィル フロー プラス F03 のシェード A20（A2オペーク）をライニングとして用いることで対応する。

④また、コンポジットレジンの光学的性質は製造者によって大きく異なるところから、使用前にこれを把握することも重要事項となる。

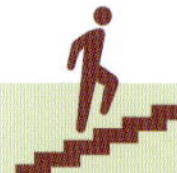

接着操作のステップ・ポイント

①確実な接着性を得るために、被着歯面には十分量のアドヒーシブを塗布する。また、アドヒーシブ塗布後のエアブローは、水分などの揮発成分を飛散させるために重要である。

②アドヒーシブに対する光線照射は、これに光エネルギーを供給するのであり、良好な接着性を得るためにも重要である。したがって光線照射にあたっては、窩洞面へ可及的に近接させて行う。

③アドヒーシブの塗布に先立ってエナメル質窩縁のみをリン酸エッチングすることも、確実な接着性を獲得したい大型窩洞症例では有効と考えられる。一方、その臨床的効果を判定するには、今後の検討が必要である。

このCaseの成功のポイント

①窩洞形成に際しては、審美性獲得という観点から、唇側面にベベルを付与する。この際、歯質とコンポジットレジンとの移行性を高めることを考慮しながら、窩洞外形に沿って広く浅く付与する。

②修復処置は、可及的に単純化した手法とする。一方、接着および充填操作などのコンポジットレジンを支えるベーシックなテクニックには、細心の注意を払うようにする。

③隣接面移行部の形態付与および研磨後の表面性状が審美性の獲得のためには重要となる。また、器材の選択は充填および研磨操作を容易にするとともに、良好な予後を得るためにも重要である。

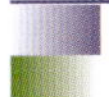

術後

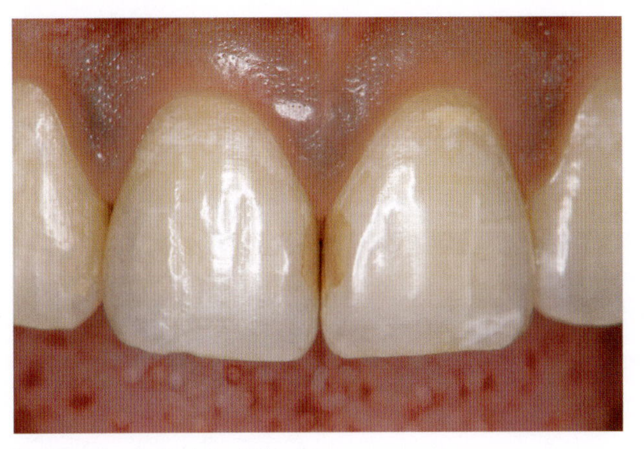

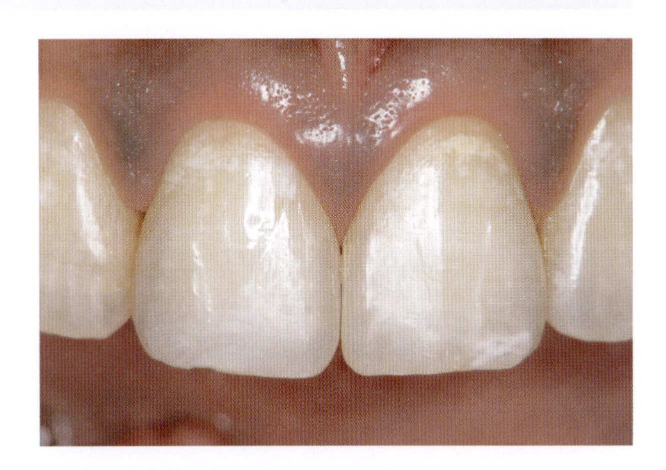

図17a、b 術前（**a**）、術後（**b**）。

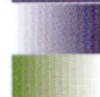

まとめ

コンポジットレジン修復にあたっては、修復操作をいかにして単純化するのか、そして最短の時間で効率良く操作が終了できるかを考えるべきである。

３級窩洞修復においては、窩洞が小さければ、レジンペーストを一括充填し、ストリップスで圧接することが可能である。

しかし、比較的大型の窩洞では、隣接面形態の正確な付与あるいは適切なコンタクトの付与という観点から、充填操作を２度の操作で行うことも推奨される。修復操作のステップ数は多くなるように感じられるかもしれないが、確実であるとともに審美的な結果を得ることができる。

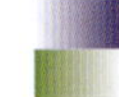

おわりに

近年、コンポジットレジン修復は、歯質接着システムの改良とともにコンポジットレジンの機械的性質の向上および操作性の改善によって、多くの症例に適用可能となっている。これらの多岐にわたるコンポジットレジン修復は、症例あるいは臨床手技に対する理解を深め、修復操作をシステマティックにすることによって、審美性の高い修復操作を行うことが可能となる。

コンポジットレジン修復にも、確実で予知性の高いことが望まれている。そのためにも、臨床手技をシステマティックにするとともに、各症例における修復のポイントをしっかりと把握することが大切となる。

Case 3　Class Ⅳ 症例への対応

井上　優
優・井上歯科クリニック

患者概要

年齢・性別：37歳・女性

主訴：左上の前歯の詰め物をきれいにしたい。

既往歴：特になし。

術前の問題点

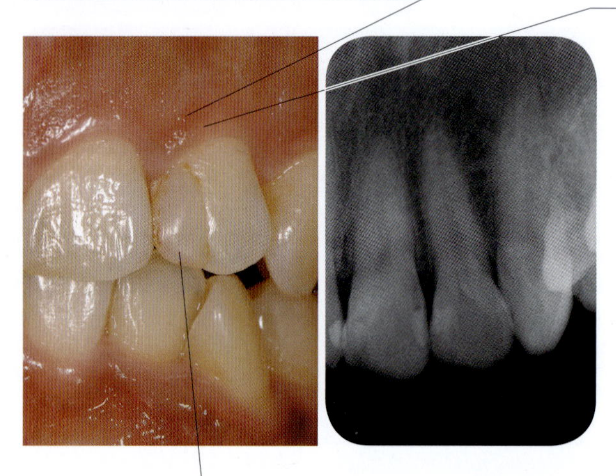

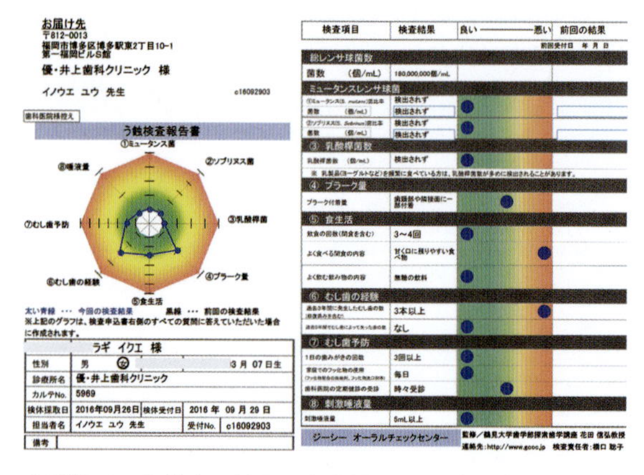

お届け先
〒812-0013
福岡市博多区博多駅東2丁目10-1
第一福岡ビルS館
優・井上歯科クリニック　様
イノウエ　ユウ　先生　　c16092903

歯科医院様控え

う蝕検査報告書

①ミュータンス菌　②ソブリヌス菌　③乳酸桿菌　④プラーク量　⑤食生活　⑥むし歯の経験　⑦むし歯予防　⑧唾液量

太い青線 … 今回の検査結果　黒線 … 前回の検査結果
※上記のグラフは、検査申込書右側のすべての質問に答えていただいた場合に作成されます。

	ラギ　イクエ　様		
性別	男　㊛		3月07日生
診療所名	優・井上歯科クリニック		
カルテNo.	5969		
検体採取日	2016年09月26日	検体受付日	2016年09月29日
担当者名	イノウエ　ユウ　先生	受付No.	c16092903
備考			

検査項目	検査結果	良い――悪い	前回の結果
総レンサ球菌数			
菌数　（個/mL）	180,000,000個/mL		
ミュータンスレンサ球菌			
①ミュータンス（S. mutans）菌比率	検出されず		
菌数　（個/mL）	検出されず		
②ソブリヌス（S. Sobrinus）菌比率	検出されず		
菌数　（個/mL）	検出されず		
③ 乳酸桿菌数			
乳酸桿菌数　（個/mL）	検出されず		
※ 乳製品（ヨーグルトなど）を頻繁に食べている方は、乳酸桿菌数が多めに検出されることがあります。			
④ プラーク量			
プラーク付着量	歯頸部や隣接面に一部付着		
⑤ 食生活			
飲食の回数（間食を含む）	3～4回		
よく食べる間食の内容	甘く口に残りやすい食べ物		
よく飲む飲み物の内容	無糖の飲料		
⑥ むし歯の経験			
過去3年間に発生したむし歯の数	3本以上		
	なし		
⑦ むし歯予防			
1日の歯みがきの回数	3回以上		
家庭でのフッ化物の使用	毎日		
歯科医院の定期健診の受診	時々受診		
⑧ 刺激唾液量			
刺激唾液量	5mL以上		

ジーシー　オーラルチェックセンター　監修／鶴見大学歯学部探索歯学講座 花田 信弘教授
連絡先：http://www.gcoc.jp　検査責任者：樋口 聡子

▲齲蝕リスク検査の結果。歯肉縁にマージンが設定されるが、齲蝕リスクは低いので、通常どおりギャップなく正しく接着操作が行われれば特に問題ないと考える。

治療にあたってのポイント

①歯肉縁からの広範囲の4級窩洞で、歯頚部からの立ち上がり、切端部分の解剖学的形態の付与にはさまざまなスキルを必要とし難易度が高い。それに集中できるように、歯周基本治療を行い歯肉を炎症のない状態にしておくこと、窩洞形成、接着操作、充塡、研磨に至るまでの各ステップをルーティンに行える環境を整えておく必要がある。

②|2 が大きく見えるので、いかに小さく見せるかが一つのポイントである。口蓋側に入れて小さくしたいが、唇側転移している|3と干渉するので限界がある。切端部分の透明性を再現することと、ラインアングルをやや内側に作ることで立体感をもたせ、小さく見えるような工夫をする。

③切端部分の透明性のある部分を再現するための厚みが十分にとれない。このような場合、絵画において絵の具で透明感を表現するのと同じように、ティント（ステイン）で透明感があるように見せる。

治療後の改善ポイント

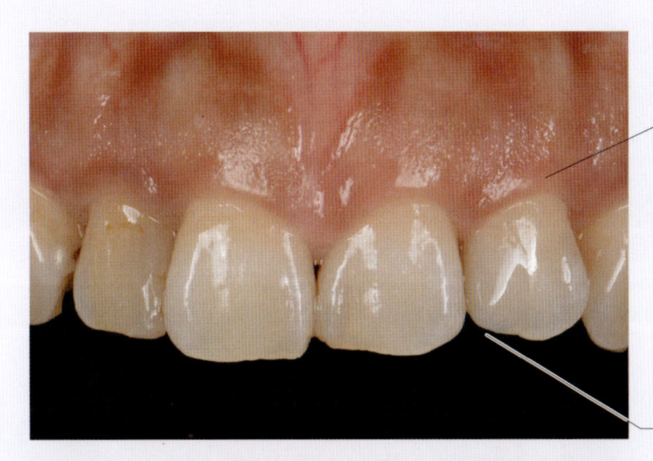

歯肉の炎症も消退し、歯頸部からの立ち上がりを移行的に作ることができた

自然観のある形態、色調が再現できた

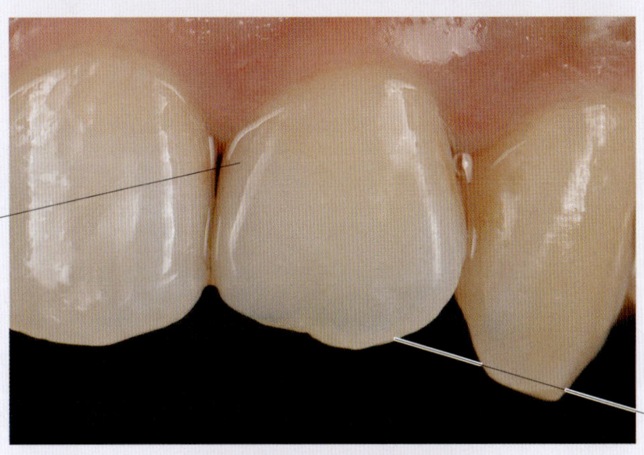

ラインアングルを再現し、唇側への張り出しもなくしたことで、歯を小さく見せることができた

切端部分の透明感が再現されている

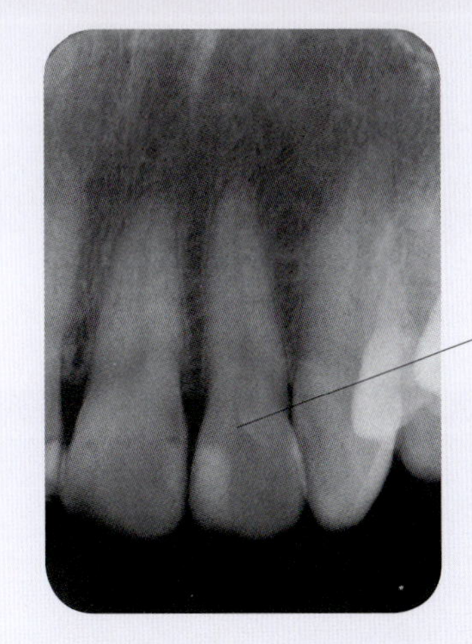

気泡やギャップ、歯頸部のステップもなく充填できている

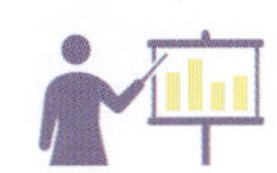

接着材料の選択ロジック（ポイント）

選択材料：ビューティボンド マルチ

選択理由：

①フルオロボンドⅡやフルオロボンド シェイクワンのように抗菌性フィラーが含有されていないが、患者は齲蝕リスクが低いため、ワンステップで操作性にも優れる本製品を選択した。

②フィラーが含まれないために被膜が薄く、前歯部で審美性に優れると考えた。

③水溶性モノマー（HEMA）を配合していないため、アレルギーの心配が少ない。

治療ステップ

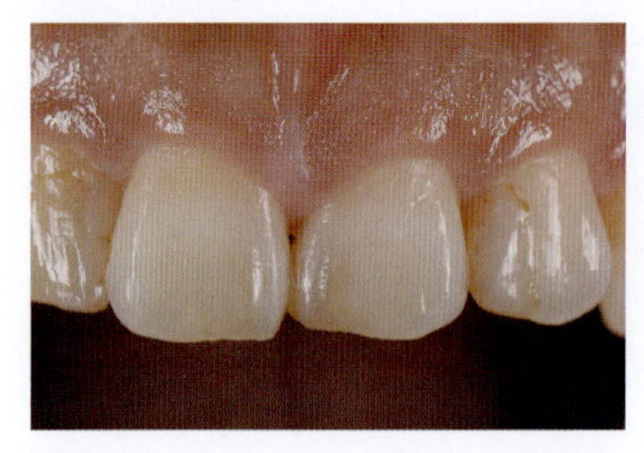

図1　歯周基本治療後。歯肉の炎症が消退した。

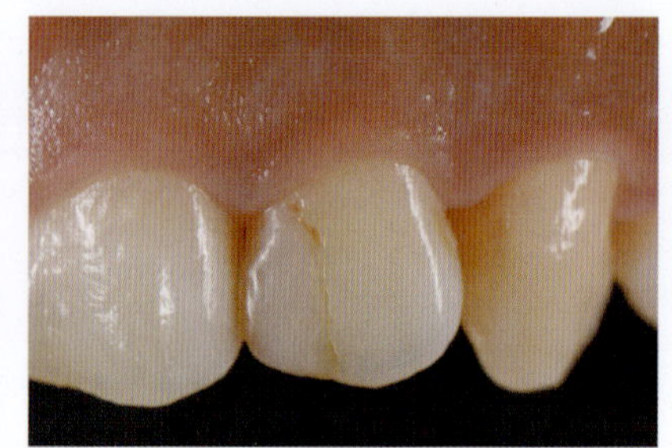

図2　背景をブラックにした写真で、切端の透明性のある部分の範囲を確認する。

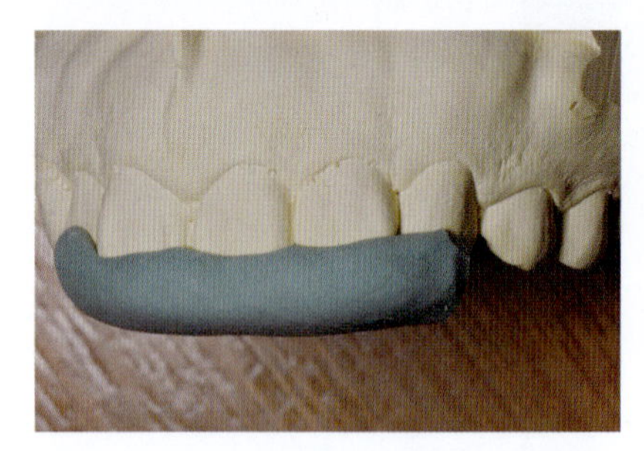

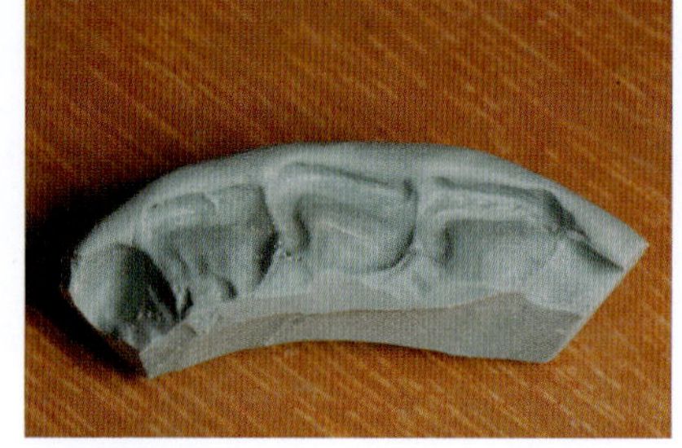

図3、4　フリーハンドでは難しい口蓋側や隅角部分の形態は、シリコーンコアを用いて、バックウォールを作製する。

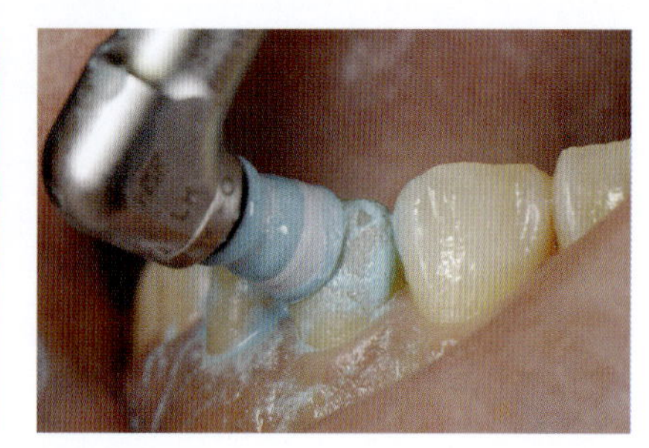

図5　歯面清掃。プラークなどの接着阻害因子を除去。着色も除去できることで、歯本来の色がわかる。

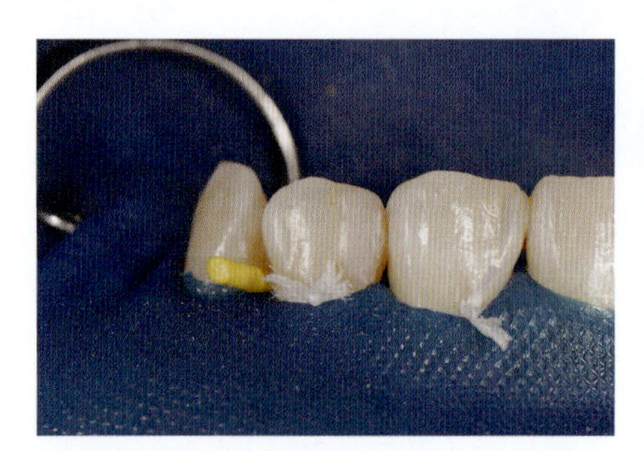

図6　ラバーダム防湿。

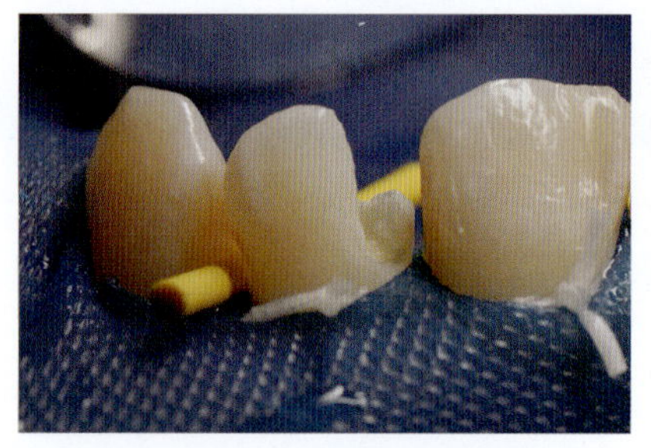

図7　窩洞形成。切端寄りのベベルは、色合わせのために、やや広めに形成する。

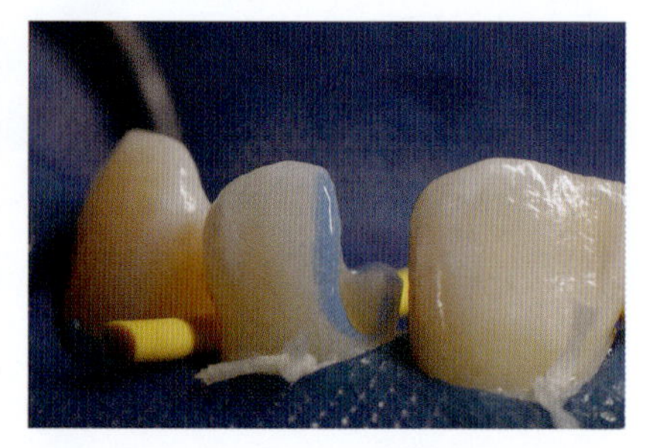

図8　エナメル質には、選択的にエッチング行う。

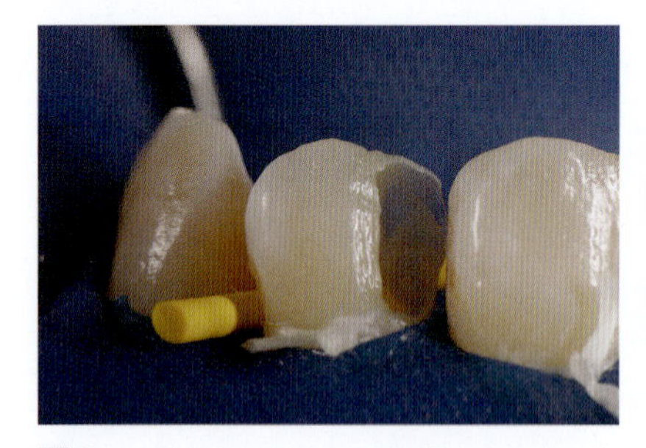

図9　シリコーンコアを用いてバックウォール作製。切端から少しだけ唇面まで含む形態にする。

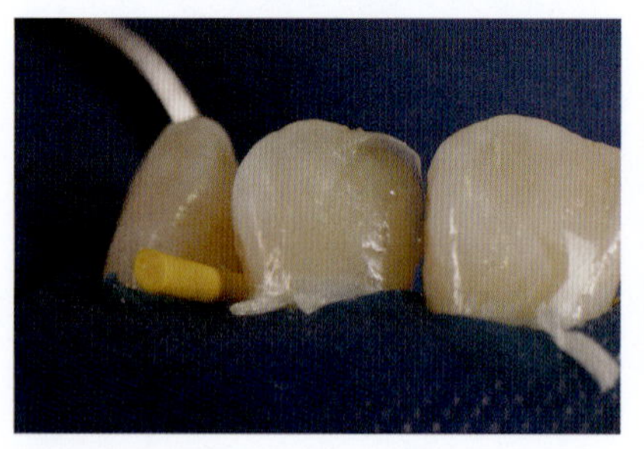

図10　オペーク、ボディーの順に充填し、象牙質のマメロン形態を再現する。

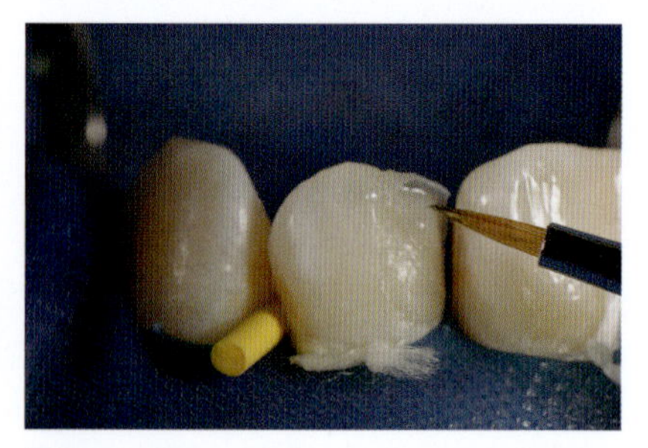

図11　ブルーティントを用いて、切端部分の透明性を再現。

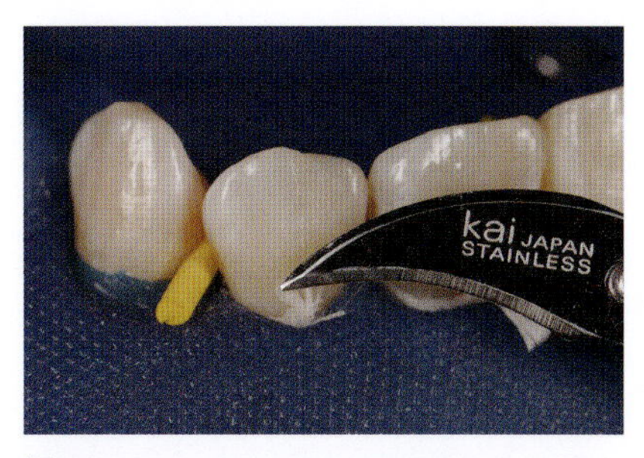

図 12　スケーラーや、メスを用いてバリを取る。

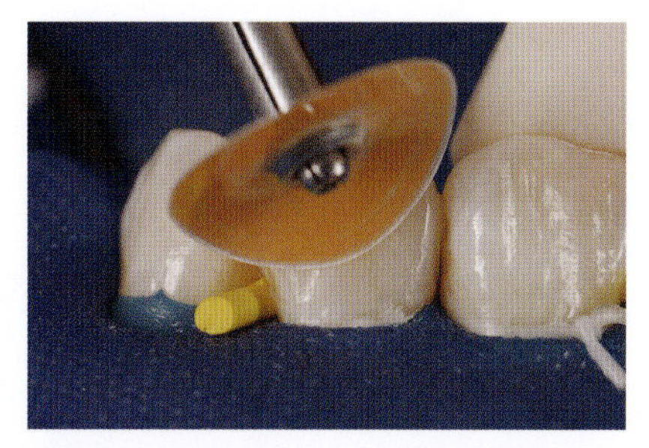

図 13　研磨。平滑面はディスクを用いる。

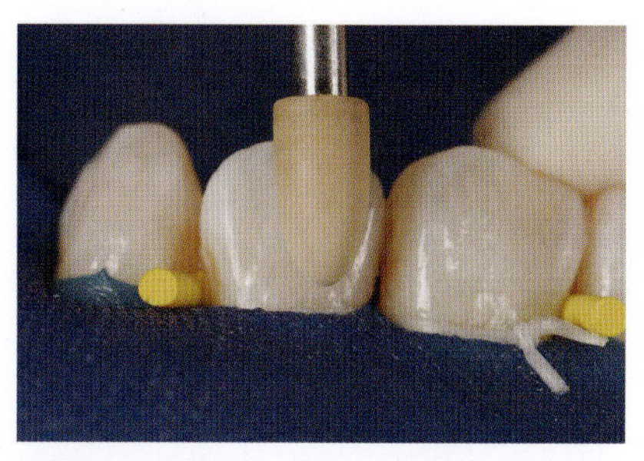

図 14　コンポジットレジン中仕上げ用研磨用ラバーポイントを用いて研磨を行う。

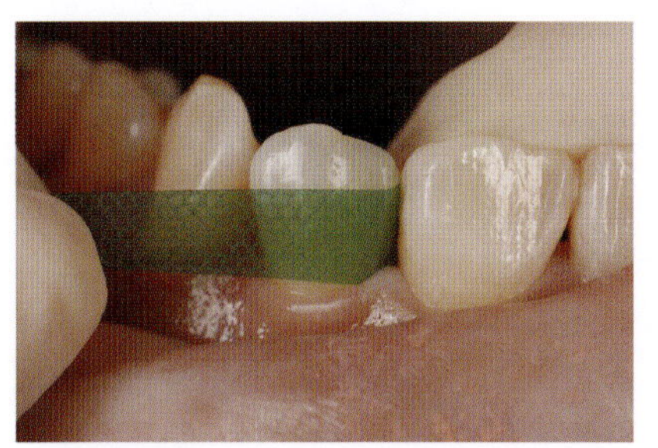

図 15　隣接面の研磨。シリコーンカーバイド研磨材を用いる。

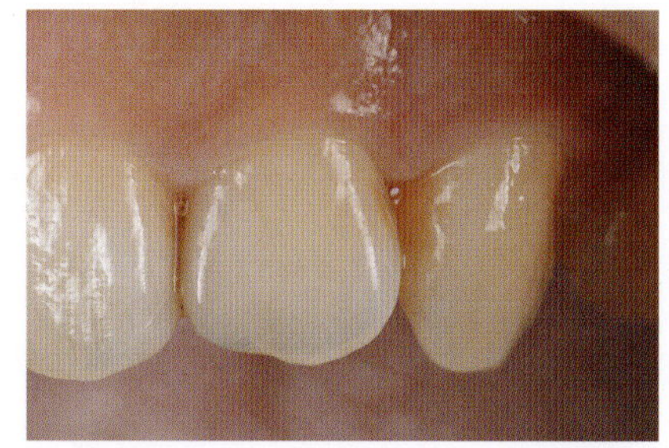

図 16　研磨後。歯頸部寄りの部分の明度がやや高いので、修正を行う。

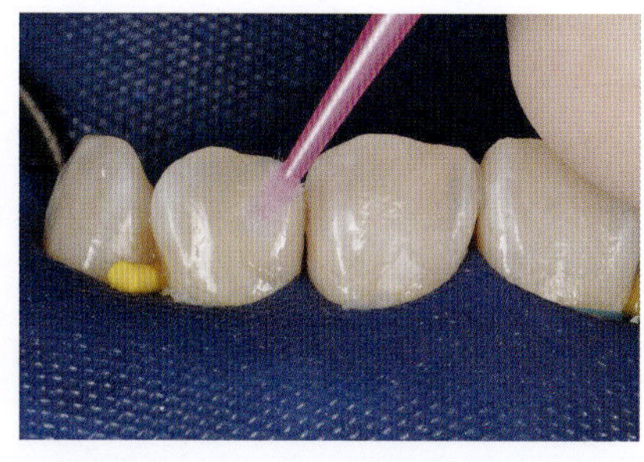

図 17　セラミックス接着用プライマーを用いて修正を行う。

接着操作（押さえておきたいルールとコツ）

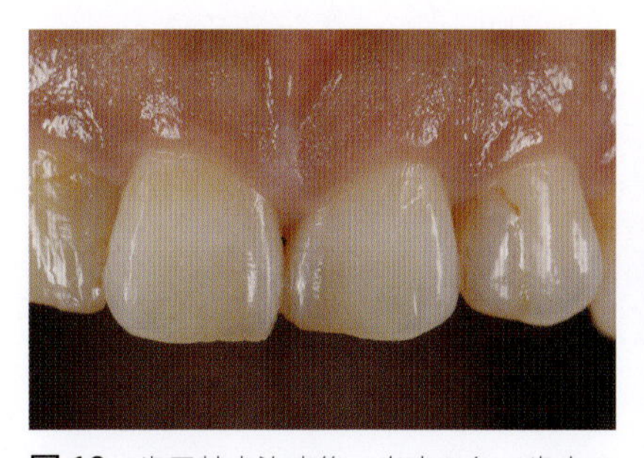

図 18　歯周基本治療後、炎症のない歯肉の状態。歯周ポケットからの滲出液や出血は接着阻害因子であるので、前準備としての歯周基本治療は重要である。

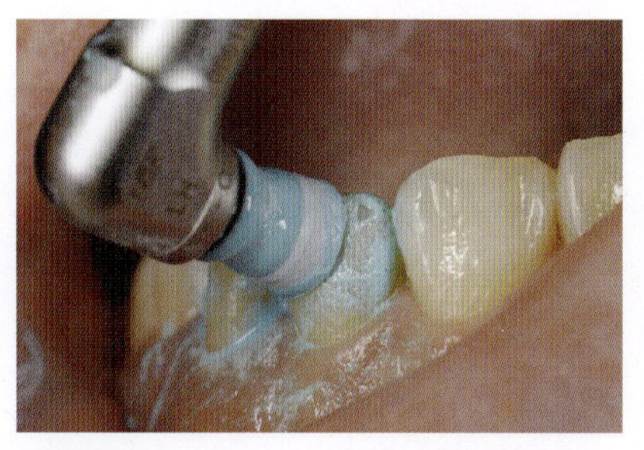

図 19a、b　術前。必ず歯面清掃を行う。フッ素なしの研磨材（プレサージュ）を用いて接着阻害因子であるプラークを除去してから、接着操作に入る。

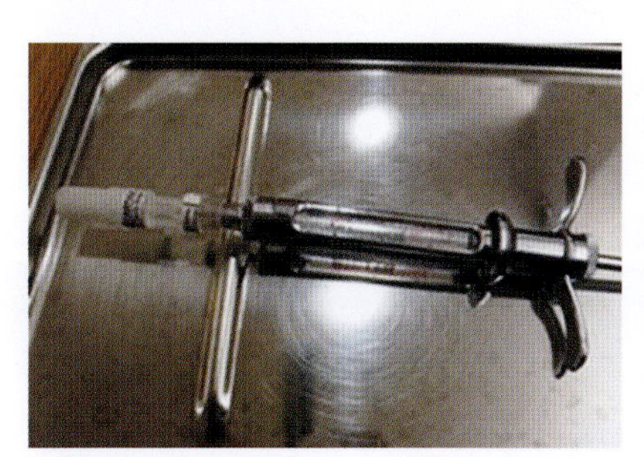

図 20　接着には水分が邪魔なので、歯肉溝滲出液、歯髄からの滲出液をストップさせた状態で接着操作を行う。図は、リドカイン塩酸塩・アドレナリン注射液（キシレステシン A 注射液）である。

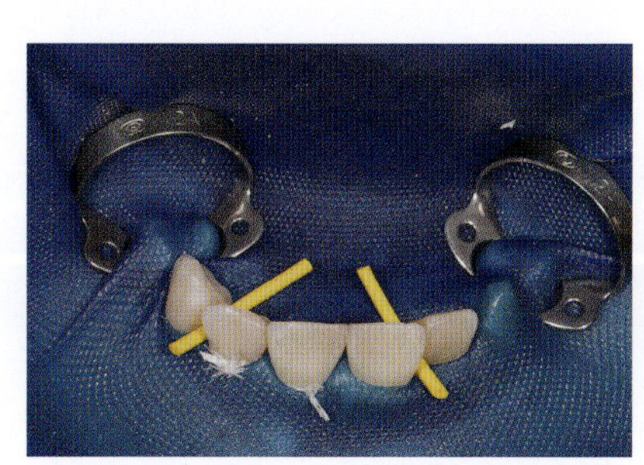

図 21　ラバーダム防湿。窩洞に水分や細菌が混入するのを防ぐ。

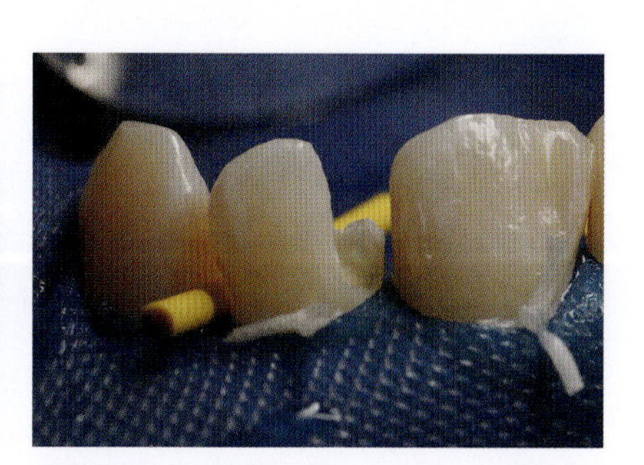

図 22　窩洞形成は、MI 用バーと齲蝕検知液を用いマイクロスコープ下で、齲蝕を残さないように、かつ遊離エナメルを極力残した形成を行う。

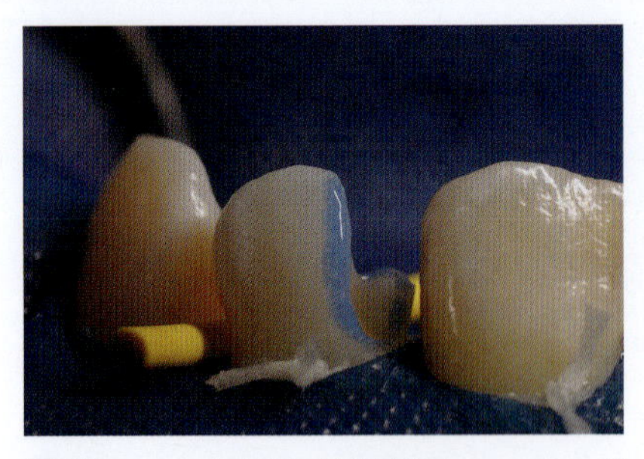
図 23　エナメル質には選択的にエッチングを行う。

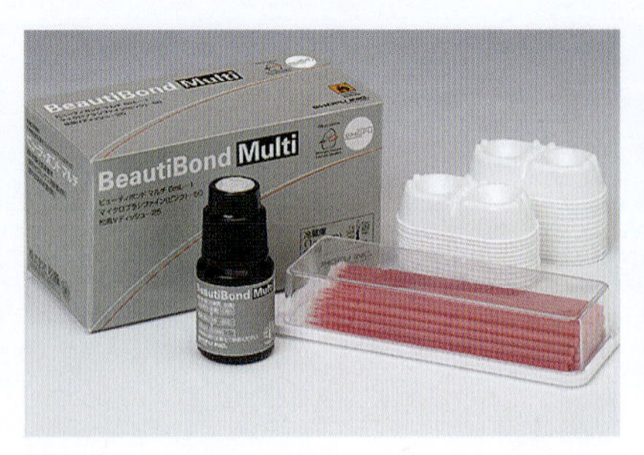

図 24　ボンディングは、メーカーの指示する使用方法を順守する。

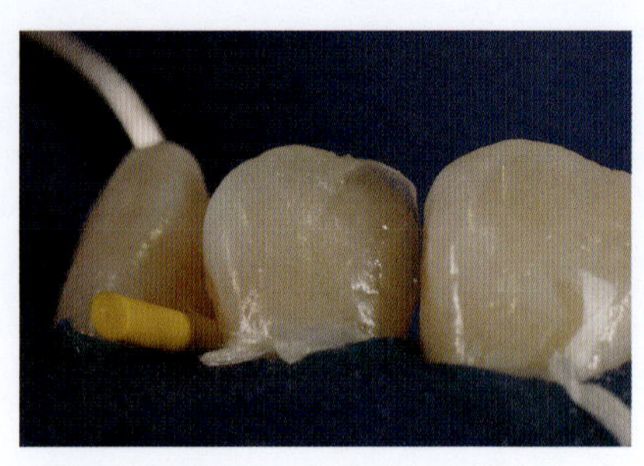
図 25　窩壁適合性を良くすることと、コントラクションギャップを極力少なくするために、積層充填を行う。

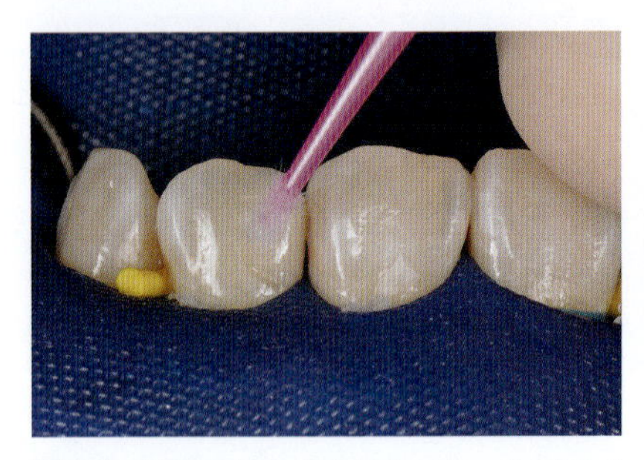
図 26　修正を行うときはセラミックプライマーを用いる。

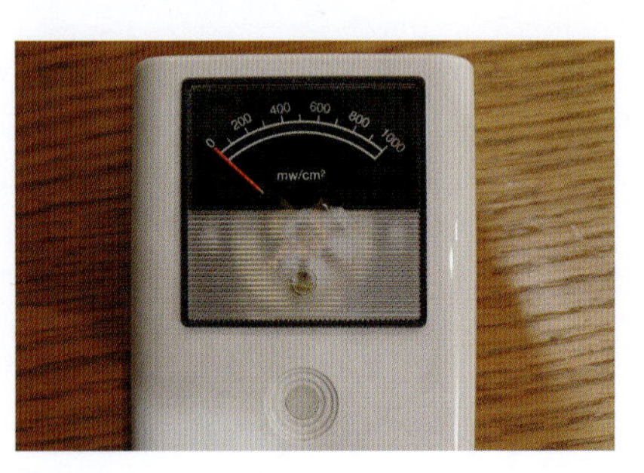

図 27　照射器の照度は、定期的にチェックする（Demetron research corporation 社）。

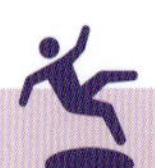

よくある落とし穴

①遊離エナメルを残そうとしすぎるあまりに、齲蝕を取り残してしまわないように気をつける。
②従来の充填材料の取り残しは接着不良につながる。マイクロスコープを用いると見落としが減る。
③治療中、歯は乾燥することで徐々に明度が上がり白っぽくなる。充填時に色を合わせていくと、本来の色より高い明度で仕上がるので、色は初めに決めておく。

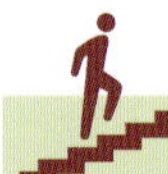

接着操作のステップ・ポイント

①接着阻害因子である出血、プラーク、滲出液のない状態にする。歯周基本治療、歯面清掃、ラバーダム防湿が重要。
②カリエスチェッカーを用いて確実に齲蝕を取り除き、かつ遊離エナメル質を極力残す形成を行う。
③エナメル質はベベルを形成し、選択的にエッチングを行う。

この Case の成功のポイント

①歯肉縁からの窩洞で難易度の高い充填であったが、歯周基本治療やラバーダム防湿などにより、細菌、水分の混入のない確実な接着が得られた。
②切端部分の透明性を再現することと、ラインアングルをやや内側に作ることで、立体感をもたせ、術前よりも小さく見え、自然観のある形態に製作できた。
③切端部分の透明性の再現は、ブルーティントを用いることで透明感があるように見せることができた。

術後

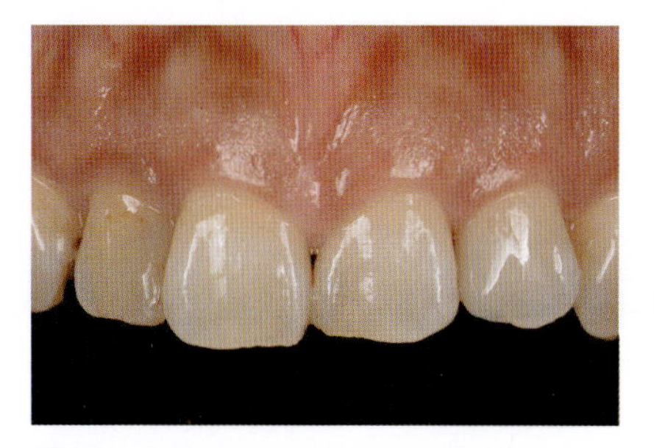

図 28 自然観のある口元が再現できた。

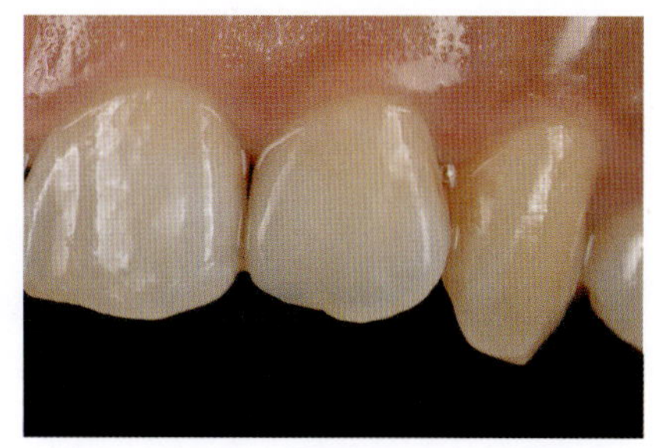

図 29 切端部分の解剖学的形態が再現できている。

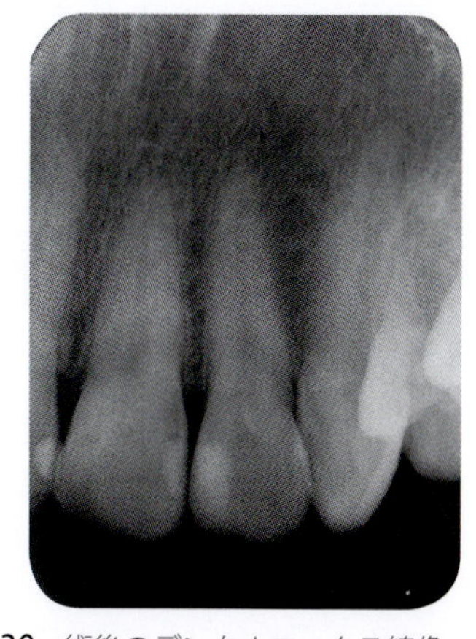

図 30 術後のデンタルエックス線像。

メインテナンス

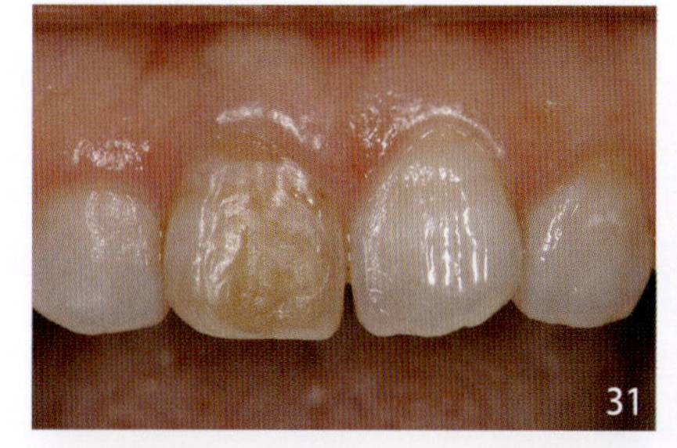

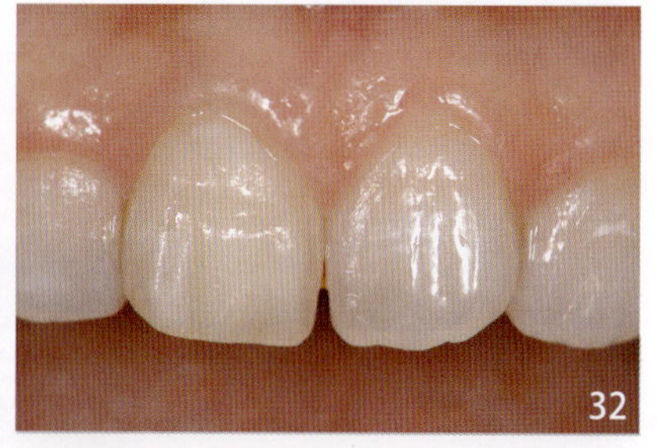

図 31 術前。歯の変色を主訴に来院。

図 32 コンポジットレジンによるダイレクトベニアにて修復。

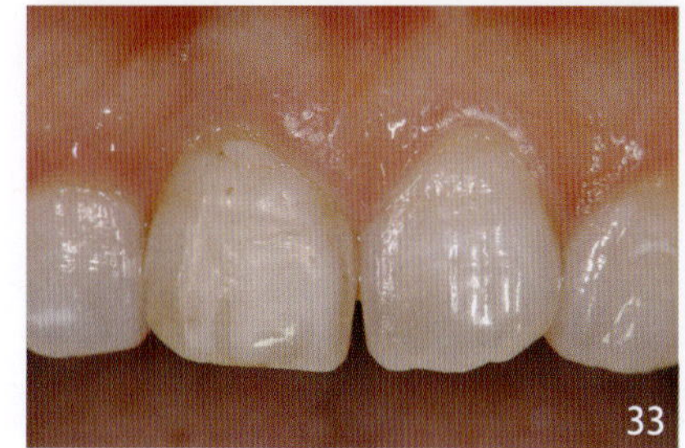

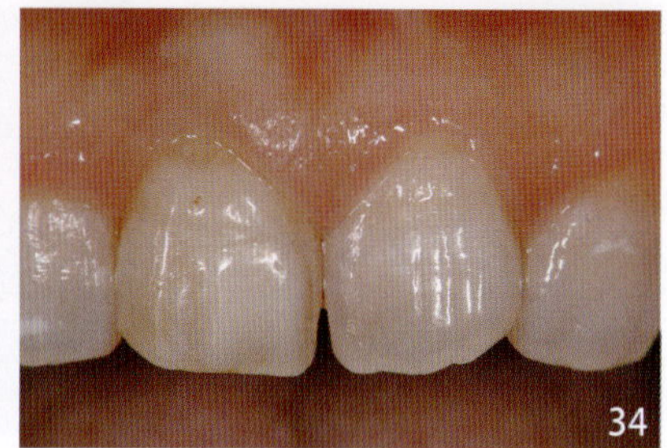

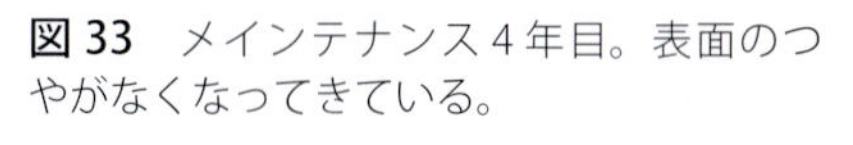

図 33 メインテナンス４年目。表面のつやがなくなってきている。

図 34 メインテナンス研磨後。研磨しただけで、審美性が術直後に近い状態に戻った。メインテナンスしやすいこともコンポジットレジン充填の長所である。

まとめ

①確実な接着を得るためには、歯周基本治療、歯面清掃などの前準備、エナメル質のベベルとエッチング、接着操作の各ステップを正しく行うことなどが大切である。

②広範囲の４級の窩洞の色合わせは難しく、レイヤリングテクニックを用いて、明度で合わせていくこと、切端部分の解剖学的形態を再現することで、審美的な結果が得られる。

③また色だけでなく、ラインアングル、テクスチャーなどを再現し、自然観のある形態に仕上げることが成功の鍵である。

おわりに

筆者がコンポジットレジン充填にこだわるには理由がある。MI である、リペア可能である、実際にするのが楽しい、それらも然り。しかし真の目的は、コンポジットレジン充填にこだわることにより、歯の色、形態、そのディテールを理解できるようになり、結果として、審美眼を養うことができるからである。

セラミックス修復においても、歯科技工士とのやりとりをスムーズにできるようになり、審美修復への理解はさらに深まり、ますます臨床は楽しくなる…。

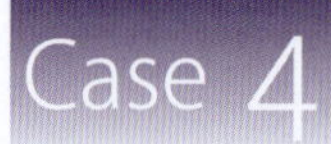

Class Ⅱ症例への対応

高垣智博

東京医科歯科大学大学院 医歯学総合研究科
医歯学系専攻 口腔機能再構築学講座
う蝕制御学分野

患者概要

年齢・性別：30歳・女性

主訴：上顎左側大臼歯部のインレーが先月、脱離した。その際、インレー下が齲蝕になっていると指摘され、他のインレーも同様に齲蝕になっていないか心配。上顎右側第一大臼歯のメタルインレーを白くしたい。歯はなるべく削りたくない。

術前の問題点

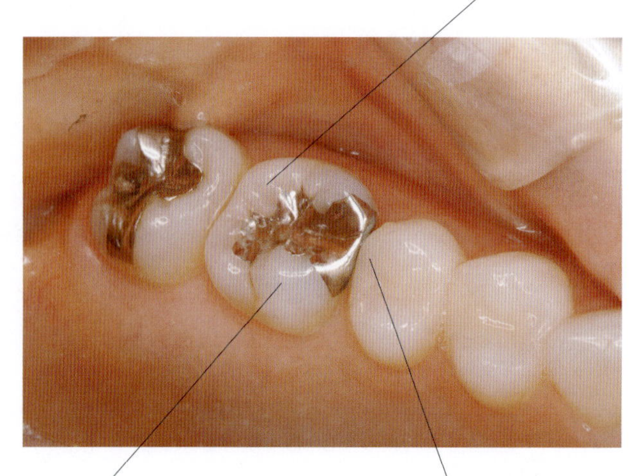

装着後10年以上経過したインレーであり、修復物-歯質界面からの二次齲蝕が危惧される

マージンの適合は、視診では問題を認めない

スマイル時に口角付近に、近心の金属色が見えてしまうため、審美性に問題がある

治療にあたってのポイント

①従来から日本では、臼歯部の2級修復は多くの症例で間接法が選択されてきたが、現在では、マトリックスシステムも種類が豊富になり、高まる患者からの審美性の欲求や、ミニマルインターベンションに配慮した治療（歯質切削量ならびに接着界面の長期安定性）を実践するためには、臼歯部の隣接面齲蝕においては可能なかぎり直接法で実施したい。

②長期経過したメタルインレーは合着されていることがほとんどであり、修復物と歯質との界面は二次齲蝕に罹患しやすく、審美的な側面や、アレルギー症状などから近年2級インレーを除去し直接法コンポジットレジン充塡を実施する症例も多数ある。

③本症例（上図）においては、上顎右側第一大臼歯のMO窩洞にメタルインレーが装着されており、患者は審美性の改善ならびに二次齲蝕になっていないか気になるとのことで、除去しての再治療を希望した。

治療後の改善ポイント

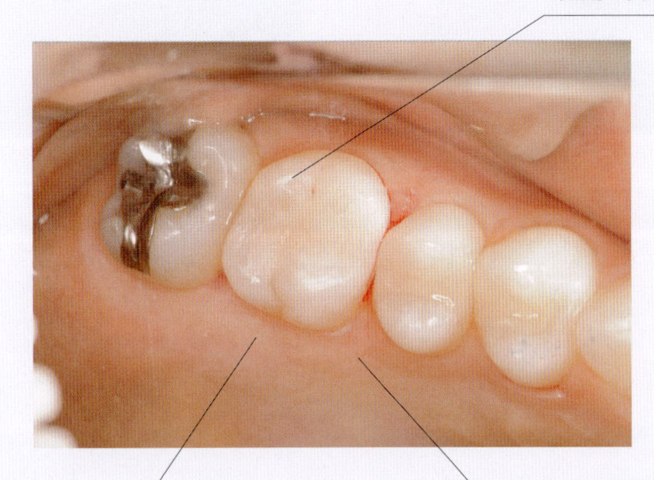

直接法の利点

従来から日本では、臼歯部の２級修復は多くの症例で間接法が選択されてきた。接触点の回復やマージンの適合性、治療時間を考慮すると、いまだに多くの歯科医師が臼歯部ではコンポジットレジン修復を躊躇していることが多い。

しかしながら現在では、高まる患者からの審美性の欲求や、ミニマルインターベンションに配慮した治療を実践するためにも、臼歯部の隣接面齲蝕においては可能なかぎり直接法で実施したいところである。

レジンセメントを用いた接着も近年では直接法に迫る接着強さを発揮するようになってきてはいるものの、歯質切削量ならびに接着界面の長期安定性を考慮すると、多くの場合は直接法を選択する（同僚の歯科医師の治療において、間接法修復を希望されたことは皆無である）。

また長期経過したメタルインレーは、合着されていることがほとんどであり、修復物と歯質との界面は二次齲蝕に罹患しやすい状況である。審美的な側面や、アレルギー症状などから近年２級インレーを除去し直接法コンポジットレジン充填を実施する症例も多数ある。

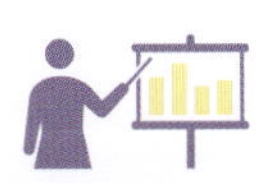

接着材料の選択ロジック（ポイント）

選択材料：フルオロボンドⅡ。

選択理由：

①フルオロボンドⅡは、信頼のある２ステップセルフエッチングシステムの製品であり、ボンドからのフッ素徐放性を有している。以前の報告[3]からも、従来の製品よりも接着界面の酸耐久性が向上しており（**図13**参照）、耐久性のある接着界面を形成できると期待される。

②２級修復においては、比較的隣接面部が深い窩洞になりがちであり、またメタルのコンタクトマトリックスを用いているため、光が窩底部まで到達しにくい環境となる。そのため、業者指示時間どおりでは不十分な場合もあるため、適宜時間を延長して照射を実施する。

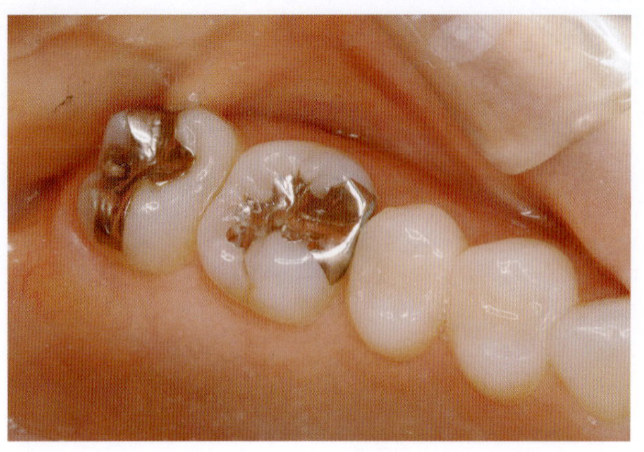

図1 6| MOインレー。マージンの適合は視診では問題を認めない。

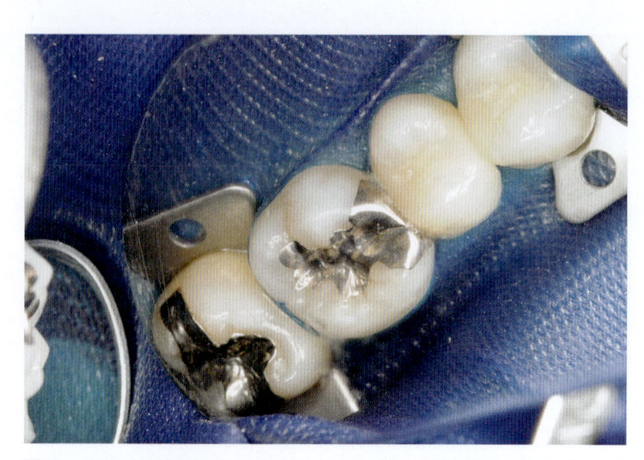

図2 患歯を含め防湿のためのラバーダムの設置。近心からのリングの設置を考慮し、また十分な視野確保のためにも、7～4| までをアイソレーション（隔離）した。伸縮自在の丈夫で裂けることのないノンラテックスラバーダムを用いた。

ラバーダムの必要性

直接法、間接法にかかわらず、臼歯部の治療は常に水分ならびに湿度への配慮は欠くことができない要素である。本症例でもラバーダムを実施しているが、防湿だけでなく、周囲組織へのモノマーによる影響や、動く軟組織を排除できることで術野に集中できることを考えると、実施する価値は大いにあると言える。

2級修復においては、リングの設置や隣接面マトリックス設置のために、患歯のみならず前後の歯にも同時にラバーダムをかける必要がある。ある程度の習熟は必要であるが、慣れてしまえば短時間で設置可能であり、術中の防湿などを考えると、診療時間も短縮される。

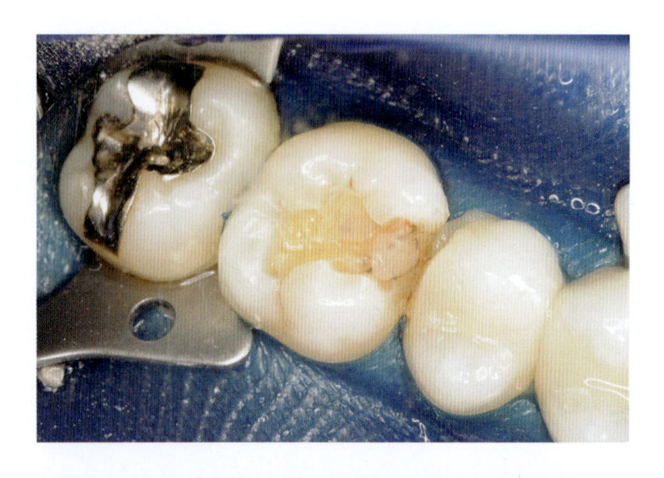

図3 インレーの除去。ラバーダム設置完了後、5倍速コントラに装着したカーバイド除去バー（ジェットカーバイドバー）を用いて、歯質を切削することのないよう、注意深くメタルインレーを除去する。エアタービンと比較してトルクが大きく、切削中のブレや滑りが少ないことから、メタル除去時には必ず5倍速コントラを使用している。長期経過したメタルインレー下の多くに二次齲蝕を認めるが、本症例でも残留したセメント下に軟化象牙質を認めた。

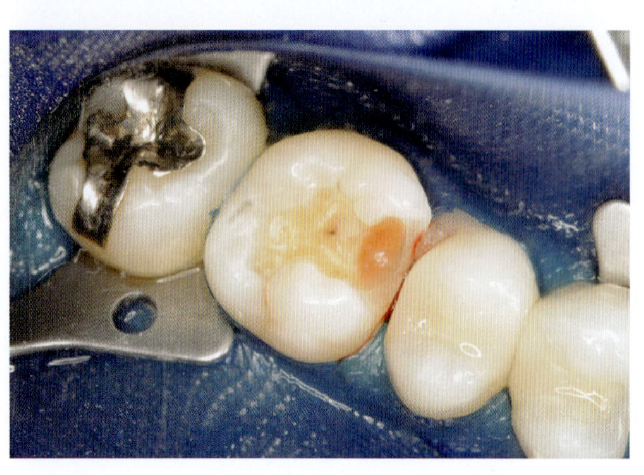

図4 二次齲蝕の除去の完了。残留したセメントは接着の阻害因子となるため、齲蝕検知液などで染色を行い完全に除去する。透明象牙質は残し、感染象牙質ならびに脱灰エナメル質を完全に除去した。どのような形態の齲蝕でああっても、感染歯質を残存させることなく、可及的に健全歯質の保護に努める。直接法充填に限ったことではないが、マージンが全周にわたって健全歯質であり、防湿下に収まっていることが実施の最低条件となる。

マトリックスシステム

本症例では、コンタクトマトリックスシステムを使用した。近年では数多くの歯科用マトリックバンドが発売されており、ウェッジのスペースが用意されているシステムや、軟性の 3D リテーナーで歯間部へのマトリックスの適合性を向上させた製品などもあり、より信頼性のある 2 級修復が実施できる。

今回使用したコンタクトリングは、金属疲労の懸念はあるものの、形態がシンプルなため多少の歯列不正の際にも使用可能であり、形態修正したウッドウェッジと併用することで、コンタクトエリア直下のマトリックスの適合性も十分に確保できる。症例を選ばず使用できる点から、スタンダードとなるシステムとして使用している。

2 級修復の成否はマトリックスシステム設置によって大きく左右されるため、納得のいく形態になるまで設置を検討する。マトリックスが辺縁に適合しているように見えても、圧をかけると歯質から離れてしまうようでは、充填時のオーバーフローは避けられない。リングの良好な固定、患歯ならびに隣在歯への接触状態を確認後、接着操作に移行する。

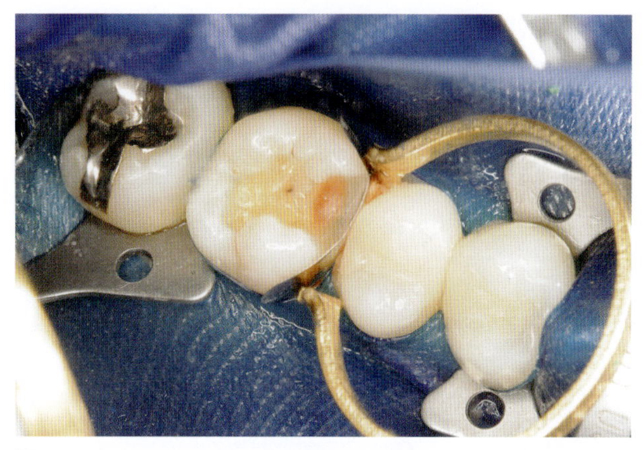

図 5　マトリックスシステムの設置。鼓形空隙には調整したウッドウェッジを挿入し、マトリックスの歯頚部付近の適合を確保する。

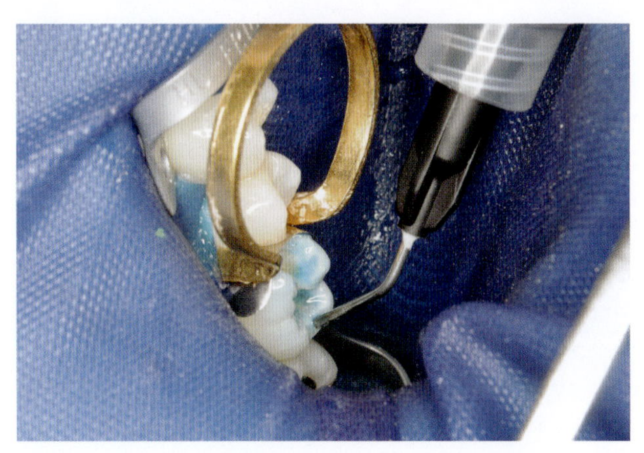

図 6　本症例においては、接着操作前にエナメル質に限局したセレクティブエッチングを行った。シリンジから高粘性のジェルを直接エナメル質部のみに塗布する。

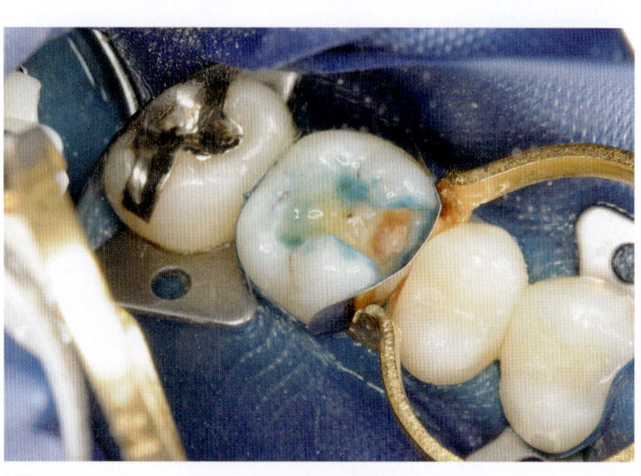

図 7　セレクティブエッチング中の状態。エッチングには一般的には 40%前後のリン酸エッチング剤を用いることが多いが、拡大鏡下で実施してはいても、操作中に象牙質に触れてしまうことで、象牙質が過度にエッチングされる恐れがある。

セレクティブエッチングの実施の可否

エナメル質に対してはリン酸エッチングを行うことで、その接着の信頼性をより高めることが可能である。基本的には 2 ステップセルフエッチングシステムを使用して、十分にセルフエッチングプライマーを塗布すれば、切削エナメル質においてはリン酸エッチングは不要とされている。

近年多く発売されている 1 ステップセルフエッチングシステムにおいては、pH が 2.6 ～ 2.8 とやや高めに設定されている、いわゆるウルトラマイルドエッチングであるため、エナメル質に対するエッチング能力は切削エナメル質に対してもやや不十分である。安定したエナ

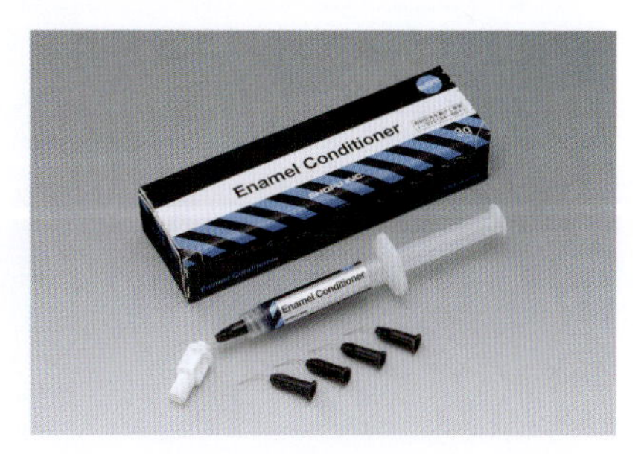

図 8　本症例では「エナメルコンディショナー」を用いた。従来からのリン酸エッチングと比較して、有機酸を用いた本製品は象牙質を過脱灰することがなく、現在のユニバーサル接着システムと併用するには有用な処理剤である。

メル質接着界面を形成し、マージン着色や二次齲蝕を抑制するためには、セレクティブエッチングの実施が推奨される[1]。

しかし、象牙質にリン酸エッチングを行うことは過度の脱灰を招き、その信頼性を損なう恐れがある[2]。本症例では松風より発売されているエナメルコンディショナーを用いたが、リン酸ではなく有機酸を使用することで、リン酸よりマイルドなエッチングを実現しており、また象牙質に触れた際にも過度なエッチングを避けることが可能である。

従来のようにエッチングを担うのはリン酸のみではなく、現在ではほとんどの接着システムにセルフエッチングが可能である機能性モノマーが採用されていることからも、今後は過度なエッチングを抑えた処理剤の検討が必要であると思われる。

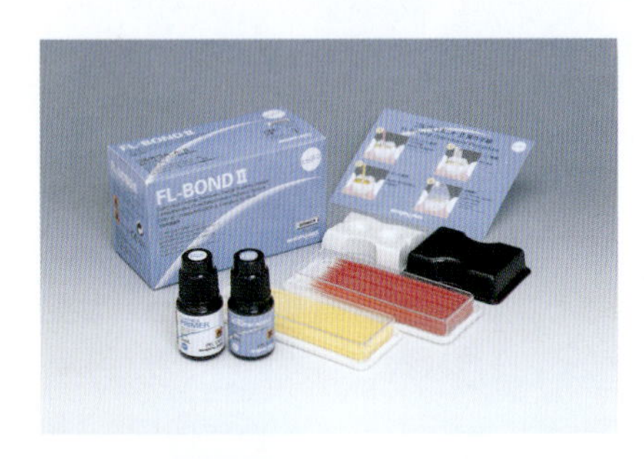

図9　エナメルコンディショナーを水洗した後、本症例では2ステップセルフエッチングシステムである「フルオロボンドII」を用いて歯面処理を実施した。信頼のある2ステップセルフエッチングシステムであり、フッ素徐放性により、長期に安定した接着界面が形成される。

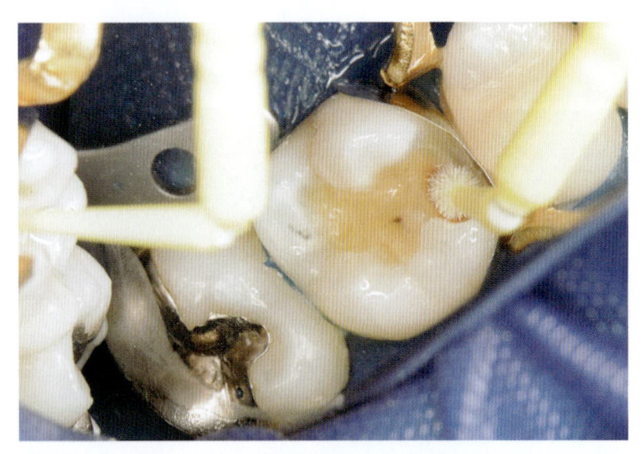

図10　プライマーをマイクロブラシにて窩洞の内壁全体に十分に塗布を行い、10秒後エアブローを行った。十分な量を塗布し、業者指示時間を順守して使用する。ラバーダムにより、プライマーなどの口腔内への飛散も避けられる。

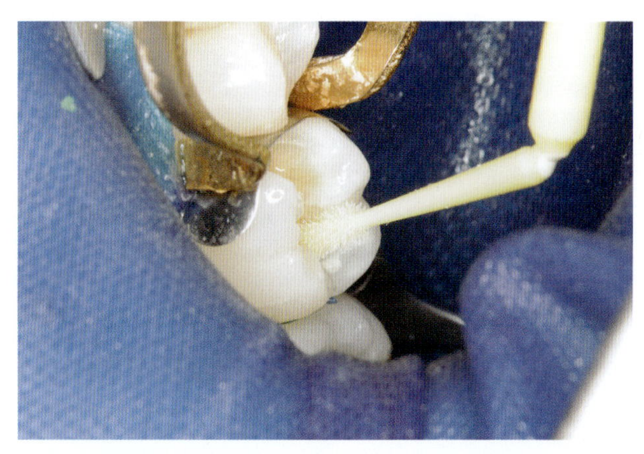

図11　その後、ボンドをマイクロブラシにて必要量塗布し、エアブローで均一な厚みになるよう処理した。ボンドは必要以上に窩洞に運ばないように注意し、エアブローでの行方をしっかりチェックする。

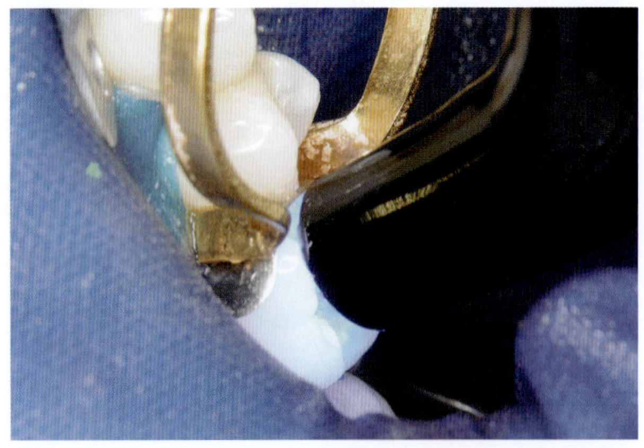

図12　ボンドへの光照射。LED照射器にて光照射を10秒間行った。2級修復においては、比較的隣接面部が深い窩洞になりがちであり、またメタルのコンタクトマトリックスを用いているため、光が窩底部まで到達しにくい環境となる。そのため、業者指示時間どおりでは不十分な場合もあるため、適宜時間を延長して照射を実施する。

接着操作のステップ・ポイント

- 近心コンタクト部直下では、マトリックスやリングによる距離もあるため光が届きにくい。業者指示以上の時間、照射する必要がある。
- ステップごとの業者指示時間は必ず守る。
- 近年多用されるワンステップワンボトルの接着システムにおいては、セレクティブエッチングの実施が強く勧奨される。

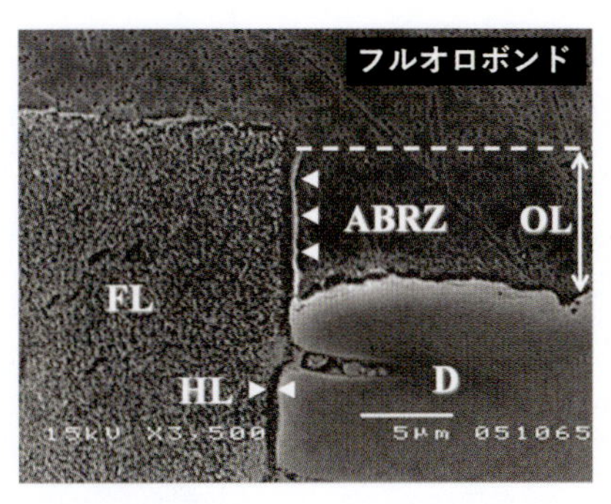

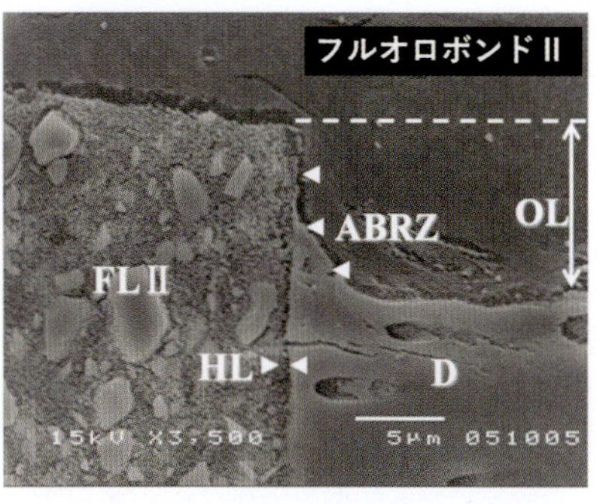

図 13a、b フルオロボンドとフルオロボンドⅡを用いた接着界面の酸塩基耐久性の評価。フルオロボンドと比較して、フルオロボンドⅡでは接着界面の酸に対する抵抗性が向上し、フッ素徐放性の影響により、ABRZ がスロープ状に肥厚しているのが観察された。（画像：参考文献 3 より転載）

FL：フルオロボンド　**FL Ⅱ**：フルオロボンドⅡ
HL：樹脂含浸層　**OL**：酸によって生じた脱灰（outer lesion）
D：象牙質　**ABRZ**：酸塩基耐性層

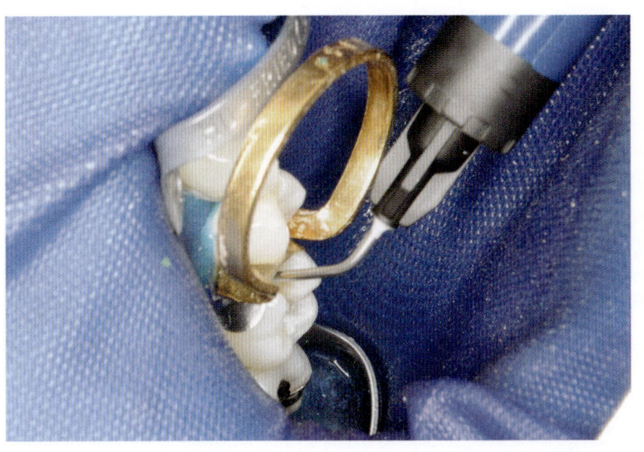

図 14 フロアブルレジンによるライニング。ボンドへの十分な光照射の後に、比較的流れの良いフロアブルレジンを用いて、窩洞深部を 1 層コーティングするように充填する。本症例ではビューティフィル フロー プラス F03 を用いたが、より流動性を求めるのならば、ビューティフィル フロー F10 を使用する。

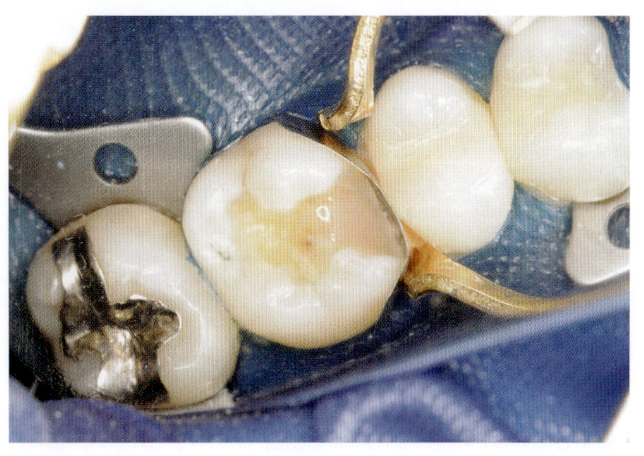

図 15 フロアブルライニング終了直後の状態。深い窩洞には積層充填が推奨されるが、気泡の混入を避け、ボンドとレジンの第 1 層を強固に重合させることで、重合収縮による窩底部での剥離を抑制することが可能となる[4]。象牙質面はすべて被覆されている。

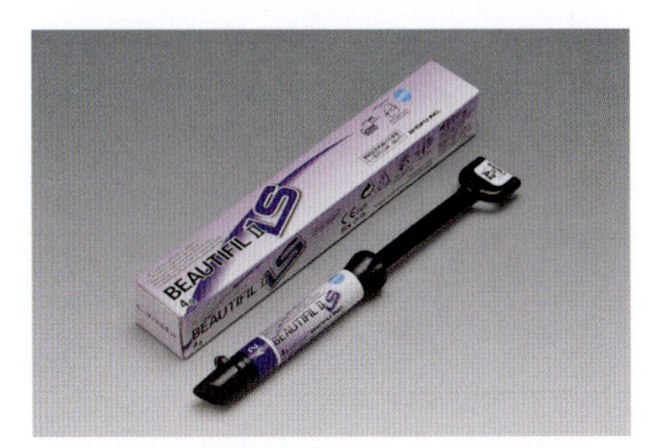

図 16 ビューティフィルⅡ LS A2 を用いて充填した。新規モノマーを用いた低収縮なペーストタイプのコンポジットレジン。十分な操作時間ならびに付形性を有する。

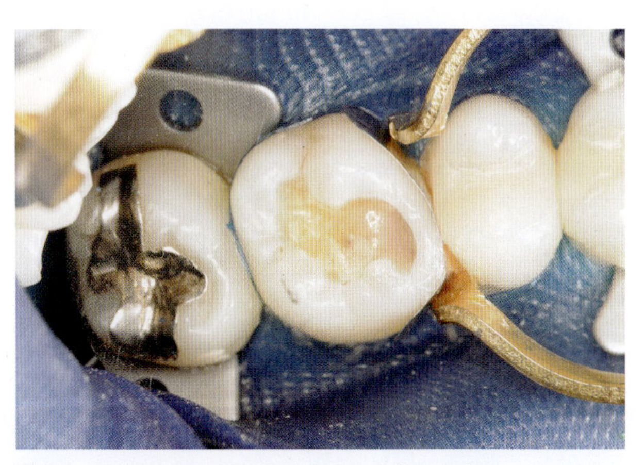

図 17 近心部の辺縁隆線部の高さを意識しながら、ペーストタイプコンポジットレジンを近心壁部から充填していく。窩洞形態をなるべく早く単純化することで、その後の充填操作を簡便にし、しっかりとレジンペーストを押し込める状態にすることで、気泡の混入などのリスクは低減される。

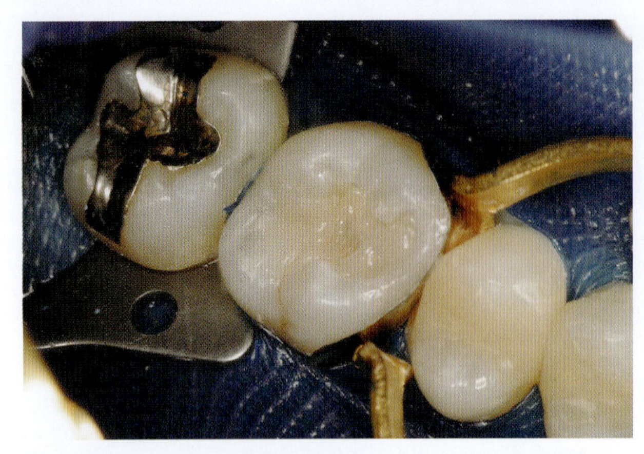

図 18　遠心小窩部の充塡後。残存している咬合面形態を参考にしながら充塡していく。

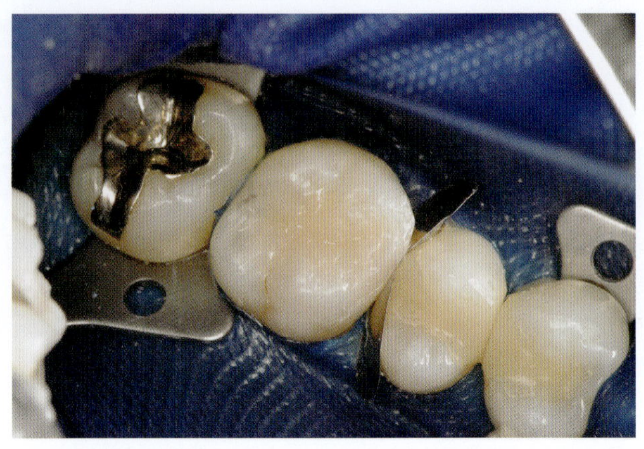

図 19　咬合面充塡完了時。マトリックスを充塡器や探針を用いて開いておく。

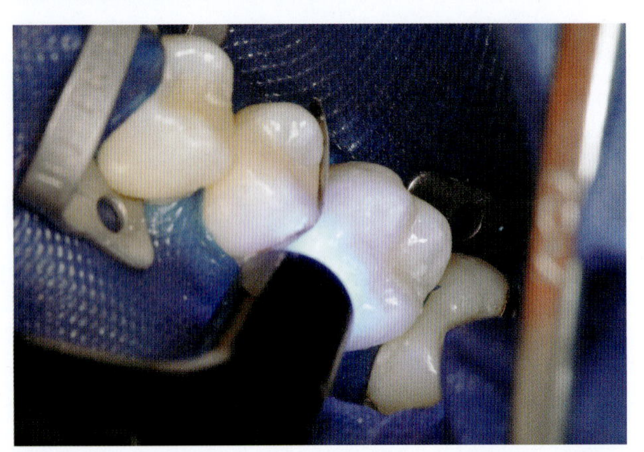

図 20　咬合面から十分に光照射を実施した後、コンタクトリングを除去し、メタルマトリックスを開き、頰舌側から十分に光照射を実施する。マトリックスにより遮蔽されていた隣接面部は十分に光重合されていないと、マトリックス除去時に破損する恐れがあるため、除去を試みる前に光照射を実施する。

ペーストタイプのコンポジットレジンの利点

近年では物性の優れたフロアブルレジンなども多種発売されており、ライニング後そのままフロアブルを積層充塡にて完了する場合や、バルクフィルと言われる一塊充塡タイプのコンポジットレジンを用いるなどの方法はあるものの、色調ならびに形態の再現性を考慮すると、本症例においてはペーストタイプのコンポジットレジンが操作しやすく、辺縁隆線の付与などにも長けている。

新規モノマー技術にて重合収縮率を 1％以下に抑えたビューティフィルⅡ LS（**図 16**）は、付形性も十分あり、このようなやや大きな 2 級修復には非常に使い勝手が良い。

先にも述べたように、2 級修復は常に窩洞形態が歯軸方向に深くなる傾向が高く、重合収縮のコントロールには十分に注意してあたらねばならない。

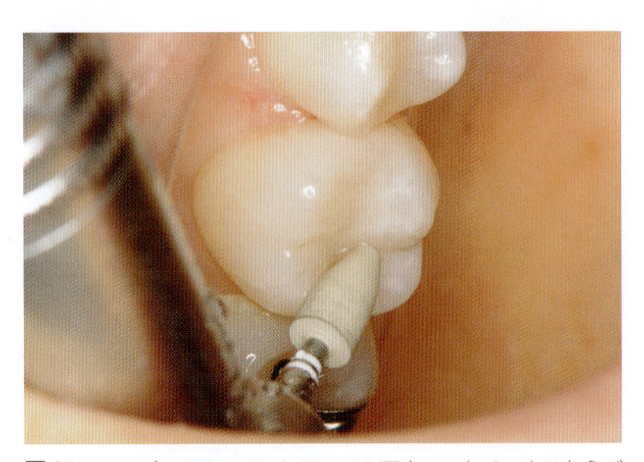

図 21　コンポマスター CA を用いての研磨。マトリックスならびにラバーダムを除去し、ダイヤモンドポイントを用いて咬合調整後、砲弾型のシリコーンポイントを用いて全体を研磨した。

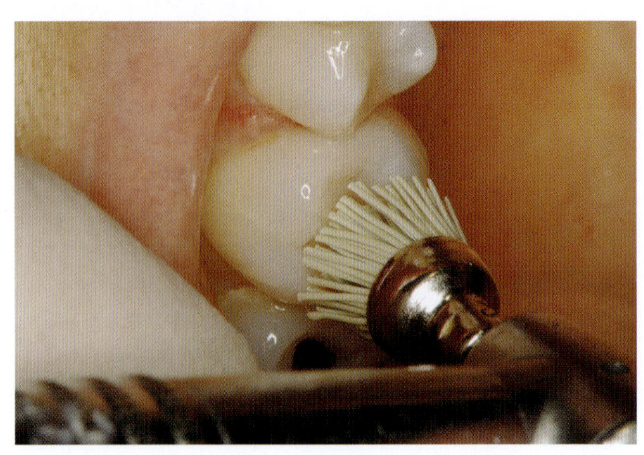

図 22　裂溝内などはブラシ状の研磨材「ダイアインブラシ」（No.2 フラット）を用いての仕上げ研磨を行う。

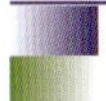

よくある落とし穴

- リングを外すとコンタクトができていない場合は、リングの設置方法や疲労による緩みをチェック。
- マトリックスが外れなくなった際は、慌てずヘラ型の充填器などで丁寧に剥がした後、ホーのプライヤーなどで慎重に除去する。
- コンタクト直下にコンポジットレジンが多く溢出してしまう際には、ウェッジの形態の調整を見直す。

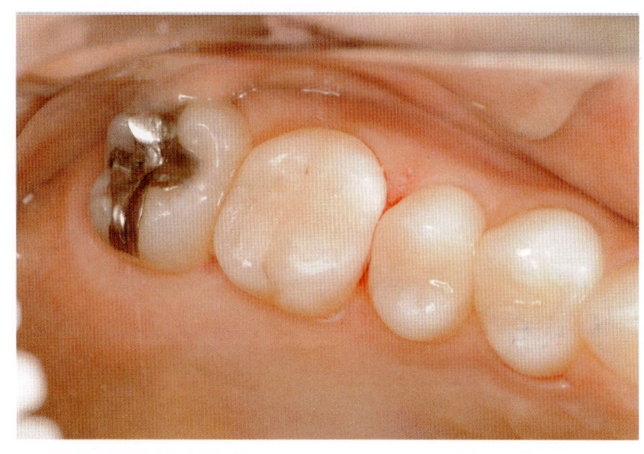

図 23　最終仕上げ完了後。

おわりに

２級修復は臼歯部という防湿が困難な環境で実施せねばならず、特に下顎大臼歯部などでは、ラバーダムなしでは実施が難しい。忙しい臨床のなかでも、ぜひ実施したいところである。

また、メタルマトリックスやリングを用いることで、光照射器の形態によっては窩洞内面から光源まで距離が発生してしまい、十分な光照射が実施しにくい環境になることが多い。近年では高出力の LED 照射器で短時間での照射が推奨されているが、２級修復では意識として前歯部の修復の倍程度は照射を実施したいところである。

清掃が困難になることが多く、また強い咬合力による応力などもあるため、物理的ならびに化学的に安定な接着界面を形成し、マージンのオーバーやアンダーのない正確な形態に仕上げることが、長期に安定した２級修復の予後を左右する重要な因子であると思われる。

最小限の侵襲で、適切な材料ならびに手法によって信頼性の高い接着界面を得られる２級直接法修復は、今後もますます必要な技術となっていくことは間違いないと思われる。

参考文献

1）Sato T, Takagaki T, Matsui N, Hamba H, Sadr A, Nikaido T, Tagami J. Morphological Evaluation of the Adhesive/Enamel interfaces of Two-step Self-etching Adhesives and Multimode One-bottle Self-etching Adhesives. J Adhes Dent. 2016; 18 (3) : 223-229.

2）Guan R, Takagaki T, Matsui N, Sato T, Burrow MF, Palamara J, Nikaido T, Tagami J. Dentin bonding performance using Weibull statistics and evaluation of acid-base resistant zone formation of recently introduced adhesives. Dent Mater J 2016 Jul 30; 35 (4) : 684-693.

3）Ilda Y, Nikaido T, Kitayama S, Takagaki T, Inoue G, Ikeda M, Foxton RM, Tagami J. Evaluation of dentin bonding performance and acid-base resistance of the interface of two-step self-etching adhesive systems. Dent Mater J 2009 Jul; 28 (4) : 493-500.

4）Yahagi C, Takagaki T, Sadr A, Ikeda M, Nikaido T, Tagami J. Effect of lining with a flowable composite on internal adaptation of direct composite restorations using all-in-one adhesive systems. Dent Mater J 2012; 31 (3) : 481-488.

Case 5 CAD/CAM冠

新谷明一
日本歯科大学生命歯学部
歯科補綴学第2講座

患者概要

年齢・性別：42歳・女性
主訴：上顎左側第一、第二小臼歯の歯冠修復を主訴に、他院より紹介される。辺縁歯肉部に慢性の炎症を認める。特に第一小臼歯 - 第二小臼歯間には、強い炎症が認められた。
既往歴：特記事項なし。

術前の問題点

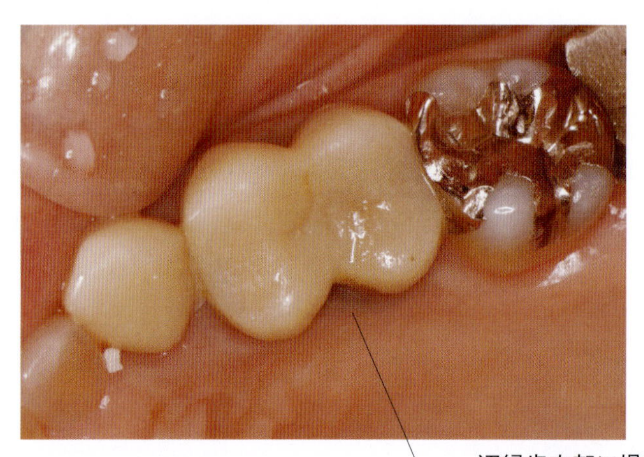

長期間のテンポラリークラウン装着のため
咬合関係が不安定となり、
顎位の低下も認められた

辺縁歯肉部に慢性の炎症を認める。
特に |4-5 間には、
強い炎症が認められた。

治療にあたってのポイント

日本補綴歯科学会医療問題検討委員会発行の「保険診療におけるCAD/CAM冠の診療指針」[1]では、
① CAD/CAM冠の適応症として小臼歯の単冠症例が推奨されている。
②推奨できない症例として、咬合面クリアランスが確保できない症例や過小な支台歯高径症例、顕著な咬耗を有する症例を挙げている。
③考慮すべき事項として、部分床義歯の支台歯、事実上の最後臼歯および、高度な審美性の求められる症例を挙げている。

このガイドラインに則った適切な症例の選択が、CAD/CAM冠使用時における第一のポイントとなる。

治療後の改善ポイント

デンティン色・エナメル色の
2 レイヤーブロックを使用したことで、
自然な色調が再現されている

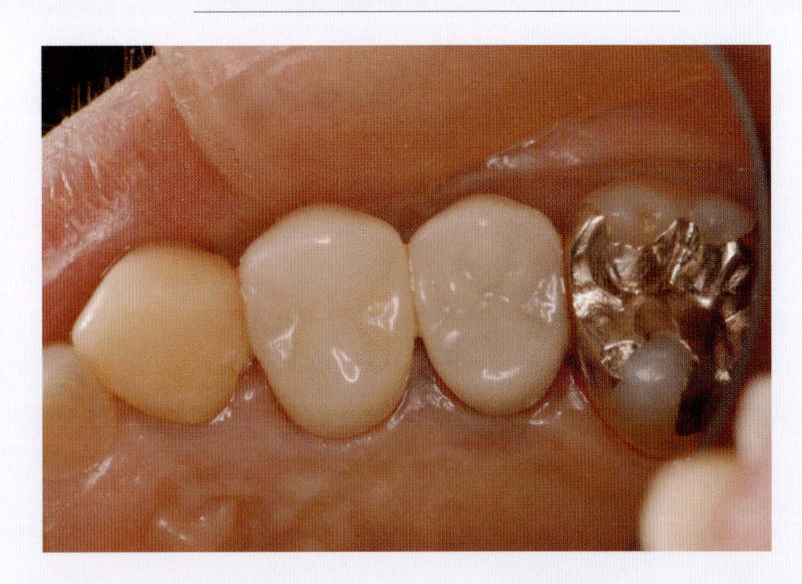

単冠による CAD/CAM 冠が咬合高径を保つことで、
安定した顎間関係が再現される

連結テンポラリーから単冠に変更したため、
|4-5 間のデンタルフロスの使用が可能となり、
清掃性が向上している

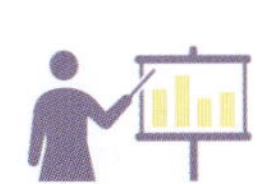

接着材料の選択ロジック（ポイント）

①支台歯は第一小臼歯にレジン支台築造、第二小臼歯にメタル支台築造が施されていた。そのため、支台歯側の被着体は象牙質、メタル、レジンとなる。

②補綴装置側はレジンブロックが被着体となるが、現在保険適応となっているレジンブロックは画一的な材料ではなく、それぞれのレジンブロックが全く異なるフィラー形状や成型方法を採っているため、それらの特徴と適した接着前処理方法を知る必要がある。

③本症例では松風ブロック HC 2 レイヤーを使用した。ブロック HC は従来型ハイブリッドレジンのフィラー技術を利用したレジンブロックであるため、化学的な結合が得られる部位は従来どおりフィラーが対象となる。

④**選択材料**：ブロック HC セム

選択理由：現在、最も信頼性の高い前処理としては、アルミナブラスト処理＋シランカップリング処理が推奨[1]されている。そのため、接着材料選択におけるポイントは、それらさまざまな被着体に対して適切なプライマーがシステムとして含まれており、テクニカルエラーを軽減できるような単純な術式、確実な重合が再現できる材料が望まれる。

押さえておきたいルールとコツ

支台歯形態

支台歯形成に際し、CAD/CAM 冠（**図 1**）に求められる要件[1)]として、適切なクリアランス、滑沢かつ単純な形態、丸みをもたせた凸隅角部、円滑で明確なフィニッシュラインとマージン形態とが挙げられる。

辺縁形態はディープシャンファーとし、フィニッシュラインの位置は歯肉溝内にとどめる。軸面テーパーは片面 6 ～ 10°の範囲に収め、咬合面クリアランスは 1.5 ～ 2.0mm、軸面のクリアランスは 1.5 mm 以上で、マージン部では約 1.0mm とする。さらに、隅角部は鋭角な部分がないように丸みを帯びた形状（**図 2 ～ 4**）にすることで、スキャニング・ミリング時のエラーを最小限にすることができる。

また、補綴治療の前準備として健康な歯周組織の獲得は、すべての作業を確実に行うための必要不可欠な要素である。

保険適応の CAD/CAM 冠では、模型をラボスキャナーにて形状測定するため、アナログな印象採得と作業用模型が必要となる（**図 5**）。そのため、歯科医師に求められる作業精度は従来どおりであり、明確なフィニッシュラインが再現されていない歯型では適合の良い CAD/CAM 冠を製作することは不可能である。

支台歯形成に際し、マージン形態は使用するダイヤモンドポイントの形状によって決定される。つまり、ダイヤモンドポイントの選択は、ほぼ支台歯形態とイコールと言える。そのため、各社とも適した形態を有するダイヤモンドポイントを用意しており、またそれらをひとまとめにしたキット（**図 6**；松風ダイヤモンドポイント FG CAD/CAM プレパレーションキット）もあるため、積極的な活用が複雑な日常臨床をシンプルにする。

CAD/CAM 冠における「落ちない接着」を具現化する極意は、上記に記載した“適切な支台歯形態”と“高い適合性”とにある。

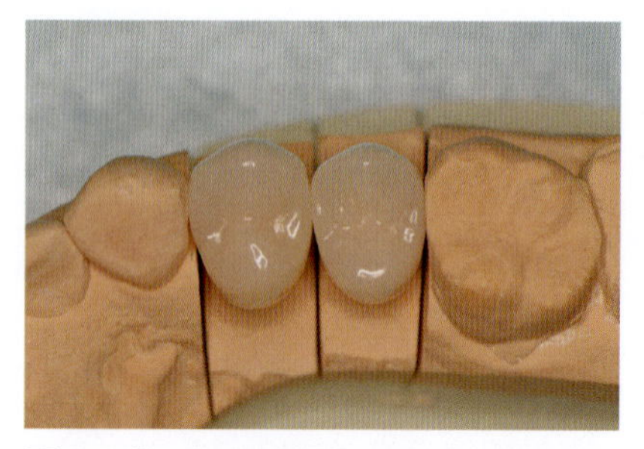
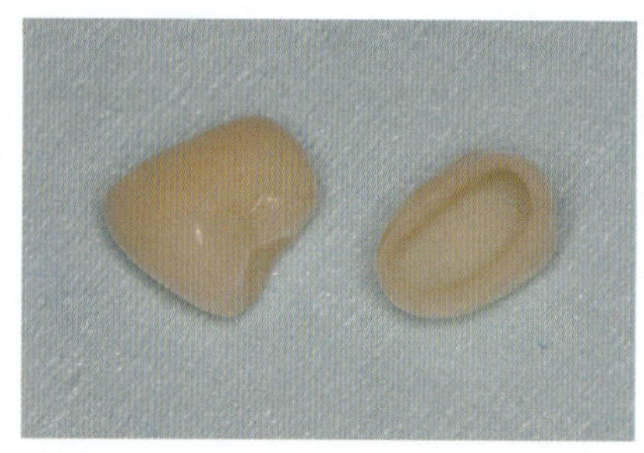

図 1a、b 支台歯形成に際し、CAD/CAM 冠に求められる要件[1)]。
①適切なクリアランス、②滑沢かつ単純な形態、③丸みをもたせた凸隅角部、④円滑で明確なフィニッシュラインとマージン形態

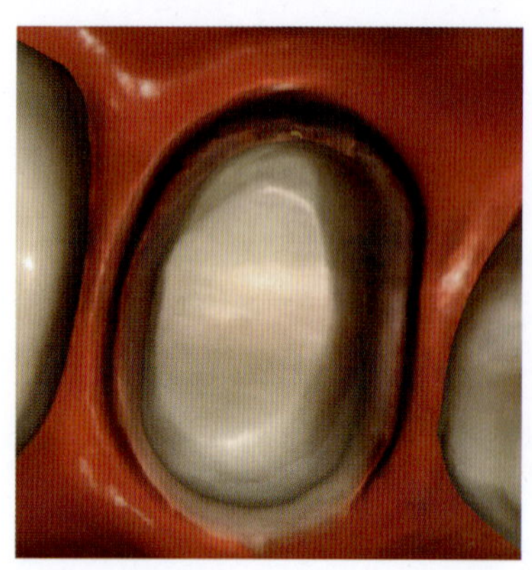

図 2 軸面のクリアランスは 1.5 mm 以上（支台歯咬合面観）。

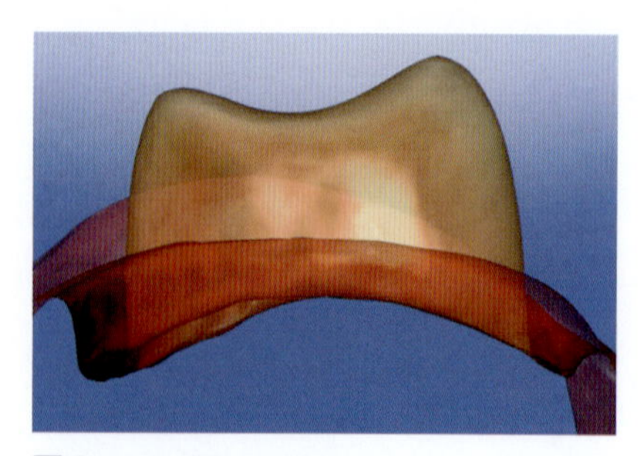

図 3 支台歯遠心面観。

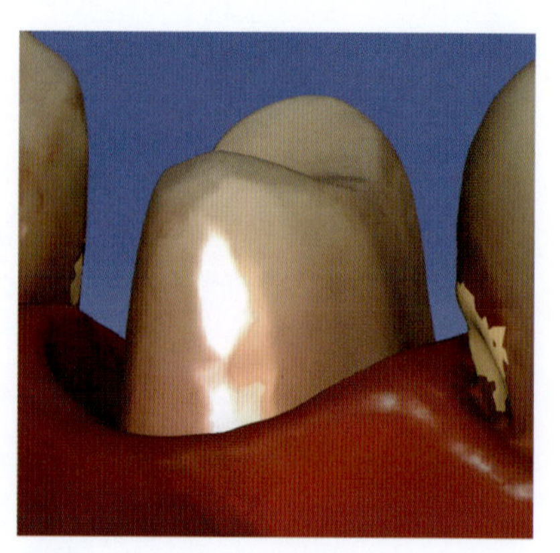

図 4 隅角部は鋭角な部分がないように丸みを帯びた形状にすることで、スキャニング・ミリング時のエラーを最小限にすることができる（支台歯舌側面観）。

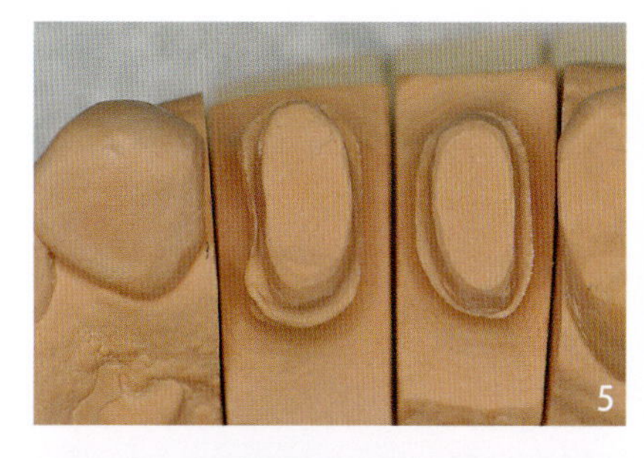

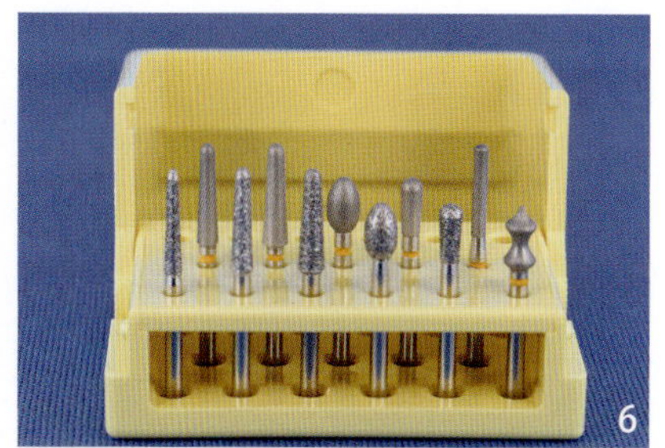

図 5 本症例のマージン形態では、109R（松風ダイヤモンドポイント FG）を用いたヘビーシャンファーとした。できるかぎりガイドライン[1)]に則り支台歯形成を行った後、印象採得、作業用模型の製作を行った。

図 6 松風ダイヤモンドポイント FG CAD/CAM プレパレーションキット。

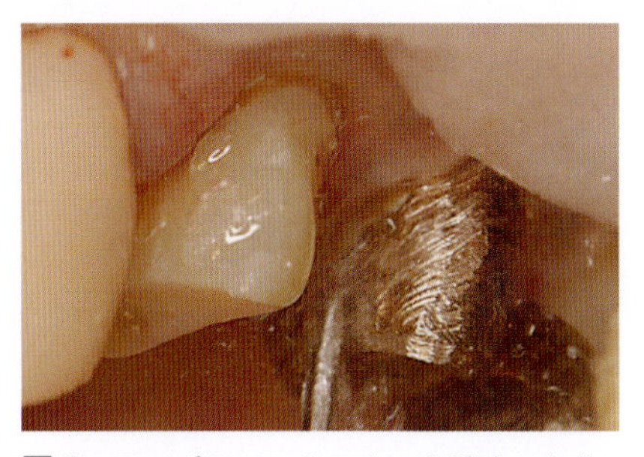

図 7 テンポラリークラウンを除去した後、仮着材を徹底的に除去する。大きな仮着材は超音波スケーラーを使用する。

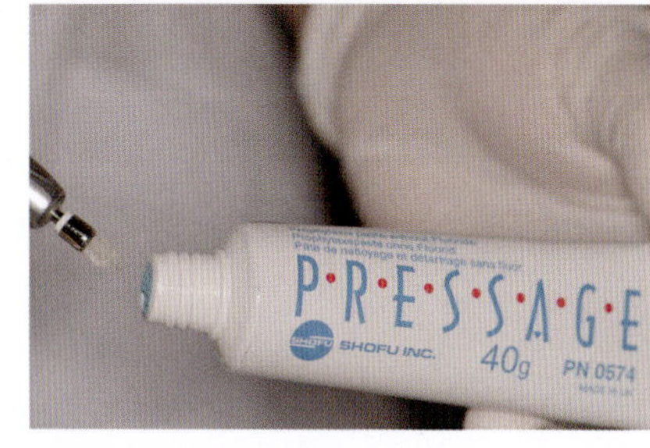

図 8 コントラに装着されたロータリーブラシ（メルサージュブラシ）とフッ素フリーの研磨材（プレサージュ）を併用した機械的清掃を行う。

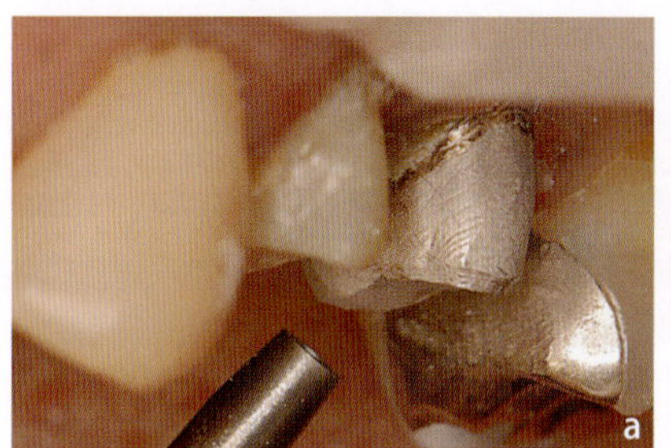

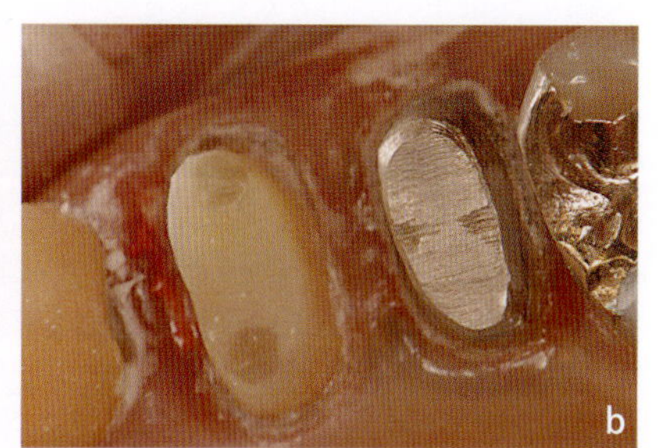

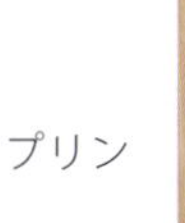

図 9 メタルやレジンによる支台築造がなされている場合には、それらの表面性状の改善にチェアーサイド用サンドブラスターの使用を推奨する。**a：**支台歯へのアルミナブラスト処理。**b：**咬合面観。

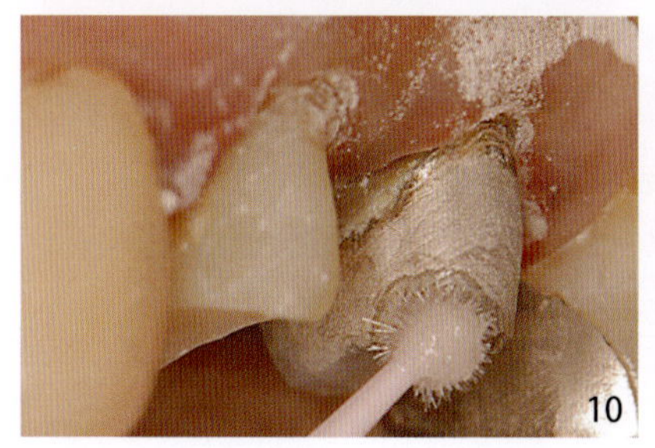

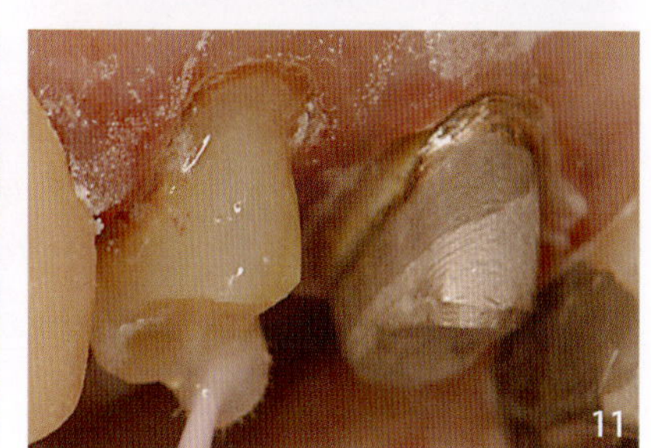

図 10 メタルに対してはメタルプライマー処理。

図 11 レジンに対してはシランカップリング処理。

接着操作

接着に際し、支台歯に対して

テンポラリークラウンを除去した後、仮着材を徹底的に除去する。この作業には、大きな仮着材は超音波スケーラーを使用し（**図 7**）、その後、コントラに装着されたロータリーブラシ（メルサージュブラシ）とフッ素フリーの研磨材（プレサージュ）を併用した機械的清掃を行う（**図 8**）。この作業は支台歯の構成材料にかかわらず、すべての支台歯に対して行うことが推奨される[2,3)]。

この後の操作は、支台歯の構成材料によって異なる。メタルやレジンによる支台築造がなされている場合には、それらの表面性状の改善にチェアーサイド用サンドブラスター（**図 9**）の使用を推奨する。その後は被着面の材料に従い、メタルに対してはメタルプライマー処理（**図 10**）、レジンに対してはシランカップリング処理（**図 11**）、象牙質に対しては使用するセメントが推奨する歯質用プライマー処理（ブロック HC セム プライマー A/B）を行う。

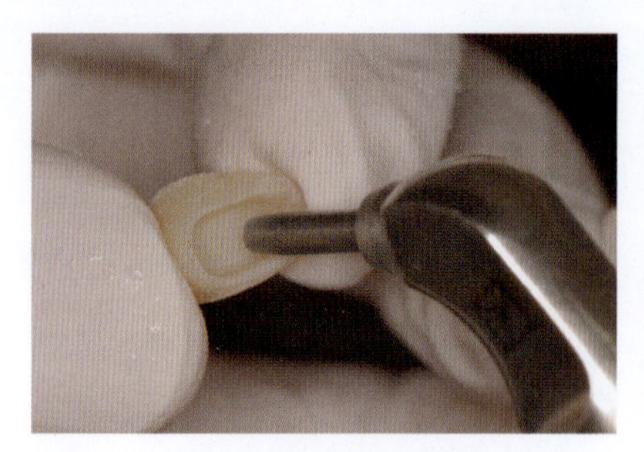
図12 クラウン内面へのアルミナブラスト処理。この後にエッチングやスチームクリーナー、超音波による洗浄の必要はない[6]。

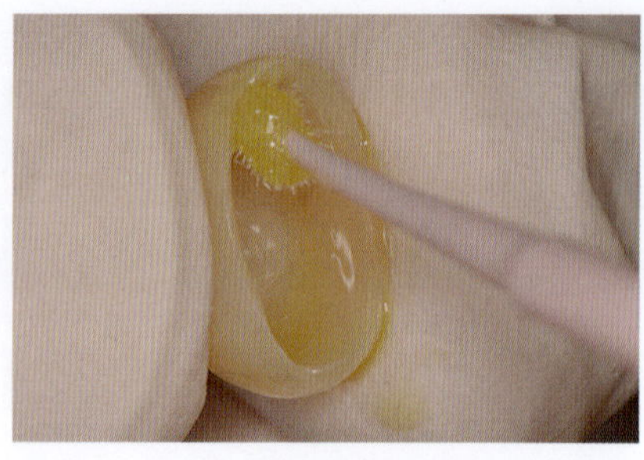
図13 クラウン内面への表面処理。本症例では接着材料に付随するレジンブロック用プライマー（ブロックHCセム HCプライマー）を使用した。

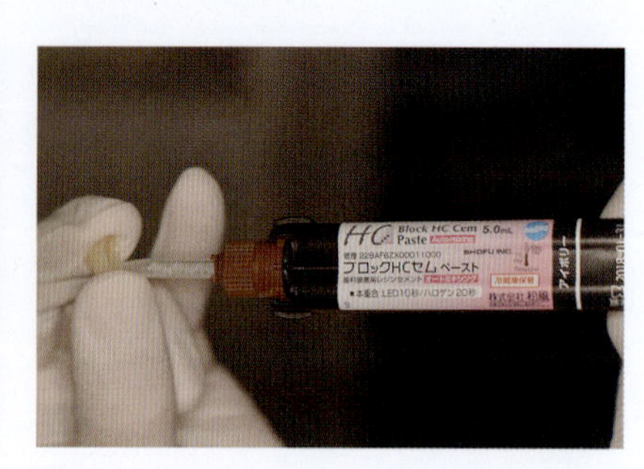

図14 ブロックHCセム。

接着に際し、CAD/CAM冠に対して

口腔内試適を行い、適切な調整と研磨を行った後、クラウン被着面への接着前処理を行う。

接着阻害因子の除去にはさまざまな方法（エッチング、アルコール超音波洗浄、アルミナブラストなど）があるが、接着面積の増加や機械的嵌合力の向上が認められ、表面性状の改質をも同時に獲得することができるアルミナブラスト処理を推奨する。据え置き型の技工用サンドブラスターを常備することが困難であるなら、チェアーサイド用のサンドブラスターでも十分な効果が得られる[4, 5]ため、有効な手段となる（図12）。クラウン内面はアルミナブラスト処理で十分な清掃効果が得られるため、その後にエッチングや超音波洗浄の必要はない[6]。

接着阻害因子の除去が完了した後は、化学的な接着を獲得するためにシランカップリング処理を行う。

本症例では接着材料に付随するレジンブロック用プライマー（図13；ブロックHCセム HCプライマー）を使用した。

すべての被着体に対する前処理が完了したら、再汚染に注意を払いながら接着操作を行う。接着材料にはレジンセメント（図14；ブロックHCセム）を使用した。余剰セメントはタックキュアにて半硬化させ（図15）、大きなものを一塊として除去した（図16）。その後、各面に20秒以上の追加照射を行い、十分な重合を促す（図17）。このとき、光照射機の出力が低下していないよう、器具のメインテナンスも重要である。

セメント指定の口腔内把持時間が経過した後、接着操作を終了した。細かい余剰セメントに関しては装着後24時間経過した後、つまり次回来院時に手用スケーラーやメス刃などを用いて慎重に除去し、接着操作が終了となる（図18）。

よくある落とし穴

①接着前処理時の器具・薬剤による辺縁歯肉の損傷や、雑なスリーウェイシリンジの使用による操作中の出血に注意が必要。辺縁歯肉からの出血は、接着をより困難にする。

②接着阻害因子の除去後の再汚染は前処理のすべてを無にするのみならず、より甚大な汚染となるため注意が必要である。

③CAD/CAM冠の被着面に対するすべての前処理は、試適・調整終了後の接着直前に行う。技工所でアルミナブラスト処理がなされているからと言って、試適後に必須である接着阻害因子除去として最適なアルミナブラスト処理が**不必要になることはない。**

④**アルミナブラスト処理は必ず試適後・装着直前に行い、その後はシランカップリング剤の塗布・加熱後に装着を行うことがポイントとなる。**

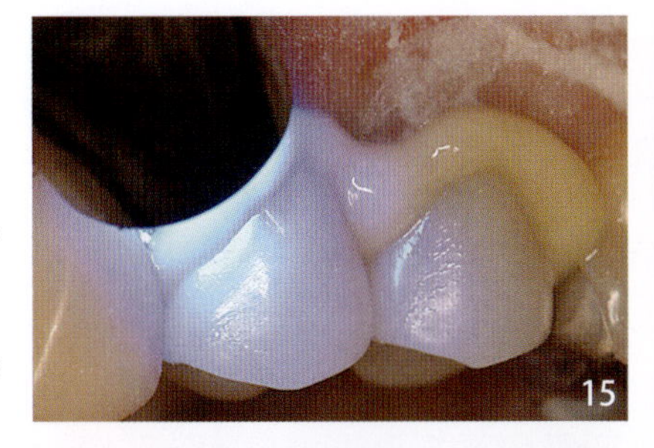

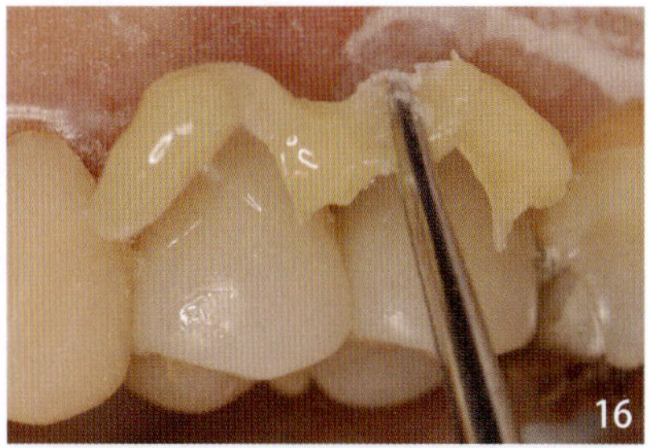

図 15　タックキュアにて余剰セメントを半硬化（仮硬化）させる。

図 16　大きな余剰セメントを一塊として除去できた。

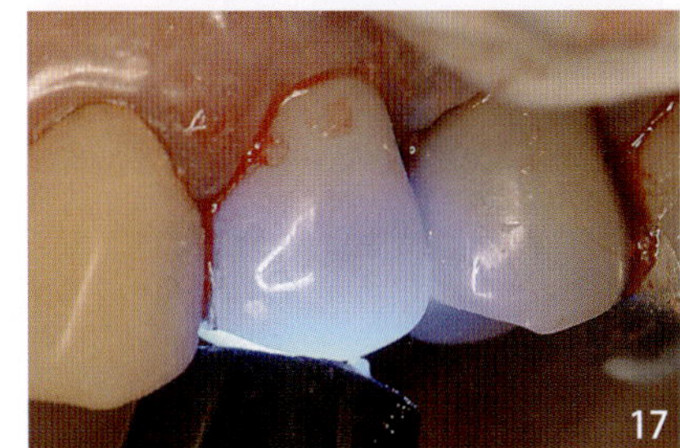

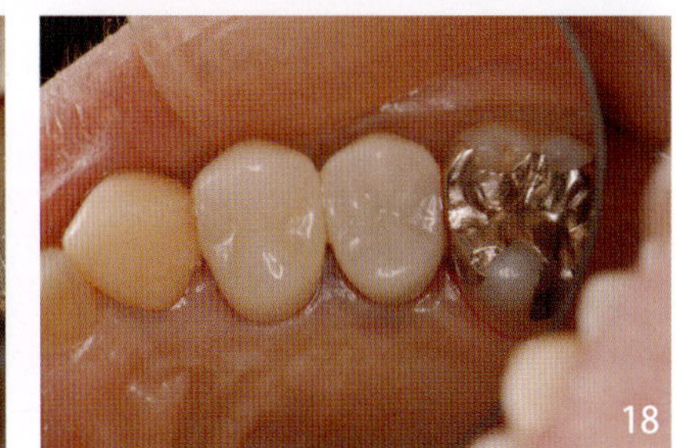

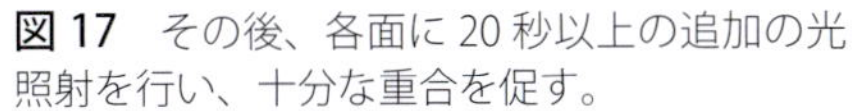

図 17　その後、各面に 20 秒以上の追加の光照射を行い、十分な重合を促す。

図 18　細かい余剰セメントに関しては装着後 24 時間経過後（次回来院時）に手用スケーラーやメス刃などを用いて慎重に除去した。

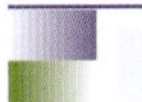

おわりに

CAD/CAM 冠内面への化学的接着力獲得には、添加されているフィラーへの接着が必須となる。CAD/CAM 冠の構成材料であるハイブリッドレジンの定義は、シリカ微粉末とそれを除いた無機質フィラーの 2 種類のフィラーの合計が 60％以上であり、重合開始材として過酸化物を用いた加熱重合により製作されたレジンブロックとされている。

つまり、CAD/CAM 用ハイブリッドレジンブロックである必要条件はこれだけで、接着に重要なフィラーの種類・大きさ・形状などは各社の技術力の見せどころであるため、大きく異なる。

そのような異なる材料に対して、画一的な接着術式がすべてのレジンブロックに適応できるかはいまだ不明である。現時点では、**装着直前アルミナブラスト処理面にシランカップリング剤の塗布が最も効果的であることが明らかとなっている**。

シランカップリング剤は活性化に空気中の水分を必要とする。しかし、活性化終了後には水による劣化を生じる。また、加熱によってその結合基が大幅に増加する。せっかくシランカップリング処理を行うなら、効果的な使用方法を熟知し、塗布後の加熱をしない手はないと筆者は考える。

また、硬質レジンとセラミックスほどの違いが存在するにもかかわらず、単に "CAD/CAM 冠用" とカテゴライズされている CAD/CAM 用ハイブリッドレジンブロックであるが、臨床で使用する場合には、技工指示書に "CAD/CAM 冠" と記載するのみではなく、それぞれの症例に対して適切なブロックを選択し、指定することも重要である。そしてそれが、適切な前処理への始まりである。

本稿が、諸兄らの臨床の手助けとなり、CAD/CAM 冠の脱落を削減できれば幸いである。

参考文献

1）公益社団法人日本補綴歯科学会 医療問題検討委員会．保険診療における CAD/CAM 冠の診療指針．2014 年 12 月 22 日．

2）Kanakuri K, Kawamoto Y, Matsumura H. Influence of temporary cement remnant and surface cleaning method on bond strength to dentin of a composite luting system. Journal of Oral Science 2005; 47: 9-13.

3）Kanakuri K, Kawamoto Y, Kakehashi Y, Matsumura H. Influence of temporary cements on bond strength between resin-based luting agents and dentin. Am J Dent 2006; 19: 101-105.

4）新妻瑛紀，新谷明一，清水沙久良，黒田聡一，亘理　薫，波多野泰夫，五味治徳．サンドブラスト処理の違いが CAD/CAM 冠とコア用レジンの接着強さに及ぼす影響．日補綴会誌 2015；平成 27 年度 東京支部総会・第 19 回学術大会プログラム抄録集：21.

5）辻本暁正，宮崎真至．CAD/CAM 冠装着を成功に導くアイテムマイクロエッチャー II A の臨床的効果の検証．クリニカル M リポート新聞 2014；46：8.

6）川口明日香，峯　篤史，松本真理子，田尻裕子，東　真未，壁谷知茂，南野卓也，三浦治郎，矢谷博文．CAD/CAM 冠用レジンに対する接着技法の探究（第三報）唾液汚染による接着能低下とその解決法．接着歯学 2015；33（3）：135.

Case 6 ラミネートベニアの接着

［必要最小限の支台歯形成量で、エナメル質への接着を最大限利用する］

構 義徳
六本木カマエデンタルオフィス

患者概要

年齢・性別：29歳・女性
主訴：顔面正中に対して、上顎正中が左側にずれている。上顎も下顎も突出感がある。歯のバランスが気になる。
既往歴：小学生の頃から中学生にかけて、上顎前突叢生のため、上顎左右側切歯、下顎左右第一小臼歯を抜歯して矯正治療を行った。下顎左側側切歯が、リテイナーを装着していないと1日で出てきてしまうので、今回、以前から気にしていたところを含めて治療したいと思い、当院に来院した。

術前の問題点

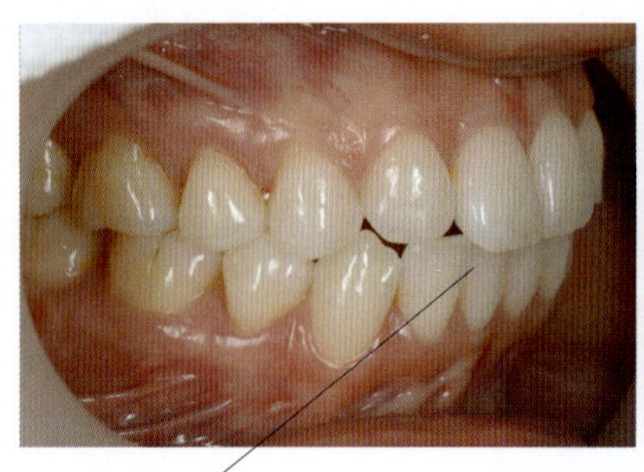
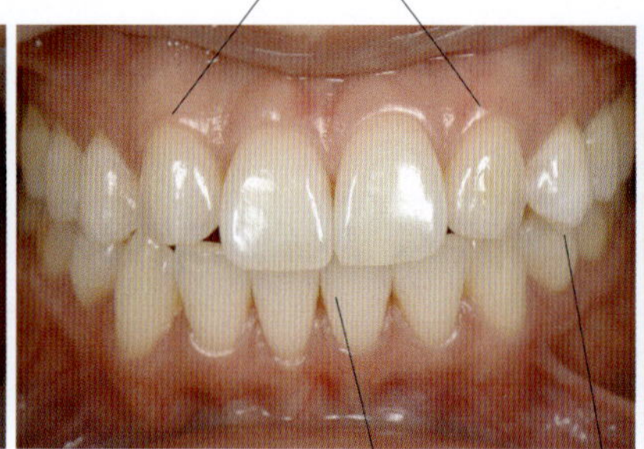
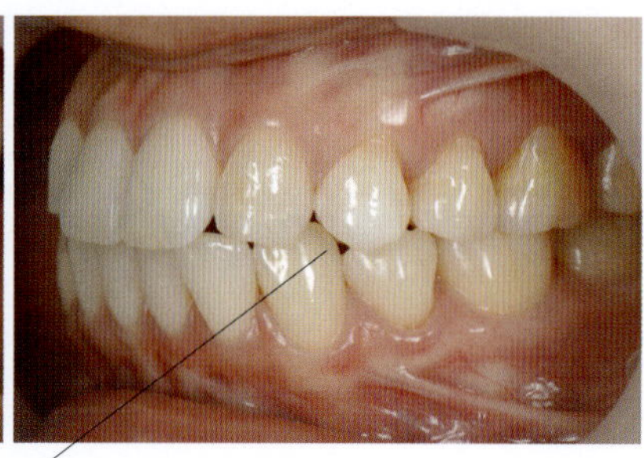

側切歯部分の犬歯が幅広く、歯頚ラインも上方にある

上下顎中切歯の唇側傾斜が見られる

上下顎の正中がずれている
上顎の正中は、顔貌正中に対し左側にずれている

犬歯部分の左側の第一小臼歯がやや頬側にあり、
ディスプレイのバランスが悪い

治療にあたってのポイント

①すべての治療の基準となる上顎中切歯の位置が、顔面正中に対して三次元的にずれていること。
②その状況を改善するためには、補綴的解決法、矯正的解決法、補綴的矯正的解決法と３つの方法があり、それぞれに利点・欠点があること。
③現状の歯がとてもきれいであること。
④患者の審美的意識がとても高いこと。
⑤本症例では補綴的矯正的解決法を採った。これは、患者自身の年齢が若く、すべて天然生活歯であったので、できるだけ侵襲を少なくするためである。

治療後の改善ポイント

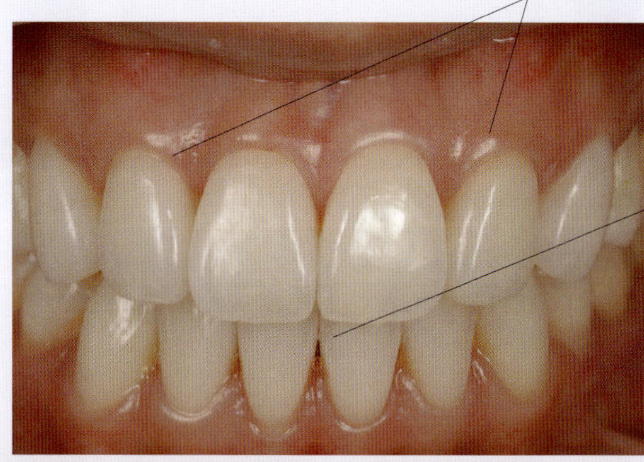

側切歯部分の犬歯の幅や歯頚ラインが改善されている

上下顎の正中は一致し、上顎正中は顔面正中と一致した

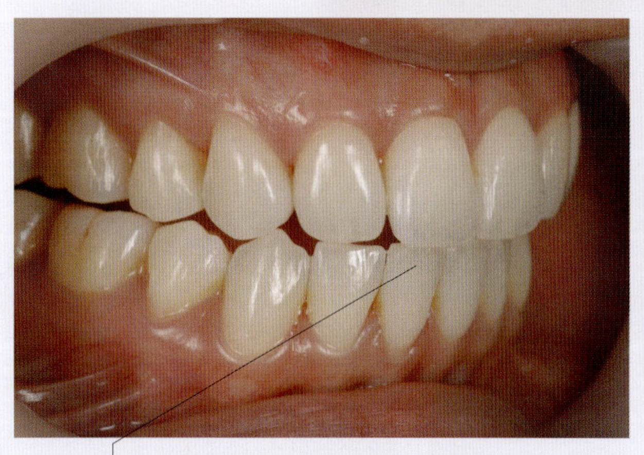

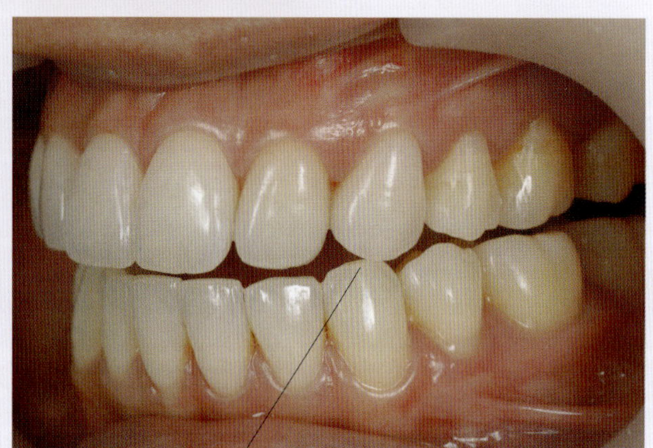

上下顎中切歯の傾斜は適正な状態になっている

犬歯部分の左側の第一小臼歯の位置も改善され、ディスプレイのバランスが良くなっている

左右側とも側方運動時に臼歯部離開が得られている

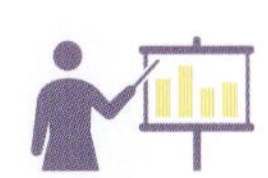

接着材料の選択ロジック（ポイント）

選択材料： 修復法は、耐火模型による長石系のセラミックスを用いたラミネートベニア法を採用し、接着材料は光重合型接着性レジンセメントを用いた。

選択理由：

①二ケイ酸リチウムを用いたプレス法ではなく、ラミネートベニアの審美性を最大限発揮できる方法を選択した注。

②フッ化水素酸処理やシランカップリング処理がしっかりでき、信頼できる接着が行える。

注：プレス法は、1つのインゴットを選択することから始まり、いくら陶材を築盛するとしてもラミネートベニアの形成量のなかでは、選択したインゴットの色が大半を占めてしまう。そのため、半透明性の高いものを選ぶと、ラミネートベニア自体が暗くなり、ある程度明度のあるものを選択すると、カメレオン効果が得られにくくなる。

一方、従来法の耐火模型法は、透明のセラミックスのウォッシュベイクから始まるため、ラミネートベニア特有のカメレオン効果が得られ、そこから自在にボディー、エナメル、ラスターと陶材を築盛できるので、暗くなることを抑えつつカメレオン効果も得られるので、より審美的な結果を出すことができる。

治療ステップ

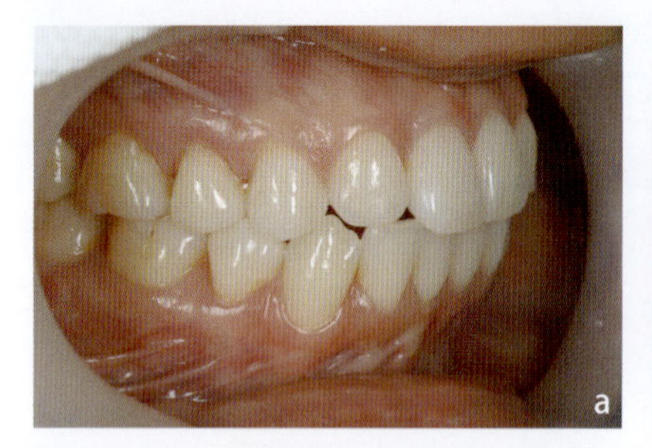

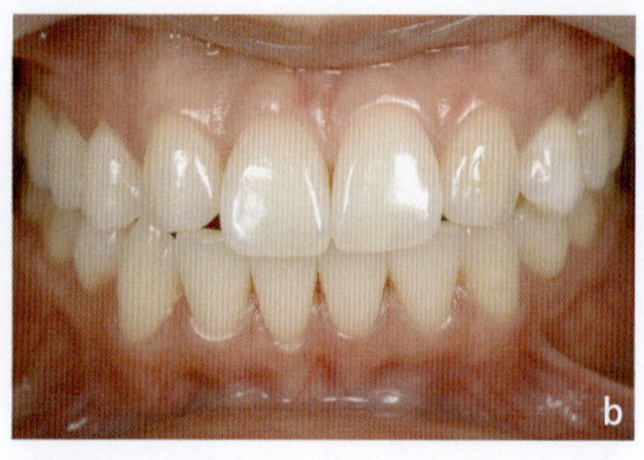

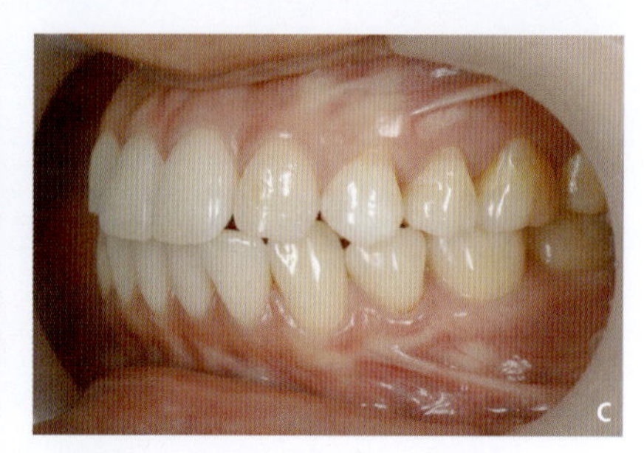

図1　術前。下顎前歯がフレアーアウトしている（**a**）。上下顎正中は一致していない（**b**）。|3 -|4 間に、段差が認められる（**c**）。

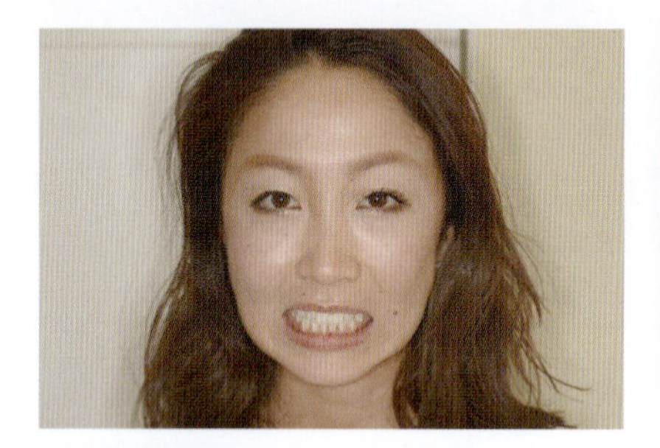

図2　術前顔貌。

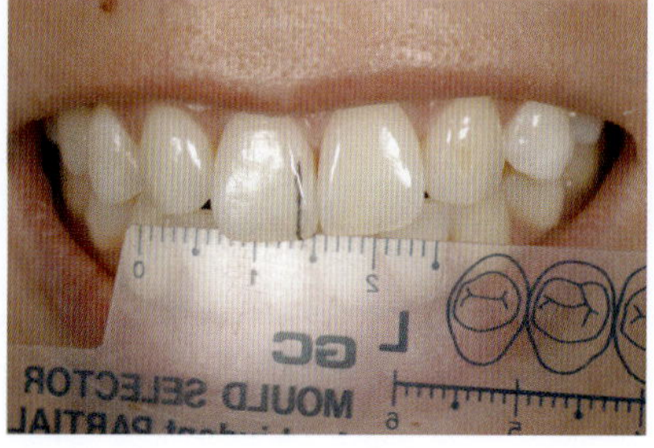

図3　すべての治療の基準となる上顎中切歯の位置が、顔面正中に対して三次元的にずれていることを確認する。

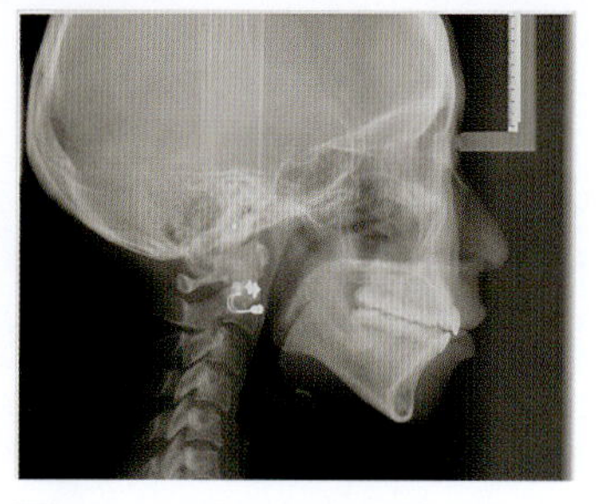

図4　上顎中切歯の位置の傾斜は、セファロ分析では適正な範囲であった。

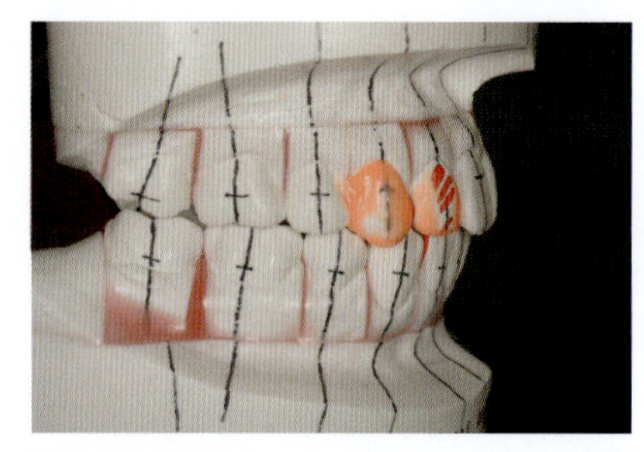
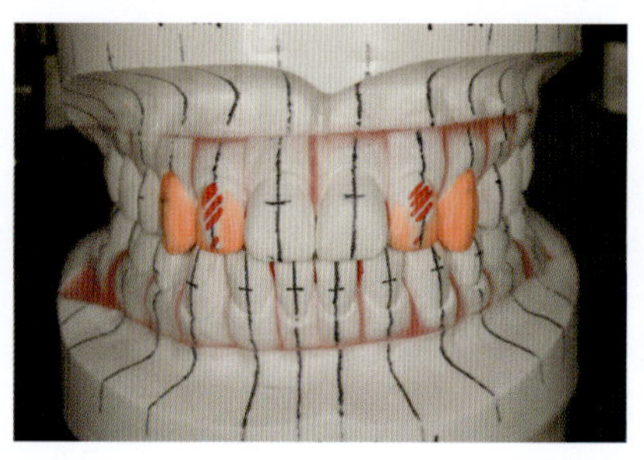
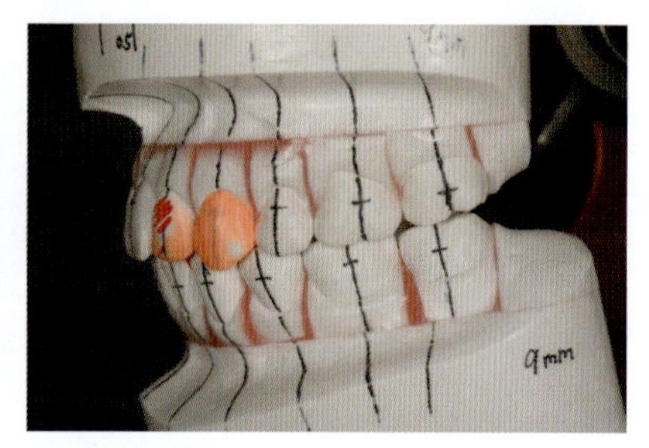

図5　顔貌に対して上顎正中のずれと、下顎の顎位を矯正治療にて是正し、その後、審美的改善のための最小限の修復処置により、患者の主訴を充たす計画を立てた。

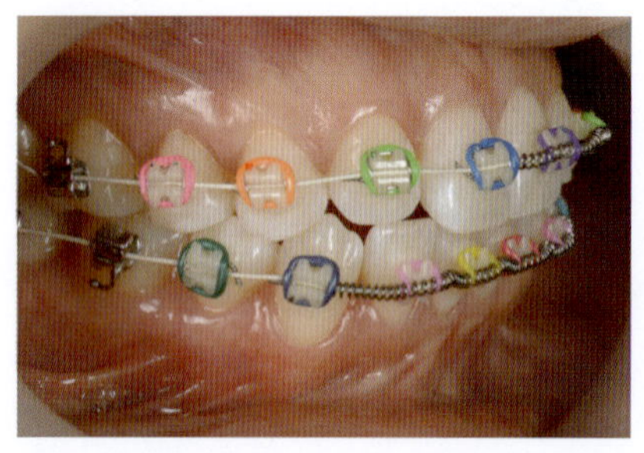
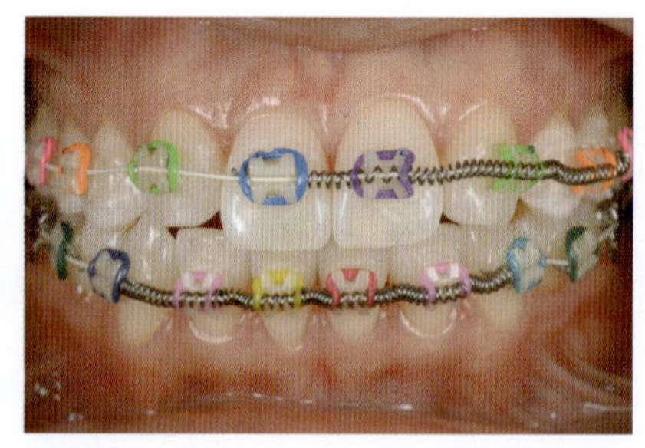
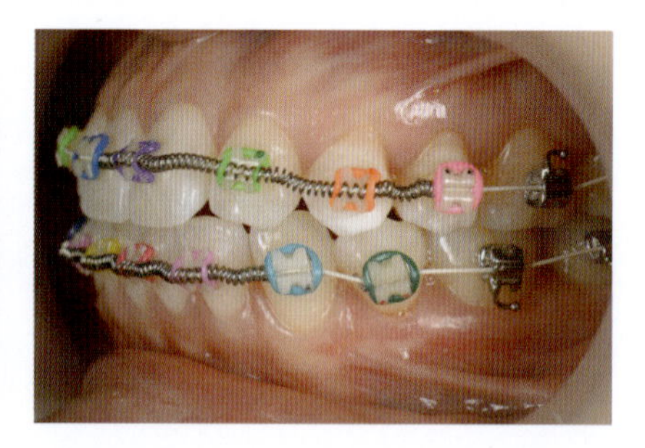

図6　患者にとって２度目の矯正治療なので、歯根吸収には極力気をつけて治療を行った。

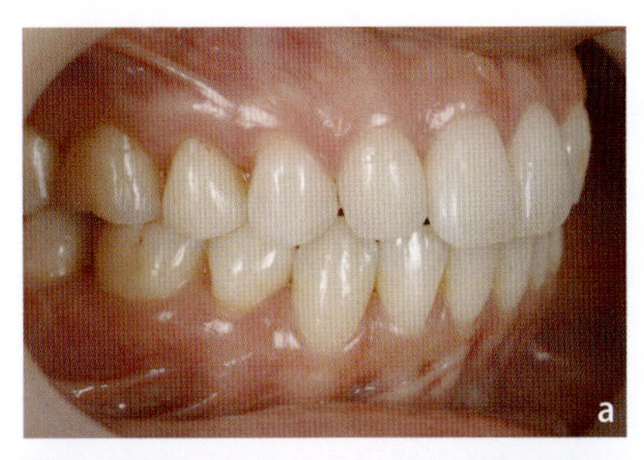

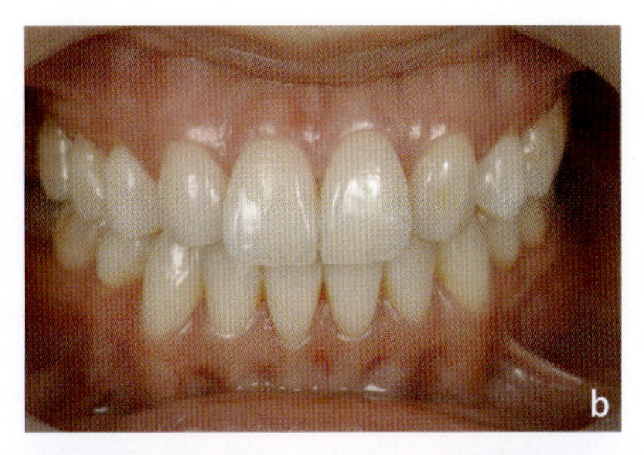

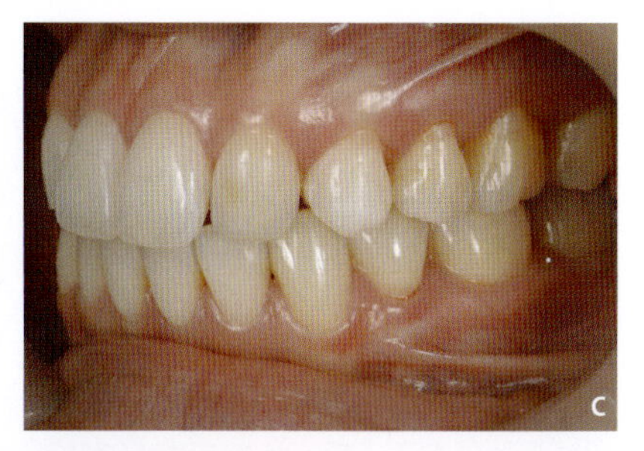

図7　下顎のフレアーアウトの是正（**a**）、上下顎正中の一致（**b**）、⌈3 -⌈4 小臼歯間の段差の是正がしっかり行われた。

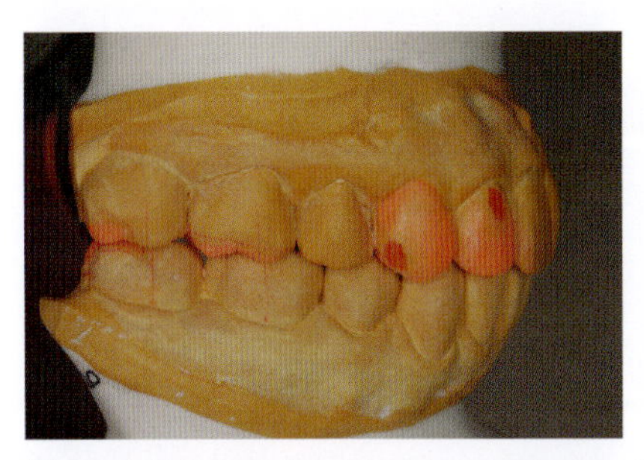
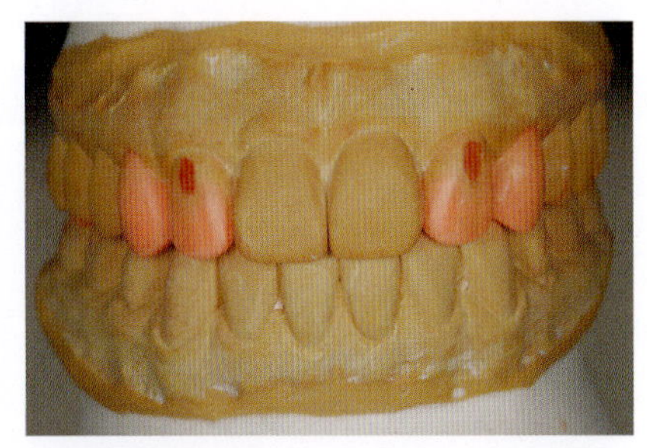
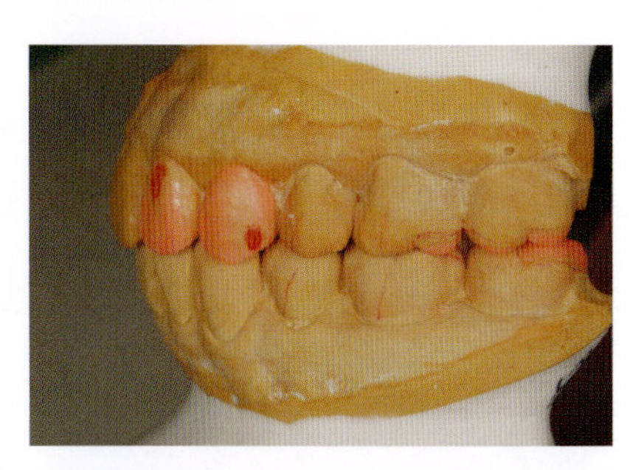

図8　審美的な要求を充たすため、最小限の修復での改善を目指し、ワックスアップを行った。

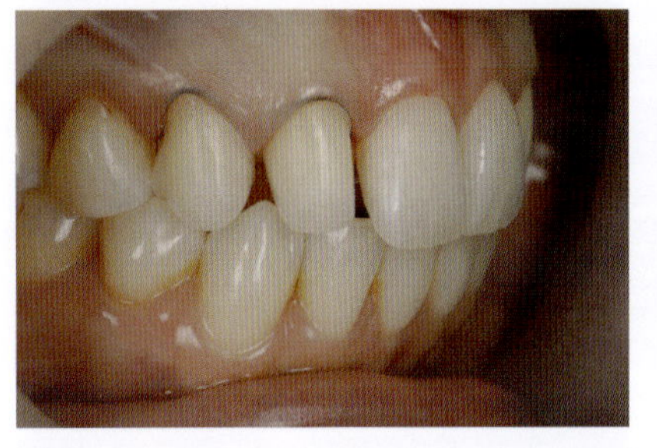
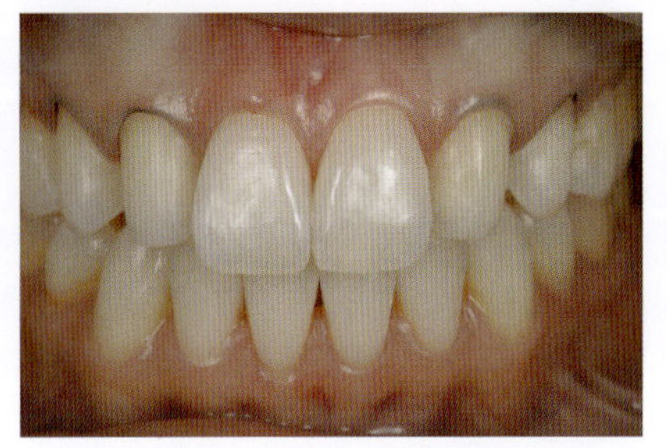
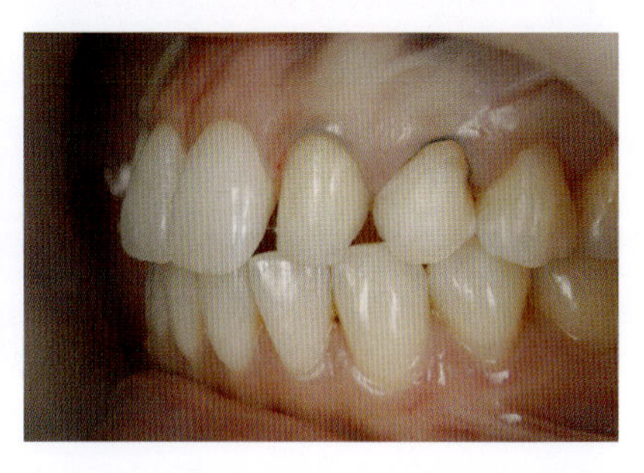

図9　支台歯形成。必要最小限の支台歯形成量で、エナメル質への接着を最大限利用する。

接着操作（押さえておきたいルールとコツ）

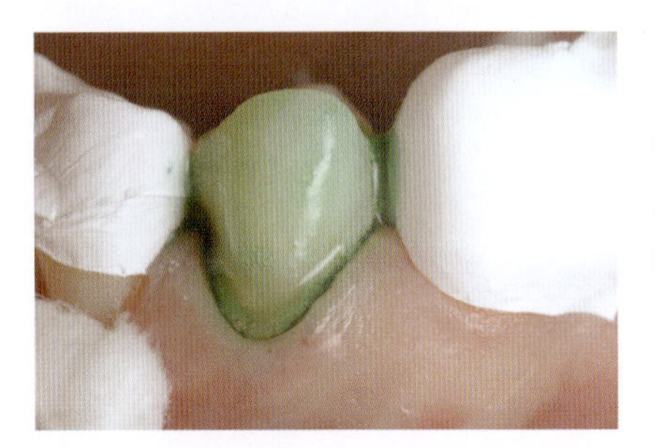

図10　支台歯形成時にエナメル質の残存を確認するため、エッチングを行う。

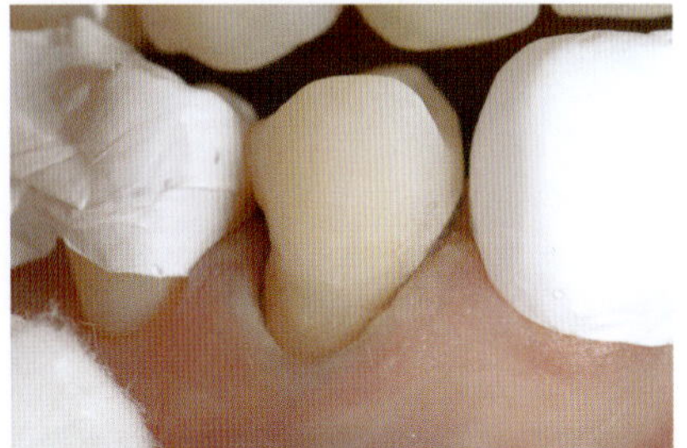

図11　歯頚部以外はすべて、エナメル質であることが確認できた。

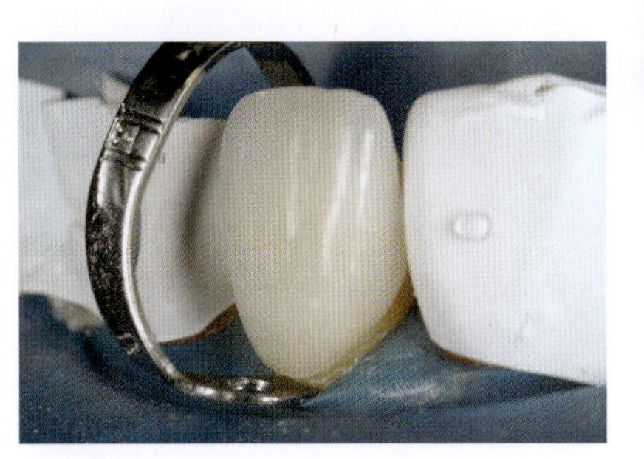

図13　ラバーダム防湿下で、きちんと接着操作を行う。

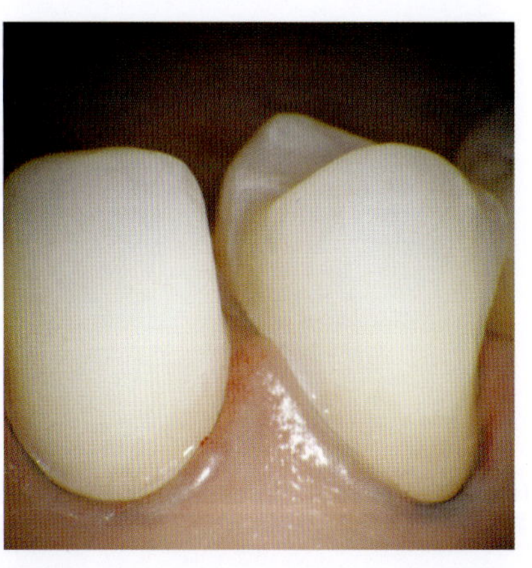

図12　ラミネートベニアやオーバーレイの支台歯形成をマイクロスコープで確認する。

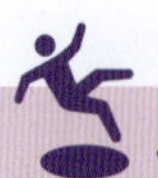

よくある落とし穴

①型にとらわれた支台歯形成をするあまり、エナメル質がほとんどなくなってしまい、接着力が落ちてしまう。

②歯科技工士主導の支台歯形成でもエナメル質がほとんどなくなってしまい、接着力が落ちてしまう。

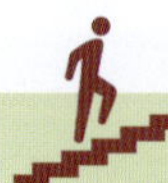

接着操作のステップ・ポイント

①プロビジョナルレストレーションの仮着材の完全な除去と、1層の新鮮面の露出を目的とした酸化アルミナによるサンドブラスト処理を行うべきである。

②歯肉からの滲出液や呼気などの影響を受けないように、ラバーダム防湿を行って接着をすべきである。

③非常に繊細な操作で、精度を求められる作業なので、操作時間に制限のない光重合レジンでの接着を行うべきである。

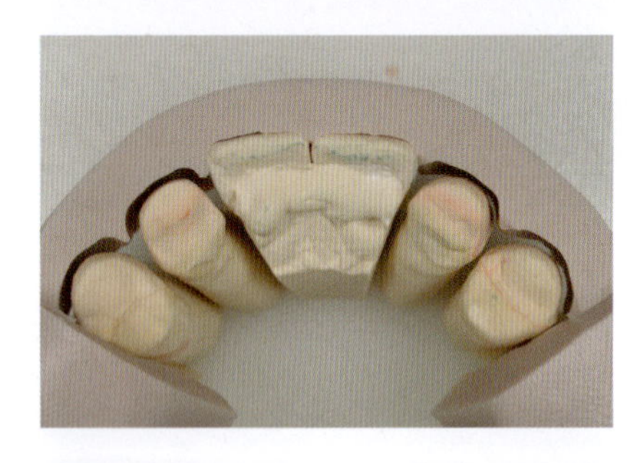

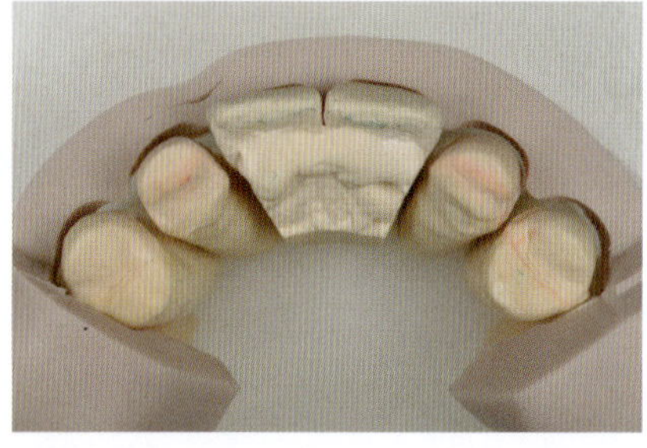

図14 シリコーンインデックス。歯科技工士の要求する支台歯形成量と目指すシェードについて、エナメル質の範囲でディスカッションを行う。

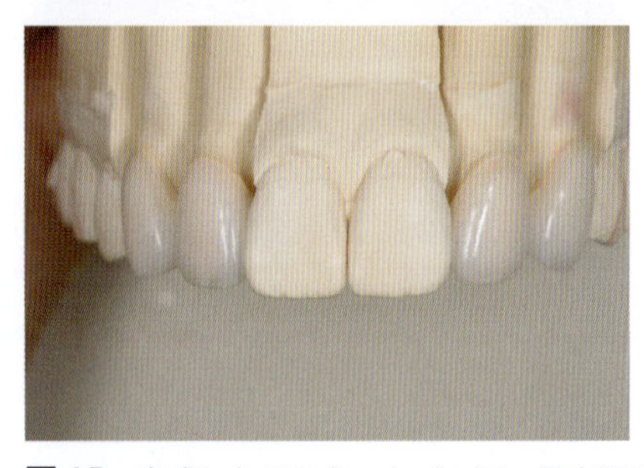

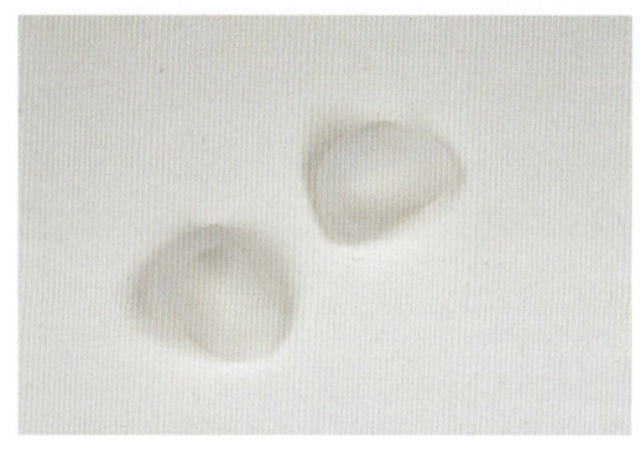

図15 完成したラミネートベニア。最小限の厚みである。

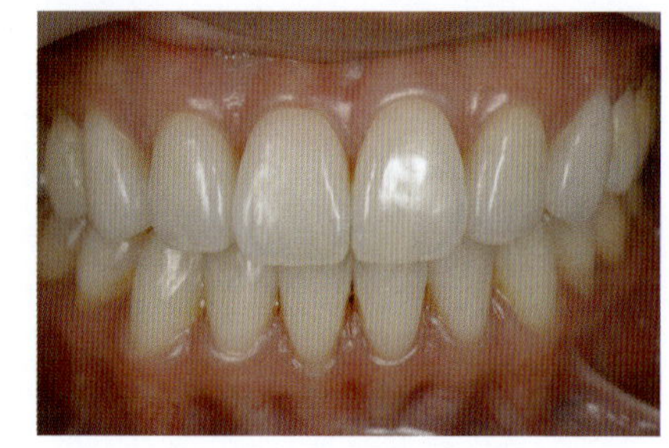

図16 装着。エナメル質を最優先したため、上顎左側側切歯相当部（犬歯）の歯頸部のシェードは、少し下地のイエローが強くなっている。

このCaseの成功のポイント

①術前の状況をしっかり把握し、すべての基準となる上顎中切歯の三次元的位置を評価し、患者の主訴を解決できる無理のない治療ゴールを設定する。

②上顎中切歯の三次元的位置は、上下・前後関係については、安静時の口唇との関係やスマイル時の見え方、またセファロ分析でも評価できる。また左右関係は、顔面正中に対する中切歯間の正中がどこにあるかで評価する。

③設定したセットアップどおりの結果を、矯正治療で再現できる。

④支台歯形成は後戻りができず、イメージ通りの形成形態を具現化するのは難しいため、矯正後に最終的なワックスアップから製作するシリコーンインデックスを用いて、自分自身のベストな形成、印象を行い、それを石膏模型にし、パートナーの歯科技工士とディスカッションして、エナメル質の範囲内でのベストの形成を模索する作業が必要になる。

術後

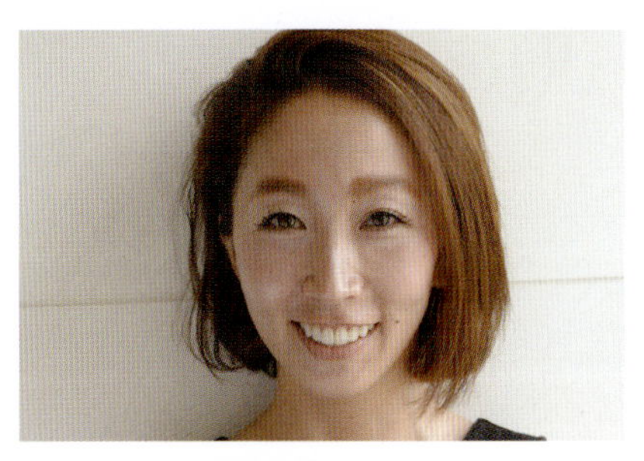
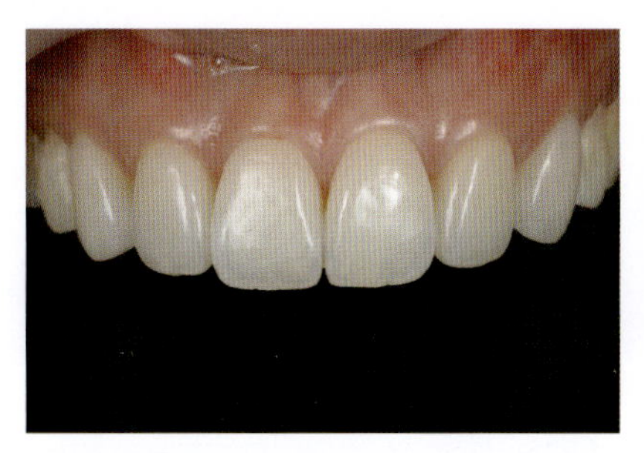
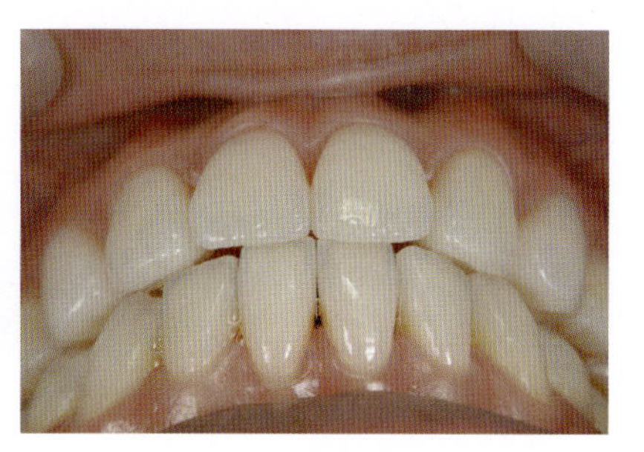

図 17　術後の患者顔貌および口腔内。きれいな上顎中切歯をそのままに、4 歯をマッチングすることができた。審美性だけではなく、機能性も矯正治療で得られている。

メインテナンス

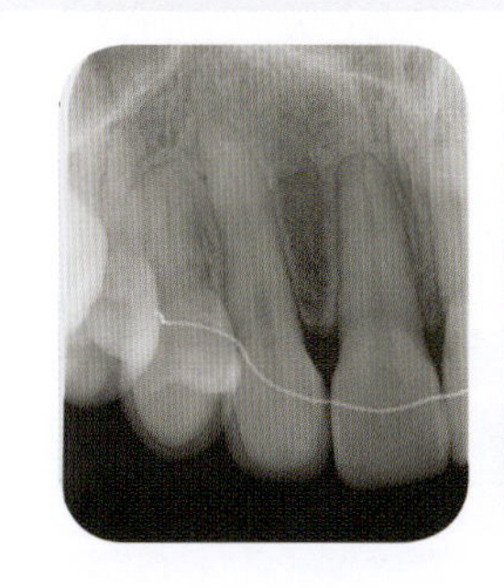
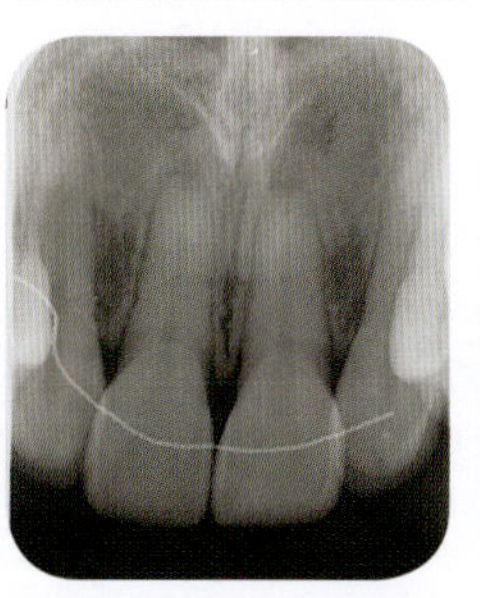
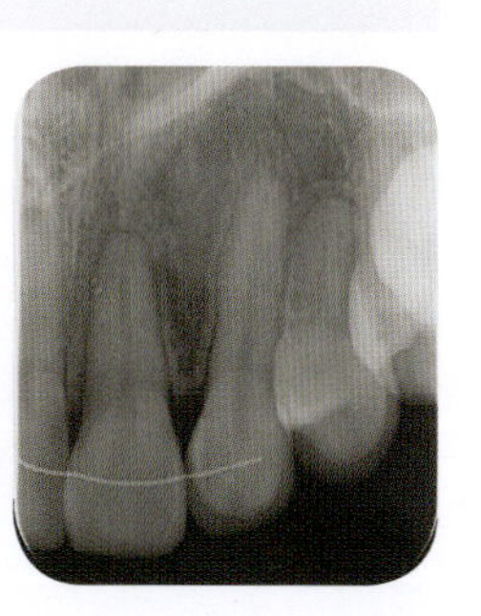

図 18　術後半年のデンタルエックス線像。懸念されていた歯根吸収は認められない。

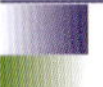

まとめ

①ラミネートベニア修復を成功させるためには、何と言っても、エナメル質を極力保存することである。

②しかし、日本人の歯のエナメル質の厚みは、非常に薄いので、欧米の論文を鵜呑みにして支台歯形成を行うと、接着に有利なエナメル質がほとんどなくなってしまう恐れがある。

③そうならないために、患者の主訴を解決しつつ、必要最小限の支台歯形成で審美的な結果を出せるように、日々、パートナーの歯科技工士とコミュニケーションをとり、日本人に合ったラミネートベニア修復のプロトコルを確立すべきである。

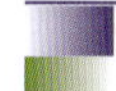

おわりに

ここ 15 年で歯科界は大きく変貌を遂げた。メタルセラミックスの時代からオールセラミックへ、鋳造から CAD/CAM へ、アナログからデジタルへ確実にシフトしてきている。なかでも接着歯科は飛躍的に広まり、以前の禁忌症が、現在では予知性のある治療になりさえしている。

しかしながら、まだ解明されていないことや確立されていないものもあるなかで、ラミネートベニア修復にあっては、やはりエナメル質を最大限保存することが、いつの時代も変わらないゴールデンスタンダードであることを、われわれは忘れてはいけない。

稿を終えるにあたり、日頃、ご指導をいただいている土屋賢司先生に感謝いたします。

参考文献

1）Pashley DH, Zhang Y, Agee KA, Rouse CJ, Carvalho RM, Russell CM. Permeability of demineralized dentin to HEMA. Dent Mater 2000; 16: 7-14.
2）山本一世，吉川一志，白石　充，添田　廣，黒瀬信隆，成川公一，井上正義．エナメル質 - 象牙質接着性コンポジットレジンシステムに関する研究 第 1 報 引張接着強さと辺縁漏洩試験による評価．日歯保存誌 1997；40：1272 -1280.
3）山本一世，初岡昌憲，藤原秀樹，東野信男，小正紀子，井上正義．エナメル質 - 象牙質接着性コンポジットレジンシステムに関する研究 第 3 報 象牙質に対する接着耐久性の検討．日歯保存誌 2002；45：159-166.
4）Yamamoto K, Suzuki K, Suwa S, Miyaji H, Hirose Y, Inoue M. Effects of surface wetness of etched dentin on bonding durability of a total-etch adhesive system. Dent Mater J 2005; 24 (2) : 187-194.
5）河合尚子，新谷明喜，林　捷，新谷明一．トライボケミカル処理したジルコニアセラミックスに対するリン酸エステル系（MDP）接着材の接着耐久性．日本理工会誌 2011；30 (1)：74-80.
6）山本一世，岩田有弘，三木　尚，三木秀治，成川公一，井上正義．象牙質の湿潤状態がウエットボンディングシステムの接着性に及ぼす影響について．接着歯学 2000；18：207-215.

Case 7 オールセラミッククラウン（前歯）

天川由美子
天川デンタルオフィス外苑前

患者概要

年齢・性別：20代・女性
主訴：前歯をきれいにしたい、全体的に白くしたい。
既往歴：矯正治療の既往あり。術後約2年、歯頚部に齲蝕を多数認め、他院でホームホワイトニングを勧められたが、しみるので使用できない。下顎左側第一大臼歯に不適合修復物、根尖病変を認めるものの症状はない。そのほか隣接面齲蝕も認める。

術前の問題点

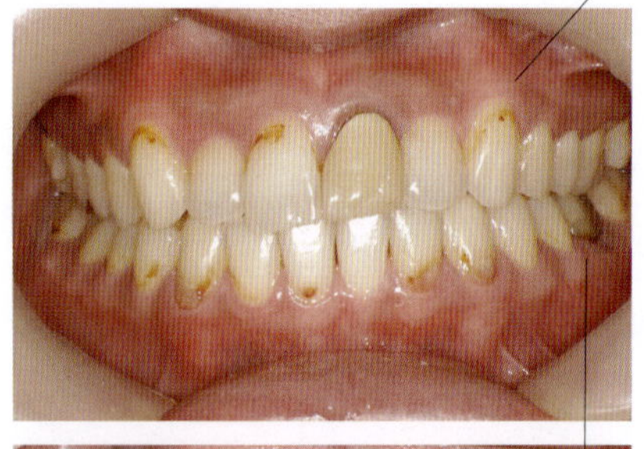

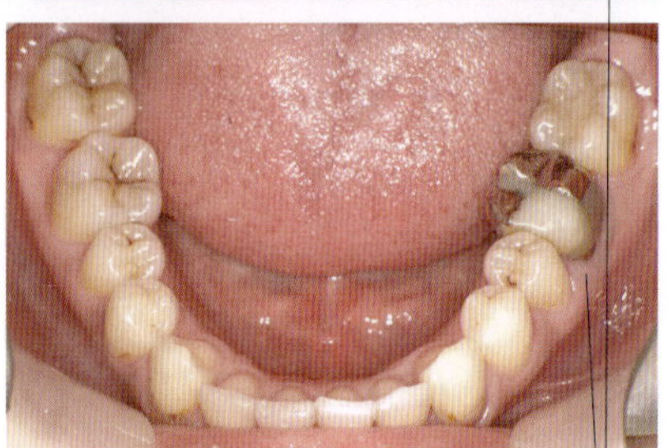

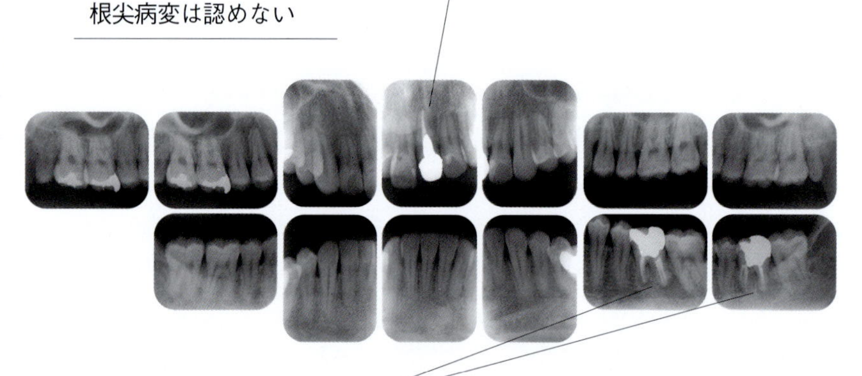

当院で行った齲蝕リスクテストによると、
唾液の緩衝能は中程度、SM、LB菌ともに非常に多く検出され、齲蝕リスクも高かった

治療にあたってのポイント

①齲蝕リスクが非常に高いことを理解していただく。
②ホームケアの徹底を指導。
③修復治療前に歯科衛生士によるアポイントをとる。
④ホワイトニングを希望しているため、歯頚部齲蝕は早期に治療する（ホワイトニングによる冷水痛の防止）。
⑤咬合平面と調和した修復物を製作するため、プロビジョナルレストレーションで評価する。右側中切歯の切縁も調整する。

治療後の改善ポイント

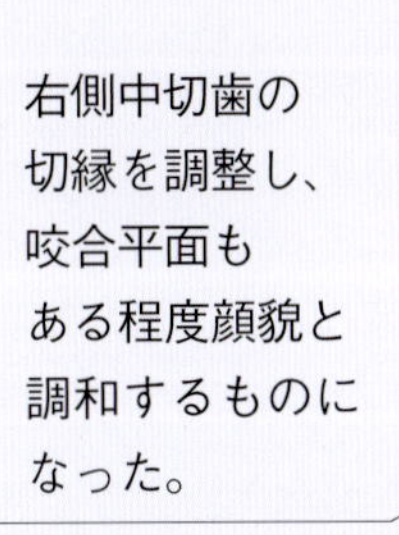

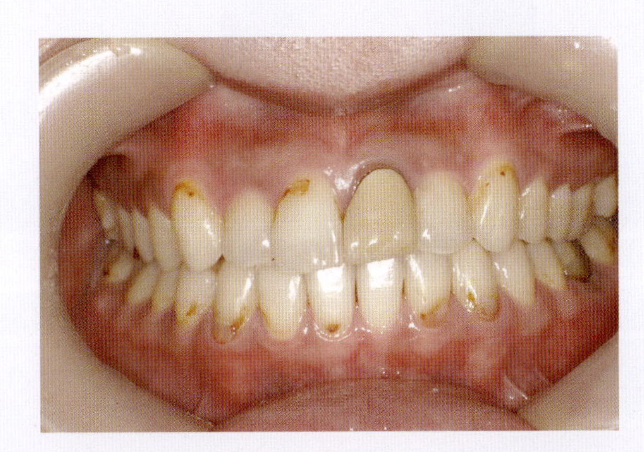

（術前）

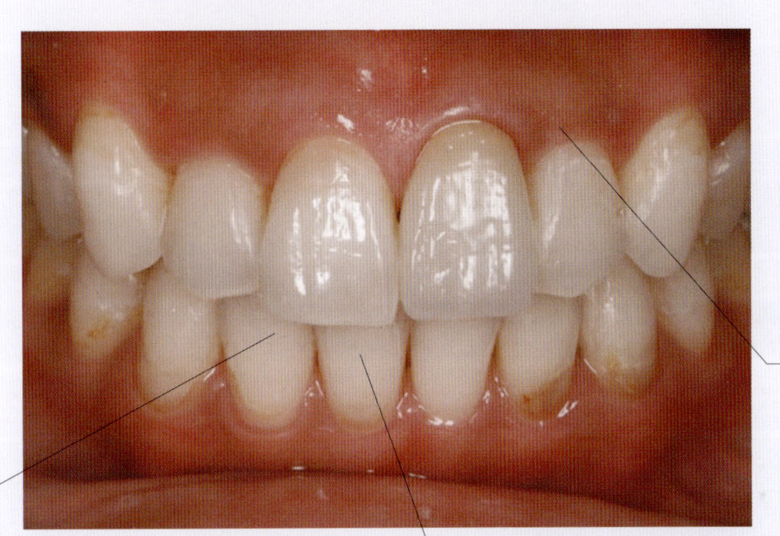

早期に歯頚部齲蝕を治療したことでホームホワイトニングが可能になり、患者のモチベーションも上がり、結果的にプラークコントロールも改善した

右側中切歯の切縁を調整し、咬合平面もある程度顔貌と調和するものになった。

中切歯１本の再治療は、両側の治療と比較し難しいことも多い。プロビジョナルレストレーションで形態を何度か評価したことで、最終修復物で形態を変更することはなかった。

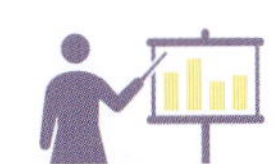

接着材料の選択ロジック（ポイント）

選択材料：ビューティセムSA　アイボリー色

選択理由：

①前歯、特に失活歯の場合、フィニッシュラインは歯肉縁下に設定することがほとんどである。レジセムのような近年の接着性レジンセメントの接着力は非常に高く、レジンセメントが歯根に強固に接着し歯肉縁下に残存することがある。クラウンのように保持力がある修復物の場合、セルフアドヒーシブタイプのレジンセメントを使用する。

②歯冠色のセメントを用いることで、支台歯の色調を隠すことができる。失活歯の場合、オペークを用いることもある。

③歯冠長が短いクラウンやラミネートベニアなど、保持力のない修復物の場合、レジセムのような接着性レジンセメントの使用が必須である。

治療ステップ

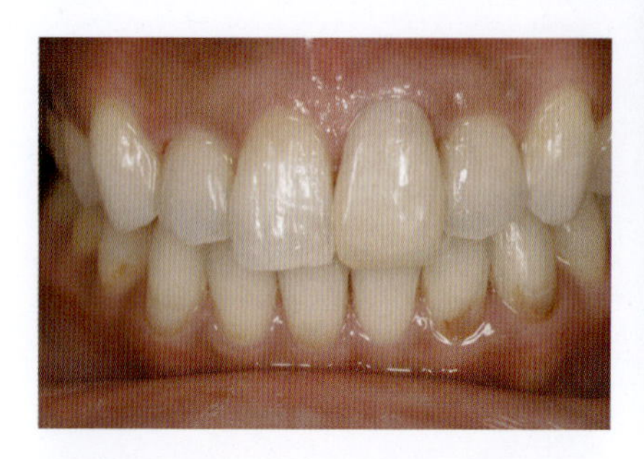
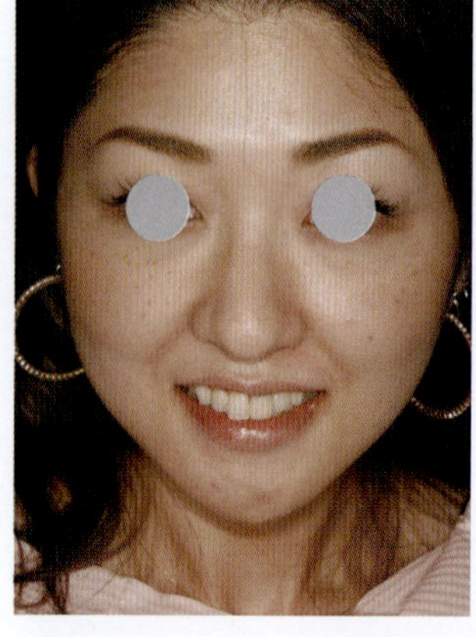

図1、2　ホワイトニングを希望しているため、歯頚部齲蝕をコンポジットレジンにて早期に治療した後、ホームホワイトニングを行った。旧修復物を除去し、咬合平面と調和した修復物を製作するためプロビジョナルレストレーションを装着した。右側中切歯の切縁も調整予定。

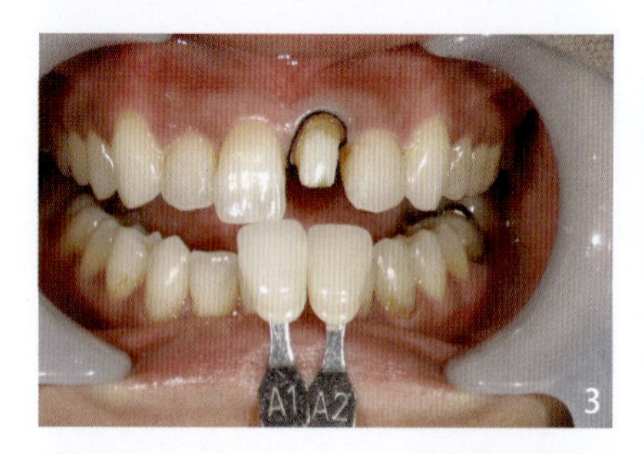

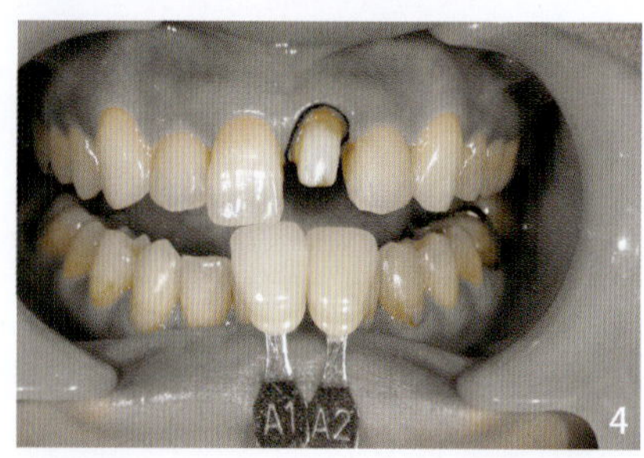

図3、4　ファイバーポストコアを装着、圧排糸を挿入後、印象採得を行った。図は、アイスペシャルC-Ⅱ（松風）によりシェードテイキングを行っているところ。**図4**は、シェード抽出モード。

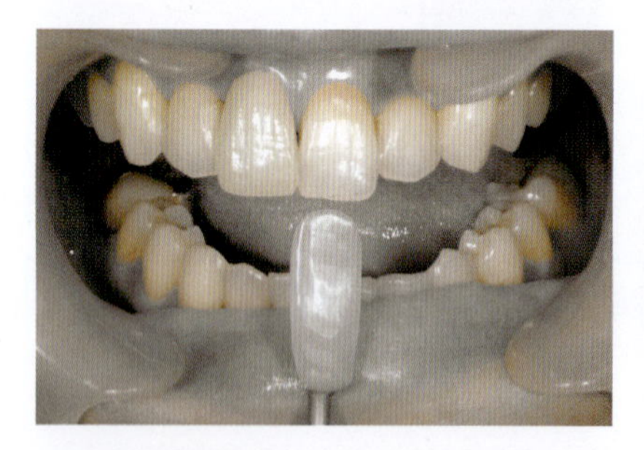
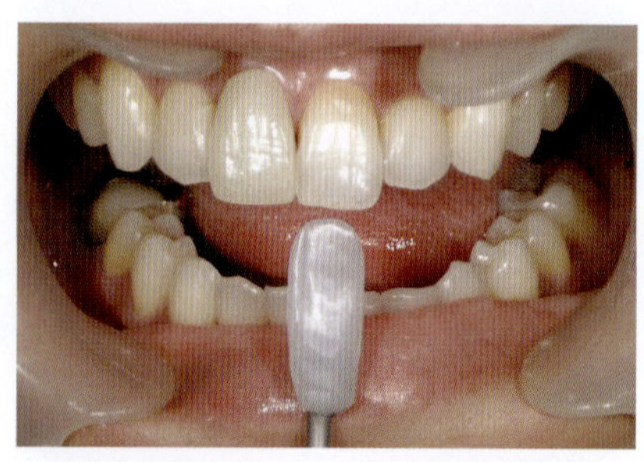

図5、6　コーピング上にワックスアップを行い、形態と色調をチェック。

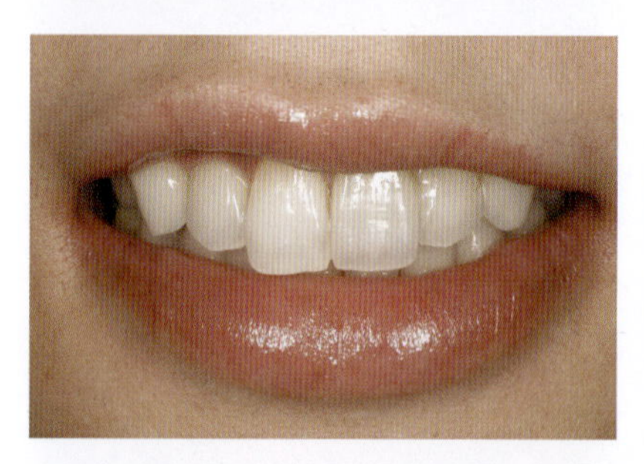
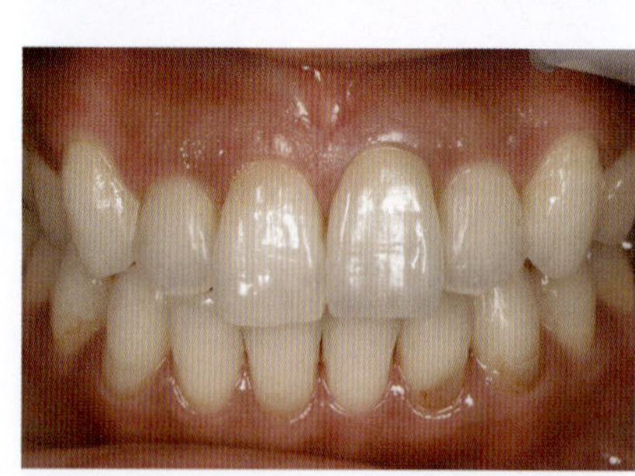

図7、8　ビスケットトライ。

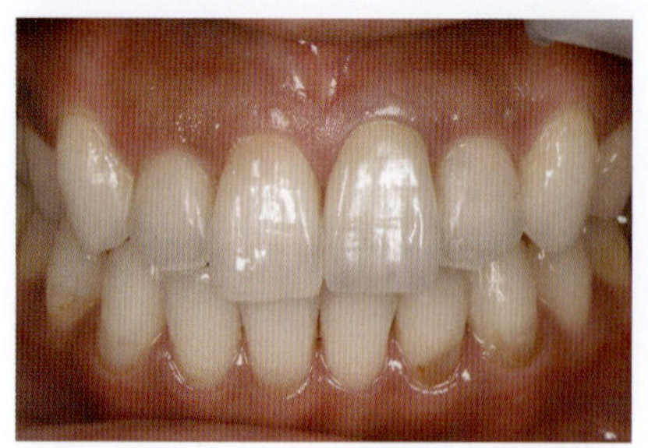
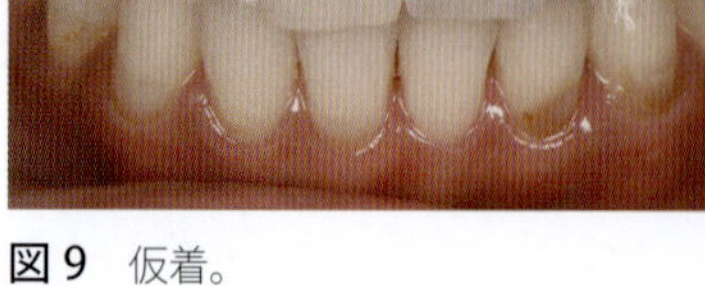

図9　仮着。

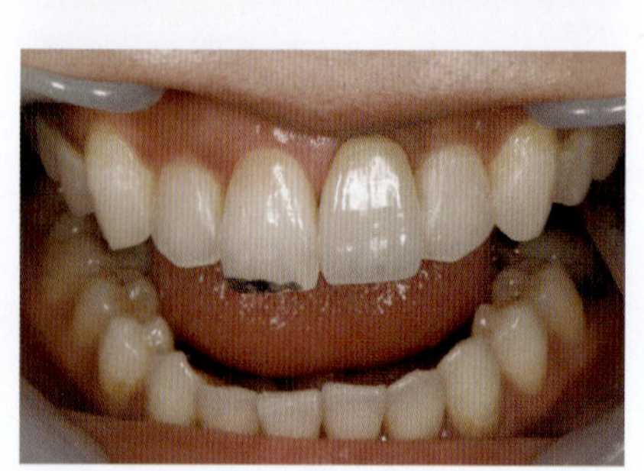
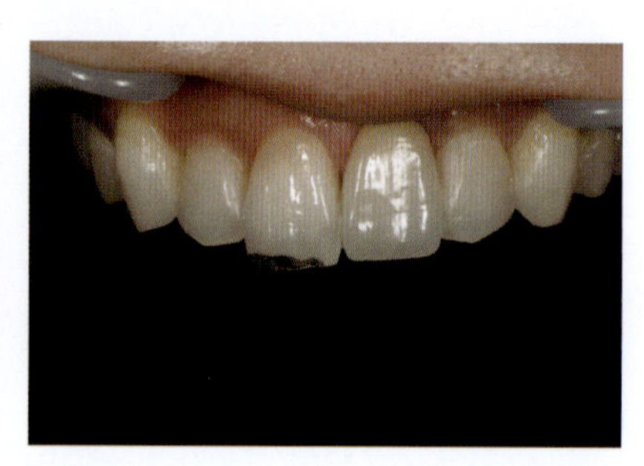

図10、11　右側切縁の調整。

接着操作（押さえておきたいルールとコツ）

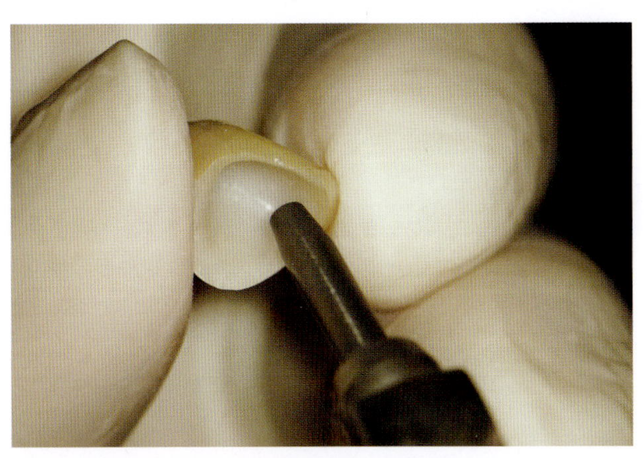

図 12　PFZ（ジルコニア焼付前装冠）内面のサンドブラスト処理を行う。これは、仮着材除去など清掃の意味からである。

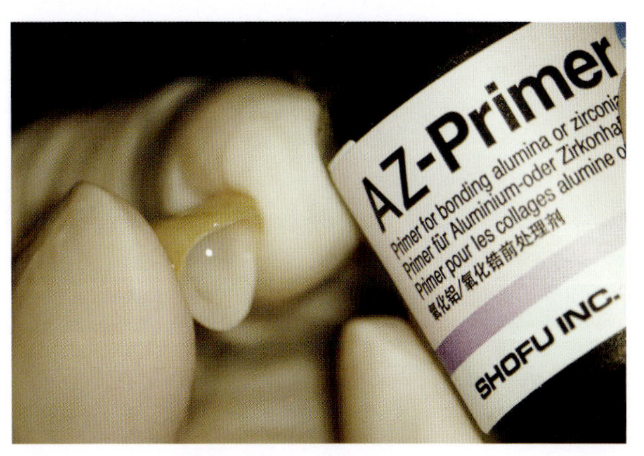

図 13　ジルコニアに適したシラン処理を行う。

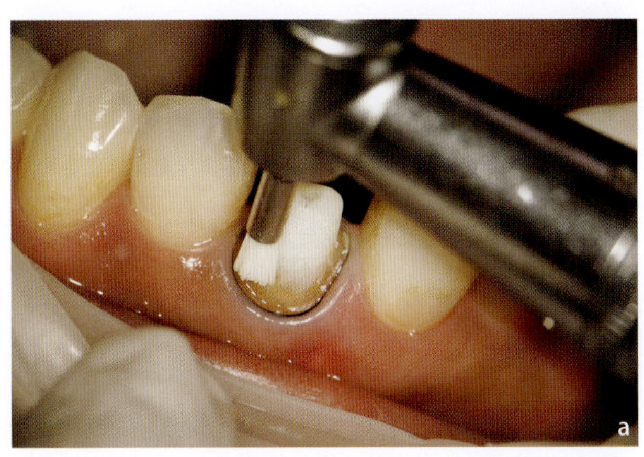

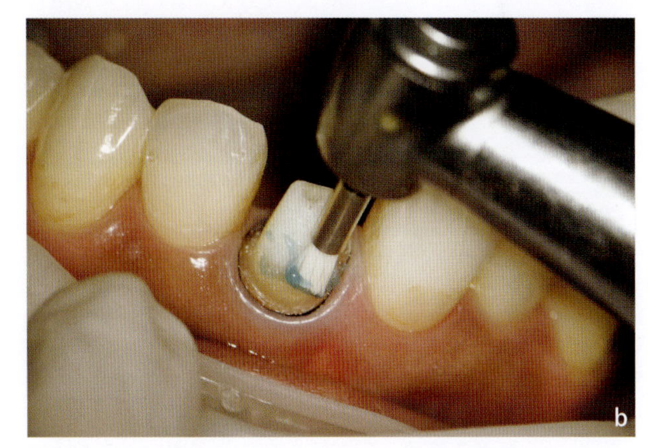

図 14　残存している仮着材などは除去し、ブラシを用い支台歯の清掃を行う。接着に影響を与えないように、フッ化物の入っていないタイプのペーストを用いている（**b**）。

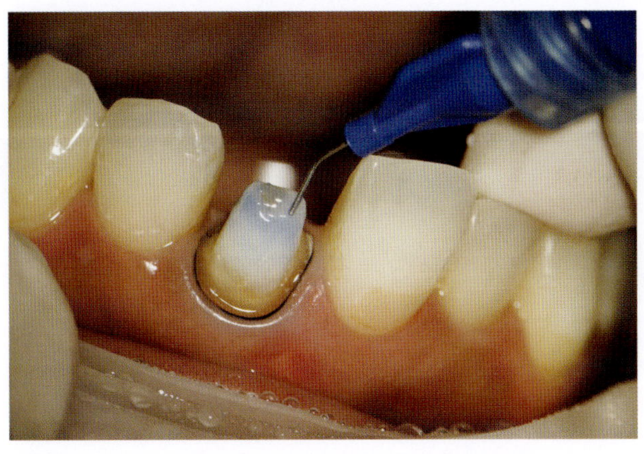

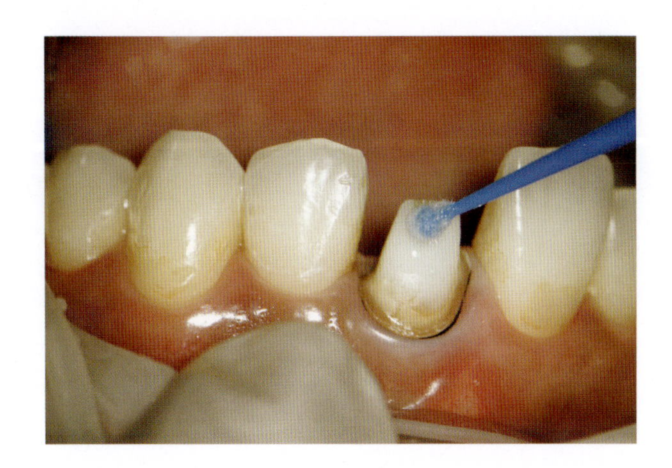

図 15　レジンコア部はエッチング、シラン処理を行う。

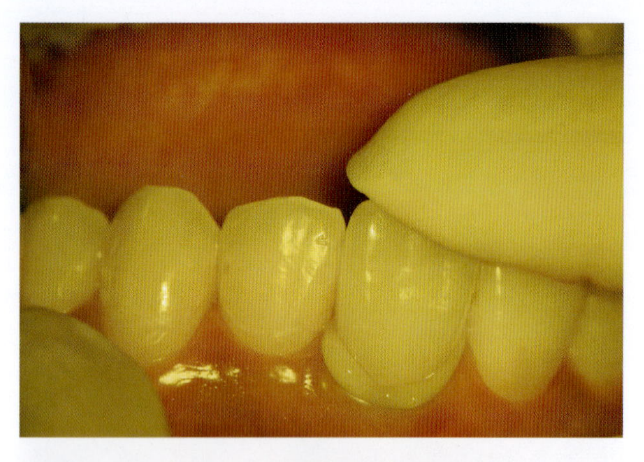

図16　ルーペやチェアーのライトは重合が早くなってしまうので、重合時間に影響がないよう調節する（光重合が進まないように、歯科用顕微鏡にオレンジシェードをかけている）。

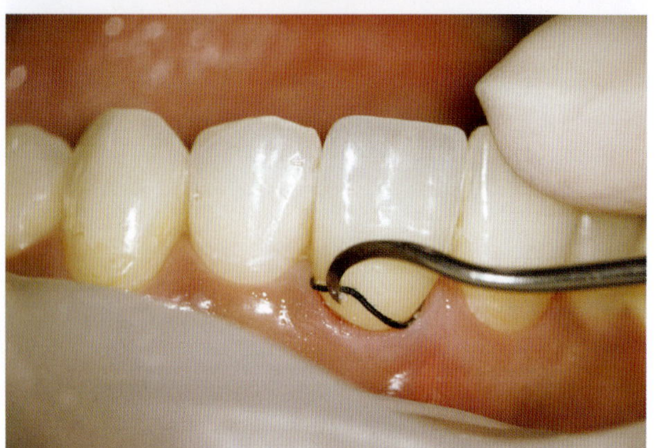

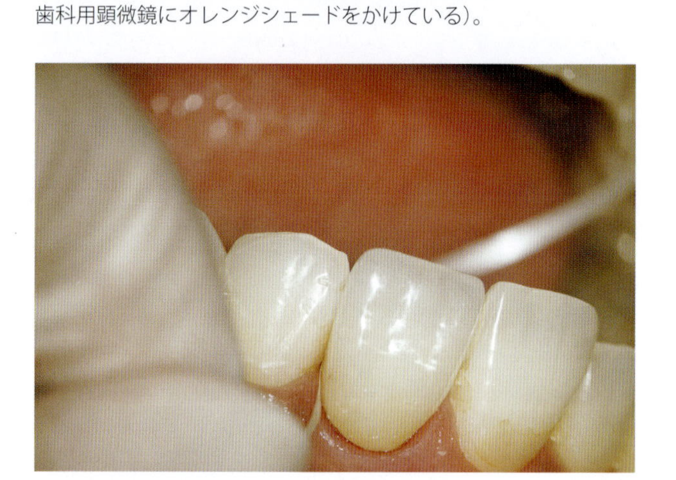

図17　接着後、確実にセメントを除去する。

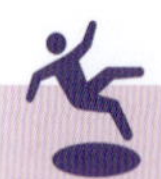

よくある落とし穴

①仮着材の除去や支台歯の清掃不足による接着強さの低下。

②プロビジョナルレストレーションのマージン不適合による歯肉の炎症。確実に止血しなければ接着操作は開始できない。

③用いるレジンセメントによって操作時間が異なる。修復物の挿入やセメントアップのタイミングを考慮する。

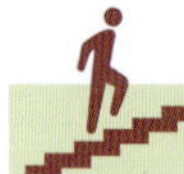

接着操作のステップ・ポイント

①支台歯のフィニッシュラインを明示することと、歯肉縁下へのレジンセメントの接着を防ぐ意味から、圧排糸を必ず用いる。

②クラウン内面、支台歯、支台築造部それぞれに適した清掃と前処理を行う。

③アシスタントも接着ステップを理解し、確実で素早い接着操作を心がける。

このCaseの成功のポイント

①早期に歯頚部齲蝕を治療したことは、審美的にもホームホワイトニングを行うことができるようになった点からも、患者との信頼関係を築く一歩につながった。そして、結果的にプラーコントロールも向上し、患者のモチベーションも上がった。

②プロビジョナルレストレーションで、顔貌や咬合平面と調和した形態に試行錯誤していくのは、最終修復物の形態を決めるうえで非常に重要である。

術後

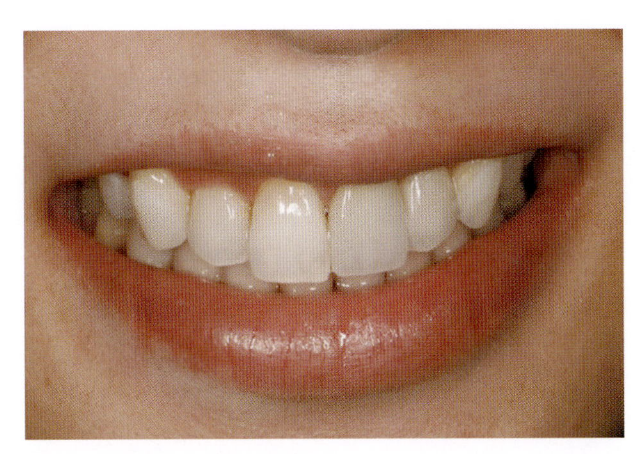

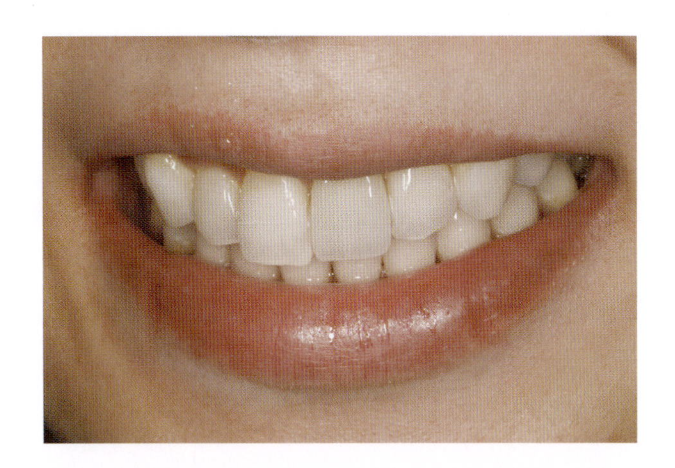

図 18　装着直後の口唇との調和。

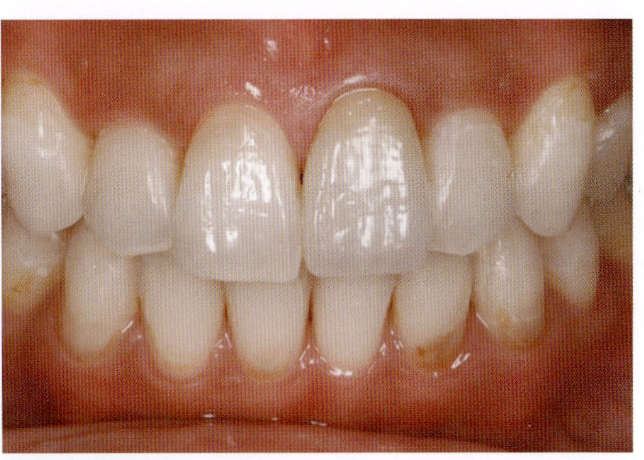

図 19　装置直後の口腔内。

おわりに

上顎中切歯 1 歯の修復は、歯科医師にとっても歯科技工士にとっても非常に難しい症例である。

今回、反対側中切歯も若干切縁を調整することで、可及的に口唇と調和する修復治療を行うことができた。

プロビジョナルレストレーションの段階で歯科技工士とディスカッションしたことも、患者満足につながったように思う。

接着操作については、材料がもっている接着強さを最大限に活かすことができるよう、よく理解し使いこなすことが大切である。

参考文献

1) 土屋賢司．包括的治療戦略 修復治療成功のために．医歯薬出版；東京：2010.46-73.
2) 川本義和．症例に合った仮着材の選択と効果的な使用法．日本歯科評論 2010；70（7）：49-58.
3) 小峰　太，松村英雄．歯冠修復物と固定性補綴装置の接着と合着．日補綴歯会誌 2012；4（4）：343-352.

Case 8 オールセラミッククラウン（臼歯）

北原信也
TEAM 東京
ノブ レストラティブ デンタルオフィス

患者概要

年齢・性別：45歳・女性
主訴：臼部の治療を希望。
治療経過：咬合不全のため、全顎的な矯正治療を行う。計画に則り臼歯部の補綴治療を行う。
既往歴：特記事項なし。

術前の問題点

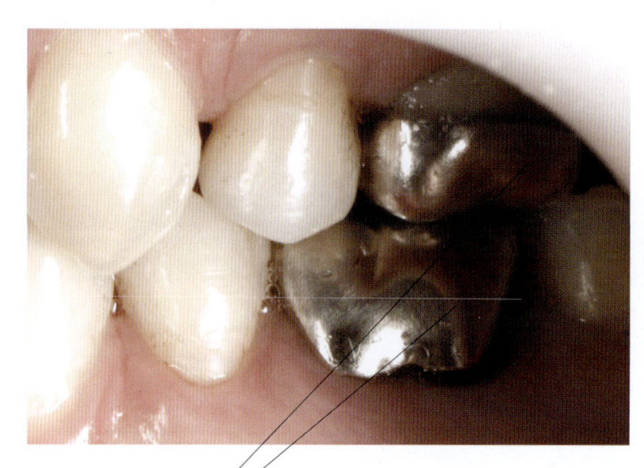

不適合なメタルクラウン

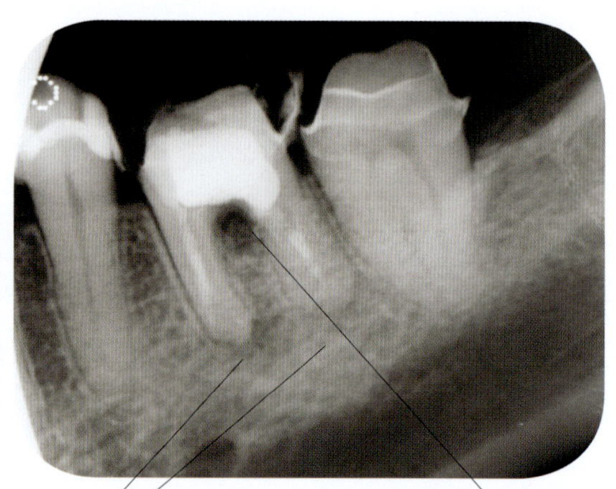

根尖に大きな透過像（病巣）が認められる

根分岐部に透過像が認めらる

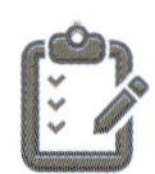

治療にあたってのポイント

①接着ばかりに頼らず、まずはクラウンのワックスアップにて咬合接触点を確認し、咬合面形態を適切に付与する。
②ワックスアップにて支台歯にかかる力のモーメントを考慮して支台歯形成を行う。また、「落ちない」クラウンのためには、三面形成による抵抗形態・維持形態を確実に付与する。
③接着面ごとに異なる接着材料の選択と、接着操作を適切に行う。

治療後の改善ポイント

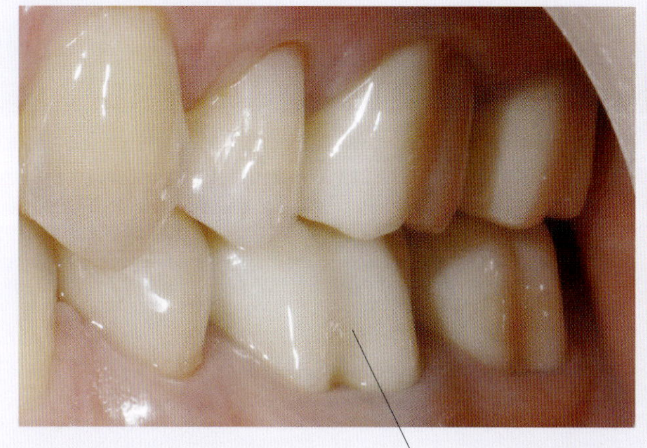

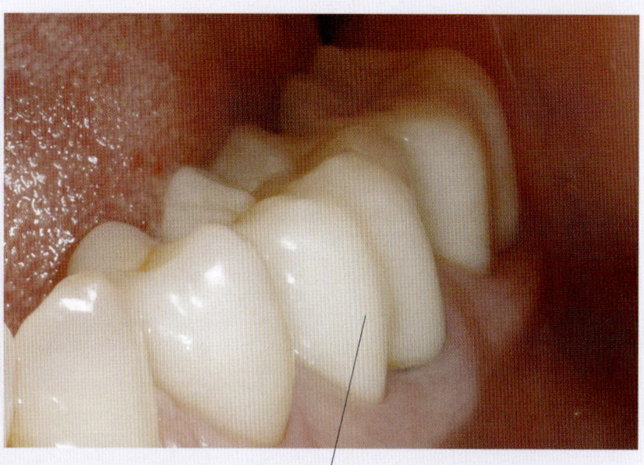

咬合と形態を考慮したジルコニアクラウン

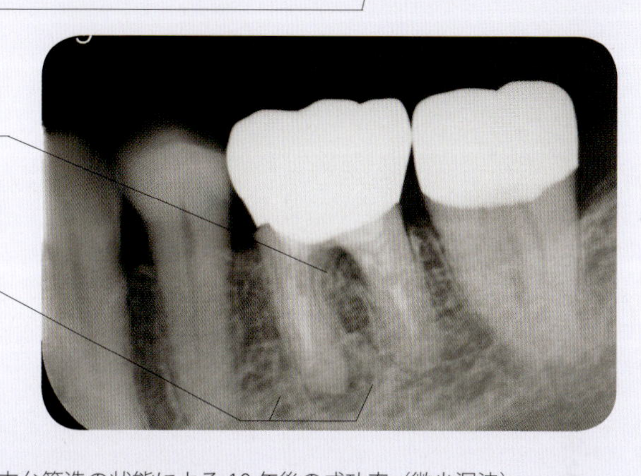

根分岐部病変は良好に治癒している

根尖病巣は縮小方向に向かっている

表1 根管治療と支台築造の状態による10年後の成功率（微少漏洩）。

グループ	根管治療	支台築造	成功率（%）
1	good	good	91.4
2	good	poor	44.1
3	poor	good	67.6
4	poor	poor	18.1

＊根管治療が成功しているよりも支台築造が成功しているほうが、10年後の予後が良いことが発表されている。支台築造の成功のためには、根拠に基づいた接着操作を行うことが望ましい。［参考文献1）より引用・改変］

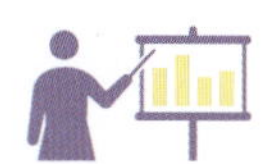

接着材料の選択ロジック（ポイント）

選択材料：6-MHPA（ホスホン酸系モノマー）配合プライマー「AZプライマー」

選択理由：

①金属酸化物系素材であるジルコニアは、従来のシランカップリング系セラミックプライマーでは化学的結合が得られない。ホスホン酸系モノマーが有効。

②ジルコニアクラウンの場合、支台歯形成後の維持形態やフィットが適切であれば、グラスアイオノマー系セメントによる合着でもよいと考える。

選択材料：デュアルキュア系レジンセメント「ブロックHCセム」

選択理由：

①臼歯部のジルコニアクラウンは、強度を重視し不透過性の高い従来型ジルコニアを使用するため、デュアルキュア系を選択する。

②ブロックHCセムはCAD/CAM用ハイブリッドレジンブロックの接着で使用するが、ジルコニア装着時にも使用できる。

治療ステップ

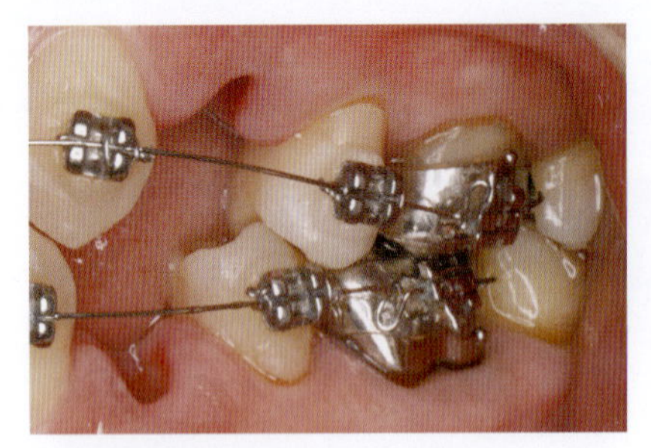

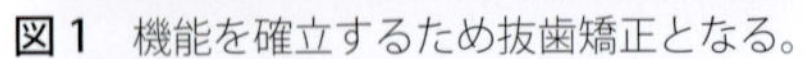

図1 機能を確立するため抜歯矯正となる。

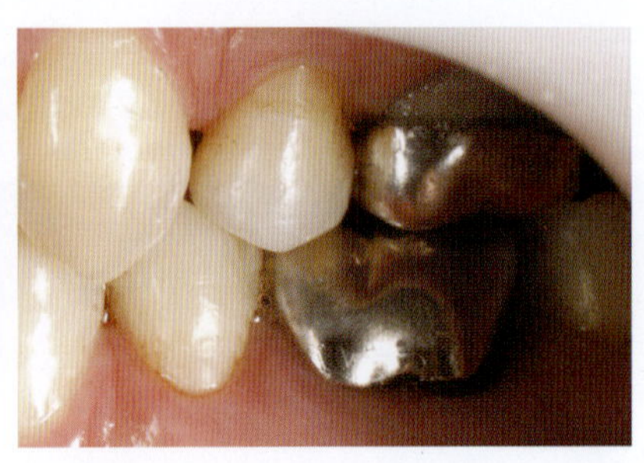

図2 矯正終了後。

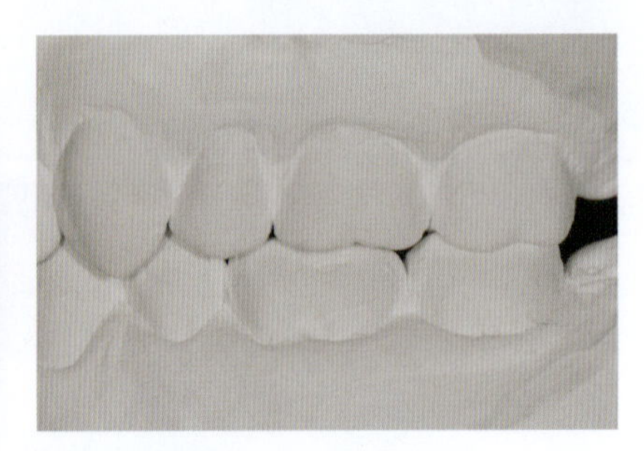

図3 模型診査。

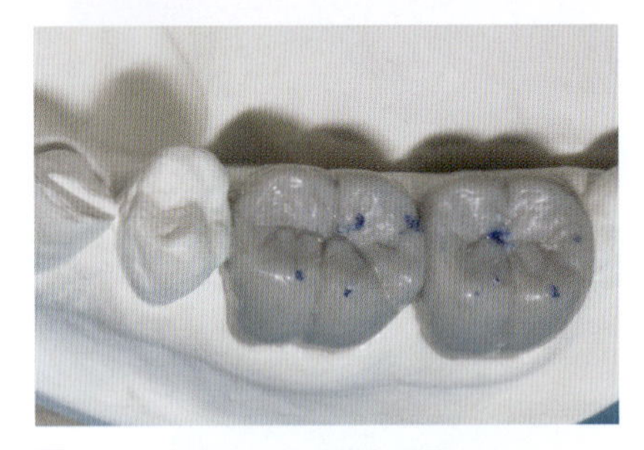

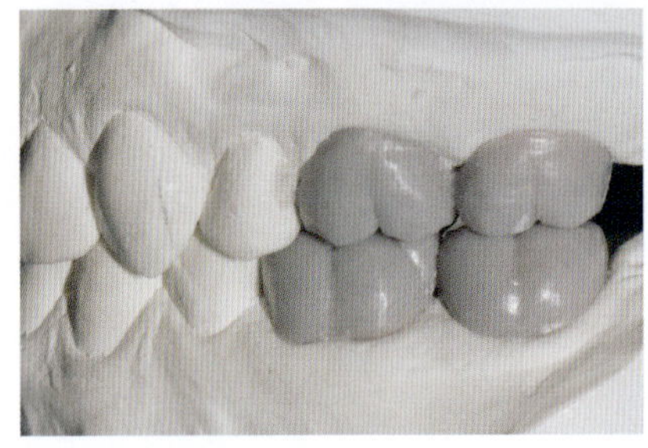

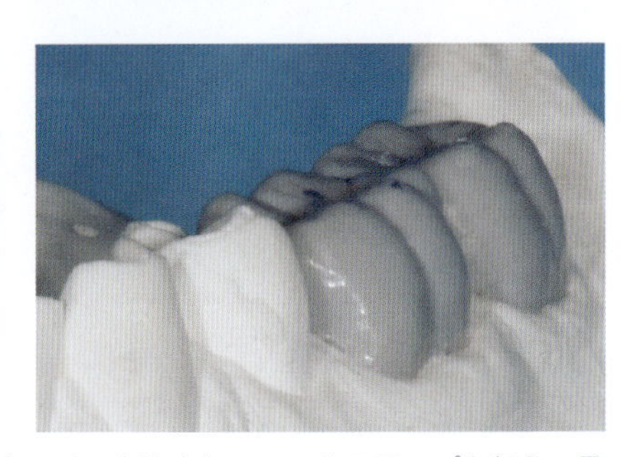

図4 骨格技法による三次元的ワックスアップを行う（青いワックスロッドによりコンタクトエリアを決定し、ワックスアップを行う；桑田正博理論に基づく）。

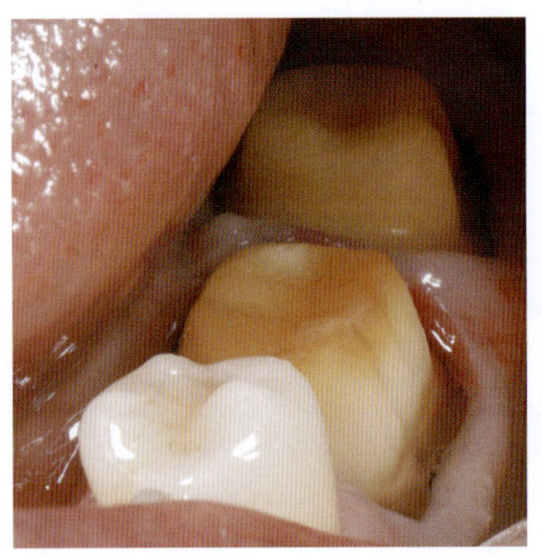

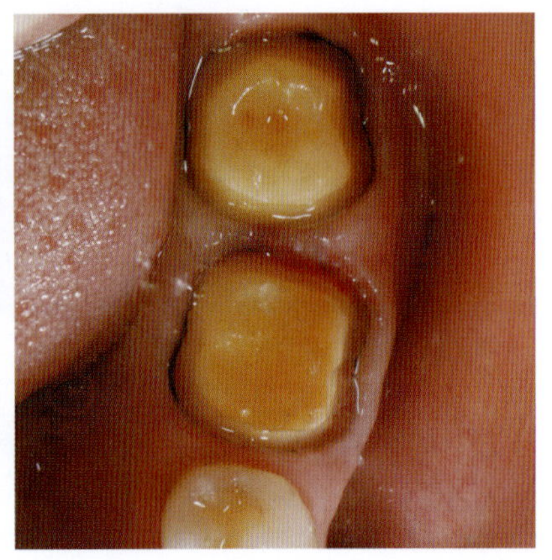

図5 支台歯形成セオリーに基づく形成。

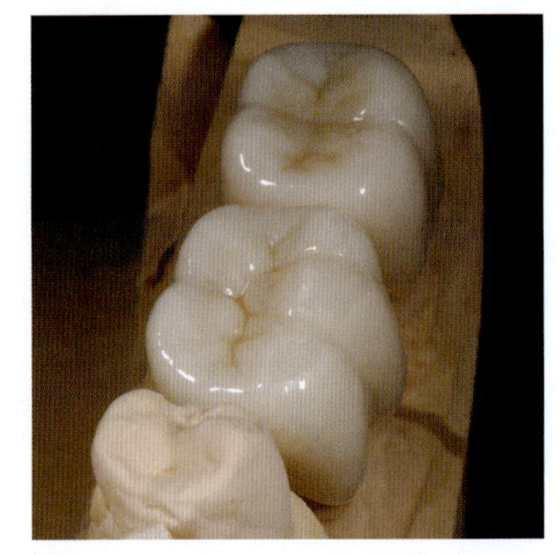

図6 完成したジルコニアクラウン。

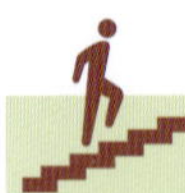

接着操作のステップ・ポイント

①セラミックスの前処置を行う。ガラス系セラミックスは一般的にフッ化水素酸処理後、γ-MPTS（シランカップリング剤）配合のプライマーを使用する。ジルコニアはリンタンパク質を除去後、MDP（リン酸エステル系モノマー）配合のプライマーを使用する。

②デュアルキュア系レジンセメントで接着する（臼歯部では光が到達しない可能性を考える）。

＊筆者のワンポイント＊

ジルコニアクラウンの場合、CAD/CAMにより製作されるが、チェアーサイドにて容易に装着しやすくするために、ラボサイドでは多少スペーサーを多めに設定する傾向があり、そのために適合性がルーズになることもある。フィットの悪さは接着で補えるものではない。

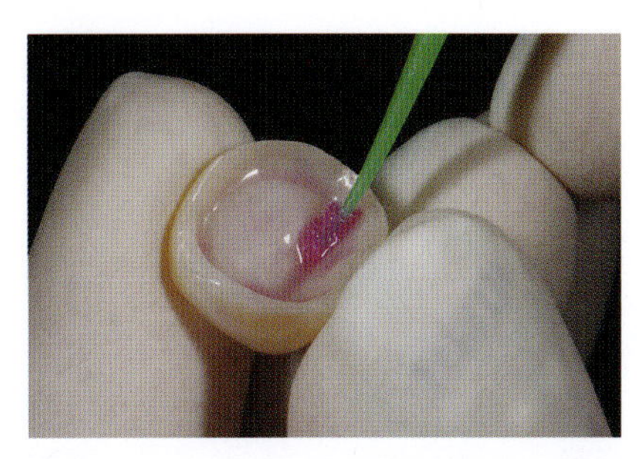

図 7　ジルコニアでは口腔内試適後に唾液などの付着によるリンタンパク質除去剤を塗布。

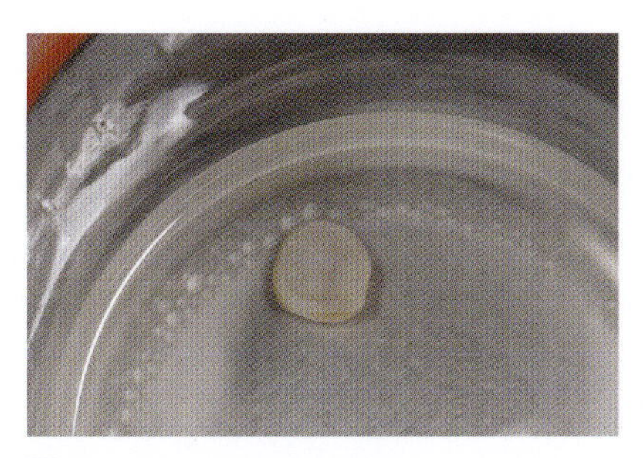

図 8　水洗後、超音波洗浄。

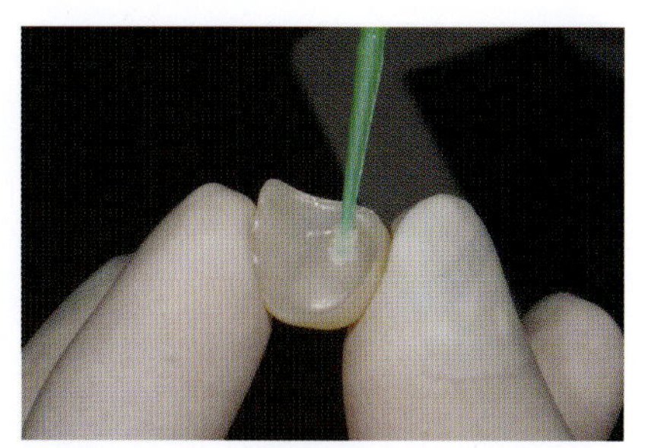

図 9　アルミナ・ジルコニア専用プライマーである AZ プライマーを塗布する。

よくある落とし穴

①オールセラミックスのなかでもガラス系、ジルコニアでは、接着のシステムが異なる。

②ジルコニアには、エッチングを使用してはいけない。

③セラミックスプライマーは、マテリアル別に使い分ける必要がある。

図 10　セラミックスプライマーはマテリアル別に使い分ける必要があるが、ジルコニア、アルミナなどの金属酸化物系は MDP（リン酸エステル系モノマー）含有のプライマーを、また二ケイ酸リチウムに代表されるガラス系（シリカ系）セラミックスはγ-MPTS（シランカップリング剤）配合のプライマーを使用する。☆セラミックスプライマーと言えば何でも着くのではない！！

金属酸化物	ジルコニア：Zr_2O	MDP ↑
	アルミナ：Al_2O_3	
	スピネル：$MgAl_2O_4$	
ガラス系セラミックス	陶材：SiO_2	↓
	リチウムシリケート系ガラス：Li_2SiO_3	
	リューサイトガラス：$KAlSi_2O_6$	γ - MPTS

表 2　歯質、補綴装置など、違う面に対してそれぞれ前処理も異なるので、注意を要する。前歯部やラミネートベニアでも使用するセメントが違うので、整理する必要がある。

	歯質側	補綴装置側	セメント
二ケイ酸リチウム など	エナメル質：エッチング 象牙質：EDTA GM Bonding	シランカップリング剤	レジンセメント（デュアルキュア系）
ジルコニア アルミナ など	エナメル質：エッチング 象牙質：EDTA GM Bonding	MDP 配合処理剤（リン酸エステル系モノマー配合）	レジンセメント（デュアルキュア系）

図 11　松風製品では、ガラス系セラミックス専用プライマー（松風ポーセレンプライマー）と、アルミナ・ジルコニア専用プライマー（AZ プライマー）がある。それぞれのプライマー処理後、接着性レジンセメント（レジセム）を使用する。またジルコニア装着時には、CAD/CAM 用ハイブリッドレジンブロックの接着で使用するブロック HC セムも適用できる。

＜ガラス系セラミックス＞
松風ポーセレンプライマー
↓
レジセム

＜ジルコニア、アルミナの場合＞
AZ プライマー
↙　↘
レジセム　ブロック HC セム

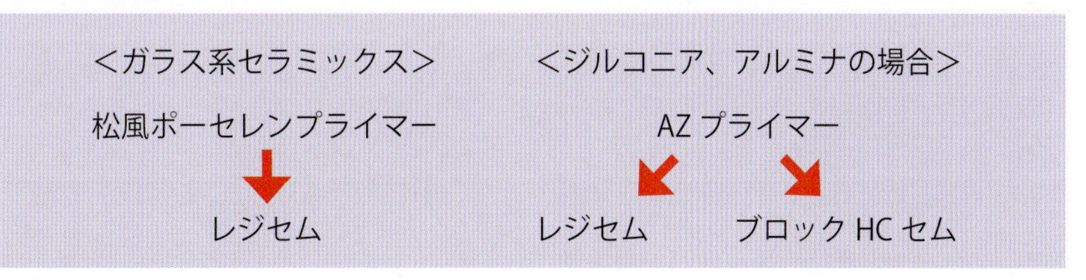

図 12a、b　支台歯形成の理論的な形態こそが、「落ちないクラウン」のために最も重要な要素となる。

図 12a　三面形成。

図 12b　マージンより 2mm の第 1 面は、シリンダー形態（平行筒型）にすることで、クラウンの維持形態となる。

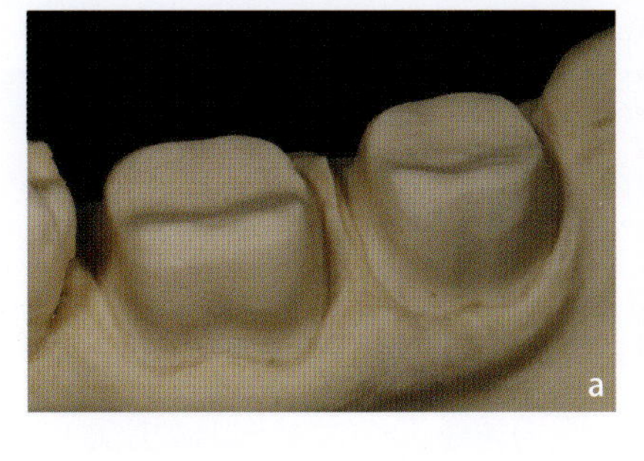

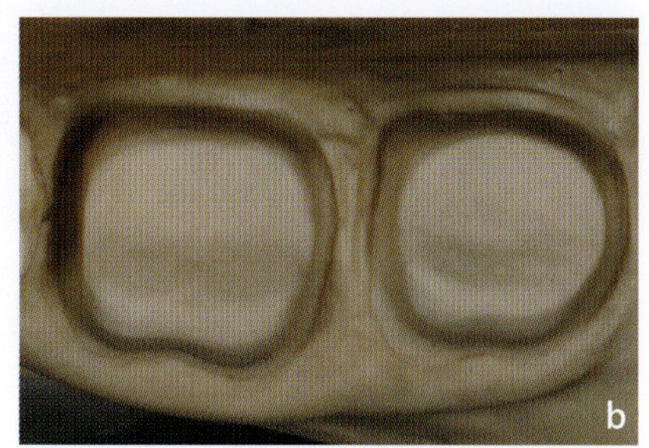

このCaseの成功のポイントと「接着」

「落ちない支台歯形成」と「落ちない接着」への配慮が、臼歯部オールセラミッククラウンの経年的な予知性を高める。落ちない支台歯形成は形成理論に基づいた支台歯形成を行うことで実現し、落ちない接着のためにはそれぞれのマテリアル別に考える必要がある。

二ケイ酸リチウム含有ガラスセラミックスへの接着

①フッ化水素酸処理

フッ化水素酸の使用により表面が粗造になることで、機械的嵌合力が増す。なお劇薬であるため、フッ化水素酸使用時は十分に水洗後、一定時間の超音波洗浄が必要である。

②プライマー

γ-MPTS（シランカップリング）剤を使用する。二ケイ酸リチウム含有ガラスセラミックスはシリカベースセラミックスであり、無機質なセラミックスと有機質であるレジンセメントとの間の接着、シロキサン結合の生成を促すためのシラン処理剤である。

③接着性レジンセメント

上記①②を使用した場合、レジンセメントには特別な溶剤が含まれていないデュアルキュア系のものを使用する（例：松風ポーセレンプライマー）。

ジルコニアへの接着

①リン酸エッチングは禁忌

一般的に、セラミックスにおけるリン酸エッチング処理は有効と考えられているが、ジルコニアにおけるリン酸エッチング処理は、リン酸そのものがジルコニア表面に吸着することで普通の水洗では除去することができず、使用が望まれ接着効果の高いと言われるプライミング材（リン酸エステル系モノマーやホスホン酸系モノマー）の反応阻害となるからである。

②サンドブラスト処理

サンドブラスト処理だけでの効果はあまり期待できないが、サンドブラスト処理＋プライマー処理が有効。

③プライマー

MDP（リン酸エステル系モノマー）や6-MHPA（ホスホン酸系モノマー）といったリン酸エステル系モノマーがジルコニアと接着しやすく、現状のジルコニアに対するプライマーはいずれかが含まれている。

④セメント

表面処理を行うのであれば、セメントはレジン系セメント、特に透過性の低い臼歯部マテリアルに対してはデュアルキュアタイプのものを使用する。

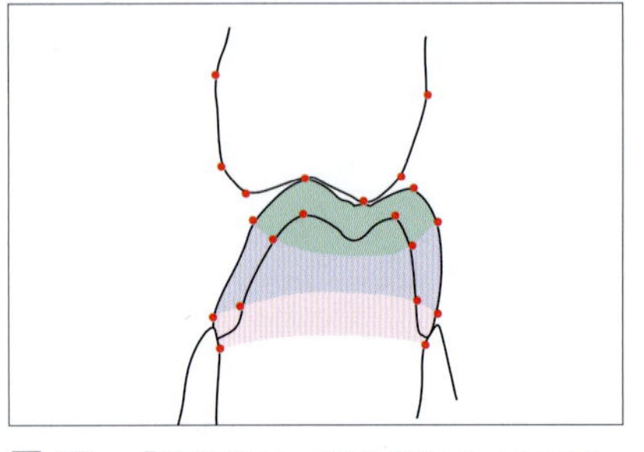

図13a 「落ちない、取れない」クラウンのためには、術前の診査・診断に基づいた治療計画と、最終補綴装置まで一貫した流れのなかで治療を行っていくことである。また、PFM（陶材焼付前装冠）の開発者、桑田正博氏が常に提唱されるクラウンの"天井（咬合面）と底（マージン）を考えた支台歯形成"こそが、経年的予知性の高い治療となる。

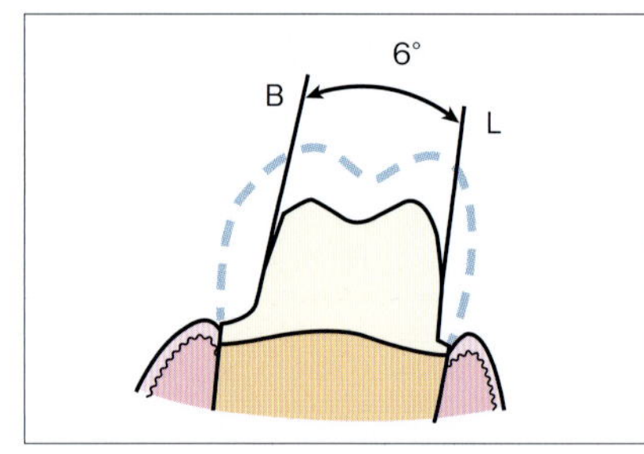

図13b 「落ちないクラウン」のための支台歯形成においては、マージンからの第一面にポイントがあると言える。すなわち、この第一面はシリンダー形成と言われるように、頬舌的にはほぼ平行に近い形成を心がける（理論値としてはテーパー6°）。この形状が摩擦抵抗を高め、落ちないクラウンとなる。

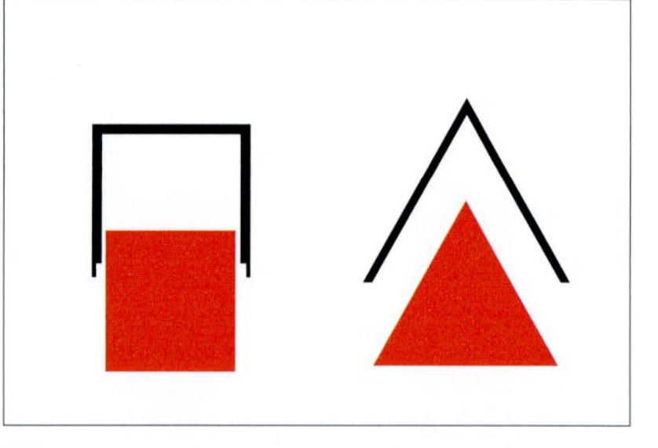

図13c 円柱形の形態に緊密な外枠が被さった場合、最大の摩擦力が生じ外枠は外れにくくなる。一方、三角錐の形態にいかに緊密な外枠が被さったとしても、外れやすくなる。

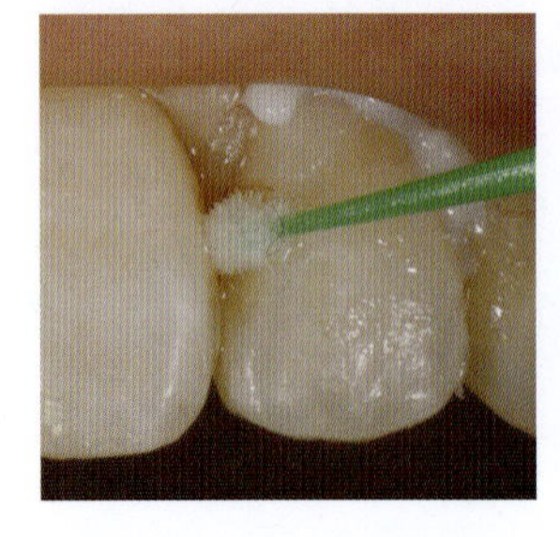

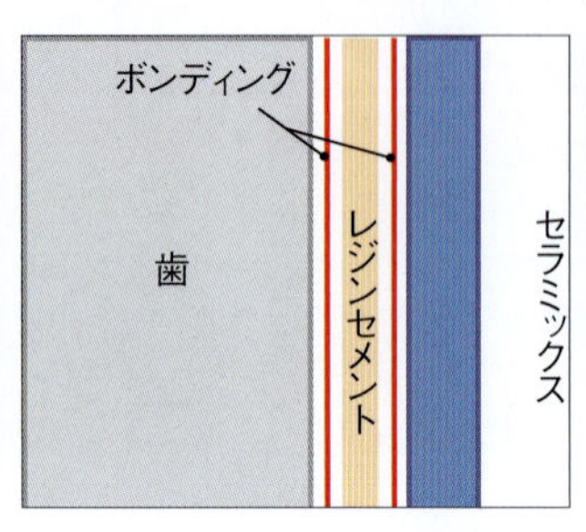

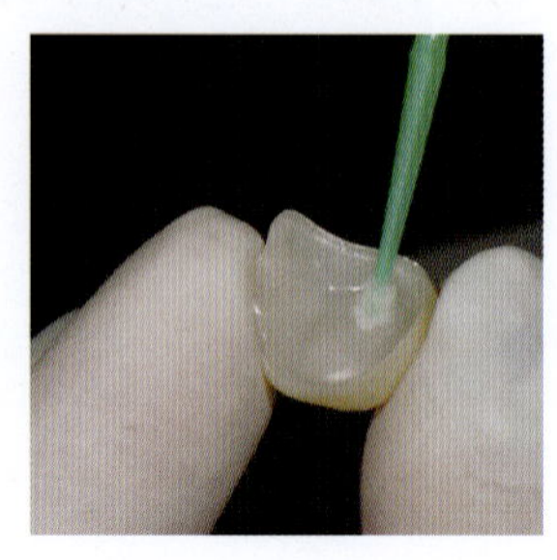

図13d 歯とセラミックスの接着。レジンセメントを介して2面の接着面が存在する。両面に対してしっかりと接着していることが重要である。クラウンが「落ちるとき、取れるとき」は通常、どちらかの面の接着が不十分であることが原因となる。

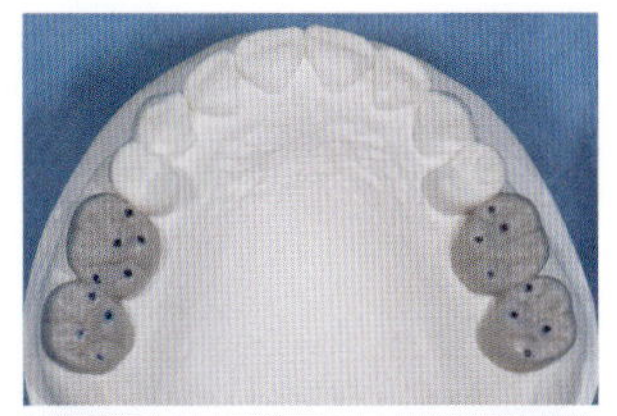
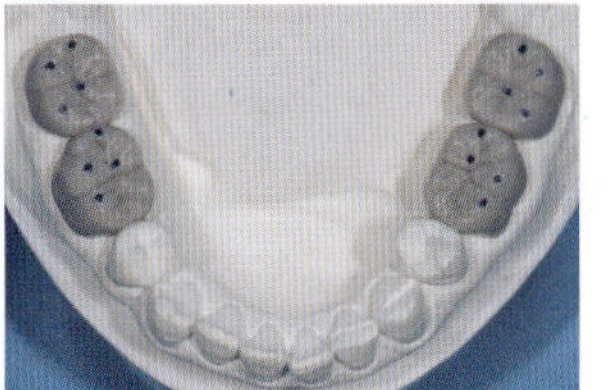

図 14　ワックスアップ。

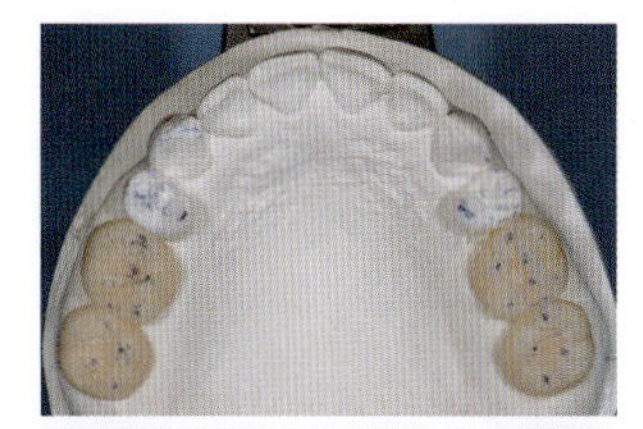
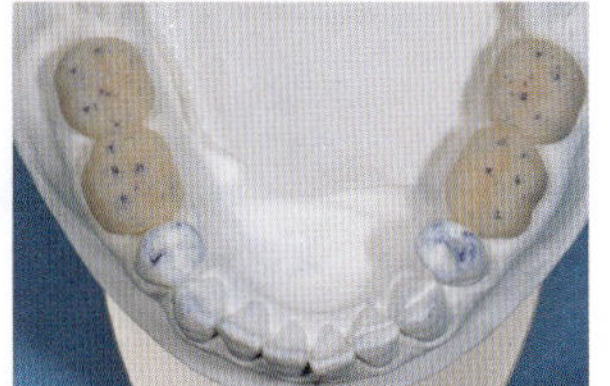

図 15　プロビジョナルレストレーションを模型上で調整。

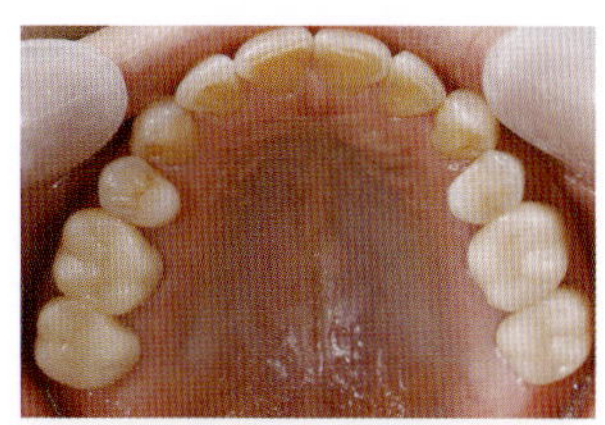
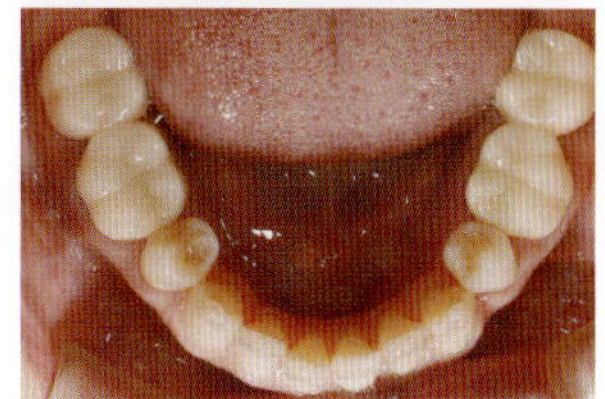

図 16　プロビジョナルレストレーション口腔内に装着。

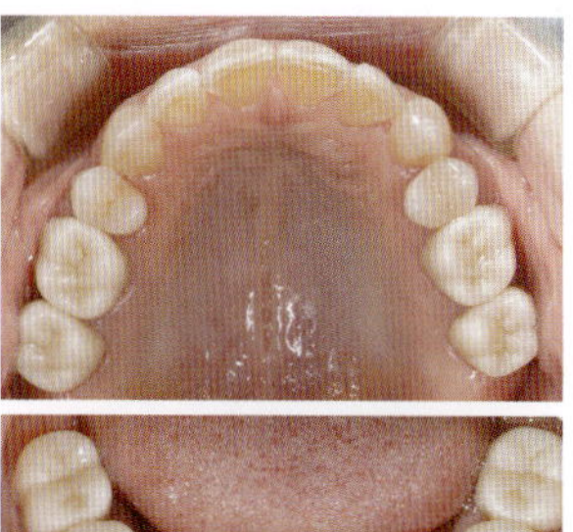
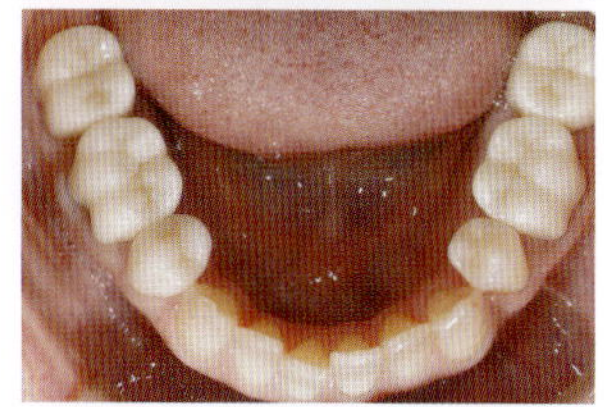

図 17　最終補綴装置装着時。

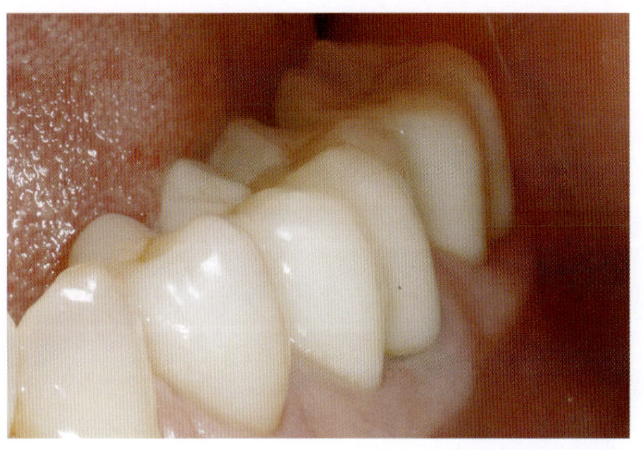
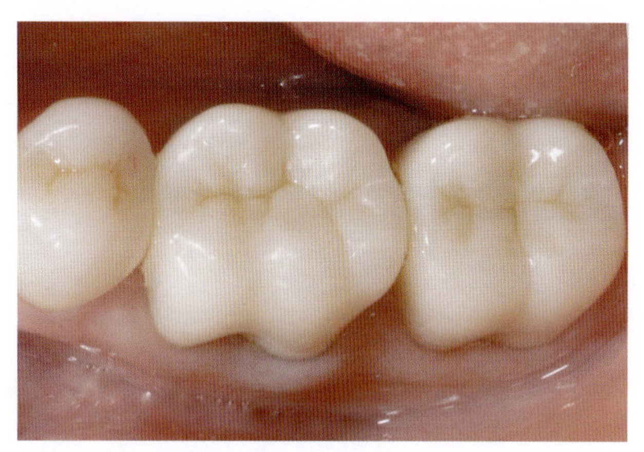

図 18　⌊5 は天然歯であり、ジルコニアクラウンの⌊6 7 は天然歯から連続した形態であることが望ましい。

まとめ

落ちない支台歯形成における臼歯部クラウン装着までのステップ

はじめにワックスアップにて、咬合接触点を確認しておくことで、支台歯における力のかかるモーメントを考慮した支台歯形成が可能となる、また抵抗形態、維持形態も計画することができ、その後のプロビジョナルレストレーションから最終補綴装置への移行をスムーズ、かつ確実に進めることができる。

おわりに

臼歯部オールセラミッククラウンの「落ちない」臨床について考察してきたが、まずは接着材ばかりに頼るものではなく、従来からの基本的な概念に基づく支台歯形成を見直すこと、そのうえでセラミックス素材別に接着メカニズムも変わるので、十分に理解のうえに接着操作を遂行することが「落ちないクラウン」となるであろう。

参考文献

1）Ray HA, Trope M. Periapical status of endodontically treated teeth in relation to the technical quality of the root filling and the coronal restoration. Int Endod J 1995; Jan; 28（1）: 12-8.

2）伴　清治．歯科用ジルコニアの材料科学入門．補綴臨床 2013;46（4）: 373-391.

3）Tsuo Y, Yoshida K, Atsuta M. Effects of Alumina-blasting and Adhesive Primers on Bonding Between Resin Luting Agent and Zirconia Ceramic. Dent Mater J. 2006 Dec; 25 (4) : 669-674.

4）小峰　太，松村英雄．歯冠修復物と固定性補綴装置の接着と合着．日補綴会誌 2012；4：343-352.

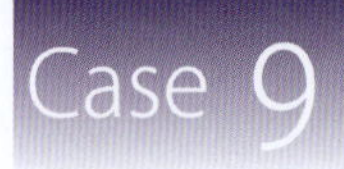

Case 9 有床義歯（リペア）
［被着面にレジンと金属を含んだ義歯修理］

川口智弘／仲吉貴信／髙橋 裕
福岡歯科大学 咬合修復学講座
有床義歯学分野

患者概要

年齢・性別： 89歳・女性
主訴： 下の入れ歯が割れた。
既往歴： 1カ月前に下顎義歯が破折し近医にて義歯修理をした。1週間前に同部位が再度破折したため、当院を受診した。

術前の問題点

前歯部を増歯修理したと思われる
金属表面にはアルミナブラスト処理の痕跡は認めない

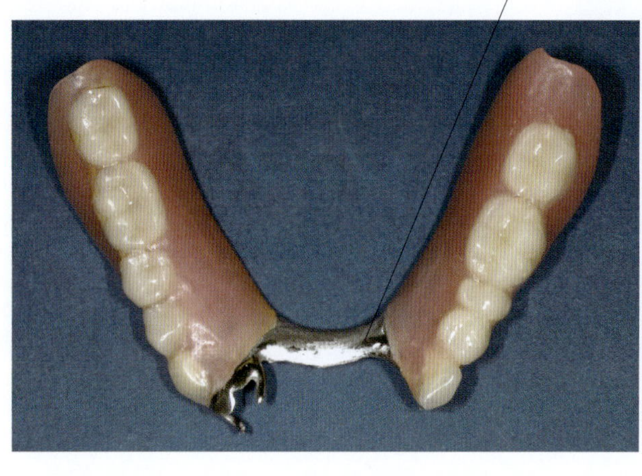

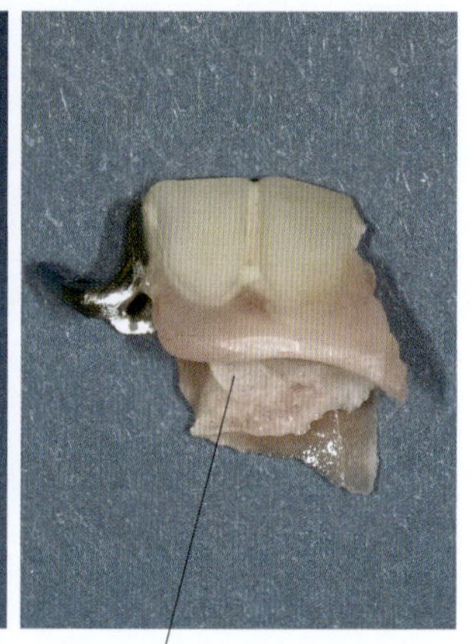

下顎前歯部が破折した下顎部分床義歯

大連結子と義歯床が接着しておらず
接着性に問題があったと判断される

治療にあたってのポイント

①義歯の修理を行うにあたっては、義歯修理と同時に義歯床の破折に至った原因を特定し、それを取り除くことが重要である。
②今回の症例では、下顎前歯部の義歯床と大連結子が接着しておらず接着強さが不十分のため破折したと思われる。
③問診の結果、下顎義歯修理後、新義歯を製作することとした。
④義歯の修理を行う際には、被着面を構成する材料を確認し、その材料に応じた表面処理を行うことが重要である。今回は義歯床のレジン面および大連結子の金属面が被着面となる。

治療後の改善ポイント

即時重合レジン添加前の表面処理として、
レジン面にはレジン用接着材を塗布し、
金属面にはアルミナブラスト処理後、
金属接着性プライマー（メタルリンク）処理を施した

修理部との境目は認めない

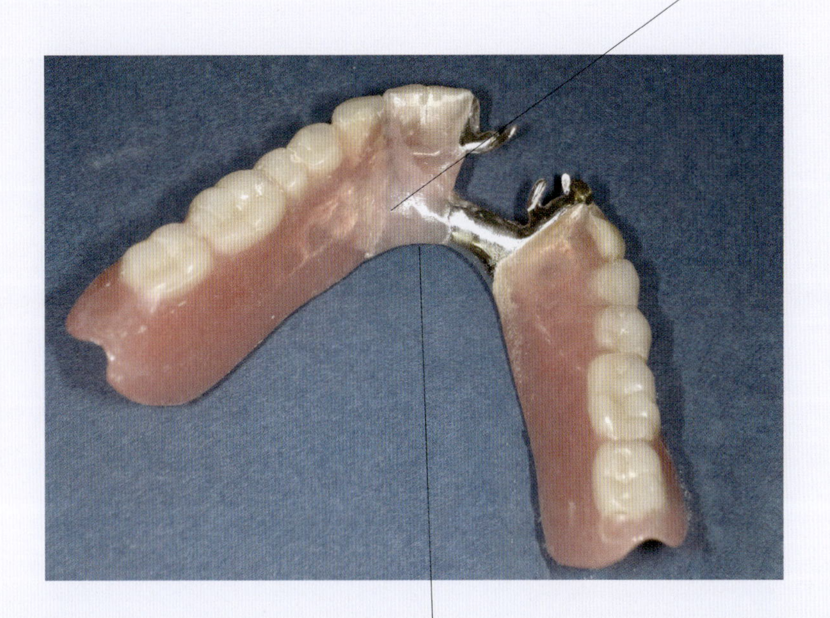

接着面積を広げるため大連結子を含むようにした

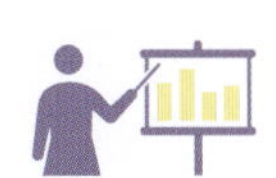

接着材料の選択ロジック（ポイント）

選択材料：メタルリンク（金属接着性プライマー）

選択理由：

①義歯修理において、義歯の金属構成要素と即時重合レジンを接着させるには、金属接着性プライマーの使用が必須である[1]。

②金属構成要素がタイプ4金合金や12％金銀パラジウム合金などの合金であれば、貴金属接着性モノマーを含むプライマー処理が必要となる。

③コバルトクロム合金、純チタンおよびチタン合金などに対しては、非貴金属接着性モノマーを含有するプライマー処理を行う。

④松風社のメタルリンクには、貴金属接着性モノマーである10-MDDTと非貴金属接着性モノマーである6-MHPAの2種の機能性モノマーを含有している。

⑤貴金属合金と非貴金属合金の両方に効果的な機能性モノマーを含んでいるため、義歯の修理で金属の種類が不明な場合にも、このプライマーが1本あれば良好な接着性を獲得できる。

⑥メタルリンクはアルミナブラスト処理後、金属表面に均一に塗布し10秒間放置して自然乾燥を行う。エアによる揮発成分の蒸散は不要である。

治療ステップ

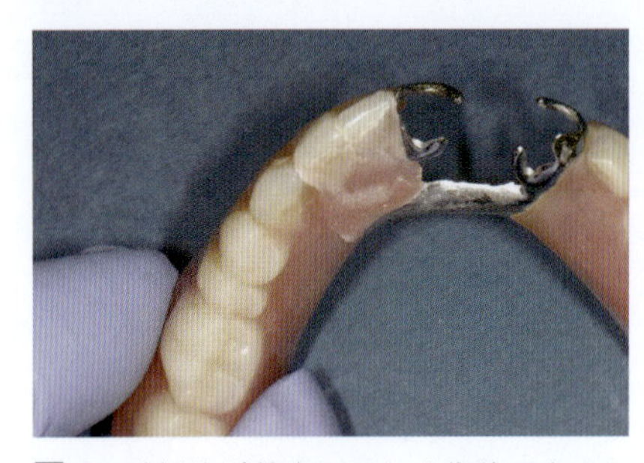

図1 破折片が義歯に正しく復位できるか確認する。

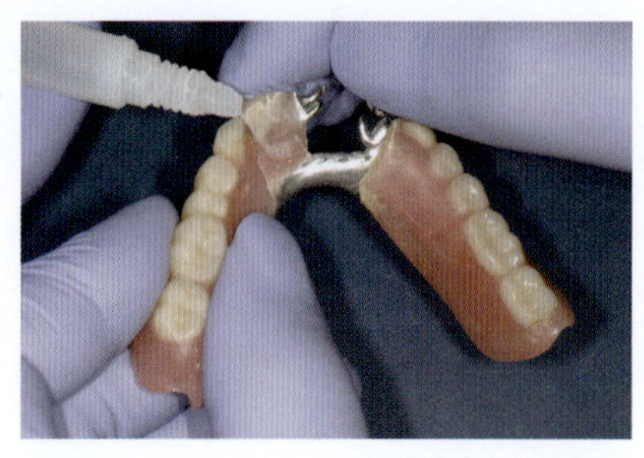

図2 シアノアクリレート系瞬間接着材を用いて破折片を仮固定する。

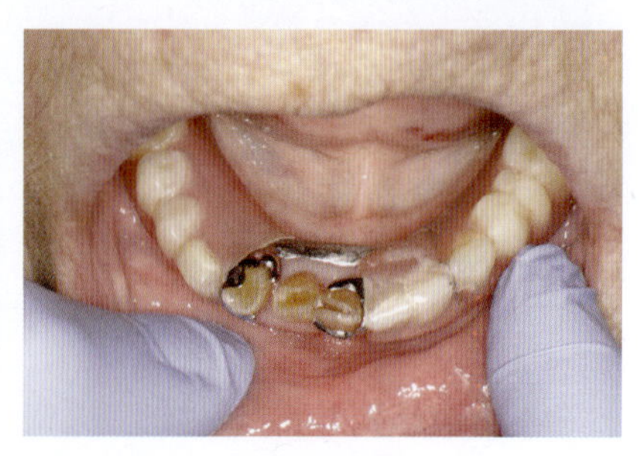

図3 口腔内に義歯を装着し、クラスプの適合に問題がないか確認する。

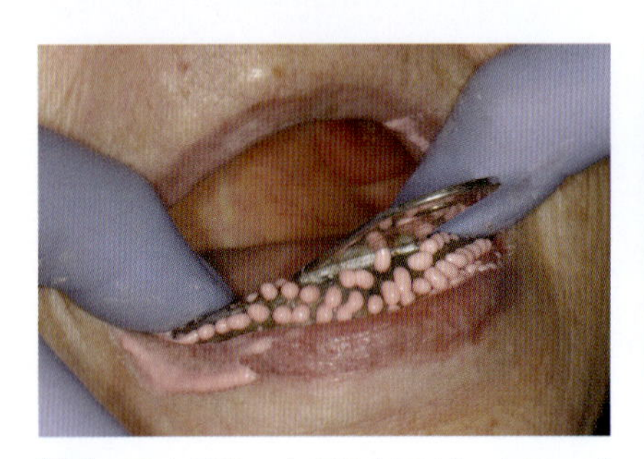

図4 アルジネート印象材でピックアップ印象を行う。

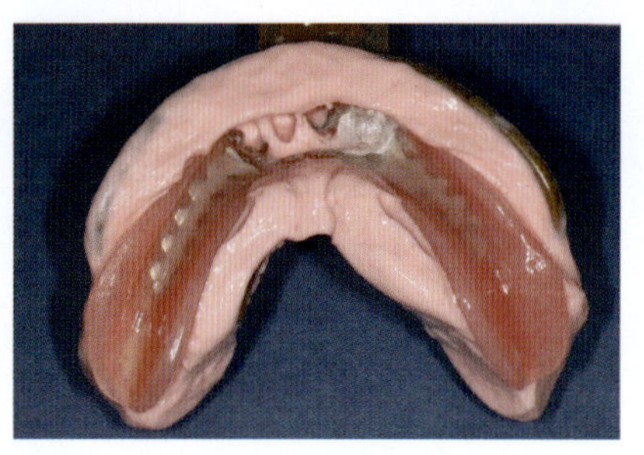

図5 印象撤去後、義歯の浮き上がりがないことを確認する。

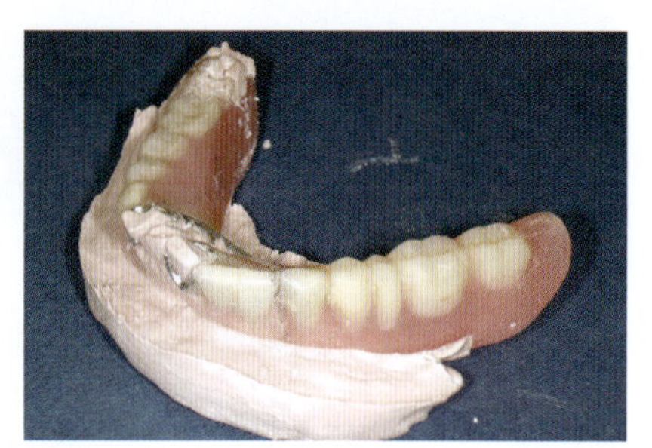

図6 速硬性の石膏を注入し、作業用模型を製作する。

よくある落とし穴

①義歯床用レジンに対しては、酢酸エチル含有のレジン用接着材を120秒間塗布する表面処理が効果的である[2,3]。未処理の場合と比較して接着性がさらに改善される。酢酸エチル含有のレジン用接着材では処理時間が重要である。60秒や180秒の表面処理時間は120秒間処理よりも接着強さは低下する。また、レジン用接着材は放置していると揮発するので、塗り続けなければならない。

②金属表面に金属接着性プライマーを使用する前には、アルミナブラスト処理が必須である。アルミナブラスト処理は、接着面の機械的清掃だけでなく微小な凹凸による接着面積の増加や機械的結合力が向上することにも効果がある。指先の油は接着阻害因子となるため、アルミナブラスト処理後は被着面を直接手で触れないように注意する。

接着操作のステップ・ポイント（図12）

①義歯の破折片の仮固定を行った後、義歯の修理に先立ち、破折部周辺を研削して新鮮面を露出させる（図7）。汚染された破折面を残すと、接着を阻害する因子となり再破折を起こす原因になる。

②義歯床用レジンに対しては、酢酸エチルなどのレジン用接着材でレジンの表面を溶解させる（図8）。

③大連結子などの金属構成要素に対しては、アルミナブラスト処理後、金属接着性プライマーを塗布する（図13～16）。コバルトクロム合金製の補強線を用いる場合にも表面処理は必須である。

④即時重合レジンの重合硬化時には、加圧式重合釜の温水中で加圧重合すると、気泡も少なくなり機械的強度も向上する。

接着操作（押さえておきたいルールとコツ）

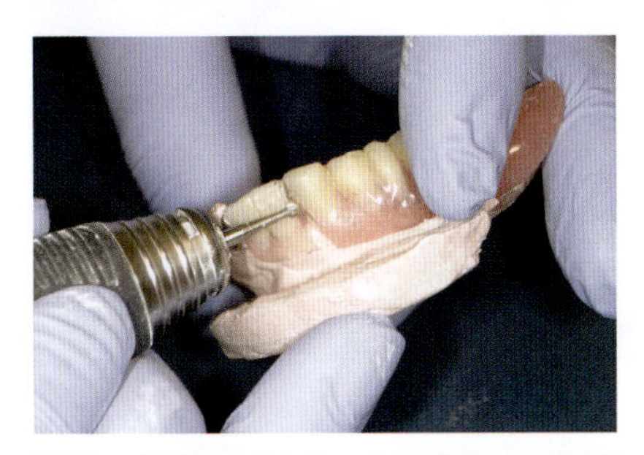

図 7　唇側面の破折部周辺を研削して新鮮面を露出させる。

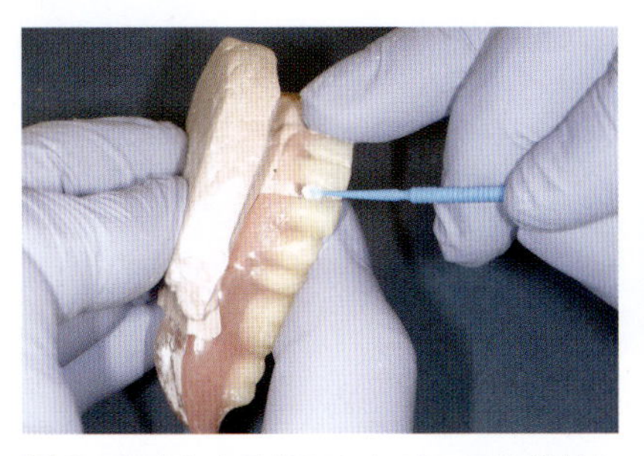

図 8　露出した破折面にレジン用接着材を120 秒間塗布する。

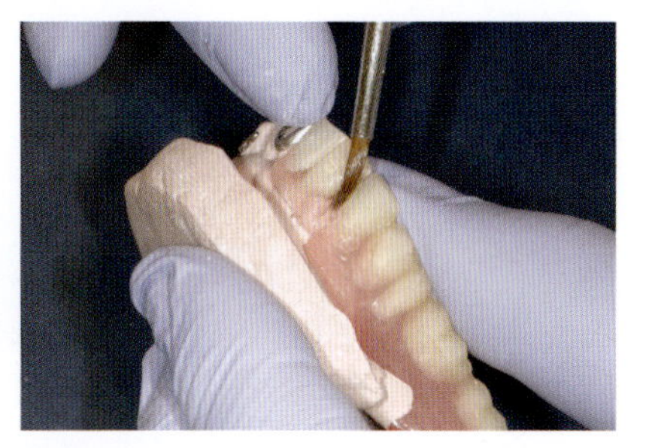

図 9　即時重合レジンを筆積み法にて添加する。

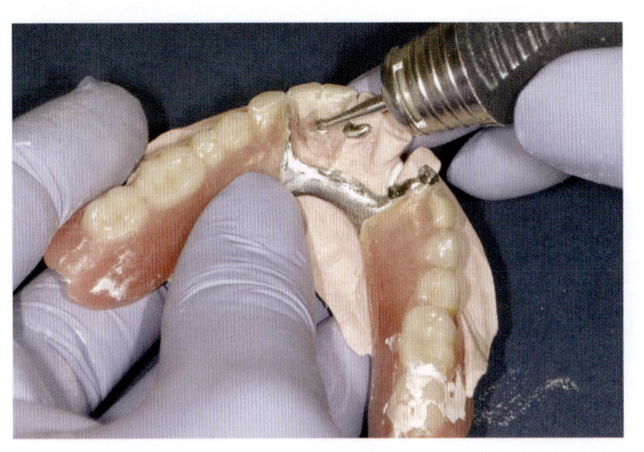

図 10　舌側面の破折部周辺の新鮮面を露出させる。

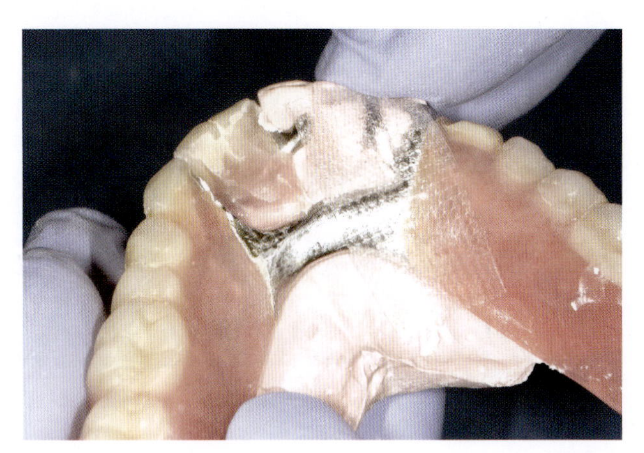

図 11　修理を必要としない金属部位にはマスキングテープを貼る。

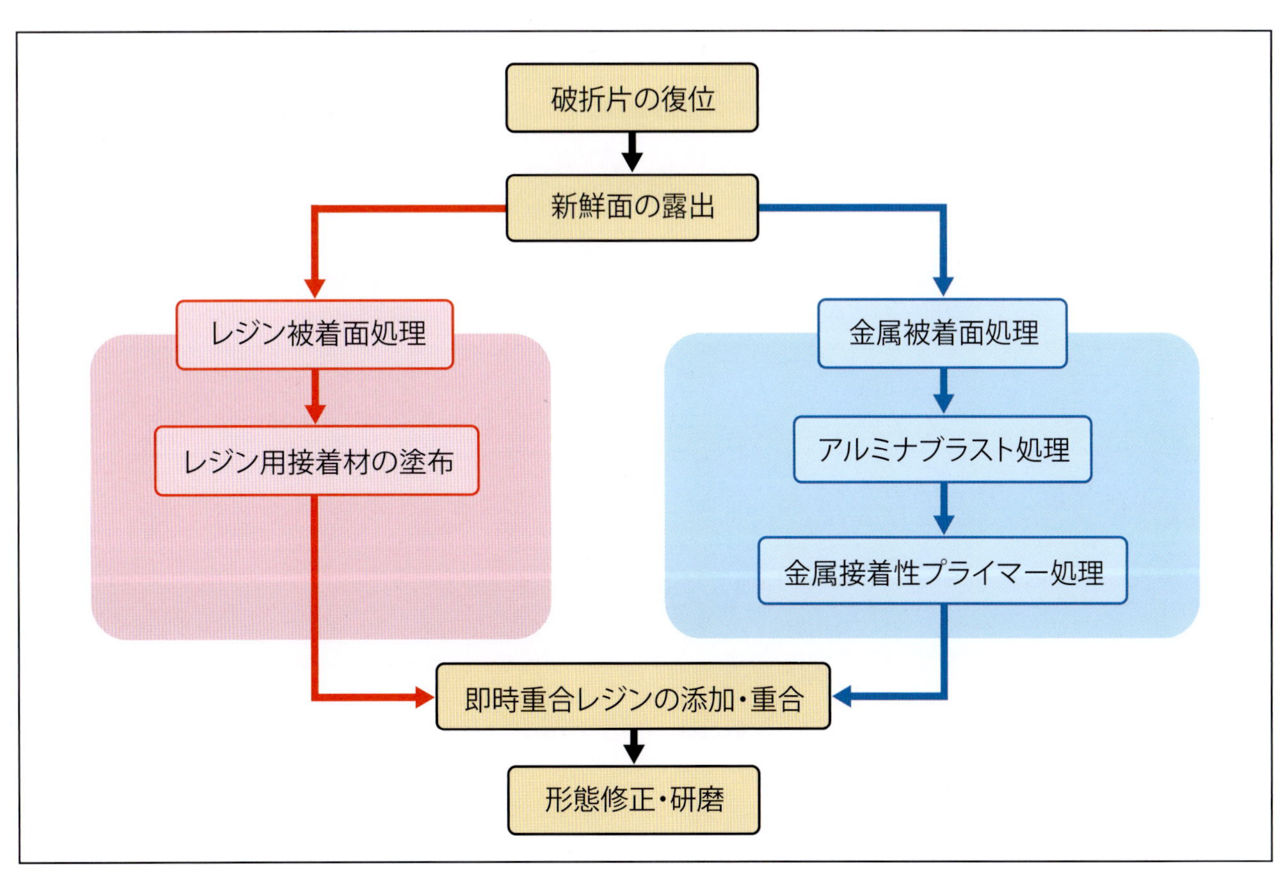

図 12　義歯修理の接着ステップ。

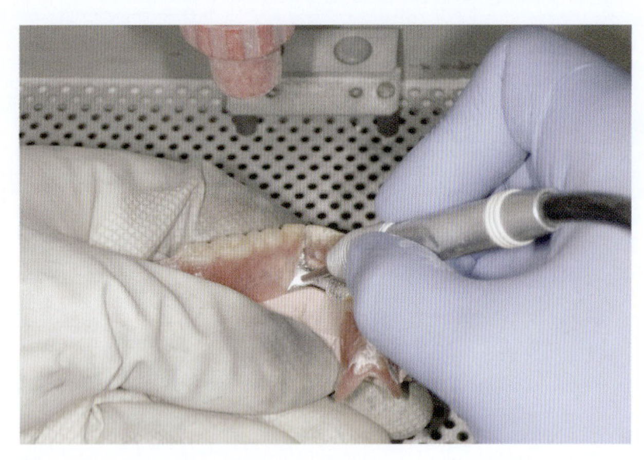

図 13　技工用サンドブラスターを用いて、金属被着面に対してアルミナブラスト処理を行う。

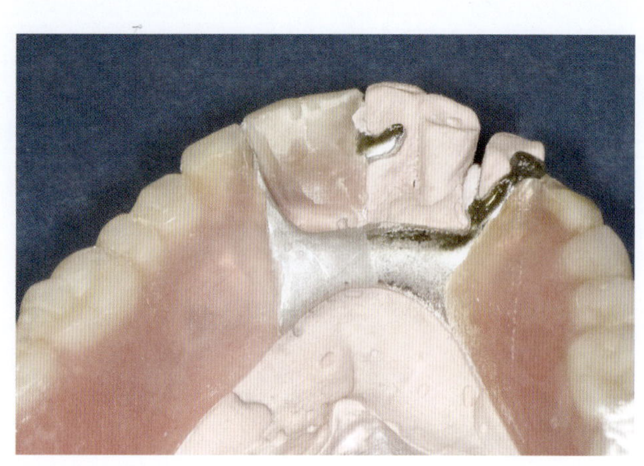

図 14　アルミナブラスト処理を行った表面を示す。

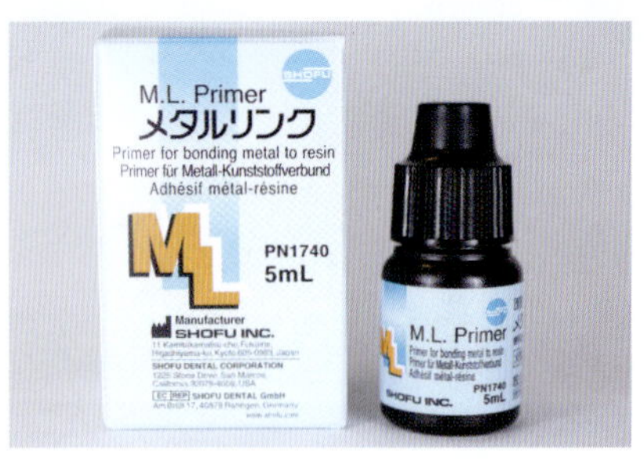

図 15　金属接着性プライマーのメタルリンク。貴金属合金と非貴金属合金の両方に有効である。

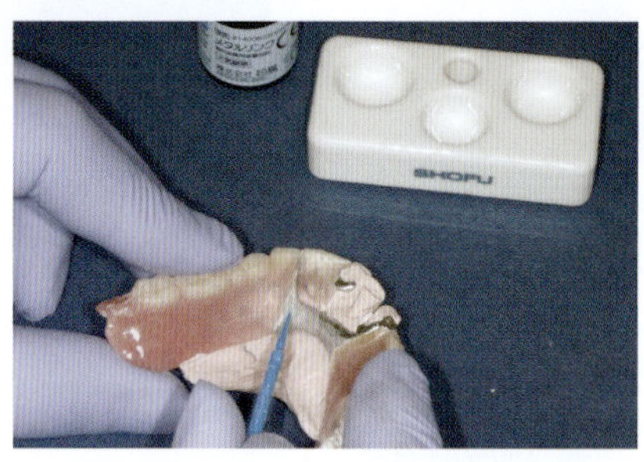

図 16　金属被着面にマイクロブラシでプライマーを 10 秒間塗布し自然乾燥を行う。

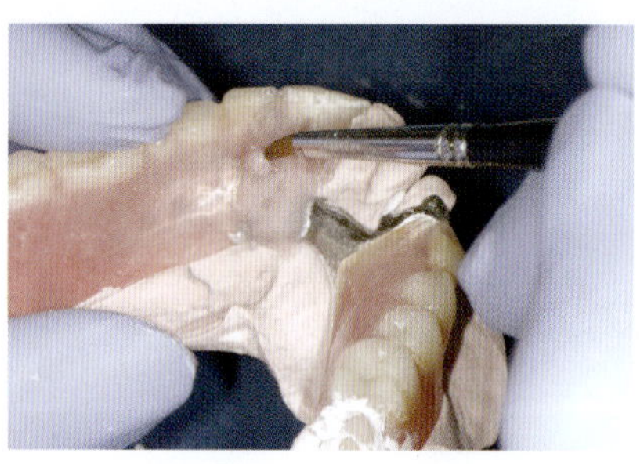

図 17　被着面積を増やすため大連結子を被覆するように即時重合レジンを添加する。

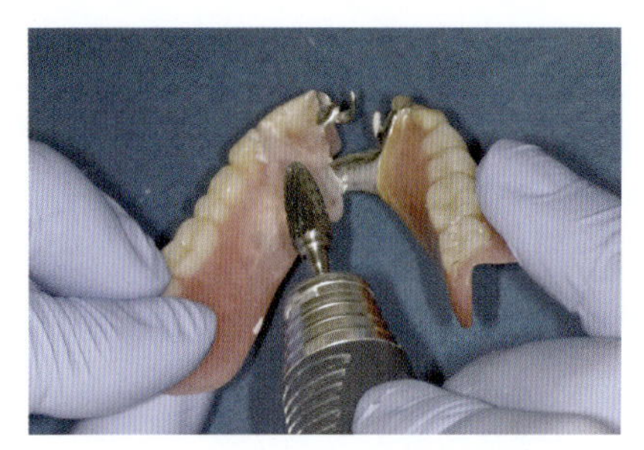

図 18　レジン硬化後、余剰部分をカーバイドバーで削合する。

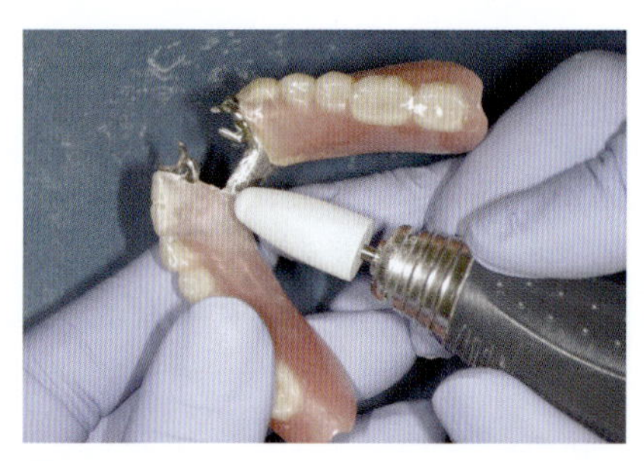

図 19　境目が目立たないようにシリコーンポイントで研磨する。

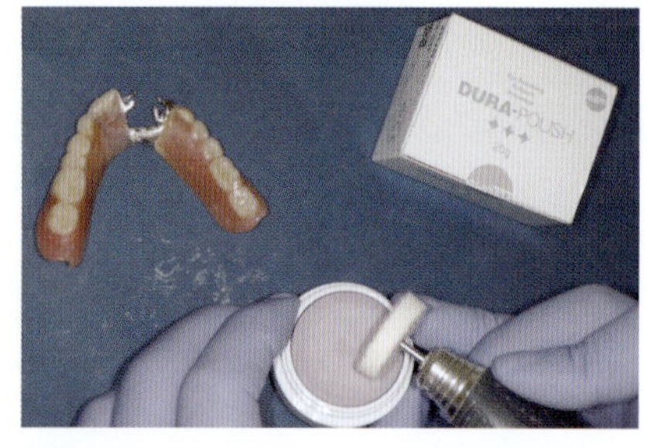

図 20　デュラポリッシュなどの研磨仕上げ用コンパウンドを用いて最終研磨する。短時間の研磨で光沢が得られる。

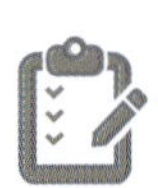

このCaseの成功のポイント

①今回の症例では、下顎前歯部に増歯修理した部位が破折を起こした。破折した大連結子を観察すると、表面は滑沢でアルミナブラスト処理などの接着処理は行われていなかった可能性が高い。

②一度破折した部位は強度的にも弱いため、接着を要する表面には、表面処理を必ず行うことが重要である[4]。

③修理部分の接着が不十分であると、義歯破損の再発だけでなく、接着界面のレジン剥離による義歯の着色やプラーク付着による義歯の汚染などが起こりうる。

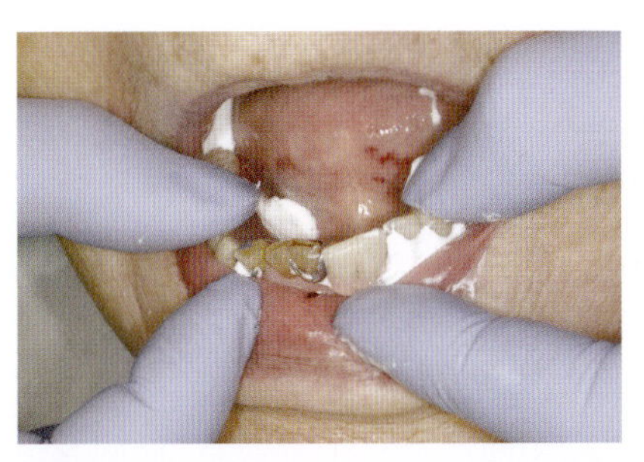

図 21　ファインチェッカーなどの適合試験材を用いて、床粘膜面の適合試験を行う。

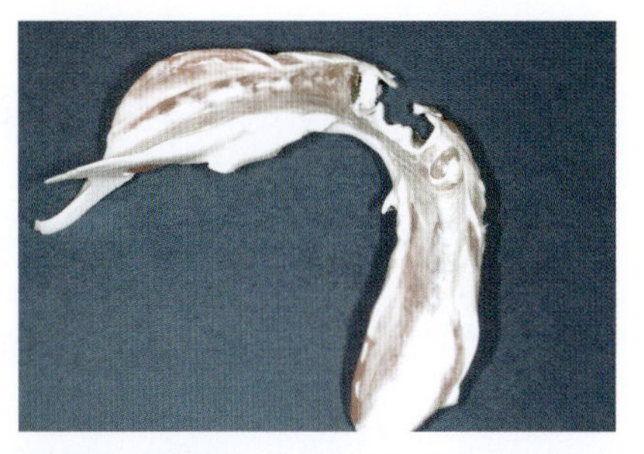

図 22　修理部分だけでなく、下顎義歯の床粘膜面全体の適合を確認する。

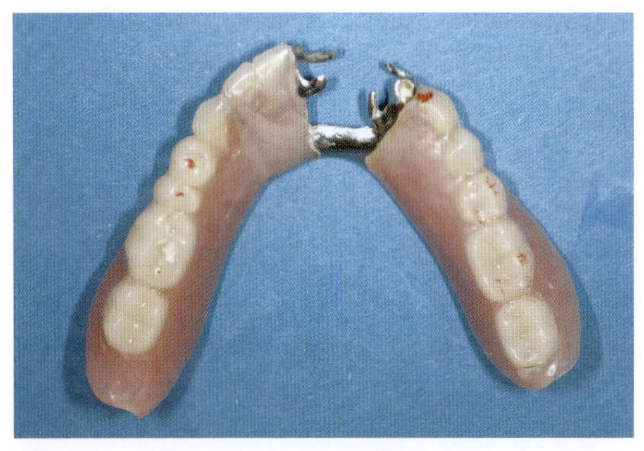

図 23　適合に問題がなくなれば、咬合接触を確認し、咬合調整を行う。特に、破折した部位に早期接触がないことを確認する。

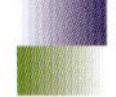

術後とメインテナンス

義歯の修理後から今日まで義歯の再破損は生じていない。現義歯を治療用義歯として使用し問題がなければ、新義歯を製作する予定である。

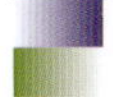

まとめ

①義歯破折の修理を行うにあたっては、修理を行う前に患者の問診、義歯の状態および口腔内診査などから、義歯の破折に至った原因を特定し、それを取り除くことが重要である。

②今回の症例では、義歯破折の原因が増歯部位の接着表面処理の不足であったと考えられる。被着面の材料を確認し、それぞれに応じた表面処理を行うことが重要である。

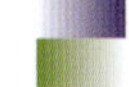

おわりに

可撤性義歯は、アクリルレジンなどの義歯床とクラスプや大連結子などの金属構成要素とが組み合わさって構成される。それぞれの熱膨張係数も異なり、口腔内の咬合力によって義歯は弾性変形を頻繁に起こしている構造物であることから、可撤性義歯の接着は過酷な条件下にさらされている。

そのため義歯修理を行う際には、接着技術を可能なかぎり応用すべきである。

参考文献

1）Shimizu H, Takahashi Y. Review of adhesive techniques used in removable prosthodontic practice. Journal of Oral Science 2012; 54（3）: 205-211.

2）Shimizu H, Ikuyama T, Hayakawa E, Tsue F,Takahashi Y. Effect of surface preparation using ethyl acetate on the repair strength of denture base resin. Acta Odontologica Scandinavica 2006; 64（3）: 159-163.

3）Shimizu H, Kakigi M, Fujii J, Tsue F, Takahashi Y. Effect of surface preparation using ethyl acetate on the shear bond strength of repair resin to denture base resin. Journal of Prosthodontics 2008; 17（6）: 451-455.

4）清水博史，吉永正治，羽生哲也，高橋　裕．義歯修理におけるバルビツール酸誘導体を用いた常温重合レジンと床用レジンとの接着性．日補綴歯会誌 1998；42 (5)：815-822.

2-1

齲窩形成前病変

［齲蝕を形成、進行させないための攻めの予防材料］

高﨑智也
NATURAL TEETH

はじめに

当院は、長崎県の西の端に位置する平戸市の生月島にある。人口は2016年現在、約5,800人で、開業した2005年からすると急速に過疎化が進んでいる（**図1**）。

そんな場所で「私達が受けたい歯科医療をそのまま患者さんに提案する」という理念を掲げ、予防を中心とした歯科医院を構築している[1)]。口のなかを触るのは国家資格をもつ歯科衛生士の仕事と考えているので、現在、歯科衛生士6名体制（うち1名育休中）で診療している[2)]。

年配の来院者のなかに、咬合が崩壊してから来る方が今でも何人もいる。そういう方達を診させてもらっていると、若い頃から歯科医院に定期的に予防で通っていたら、このようなことにはなからなかったのではと思う。治療も大切だが予防も大切と考え、開業時より自費の予防会員制度を導入し、現在400名を超えている（**図2**）。

開業して数年、歯科衛生士とともに予防指導と処置を続けてきたものの、お子さん達のなかにはCOが発症し、進行するケースが出てきた。特に平滑面や萌出直後の幼若永久歯に関して、当時の予防材料では対策が打てていなかった。

そんななか、松風社よりPRGバリアコートが発売された。その当時から使用して、経過を診ている症例からご紹介したい。

PRGバリアコートの有用性

症例は、2007年より予防会員に入ってくださっているお子さんだ。**図3**は、2010年12月16日、咬合面にPRGバリアコートを塗布した下顎右側第一大臼歯である。ビューティシーラントをあえて使用しなかった理由は、非活動性の齲蝕と診断したためだ。S-PRGフィラーから放出されるイオンの抗菌作用などを期待して、萌出してくる近心の第二小臼歯に対して環境を整える意味で選択した。

毎年行われる学校検診で、必ずCと診断される。メインテナンス時に必要に応じて、デンタルエックス線写真を撮影し、ダイアグノデントを使用してCOと診断している。

図4は、約3年経過した2013年11月5日の状態

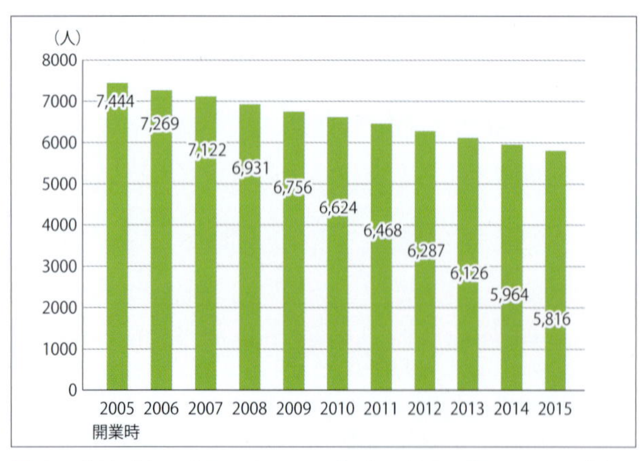

図1　当院がある生月町の人口の推移。右肩下がりに人口が減っており、この傾向は変わらない。

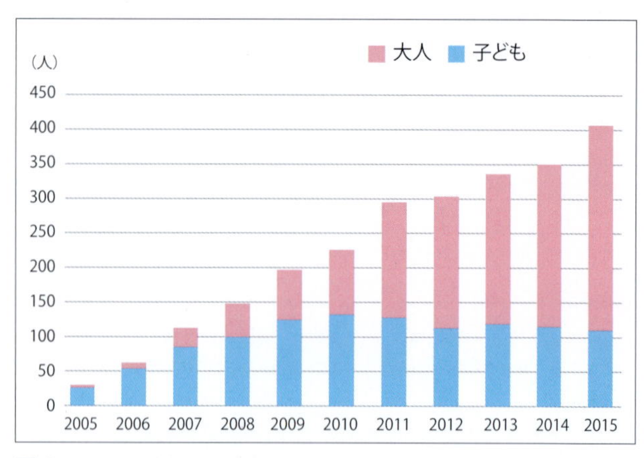

図2　当院の自費予防会員の推移。2010年までは子どもの比率が高かったが、2011年より大人の比率が高くなった。少子高齢化が進んでいるとともに、大人の歯に対する意識の向上が読み取れる。

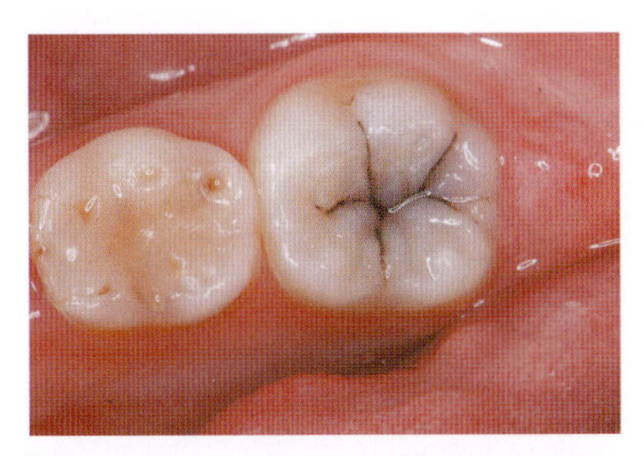

図3　2010年12月16日。6|咬合面にPRGバリアコート。非活動性の齲蝕と診断し、経過観察。

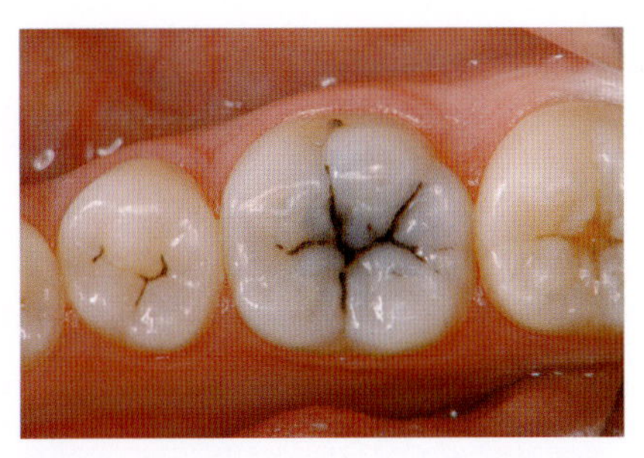

図4　2013年11月5日。施術後約3年。前後に永久歯が萌出。同じくCOと診断し経過観察。

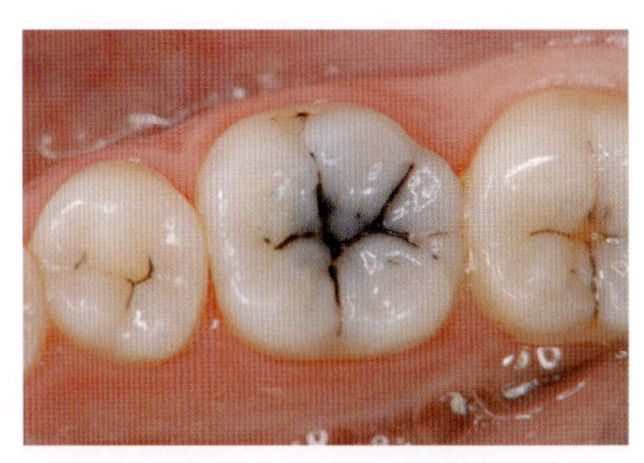

図5　2016年8月6日。施術後約5年半。歯科検診では毎回Cと診断されるが、非活動性の齲蝕と診断し、経過観察。

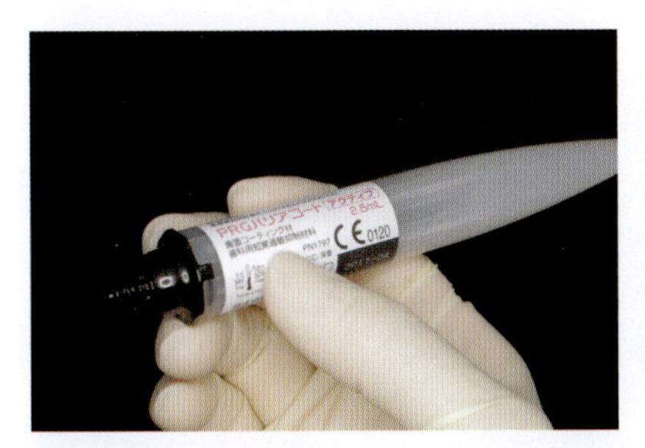

図6　ホスホン酸系モノマーとカルボン酸系モノマー2種が入ったアクティブ。

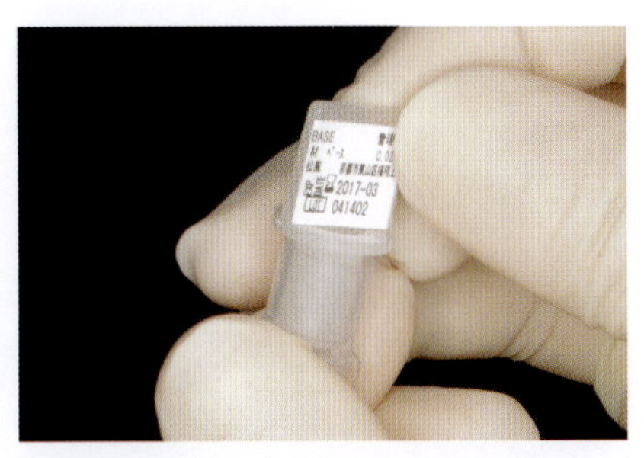

図7　S-PRGフィラーを主成分としたベース。

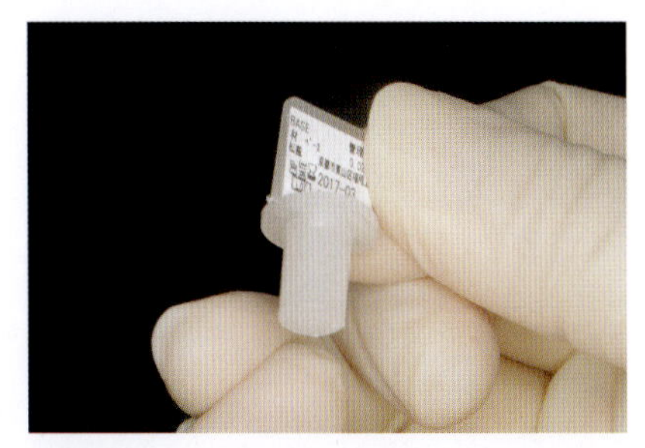

図8　ベースの栓を回しながら抜く。

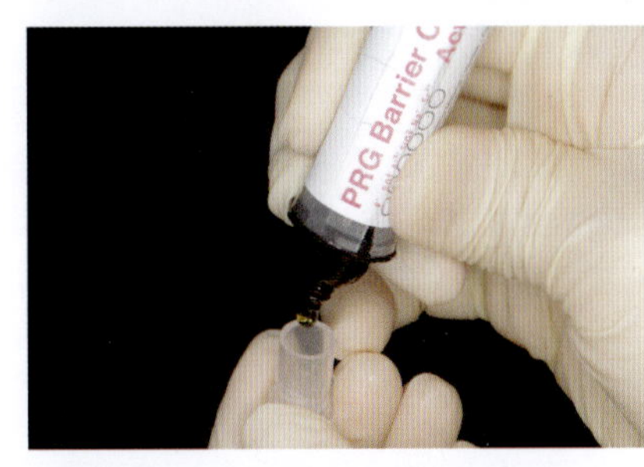

図9　アクティブを1滴落とす。

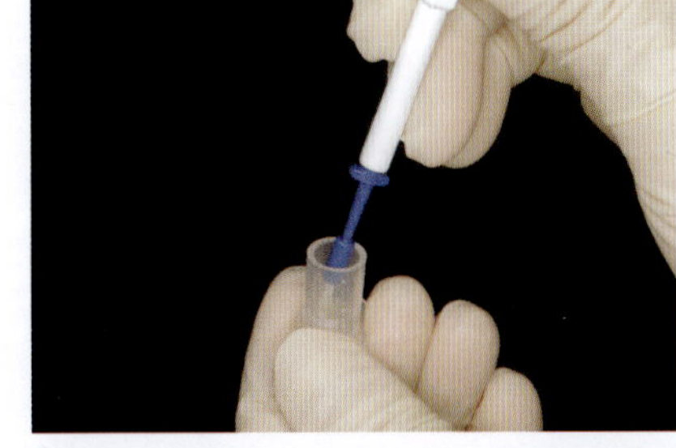

図10　ブラシにてベースとアクティブを素早く混和する。塗布までの操作時間は2分以内である。前歯だと4歯程度、臼歯だと2歯程度が、1回の混和で施術が可能である。

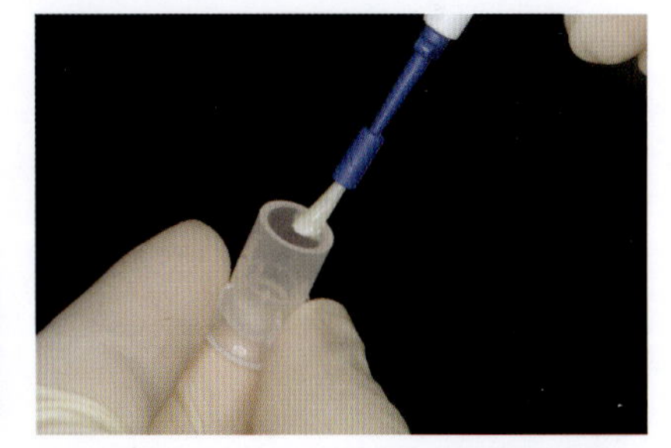

図11　ケースの縁で余剰部分を取り除き、薄く塗布できるようにする。

である。前後の永久歯も萌出してきているが変化は認めない。

図5は、さらに約2年半経過した2016年8月6日の状態である。完全に黒化しており、非活動性のCOと診断し、そのまま経過観察している。

PRGバリアコートは、塗布された歯だけでなく、微量のイオンの萌出により、周囲環境を整えているのではと臨床上考えている。東北大学歯学部小児歯科において臨床応用をしたところ、象牙質の再石灰化を促しプラークの付着が抑制され、齲蝕予防の有効性が鈴木らにより報告されている[3]。

PRGバリアコートを用いた診療ステップ

以下に、実際の診療ステップを紹介する。

PRGバリアコートはアクティブ（**図6**）とベース（**図7**）に分かれている。アクティブのなかに接着性モノマー、ベースのなかにS-PRGフィラーが充填されている。

ベースが入った容器の栓を回しながら抜く（**図8**）。そのなかにアクティブを1滴落とす（**図9**）。滴下された直後から反応が始まるため、2分以内の操作が必要である。手早くベースとアクティブを混ぜ（**図10**）、縁を使いブラシから余剰な部分を取り除き（**図11**）、歯面に持っていく。厚塗りは、逆に効果が薄くなるので、薄く1層を意識するとよい。

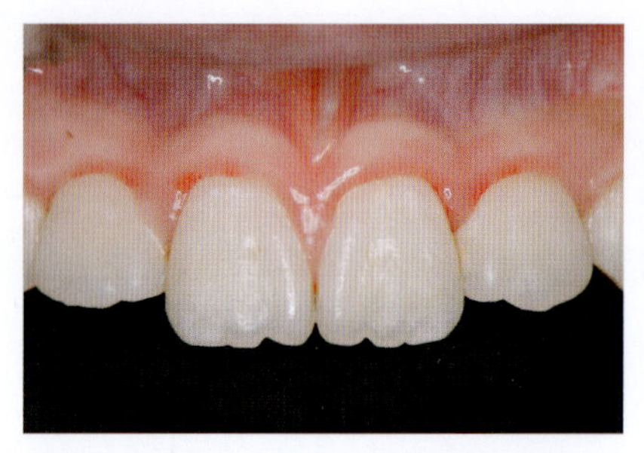

図 12　10 代、女性。上顎前歯部の白斑。

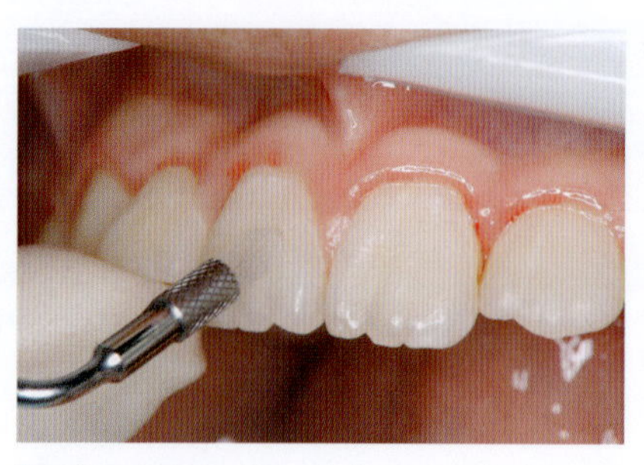

図 13　表面のプラークをソニックブラシを用いて落とす。ソニックブラシは、プラークの除去には非常に有効で、普段の診療で歯科医師の診療を待つ間に、歯科衛生士が口腔内全体のプラークを毎回落としている。

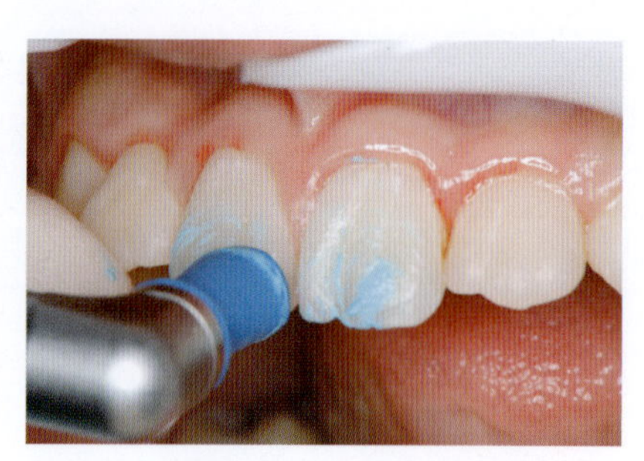

図 14　フッ素が入っていないプレサージュを用いて歯面研磨。フッ素入りの研磨材は接着阻害を起こすので、使用しない。

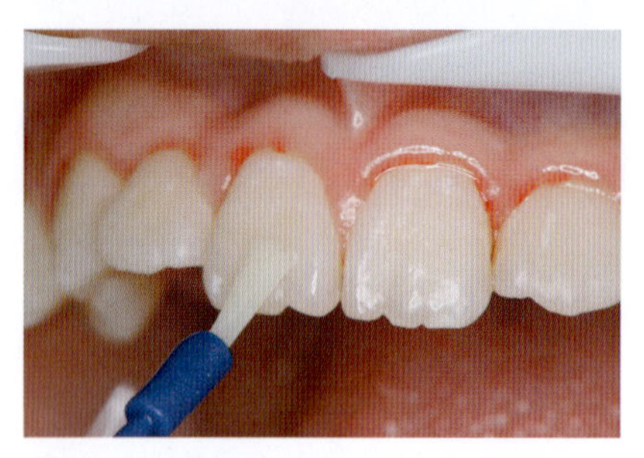

図 15　歯面に薄く塗布する。二度塗りをしない。

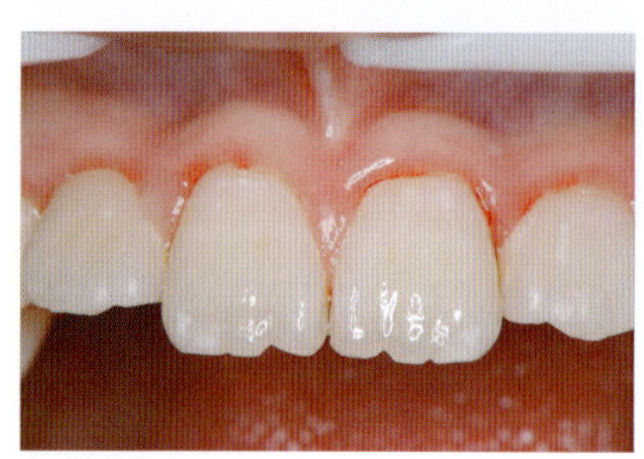

図 16　塗布直後。

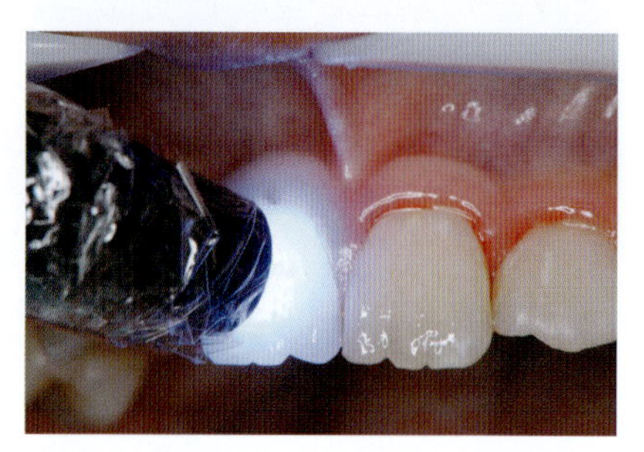

図 17　光照射。照射器の種類により照射時間は変わるので、自院の照射器のパワーを知っておく必要がある。

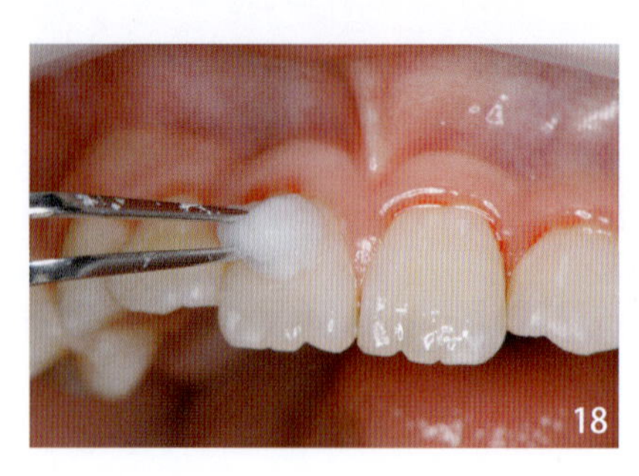

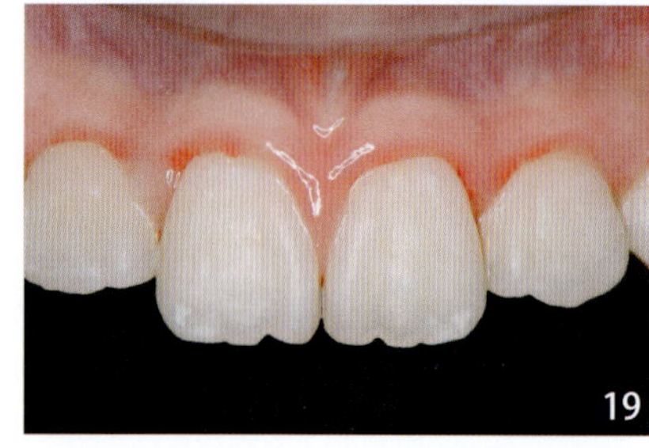

図 18　未重合層を濡れた綿球で拭き取る。この操作を行うことで、着色や変色を極力抑えることができる。

図 19　施術直後。写真を見たらわかるように、どこに塗布されたかわからなくなる。そのため、小児の親御さんには、PRG バリアコートの箱や使用したベースのケースを見せるとよい。

予防で使用する場合は、保険適応にならないので注意が必要である。小児に用いることが多いと思うが、自費診療の予防処置をしたと説明しただけでは、どこに塗布されたか親御さんにはわからない。そのため当院では、治療後に使用したベースの空の容器と PRG バリアコートの箱を見せるようにしている。そうすることで、トラブルを避けることができる。

症例 1［上顎前歯部の白斑］

図 12 に、上顎前歯部の白斑部分を示す。プラークをソニックブラシを用い落としていく（**図 13**）。次にフッ素が入っていないプレサージュを用いて歯面を研磨している（**図 14**）。歯面を乾燥後、PRG バリアコートを歯面に薄く塗布していく。決して厚塗りはしない（**図 15**）。**図 16** は塗り終えた直後である。規定の照射時間で光照射を行う（**図 17**）。

この際、照射器の種類により光量のパワーは違うので、自院の照射器のパワーを知っておく必要がある。また歯面より遠くなれば遠くなるほど、パワーは落ちるので、できるかぎり歯面に近づけて照射する必要がある。

最後に、未重合層を濡れた綿球などで拭き取りを行う（**図 18**）。**図 19** は施術直後である。

どこに塗布されたかわからないので、小児の親御さん達には、前述したように、しっかりとした説明が必要である。

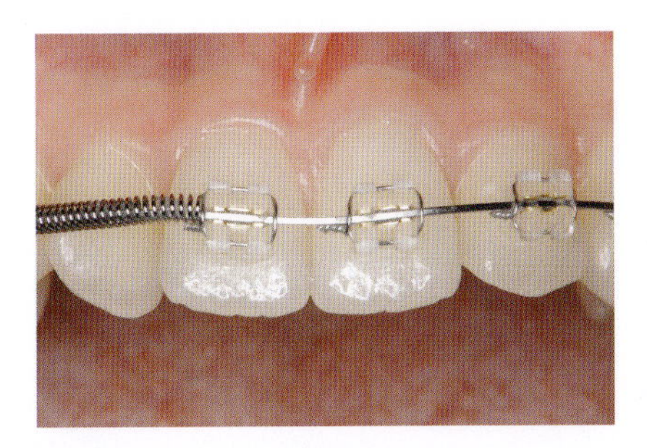

図 20　ブラケット矯正中の 20 代、女性。

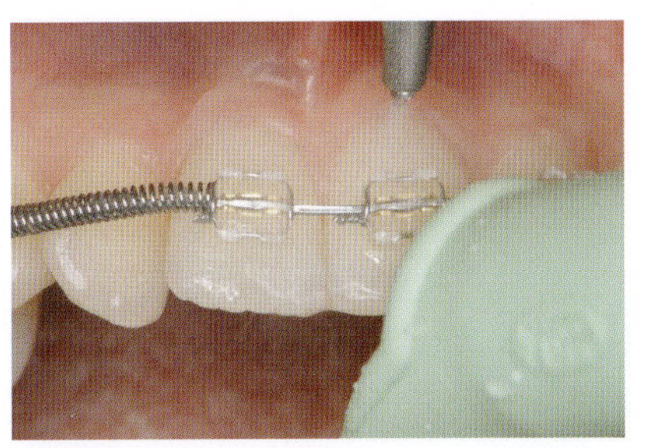

図 21　エアフロー（EMS 社）にて歯面清掃。エアフローは、バイオフィルムの除去に有用である。通常のカップを使用した清掃がしにくい矯正中の患者には、特に使える。当院では欠かせない機器になっている。

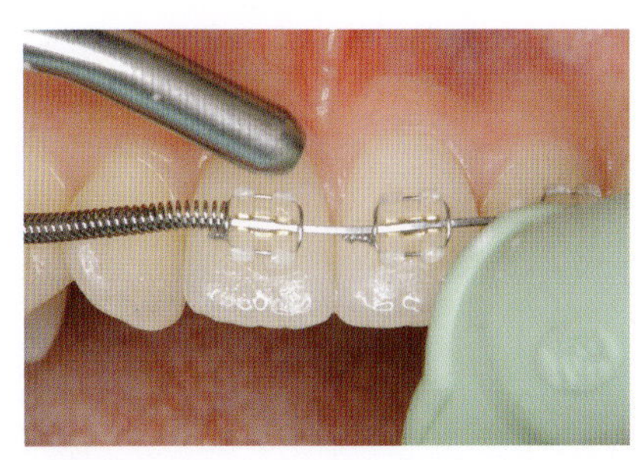

図 22　スリーウェイシリンジによるエア乾燥。塗布する前に、歯面をしっかり乾燥する。

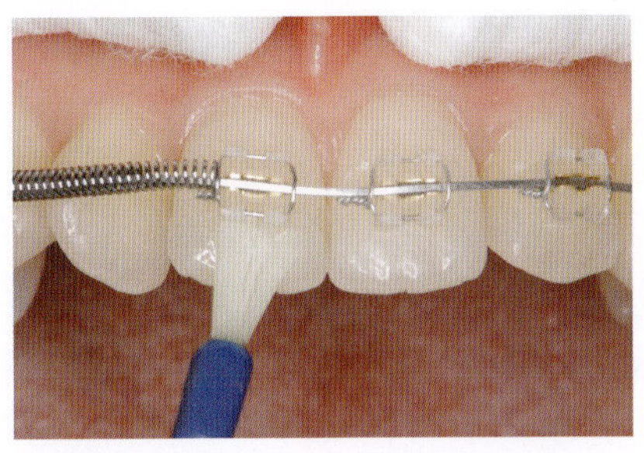

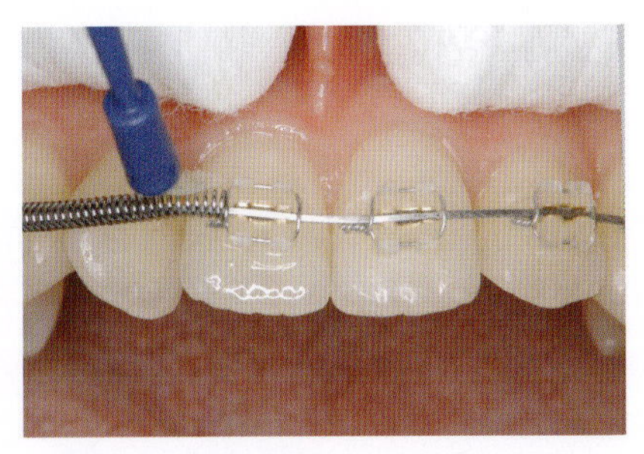

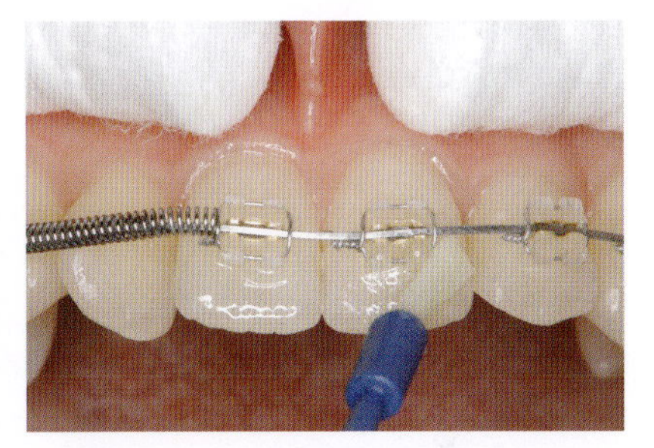

図 23 ～ 25　ブラシの方向をうまく変えて、丁寧に薄く 1 層塗布する。

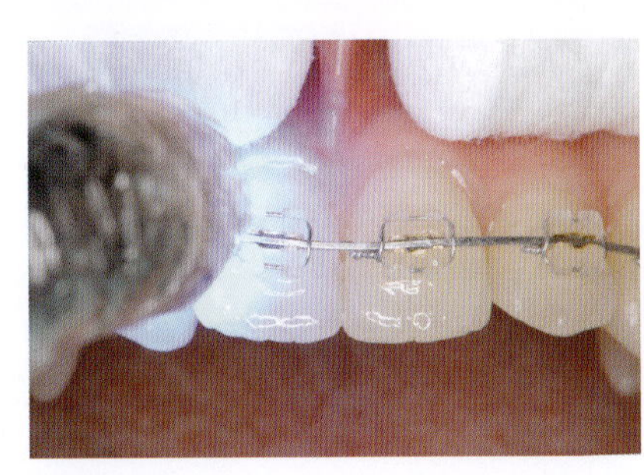

図 26　光照射。

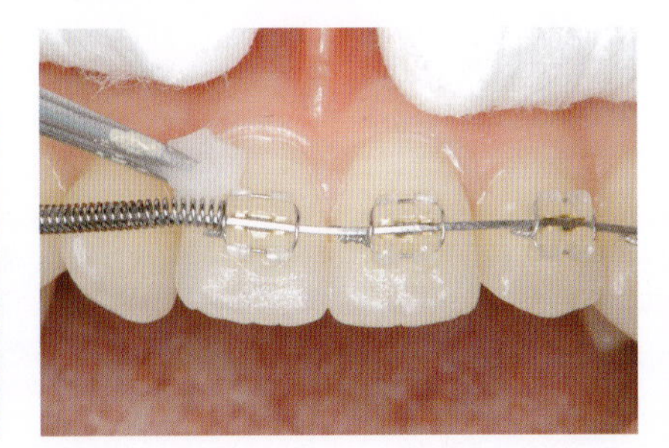

図 27　未重合層を濡れた綿球で拭き取る。

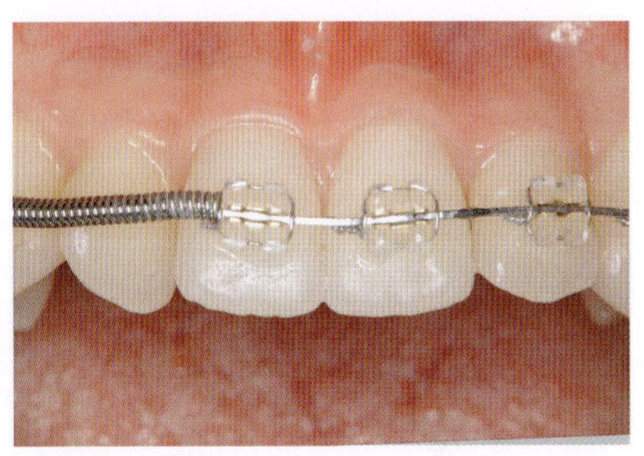

図 28　施術直後。

症例 2［ブラケット矯正治療中］

図 20 は、ブラケット矯正治療中の女性である。

歯面清掃にエアフロー（EMS 社）を用いている（**図 21**）。エアフローはバイオフィルムの除去方法にパラダイムシフトを起こしている [5]。ワイヤー矯正中の場合、カップでは清掃しにくいので、特に使用頻度が高くなる。

エア乾燥（**図 22**）の後、PRG バリアコートをワイヤーの隙間からブラシの方向を変えて薄く塗布し（**図 23 ～ 25**）、光照射を行う（**図 26**）。未重合層を濡れた綿球で拭き取る（**図 27**）。**図 28** は施術直後である。

矯正治療中の患者に対して PRG バリアコートは非常に有用である [6]。矯正治療中は、どうしても清掃不良が起こりやすくプラークが付着しやすい。そんなときに、プラークの付着を抑制する機能がある PRG バリアコートを使用するのは、非常に有効であると考えている。

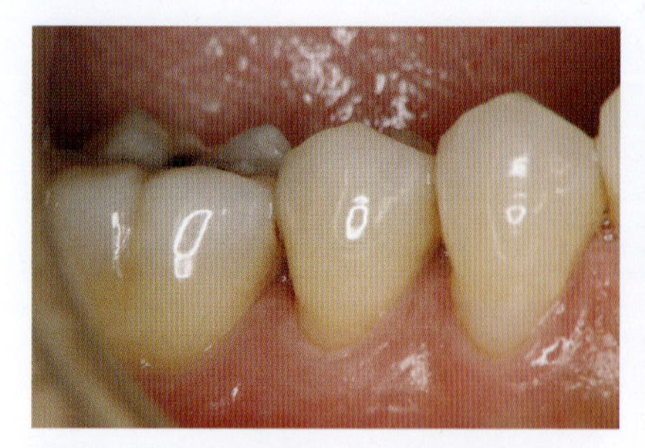

図29　5┐知覚過敏症の40代、男性。

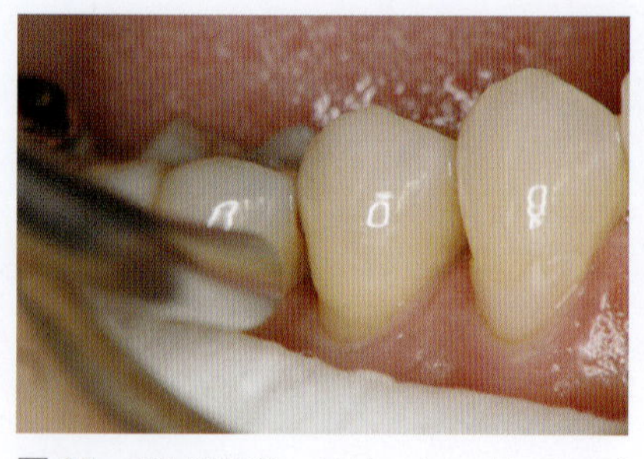

図30　歯面清掃後、スリーウェイシリンジにてエア乾燥。

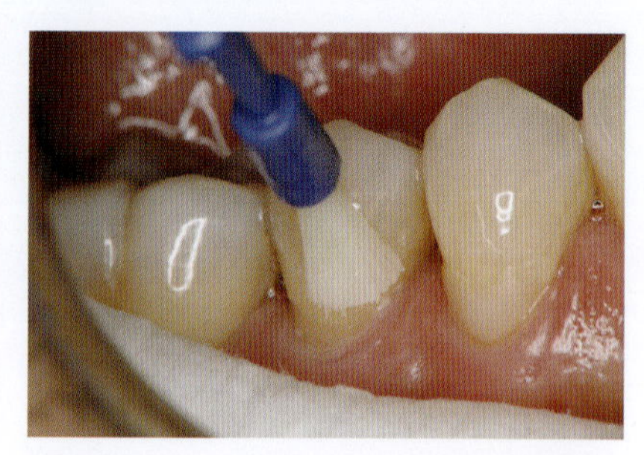

図31　患歯歯頚部に対して、薄く塗布する。

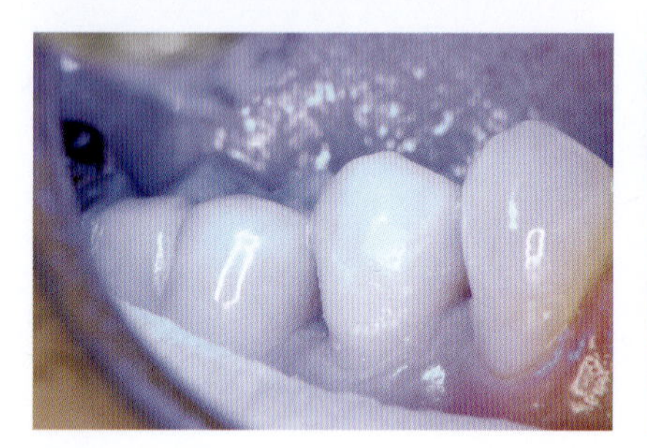

図32　光照射。

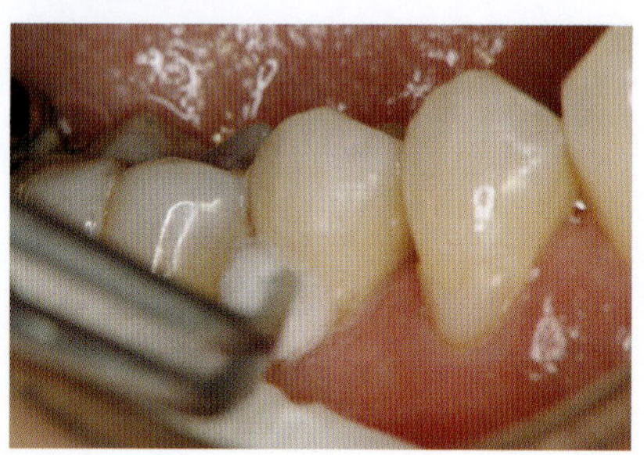

図33　未重合層を湿らせた綿球で拭き取る。

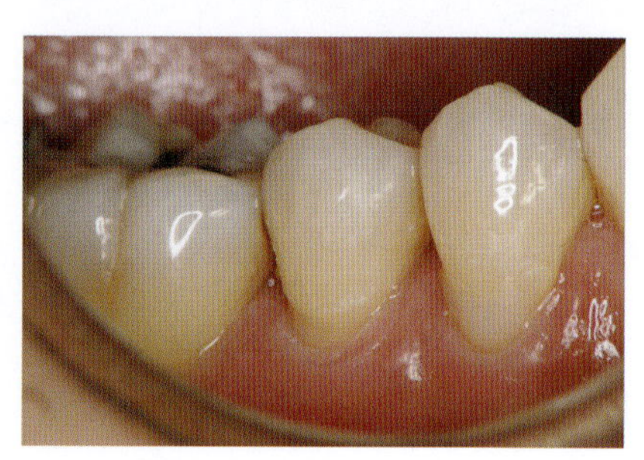

図34　施術直後の写真。

萌出中の永久歯
COの要観察歯
永久歯のエナメル質形成不全歯
矯正中のブラケット周囲
叢生部位
義歯の鉤歯
根露出部位　　　など

図35　PRGバリアコートの適応範囲。幅広い症例に使うことができる。

Point①
流動性がある
混和後、2分以内に使用する

Point②
ブラシに付着した混和液を
開口部の縁でそぎ落として
付着量を調整してから
歯面に塗布する

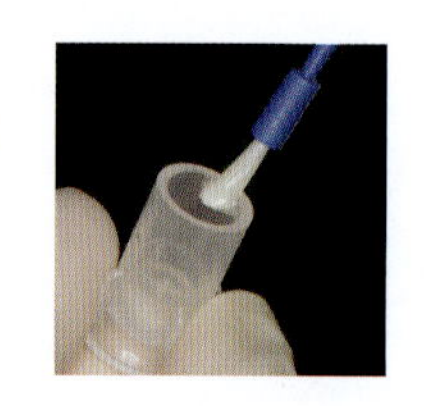

図36　PRGバリアコートを使用するうえでの重要な2つのポイント。

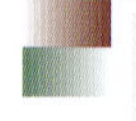

症例3［下顎右側第二小臼歯の知覚過敏症］

下顎右側第二小臼歯に知覚過敏の症状がある（**図29**）。

歯面清掃後、エア乾燥をする（**図30**）。歯頚部の知覚過敏部位に薄くPRGバリアコートを塗布し（**図31**）、光照射を行う（**図32**）。未重合層を湿らせた綿球で拭き取る（**図33**）。**図34**は施術直後である。

知覚過敏の症例に関しては保険適応である。知覚過敏抑制だけでなく、プラークの付着を抑えたり、根面齲蝕の抑制にも効果があると考えている。露出根面に対してはPRGバリアコートの有用性が報告されている[6,7]。

歯周病治療が国民に浸透してきて、歯を残せる時代がきているが、それと同時に根面齲蝕との戦いが始まっている。その抑制に、PRGバリアコートを選択する症例が増えるのは間違いない。

まとめ

PRGバリアコートは、適応範囲が非常に広い（**図35**）。小児だけでなく、これからは高齢者への適応が増えてくると思う。

フッ素塗布では一時的にしか停滞することができず、サホライドでは色調に変化をもたらすため、審美を意識する傾向がある現代にて、前歯部には使いにくい。

そのなかで開発されたのが、このPRGバリアコートで、２つのポイントに注意して使えば、簡便に臨床に使うことができる（**図36**）。

PRGバリアコートは、これからの歯科医院に欠かせない材料となり、往診の場でも活躍する材料となるのは間違いない。

参考文献

1）高﨑智也．ビューティシーラント＆PRGバリアコートを用いた予防歯科の構築．デンタルエコー 2014；176：28-35．（松風歯科クラブ会員専用サイトで閲覧可）
2）高﨑智也，澤泉千加良．歯科衛生士が活躍する繁盛歯科医院―採用・育成・定着のポイント　小さな島でもできる、働きたいと思える環境づくり!．DENTAL DIAMOND 2013；38 (8)：106 -111.
3）Suzuki M, Yamada A, Saito K, Hino R, Sugawara Y, Ono M, Naruse M, Arakaki M, Fukumoto S. Application of a tooth-surface coating material containing pre-reacted glass-ionomer fillers for caries prevention. Pediatr Dent J 2015; 25 (3) December: 72-78.
4）岡本　亮．バイオフィルムとの戦いに勝利する矯正治療を目指して．デンタルエコー 2011；166：6-13．（松風歯科クラブ会員専用サイトで閲覧可）
5）Sculean A, Bastendorf KD, Becker C. Bush B, Einwag J, Lanoway C, Platzer U, Schmage P, Schoeneich B, Walter C, Wennstrom JL, Flemmig TF. A paradigm shift in mechanical biofilm management? Subgingival air polishing：a new way to improve mechanical biofilm management in the dental practice. Quintessence Int 2013; 44（7）：475-477.
6）Ma S, Imazato S, Chen JH, Mayanagi G, Takahashi N, Ishimoto T, Nakano T. Effects of a coating resin containing S-PRG filler to prevent demineralization of root surfaces. Dent Mater J 2012; 31（6）：909-915.
7）Shiiya T, Tomiyama K, Iizuka J, Hasegawa H, Kuramochi E, Fujino F, Ohashi K, Nihei T, Teranaka T, Mukai Y. Effect of the coating material on root dentin remineralization in vitro. Am J Dent 2014; 27（5）Oct: 258-262.

2-2 A 直接法による修復【歯冠部修復】
［接着システムのステップをきちんと踏もう！］

秋本尚武
秋本歯科診療所

はじめに

レジン接着システムを用いたコンポジットレジン修復では、10年を超える長期臨床成績が数多く報告されている。すなわち10年以上も前に開発されたレジン接着システムでさえ、現在に至るまで臨床においては十分に機能しているのである。

一方で、臨床医からは、コンポジットレジン修復の短期間での脱落事例が報告され、今の時代においてもさらなる高い接着強さをもつ接着システムが求められている。

この臨床結果の違いは何が原因なのだろうか？　多くの臨床研究は大学の研究機関で行われていることから、「大学のようなところでゆっくりと時間をかけた治療と市井の臨床現場とでは考え方もやり方も全く違う」などとよく言われる。はたしてそうであろうか？

時間をかければコンポジットレジン修復は成功するかといえば、そうではない。長期臨床耐久性のあるコンポジットレジン修復を行うにあたり大切なことは何か？

治療における一つひとつのステップを確実に行うことが、「落ちない接着」において最も肝要である。

本稿ではそれぞれのステップについて考えていく。

治療前の器材チェック

材料の保管状況と使用期限

レジン接着材およびコンポジットレジンには、それぞれ保管条件と使用期限が決まっている。保管条件は材料ごとに異なる。多くの製品は高温、多湿、直射日光、火気などを避け、冷蔵庫に保管するよう指定されているが、常温保存の製品もあり保管方法はさまざまである（**図1、2**）。しかし常温保存の材料でも、仮に真夏の診療室に放置されていれば、材料はかなりの温度になると考えられ、劣化の危険がある。材料の劣化は目に見えない。

また、食品の賞味期限ではないが材料にも使用期限がある。多くの製品では容器などにその使用期限が記載されている（**図3、4**）。接着修復の肝となるレジン接着材は、ボトルのなかで経時的に加水分解を起こし変性することから、開封後は徐々に劣化していくと考えられる。開封後はできるだけ早く使用するほうがよい。特に、シランカップリング処理剤や金属プライマーなど、レジン接着材と比較して使用頻度が少ないものは、使用期限を把握する必要がある。基本的に材料は、温度管理された冷蔵庫で保管し（**図5、6**）、開封後はできるだけ早く使用するのが望ましい。

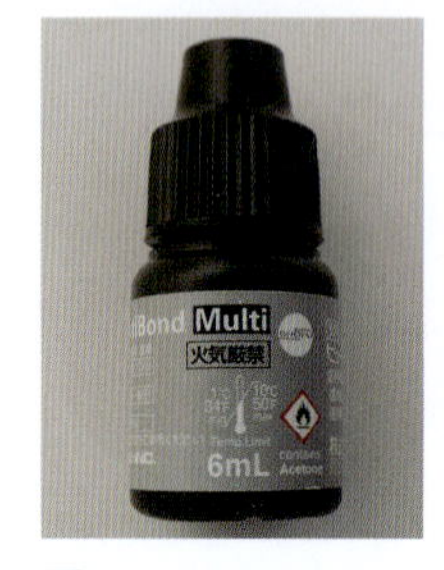

図1　保管条件が明記されている（ビューティボンド マルチ）。

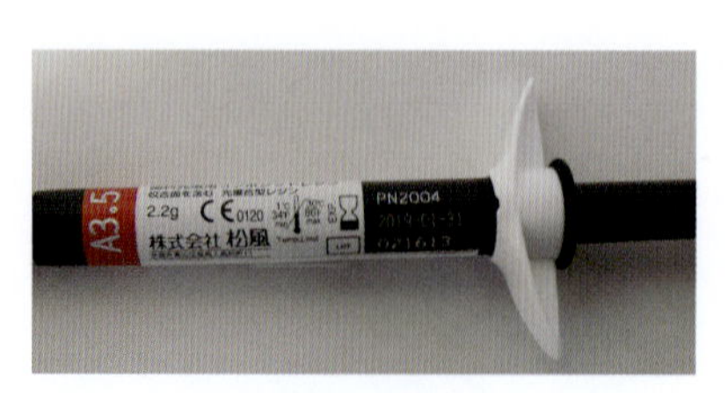

図2　保管条件が明記されている（ビューティフィル フロープラス F00）。

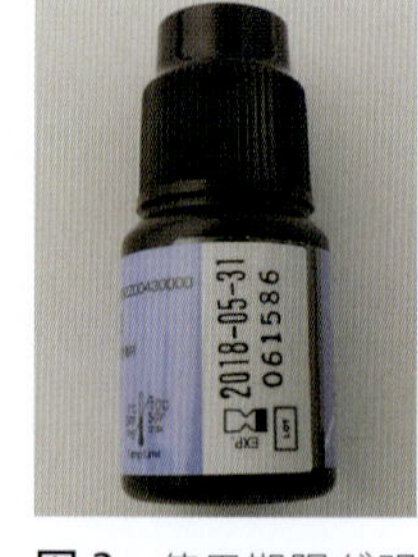

図3　使用期限が明記されている（フルオロボンドII）。

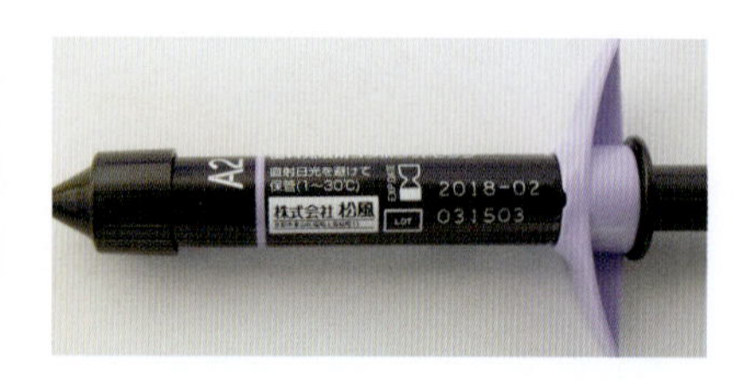

図4　使用期限が明記されている（ビューティフィル ネクスト）。

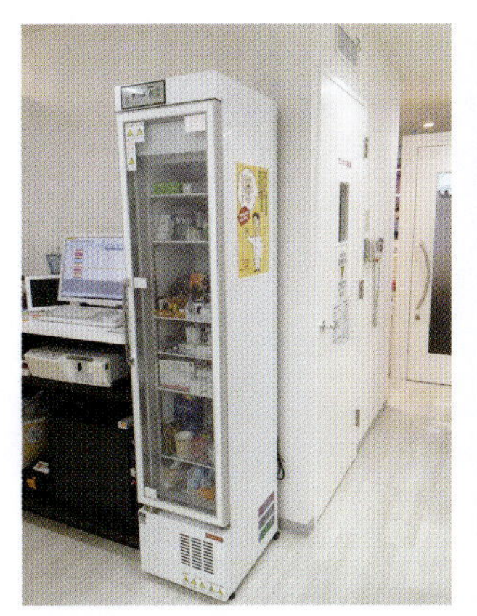

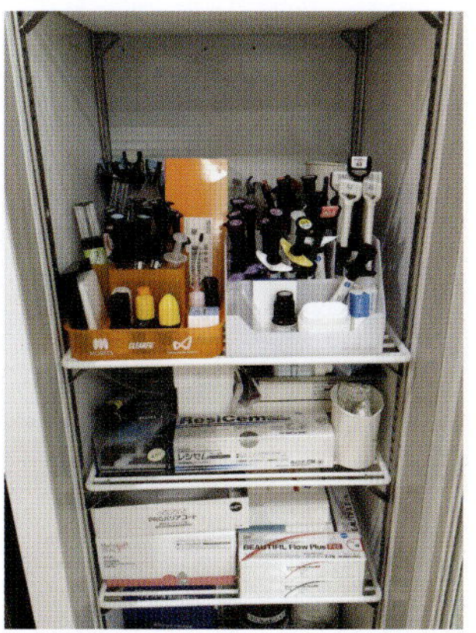

図5、6 冷蔵庫で保管する。**図5**は全体像、**図6**は内部。

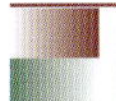

光照射器

接着治療における一番の落とし穴は、照射器の光強度である。現在、ほぼすべての接着修復材料が光重合型である。十分な光が材料に照射されなければ物性は低下する。

実験室での接着試験を行う際には600mW/cm² 以上の光量をもつ照射器が使用されており、臨床においてもこれ以上の光量が必要である。光量計などで、現在使用している光照射器の光強度を確認することが大切である。ディーラーの営業マンに依頼し、光量計を用いて照射器の光量を測定してもらってもよい。

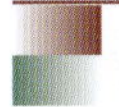

使用説明書の確認

現在、各メーカーからさまざまなレジン接着材が市販されている。多くの製品はワンボトルタイプのレジン接着材である。一見、どのメーカーの製品も同じように見えるが、それぞれ使用方法が全く異なる。

製品には薬事法（医薬品、医療機器等の品質、有効性及び安全性の確保等に関する法律）により、注意点などが記載された文章（添付文書）の添付が義務づけられている。成分や使用方法そして注意点などを含め、製品に関するさまざまな情報が記載されており、材料の使用に際しては必ず読むべきものである（**図7**）。しかしなかなか熟読できないのが現状である。最近では簡単な操作手順を示した使用説明書が同封されていることが多い（**図8**）。

今一度、自分の診療所にある製品の使用説明書をしっかりと読み、使用方法の確認を行うことが大切である。それぞれの製品は使用説明書どおりに使用して、初めて

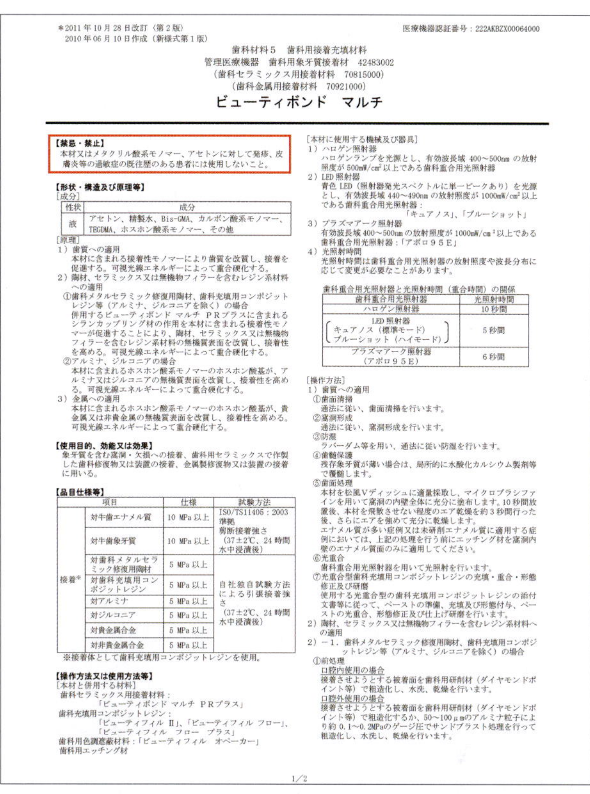

＊2011年10月28日改訂（第2版）
2010年06月10日作成（新様式第1版）

医療機器認証番号：222AKBZX00064000

歯科材料5　歯科用接着充填材料
管理医療機器　歯科用象牙質接着材　42483002
（歯科セラミックス用接着材料　70815000）
（歯科金属用接着材料　70921000）

ビューティボンド　マルチ

【禁忌・禁止】
本材又はメタクリル酸系モノマー、アセトンに対して発疹、皮膚炎等の過敏症の既往歴のある患者には使用しないこと。

【形状・構造及び原理等】
［成分］

性状	成分
液	アセトン、精製水、Bis-GMA、カルボン酸系モノマー、TEGDMA、ホスホン酸系モノマー、その他

［原理］
1）歯質への適用
本材に含まれる接着性モノマーにより歯質を改質し、接着を促進する。可視光線エネルギーによって重合硬化する。
2）陶材、セラミックス又は無機物フィラーを含むレジン系材料への適用
①歯科メタルセラミック修復用陶材、歯科充填用コンポジットレジン等（アルミナ、ジルコニアを除く）の場合
併用するビューティボンド マルチ PRプラスに含まれるシランカップリング材の作用を本材に含まれる接着性モノマーが促進することにより、陶材、セラミックス又は無機物フィラーを含むレジン系材料の無機質表面を改質し、接着性を高める。可視光線エネルギーによって重合硬化する。
②アルミナ、ジルコニアの場合
本材に含まれるホスホン酸系モノマーのホスホン酸基が、アルミナ又はジルコニアの無機質表面を改質し、接着性を高める。可視光線エネルギーによって重合硬化する。
3）金属への適用
本材に含まれるホスホン酸系モノマーのホスホン酸基が、貴金属又は非貴金属の無機質表面を改質し、接着性を高める。可視光線エネルギーによって重合硬化する。

【使用目的、効能又は効果】
象牙質を含む窩洞・欠損への接着、歯科用セラミックスで作製した歯科修復物又は装置の接着、金属製修復物又は装置の接着に用いる。

【品目仕様等】

項目		仕様	試験方法
接着※	対牛歯エナメル質	10 MPa以上	ISO/TS11405：2003準拠 剪断接着強さ （37±2℃、24時間水中浸漬後）
	対牛歯象牙質	10 MPa以上	
	対歯科メタルセラミック修復用陶材	5 MPa以上	自社独自試験方法による引張接着強さ （37±2℃、24時間水中浸漬後）
	対歯科充填用コンポジットレジン	5 MPa以上	
	対アルミナ	5 MPa以上	
	対ジルコニア	5 MPa以上	
	対貴金属合金	5 MPa以上	
	対非貴金属合金	5 MPa以上	

※接着体として歯科充填用コンポジットレジンを使用。

【操作方法又は使用方法等】
［本材と併用する材料］
歯科セラミックス用接着材料：
「ビューティボンド マルチ PRプラス」
歯科充填用コンポジットレジン：
「ビューティフィル II」、「ビューティフィル フロー」、「ビューティフィル　フロー　プラス」
歯科用色調遮蔽材料：「ビューティフィル　オペーカー」
歯科用エッチング材

［本材に使用する機械及び器具］
1）ハロゲン照射器
ハロゲンランプを光源とし、有効波長域 400～500nm の放射照度が 500mW/cm² 以上である歯科重合用光照射器
2）LED照射器
青色 LED（照射器発光スペクトルに単一ピークあり）を光源とし、有効波長域 440～490nm の放射照度が 1000mW/cm² 以上である歯科重合用光照射器：
「キュアノス」、「ブルーショット」
3）プラズマアーク照射器
有効波長域 400～500nm の放射照度が 1000mW/cm² 以上である歯科重合用光照射器：「アポロ９５Ｅ」
4）光照射時間
光照射時間は歯科重合用光照射器の放射照度や波長分布に応じて変更が必要なことがあります。

歯科重合用光照射器と光照射時間（重合時間）の関係

歯科重合用光照射器	光照射時間
ハロゲン照射器	10秒間
LED照射器（キュアノス（標準モード）、ブルーショット（ハイモード））	5秒間
プラズマアーク照射器（アポロ９５Ｅ）	6秒間

［操作方法］
1）歯質への適用
①歯面清掃
通法に従い、歯面清掃を行います。
②窩洞形成
通法に従い、窩洞形成を行います。
③防湿
ラバーダム等を用い、通法に従い防湿を行います。
④歯髄保護
残存象牙質が薄い場合は、局所的に水酸化カルシウム製剤等で覆髄します。
⑤歯面処理
本材を松風Ｖディッシュに適量採取し、マイクロブラシファインを用いて窩洞の内壁全体に充分に塗布します。10秒間放置後、本材を飛散させない程度のエア乾燥を約3秒間行った後、さらにエアを強めて充分に乾燥します。
エナメル質が多い症例又は未研削エナメル質に適用する症例においては、上記の処理を行う前にエッチング材を窩洞内壁のエナメル質面のみに適用してください。
⑥光重合
歯科重合用光照射器を用いて光照射を行います。
⑦光重合型歯科充填用コンポジットレジンの充填・重合・形態修正及び研磨
使用する光重合型の歯科充填用コンポジットレジンの添付文書等に従って、ペーストの準備、充填及び形態付与、ペーストの光重合、形態修正及び仕上げ研磨を行います。
2）陶材、セラミックス又は無機物フィラーを含むレジン系材料への適用
2）－1．歯科メタルセラミック修復用陶材、歯科充填用コンポジットレジン等（アルミナ、ジルコニアを除く）の場合
①前処理
口腔内使用の場合
接着させようとする被着面を歯科用研削材（ダイヤモンドポイント等）で粗造化し、水洗、乾燥を行います。
口腔外使用の場合
接着させようとする被着面を歯科用研削材（ダイヤモンドポイント等）で粗造化するか、50～100 μm のアルミナ粒子により約 0.1～0.2MPa のゲージ圧でサンドブラスト処理を行って粗造化し、水洗し、乾燥を行います。

1/2

図7 添付文書（ビューティボンド マルチ）。

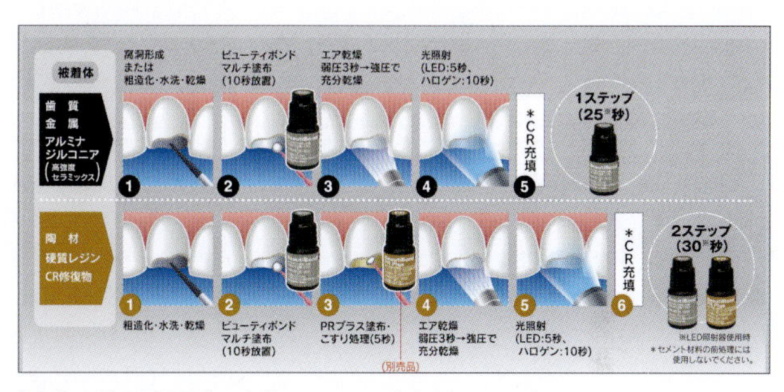

図8 使用説明書（ビューティボンド マルチ）。

その製品の研究開発時に得られた最高のパフォーマンスを示すのである。

実際の臨床における注意点

さて、実際の臨床手順に沿って、コンポジットレジン修復における接着処理を含めた注意点について見ていく（**図9**）。

被着面の清掃と防湿

齲蝕治療では、齲蝕検知液を指標に感染象牙質を削除する（**図10～13**）。窩洞形成後、スリーウェイシリンジによりスプレー洗浄と乾燥を行い、窩洞内に感染象牙質の切削片がないようにする。そして、その後は接着処理を行うまでの間、被着面（レジン接着材を塗布する

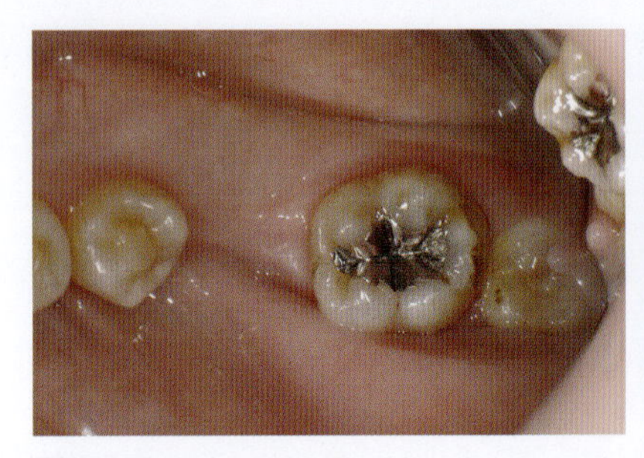

図9　7| における1級メタルインレーの二次齲蝕および遠心辺縁隆線部の齲蝕の症例。遠心辺縁隆線の齲蝕は、隣在歯との接触点より上に限局している。

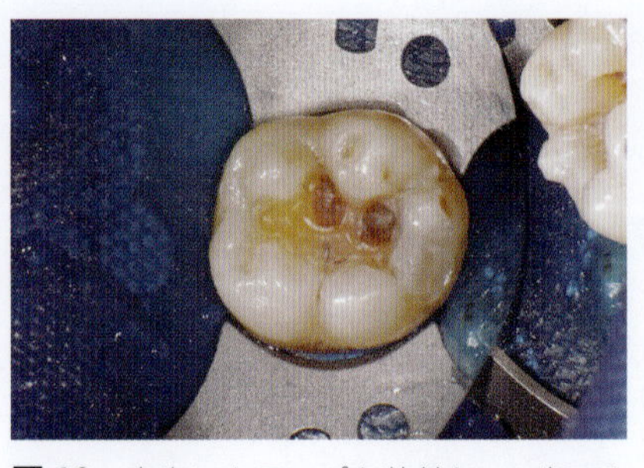

図10　患歯にクランプを装着し、1歯のみ露出するようラバーダムを装着後、メタルインレーおよび遠心の齲蝕を除去する。インレー除去後の窩底には、象牙質齲蝕が認められる。

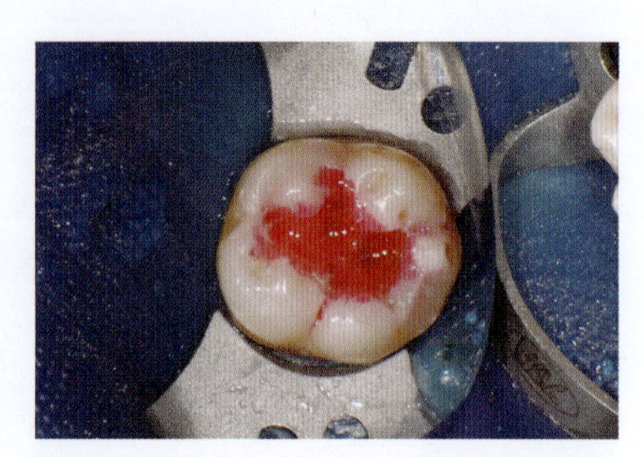

図11　齲蝕検知液を塗布する。

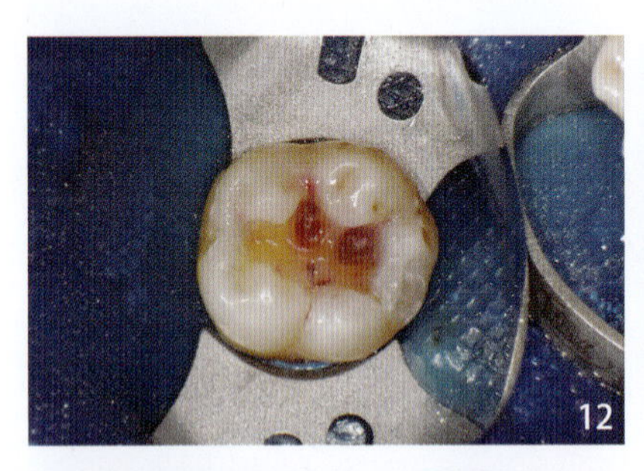

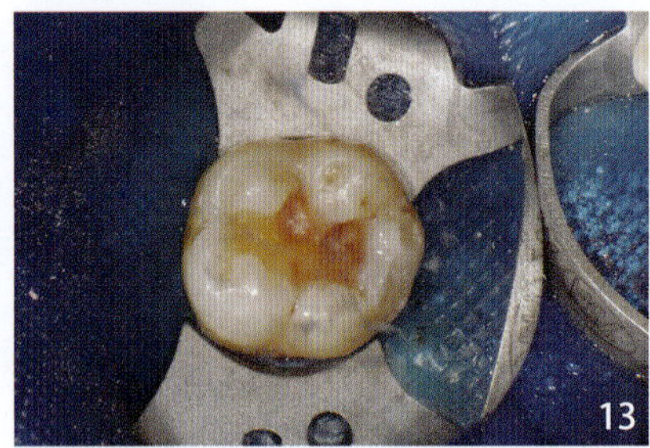

図12　10秒後に水洗する。象牙質齲蝕の部分が齲蝕検知液で染色されている。

図13　検知液で赤く染まっている齲蝕象牙質を、鋭利なスプーンエキスカベーターにより丁寧に除去する。除去する際には、歯質に力がかからないよう注意しながら行う。齲蝕象牙質を除去した後、再度、齲蝕検知液を塗布し、染色部分がないか確認する。

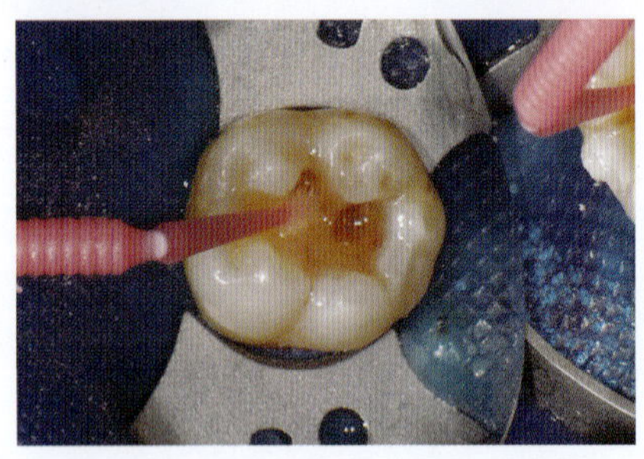

図14　窩洞内を乾燥後、レジン接着材（ビューティボンド マルチ）を窩洞にたっぷりと塗布する。10秒後、スリーウェイシリンジによりまず3秒間、弱圧エアで乾燥後、強いエアで十分に乾燥する。

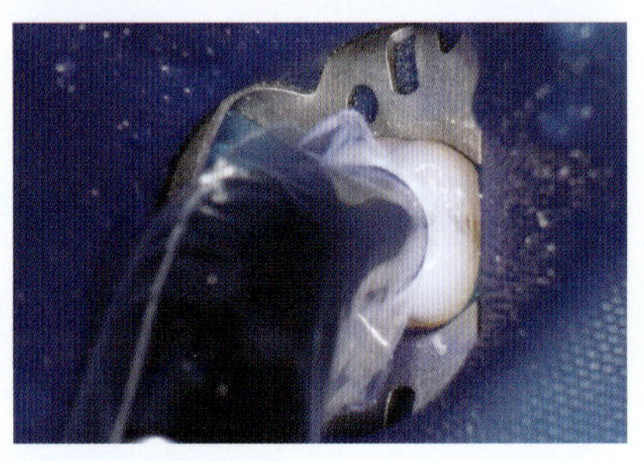

図15　光照射器のチップ先端をできるだけ窩洞に近づけた位置から、十分に光照射を行う。LED照射器の場合、5秒間光照射を行う。

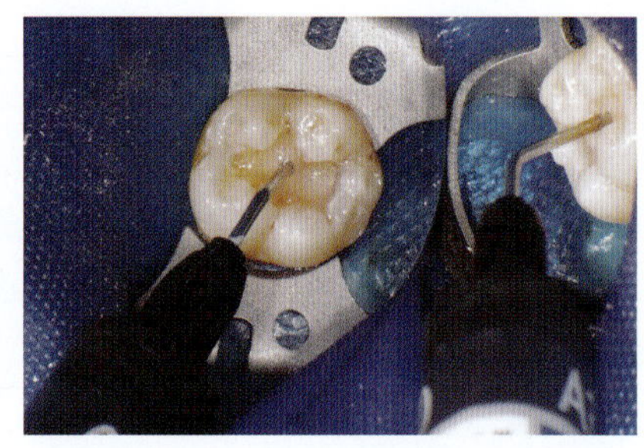

図16　ビューティフィル フロープラス F03（A3O）のチップ先端を直接窩底部に置き、フロアブルレジンを1層充填する。窩底部の線角をつぶすように充填し窩洞内が丸みを帯びた状態にする。その後、照射器を窩洞に近づけた状態から十分に光照射を行う。

窩洞内面）は清潔を保つ。唾液や血液による汚染を防ぐために防湿を確実に行うことが大切である。被着面が汚染されれば、接着強さが格段に低下することはよく知られていることである。汚染防止のためには簡易防湿でもいいが、やはりラバーダムを装着するのが確実である（**図10**）。ラバーダムを行う場合には形成前に装着する。

接着処理

まず、使用説明書をよく読む。接着材を採取する前にボトルを振る必要があるか？　接着材（あるいはプライマー）を塗布する際にこすりながら塗布する必要があるか？　塗布時間は何秒か？　乾燥方法はどのように指示されているか？　光照射時間は何秒か？

それぞれの製品ごとに使用方法と注意点が異なる。

1）レジン接着材の採取と塗布

初めに、レジン接着材を採取皿に1滴採取する（ここは節約するところではない！　必ず1滴採取する）。使用説明書に従い窩洞内に、**たっぷり**とレジン接着材を塗布する。塗布時間を正確に守る（**図14**）。

レジン接着材塗布の目的は、被着面のスミヤー層の除去と歯質への浸透である。何度か窩洞内にレジン接着材を継ぎ足してもよい。

2）レジン接着材の乾燥

スリーウェイシリンジから出るエアの強さ、窩洞までの距離をうまく調節し、使用説明書に従い乾燥を行う。これは材料ごとに全く指示が違うので、説明書をよく読み指示どおりに行う。乾燥する際にはバキュームを併用し、口腔内にレジン接着材が飛散しないよう気をつける

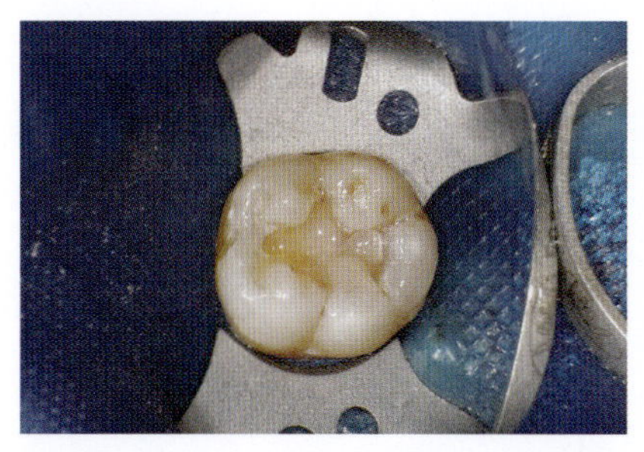

図 17　ビューティフィル フロープラス F00（A2）のチップ先端から直接咬頭ごとに充填を行っていく。まず、遠心舌側咬頭の窩縁部に F00 のチップ先端を置き、咬頭の大きさの分、フロアブルレジンを出す。探針で形態を整え 5 秒間光照射を行う。

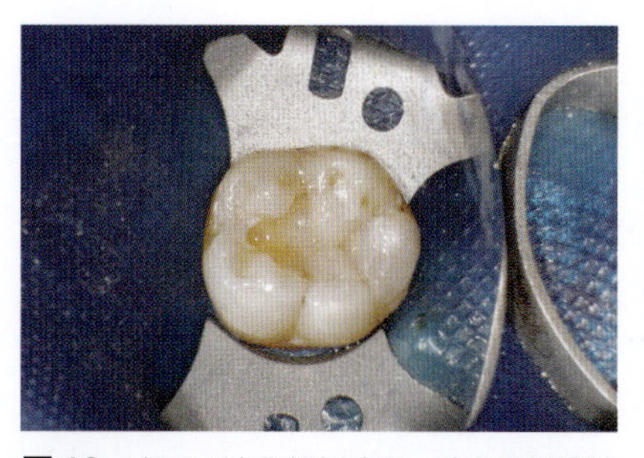

図 18　次いで遠心頬側咬頭、遠心辺縁隆線へと移る。光照射は各咬頭への充填ごとに 5 秒間行う。咬頭と咬頭が迫り裂溝ができるように充填を行う。

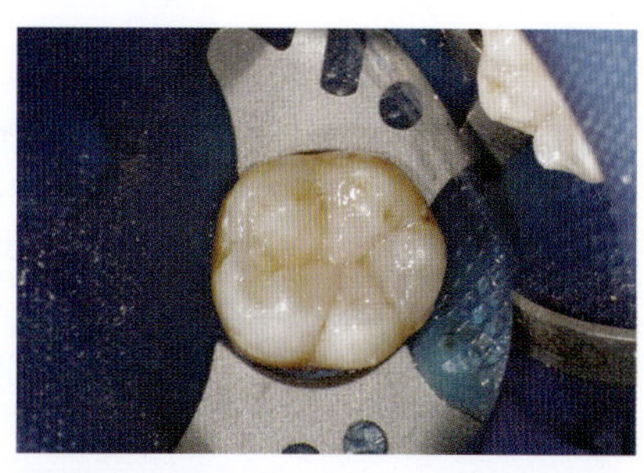

図 19　さらに、近心咬頭を 1 咬頭ずつ同じように充填を行い、5 秒間ずつ光照射を行う。すべての咬頭の充填が終わったところで、最後に全体に光照射を十分（30 秒以上）に行う。

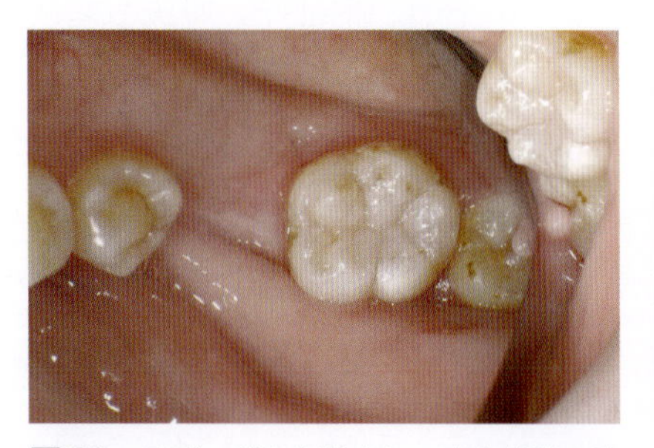

図 20　ラバーダムを除去し、咬合状態の確認後、超微粒子ダイヤモンドポイントで咬合調整と形態修正を行う。

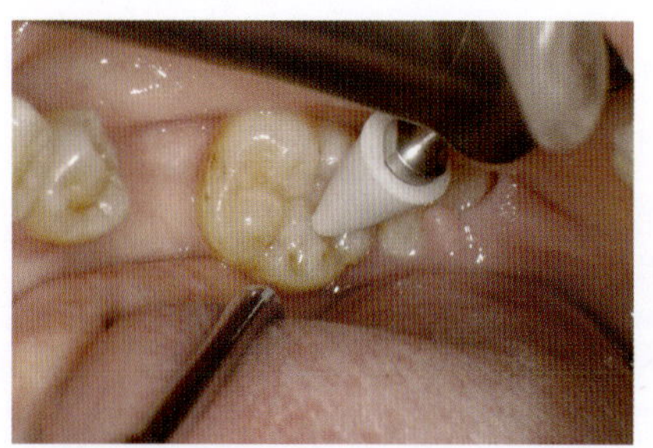

図 21　調整後、シリコンワングロスで表面の研磨を行う。

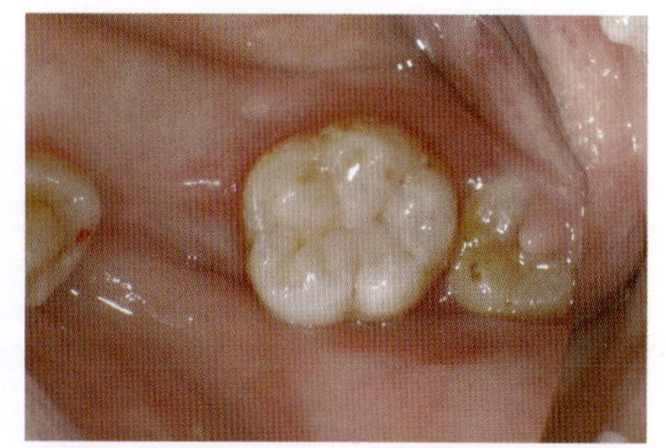

図 22　咬合面 1 級と遠心辺縁隆線部のフロアブルレジンによるコンポジットレジン修復が終了。

ことも大切である。

乾燥の目的は、レジン接着材に含まれる溶媒（エタノールやアセトン）と水の蒸散である。これらがレジン接着材処理面に残存しないよう十分な乾燥を行うことが大切である。

3）光照射

使用している照射器の光源の種類を確認し、使用説明書どおりの照射時間を順守する。照射器は感染予防のスリーブで覆い使用する。照射器チップ先端は、できるだけ窩洞に近づけた状態で光照射を行う（**図 15**）。照射器先端が窩洞から離れれば光強度は減弱し、レジン接着材の重合が不十分になる。すなわち**接着強さが低下**、あるいは**全く接着しない**ことが起きるのである。

十分な光照射によりレジン接着材をしっかりと重合させ、高い物性をもった歯質との接着界面を生成させることが大切である。

コンポジットレジン充填

コンポジットレジンには重合深度、すなわち光が届く深さがある。多くの場合約 2mm と言われており、これ以上の厚みがあると底部にまで光が届かない（確実に重合しない）ことが起きる。窩洞が深い場合には、窩洞の深さに合わせ数回の積層充填が必要になる。レジン接着材によりできた歯質との接着面に対して、コンポジットレジンがしっかりと接着しなければ、コンポジットレジン修復は成立しない。初めの 1 層目の充填が重要になる（**図 16**）。

筆者はフロアブルレジンを必ず使用している（ここ最近は、窩洞すべてをフロアブルレジンで修復することが多い）。

そして、ここでも重要なのが光照射である。レジン接着材同様、できるだけコンポジットレジンに照射器先端を近づけ、使用説明書に従い十分な時間の光照射を行う（**図 17 ～ 22**）。

まとめ

コンポジットレジン修復においては、レジン接着システムの各ステップの意味を考え、そしてそれぞれのステップをきちんと丁寧に踏むことが成功への一番の近道である。

本稿では、当たり前と思われつつも、日常臨床で見落としがちなことをまとめてみた。コンポジットレジン修復の臨床でお困りの先生方の参考に少しでもなれば幸いである。

2-2 B 直接法による修復【歯頸部修復】
［楔状欠損および根面齲蝕へのコンポジットレジン充塡］

池上龍朗
富山歯科クリニック

はじめに

いわゆる“5級窩洞”と表現される歯頸部への充塡は、充塡が必要となった原因や病因、充塡対象やコンセプトが患者の年齢層によって変化する。特に審美修復という視点から見た場合、意外に注意すべきポイントは多いように感じる。

今回は、筆者が留意すべきだと考えている以下の4項目、

1）充塡対象とその性質（エナメル質か象牙質か）
2）審美性を高めるために必要なポイント
3）防湿
4）その他

について、それぞれの年齢層について考察してみたい。

若年者層

若年者においては、ブラッシング不良によって生じた歯頸部の齲蝕が比較的頻繁に認められる（図1）。

充塡対象とその性質

充塡対象はCEJ（セメント-エナメル境）よりも上部の歯冠の一部であり、根面ではない。エナメル質は脱灰され白色に変色していることが多いが、象牙質の変色は少なく、変性も少ない。

齲蝕発生の原因を考え、充塡の前にまず徹底したOHI（口腔清掃指数）の向上とPTC（専門的口腔清掃）の実施、そして再石灰化を期待した薬剤（フッ素やリン酸カルシウム）やコーティング材（例：PRGバリアコート）の塗布を行う（図2）。

口腔内環境の改善により、歯肉の炎症が取れ歯質の再石灰化が進んだ後に、必要部分のみに充塡を行うことが望ましい。

審美性を高めるために必要なポイント

審美的な要求度が高い場合は、形成時に脱灰し変色したエナメル質を除去せざるをえないことが多いが、その一方で、ベベルを広く獲得することができるため、色の馴染みが比較的良くなるというメリットがある。

窩洞は歯冠の一部に限局し、近遠心の歯質が温存された内側性窩洞であることが多く、口腔内に光が入射する近心方向から見て、遠心側に歯質が残存している場合が多い。入射光が遠心に抜けにくい場合、エナメルシェードもしくは通常のボディーシェードのみで対応するほうが色は合いやすい。逆に光透過性の低いオペーク（あるいはデンティン）シェードを使用すると、白浮きしやすいので注意する（図3）。

防湿

防湿もそこまで必要とならないことが多く、ラバーダム防湿も可能であることが多い。出血をしないように歯肉の炎症を改善しておくことが最も重要である。

その他

齲蝕リスクが高く、少しでも再石灰化を期待したい場合は、積極的に機能性ボンディングマテリアル（例：GIOMER製品群）を使用するほうが望ましいと考える。

中高年者層

歯頸部齲蝕への充塡に加えて、アブフラクションから生じる楔状欠損への充塡が増加する傾向にある。歯周病の罹患患者が増加するため、充塡時には基本治療の徹底をまず行うことが必須となる。

充塡対象とその性質

楔状欠損での充塡対象は、CEJ付近のエナメル質と象牙質を含んだ窩洞となる。エナメル質の脱灰は少なく、

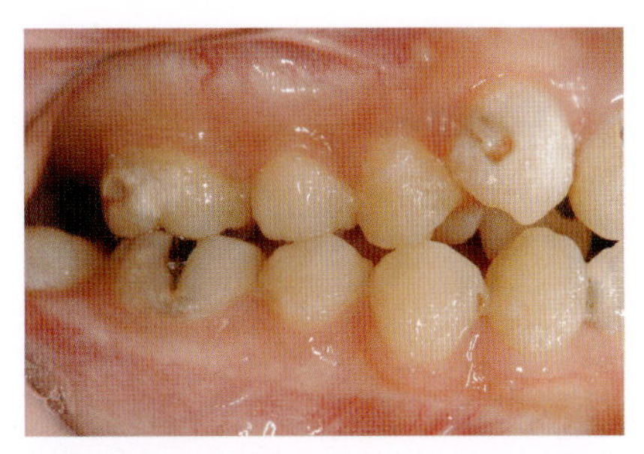
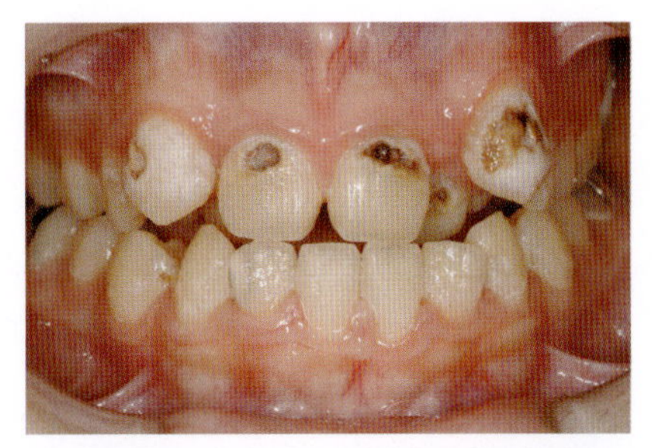
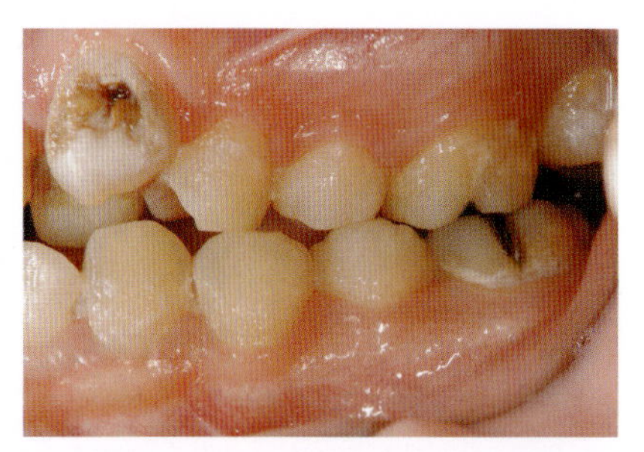

図 1　口腔衛生不良によりプラークが大量に付着、歯頚部にエナメル質の脱灰を伴う齲蝕が多発している。エナメル質の脱灰により歯質は白色化しており、早急な再石灰化が望まれる。

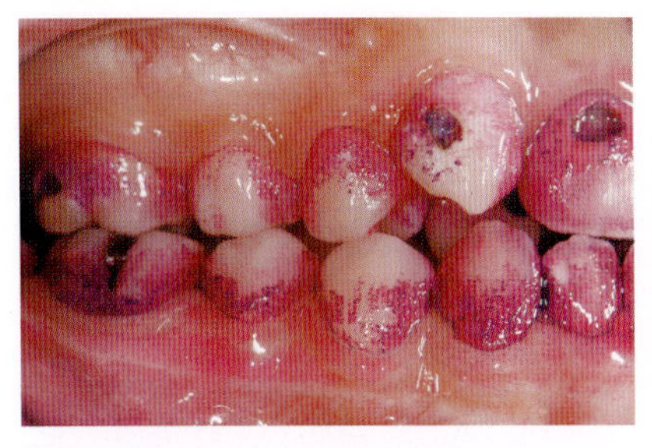
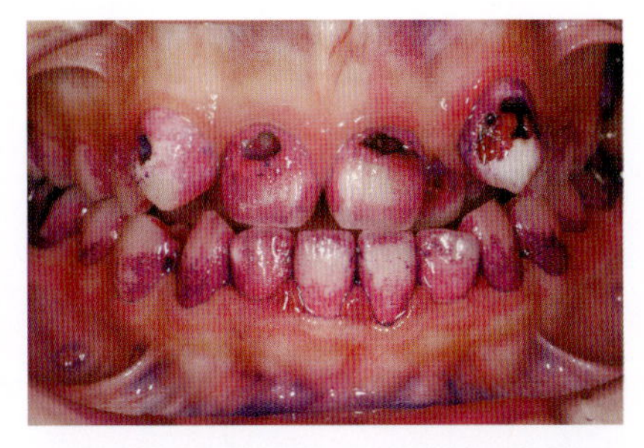
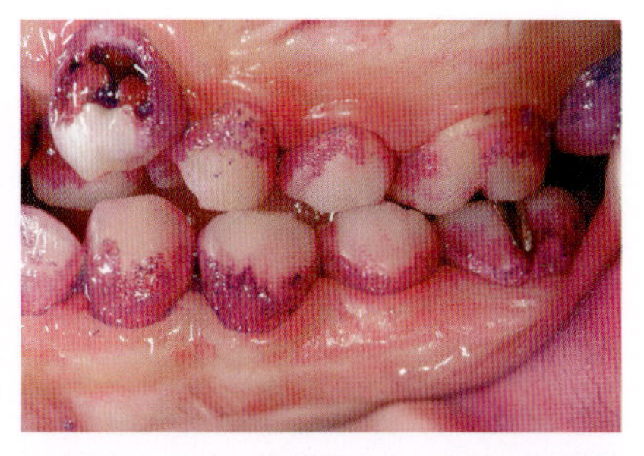

図 2　染め出し時の口腔内写真。プラークコントロールの改善を図り、ある程度の歯質再石灰化が得られた後に充填を行う。何よりも口腔内衛生状態の改善を優先する。

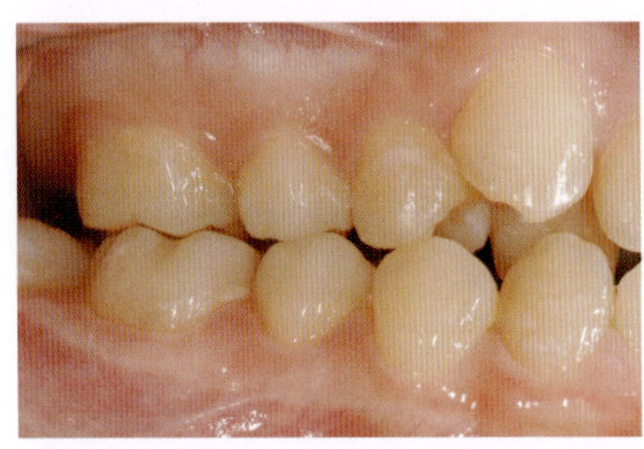
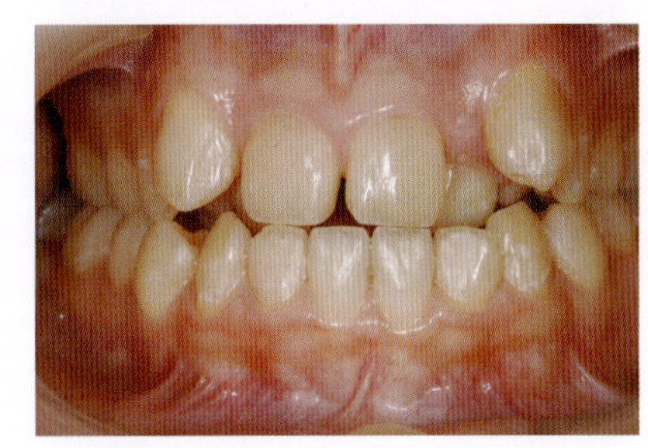
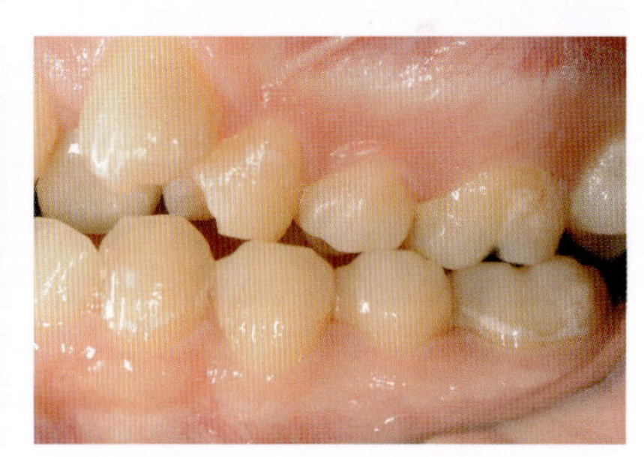

図 3　充填処置後の口腔内写真。口腔内清掃状態が改善され、歯肉の炎症も消失している。光透過性がやや高いシェードを用いて充填を行っている。

象牙質の変色、変性は少ないが、陳旧化した楔状欠損においては象牙質の強い変色と耐酸性の向上が認められることが多い。接着強さが他の部位よりも劣るという報告もあり[1]、接着操作には特に注意を払う必要がある。

すなわち、ボンディング材を十分量塗布し（可能であれば何度も塗布）、作用時間を確実にとり、エア圧をコントロールして乾燥をしっかりと行い、確実に光重合させるため影にならないよう多方向から光照射を行う。

審美性を高めるために必要なポイント

接着強さの向上と辺縁漏洩防止を目的としたエナメル質へのベベル形成は必要でない[2,3]が、高い審美性を要求される場合は、ベベルを形成したほうが無難である。

臼歯部の歯頚部齲蝕および楔状欠損においては、近遠心の歯質が欠損し、口腔内に入射する光が遠心に抜けることが多い。こういった場合、いわゆる 4 級窩洞と認識することが重要なポイントとなる。

4 級窩洞と考えた場合、近心から入射した光が遠心に抜けにくいように、窩洞遠心側に光透過性の低いシェード（ボディーもしくはわずかな厚さのデンティンシェード）を用いて、光の透過を遮断する壁を作って対応するとよい。

また、象牙質の着色が強い場合は、オペークシェードを 1 層窩底に置き（フロアブルレジンで可）、色のマスキングを行ってから充填すると良い結果が得られる（**図 4 ～ 6**）

防湿

窩洞が歯肉縁もしくは歯肉縁下に入ることが多いため、防湿がきわめて重要となる。場所の特異性ゆえにラバーダム防湿では対応できないことがほとんどであり、圧排糸挿入が必須となる（**図 7、8**）。窩洞が広範囲にわたって歯肉縁下に及ぶ場合は、一部歯肉切除を行った後に充填を行うことも考える（**図 9 ～ 13**）。

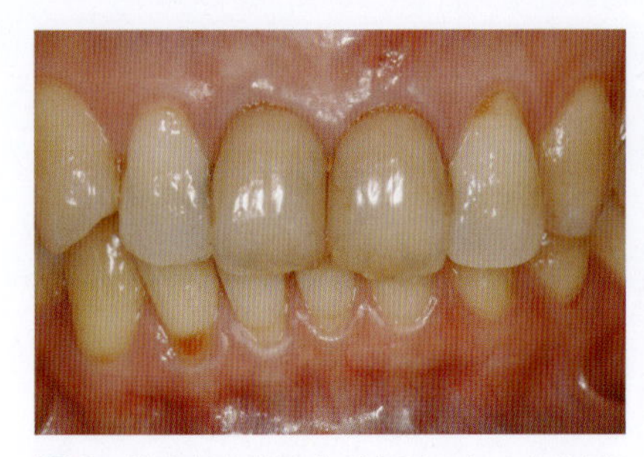

図4　前歯部審美障害が主訴であった症例。歯質の変色をはじめ、コンポジットレジン充填部の変色やサイナストラクト（瘻孔）、齲蝕を認める。

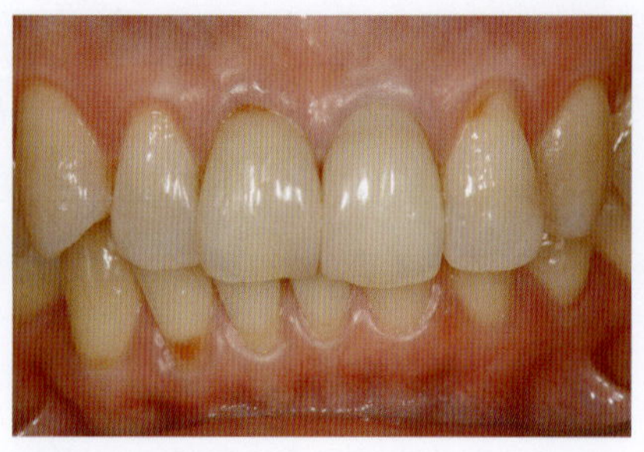

図5　根管治療後、サイナストラクトは消失した。歯の漂白後、コンポジットレジン充填を行ったが、歯頚部の変色の改善を希望された。

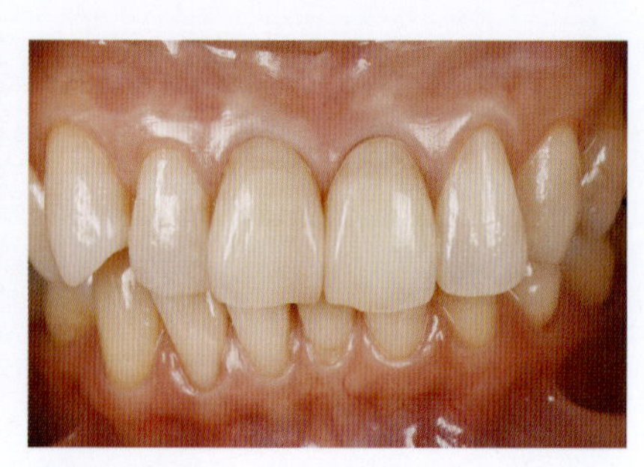

図6　歯頚部へのコンポジットレジン充填を終了した状態（約1年経過後）。根面象牙質の変色をマスクするためオペークシェードを用い、歯冠色にて仕上げた。

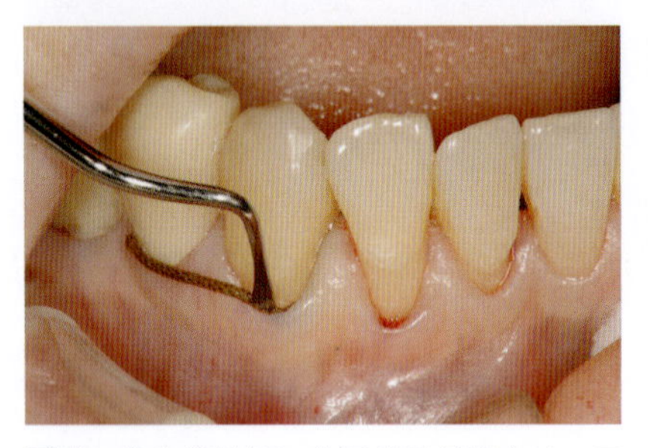

図7　歯肉縁付近に窩洞が及ぶ場合は、圧排操作が不可欠となる。歯頚部はラバーダムを装着するとラバーが被るため、簡易防湿に頼らざるをえないことが多い。

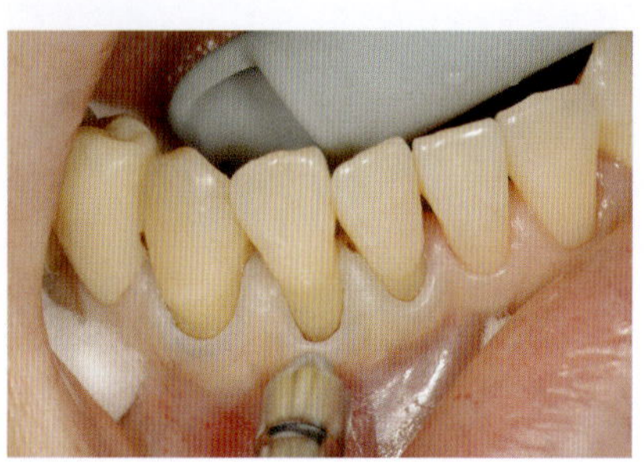

図8　圧排後の充填操作時。防湿はコントロールされている。

その他

楔状欠損部の象牙質は耐酸性が向上していることがあり[1]、エッチング能力がきわめてマイルドな1液性ボンディングシステムを用いる場合は、確実な歯質の脱灰が得られるよう、塗布の量や作用時間に十分注意する。臨床実感としては2液性ボンディングシステムを使用したほうが望ましいのではと感じる。

また、応力集中が生じやすく防湿が困難な部位であることから、窩底部は短時間で充填でき、かつぬれ性の良いフロアブルレジンを用いて、確実に歯質を封鎖してからペーストを充填すると、接着力の向上につながると思われる。窩洞が小さい場合は、すべてフロアブルレジンを用いて充填しても、臨床的に問題が生じることは少ない。

高齢者層

さらに歯肉退縮が進み、根面が露出した結果、根面齲蝕が発生しているケースが多い。歯肉退縮を起こした根面は清掃不良となりやすいため、歯間ブラシなどを用いてプラークコントロールの徹底を図る必要がある。

充填対象とその性質

充填対象は歯根部象牙質であることが多く、部位的に窩洞形成が困難であり、露髄も起こしやすい。削合時には歯肉を傷つけないよう十分に注意する。

審美性を高めるために必要なポイント

楔状欠損を含め、象牙質が強く変色していることが多く、審美的に仕上げようとするとシェードを合わせるのが困難であることが多い。

彩度の強い象牙質が存在することが多いため、色のマスキングを行うのか、彩度の強い特殊シェード（ビューティフィル フロー プラスのCVシェードが特に良い）を使用するのかを考慮する。

すなわち、

a）彩度の強い特殊色を用いて根面色をそのまま表現する

b）歯冠部の色と統一し、色をマスキングして根面を白くし、歯冠部と連続した長い歯にする

c）擬似的なCEJをコンポジットレジンで表現し、上部を歯冠色、下部を根面色に分けて充填する

の3つのパターンを明確に区別し、各シェードを選択するとよい。

上記の3つのパターンいずれにおいても、臼歯部に

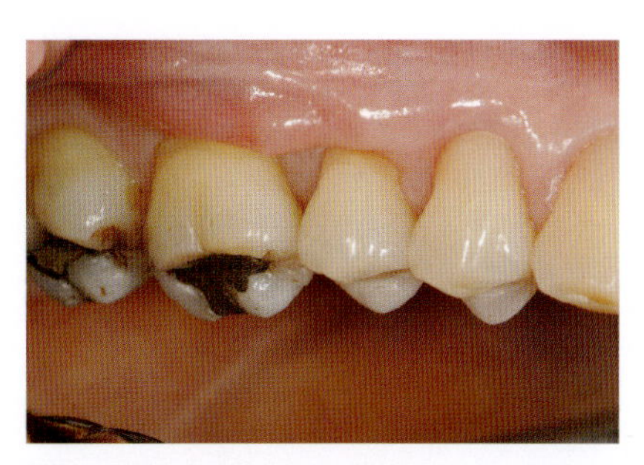

図 9 歯肉縁下に窩洞が及んだケース。

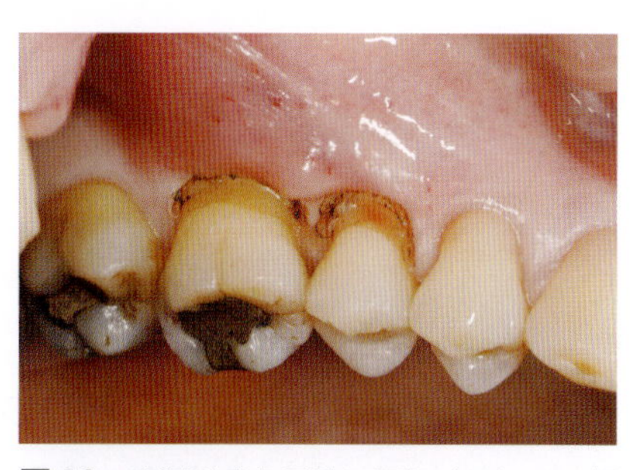

図 10 窩洞形成と同時に電気メスにて、部分的な歯肉の切除を行っている。

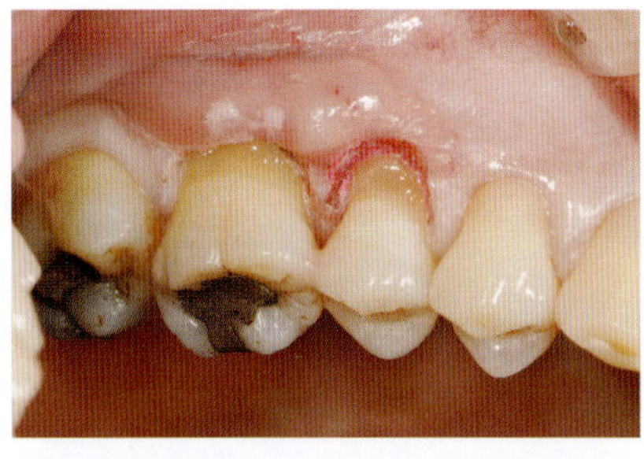

図 11 防湿のコントロールに注意しながら充填を行う。短時間で接着操作を確実に行うため、窩底部に 1 層フロアブルレジンで充填を行う。

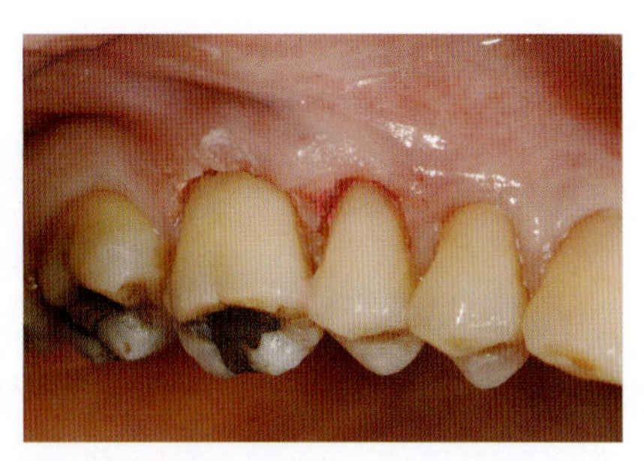

図 12 充填後。歯冠色に合わせ、長い歯冠として色を表現した。色の馴染みは良好である。

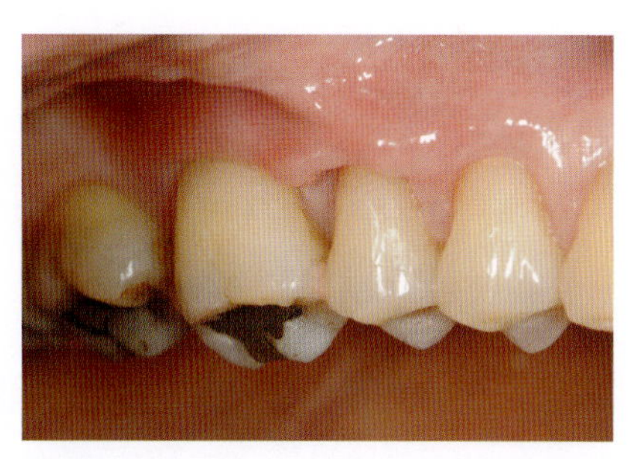

図 13 歯肉の治癒後。炎症は認められない。

おいては中高年者層と同様に、近遠心に光が透過することがほとんどのため、4 級窩洞に準じて、遠心に光が透過しにくいように注意する。

防湿

歯肉が大きく退縮し、歯頚部齲蝕が歯肉縁より上部に位置してくると、防湿が容易なことが多いが、窩洞が歯肉縁に近い場合は圧排が必須である。

逆に根面齲蝕や残根への充塡時など、歯肉縁下深くまで窩洞が及ぶ場合や、口腔内の環境悪化に伴い齲蝕が多発している場合は、コンポジットレジン充塡にこだわらず、グラスアイオノマー充塡の選択も考慮するのもよいと思う。

その他

清掃不良となりやすい根面への充塡は、（あくまでも臨床的に“保険”としてだが）フッ素徐放性や酸緩衝能といった機能性を有したボンディング材とコンポジットレジン（GIOMER 製品群）を、筆者は積極的に使用している。

まとめ

＊接着強さが劣る可能性のある歯頚部充填においては、接着操作のステップをより一層丁寧かつ確実に行う。
＊歯肉圧排を含めた防湿を確実に行う。
＊フロアブルレジンを窩底に使用する。
＊臼歯部の歯頚部充填は、光が遠心に抜けるため 4 級窩洞と捉える。
＊歯周基本治療は必須。

楔状欠損および根面齲蝕は、年齢にかかわらず齲蝕リスクが高いケースにおいて、充塡が必要となることが多い。コンポジットレジン充塡に先立ち、まず歯周治療の徹底と予防処置をしっかりと行うことを忘れないようにしたい。

その後に、少しでも齲蝕リスクの低減を図るために、フッ素徐放性や酸緩衝能、抗菌作用をもつ GIOMER 製品群を積極的に使用することが望ましいと筆者は考えている。

楔状欠損および根面齲蝕にこそ、機能性をもった GIOMER の恩恵が得られるのではないだろうか。

参考文献

1）奈良陽一郎，鈴木貴規．歯頚部修復への応用．宮崎真至 編．「歯界展望」別冊臨床に役立つ接着修復のすべて．医歯薬出版：東京；2006．96-102.
2）Bagheri M, Ghavamnasiri M: Effect of cavosurface margin configuration of Class V cavity preparations on microleakage of composite resin restorations. J Contemp Dent Pract 2008；9 (2)：122-129.
3）稲葉英理佳．窩洞形態からみる審美修復のポイント．田上順次，宮崎真至，松本勝利 編著．「日本歯科評論」別冊 コンポジットレジン修復の Art & Imagination．ヒョーロン：東京；2012．154-159.

2-3 2ステップセルフエッチング接着システム（フルオロボンドII）を応用した補修の実際

二階堂徹
東京医科歯科大学大学院医歯学総合研究科
う蝕制御学分野

はじめに

接着材料が現在のように発展する以前には、補修修復を臨床で選択する機会は少なく、修復物の二次齲蝕・破折症例に対して、旧修復物をすべて除去して新たに再修復するのが一般的であった。

しかし、再修復すると窩洞のサイズは確実に大きくなり、これを繰り返すことによって歯が削られ、最終的には歯を失うことになる。さらに再修復では、これまで良好な経過を示していた部位を失い、かえって口腔機能に悪影響を与える可能性もある。

補修については「パッチドレストレーション」（つぎはぎ修復）と揶揄されたこともあるが、補修はMI（Minimal Intervention，2002年）の概念に沿ったものであり[1]、接着の進歩とともに今後ますます必要な処置となろう。

本稿では、2ステップセルフエッチング接着システムであるフルオロボンドII（松風）を中心に補修の考え方について解説する。

被着面への接着の術式

図1に、2ステップセルフエッチング接着システムであるフルオロボンドIIを用いた各種被着体に対する接着術式を示す。フルオロボンドIIを用いて歯質（エナメル質・象牙質）に接着する場合、歯面に対するプライマーの塗布・乾燥と、それに続くボンドの塗布と光照射の2ステップである。

貴金属合金（金銀パラジウム合金を含む）に接着させる場合、まず被着面を粗造化し、金属接着性プライマー（メタルリンク）を塗布後、ボンド（フルオロボンドII）を塗布・光硬化させる（**図2**）。

一方、被着面がセラミックスあるいはコンポジットレジンの場合、被着面を粗造化した後、リン酸（エッチャント）で処理し、水洗・乾燥後、ポーセレンプライマーを塗布する。さらにボンドを塗布して光硬化する（**図3**）。修復材料表面の粗造化にはアルミナ粒子を用いたサンドブラスト処理が理想的であるが、補修を前提とした場合、タービンを用いてレギュラーのダイヤモンドポイントに

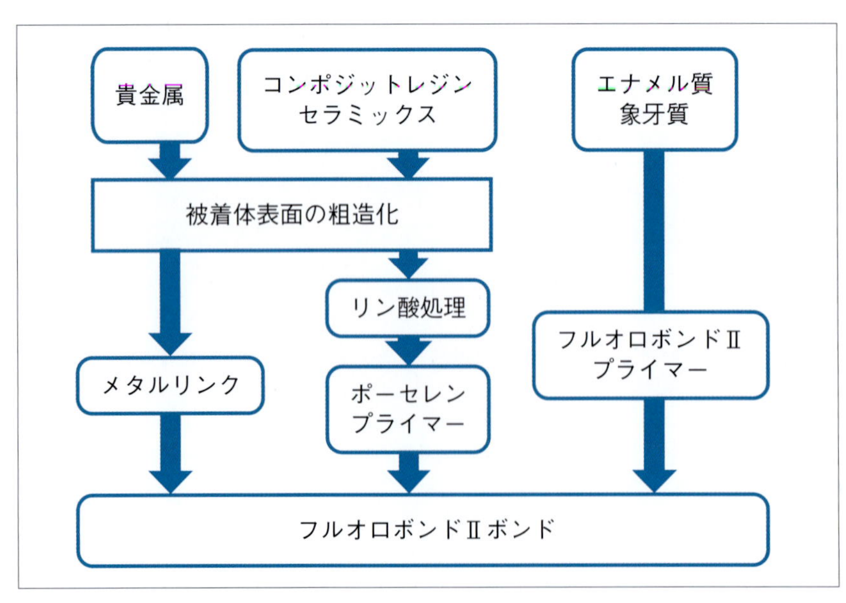

図1 2ステップセルフエッチング接着システム（フルオロボンドII；松風）を用いた場合の各種被着体に対する接着操作。

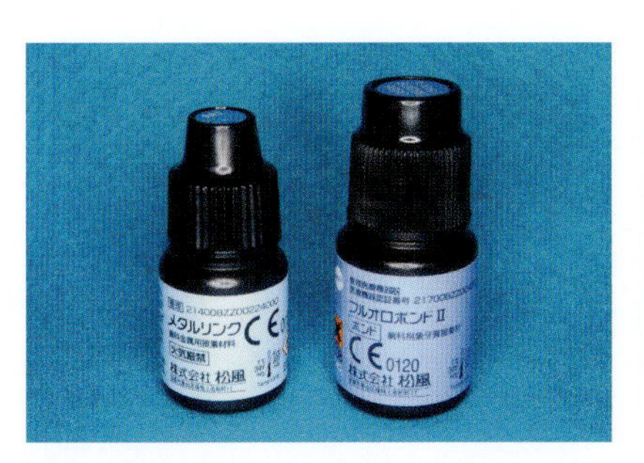

図 2　貴金属に対する接着システム（メタルリンク、フルオロボンドⅡボンド）。

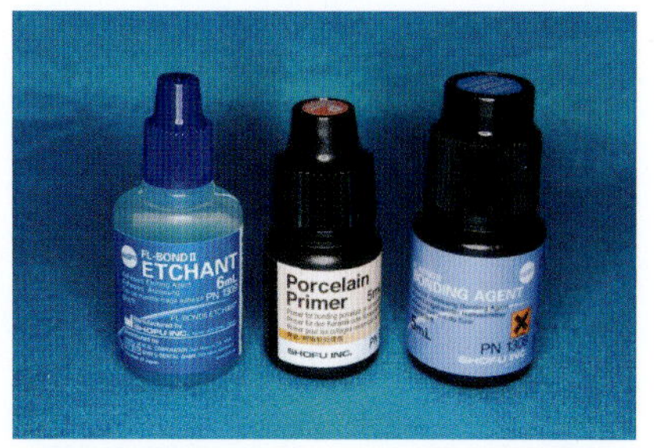

図 3　セラミックス・コンポジットレジンに対する接着システム（フルオロボンドⅡエッチャント、ポーセレンプライマー、フルオロボンドⅡボンド）。

図 4a ～ i　$\overline{|6}$の 2 級 CR 修復の破折をフロアブルレジンを用いて補修した症例。

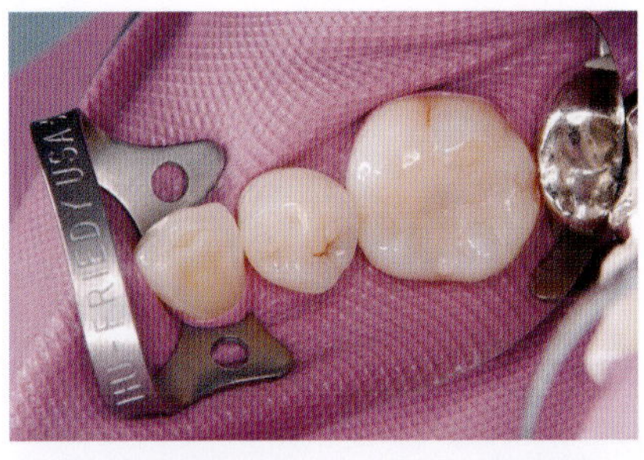

図 4a　CR 修復（OD）の遠心辺縁隆線部の CR 破折が認められる。

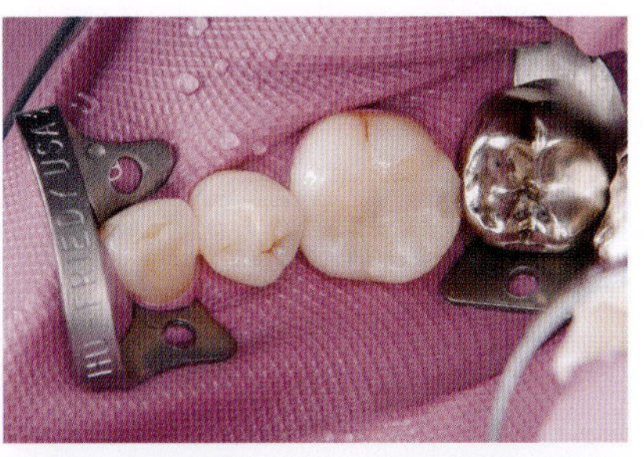

図 4b　CR 内部のクラックの可能性を考慮して CR を一部除去。欠損は限定的であり、CR による補修を選択。

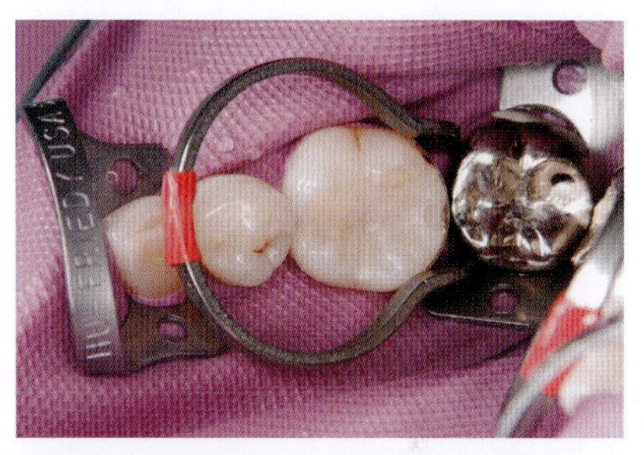

図 4c　金属マトリックスを隣接面に挿入し、リングで固定。

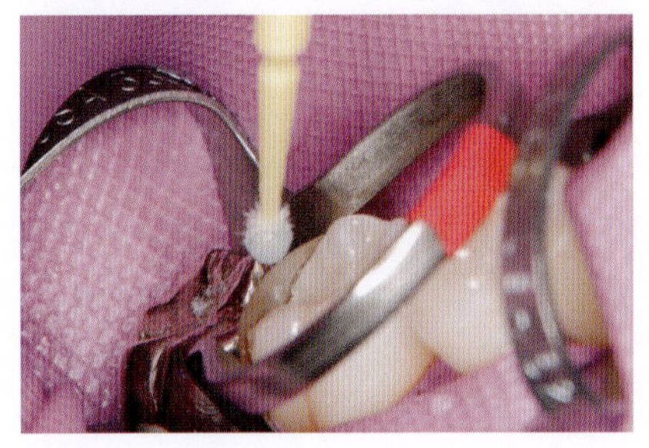

図 4d　リン酸処理。

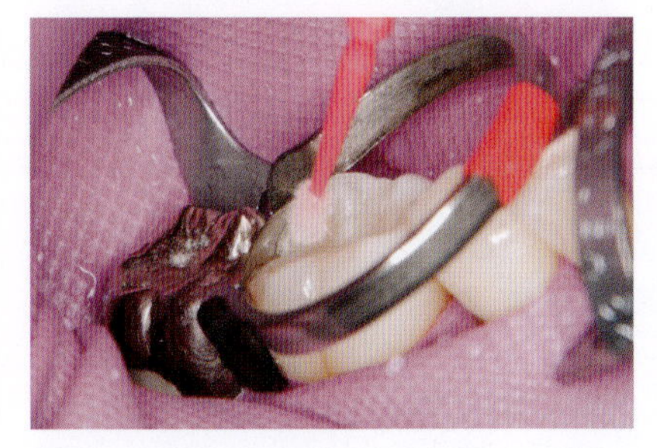

図 4e　ポーセレンプライマー塗布。

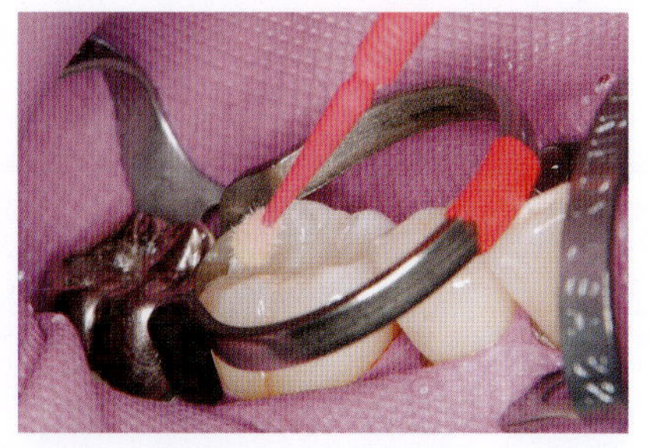

図 4f　フルオロボンドⅡボンド塗布。

より修復物を 1 層切削する。

接着の操作手順は、接着システムによって異なるため、使用説明書を確認して使用することが大切である。

臨床における補修の実際

コンポジットレジン修復の破折症例

図 4 に、下顎右側第一大臼歯の 2 級コンポジットレジン（CR）修復の破折を、フロアブルレジンを用いて補修した症例を示す。CR 修復は比較的広範囲な 2 級（OD）修復であり、対合歯の咬み込みによって遠心辺縁隆線部 CR に一部破折が認められた（**図 4a**）。

そこで CR 内部のクラックの伸展の可能性を考慮して、CR を 1 層削除し、クラックの伸展は限定的であることを確認した。確認後 CR による補修を選択し、充填する CR の厚みを十分に確保し、再破折を防ぐために旧 CR 内に窩洞を形成した（**図 4b**）。

その後、セクショナルマトリックスを隣接面に挿入し、リングで固定して隔壁とした（**図 4c**）。窩洞はすべて CR で構成されているため、リン酸処理、水洗・乾燥後（**図 4d**）、ポーセレンプライマーを塗布し（**図 4e**）、フルオロボンドⅡボンドを塗布後、光照射した（**図 4f、g**）。

使用材料は**図 3** に示したとおりである。窩洞は小さいため、フロアブルレジン（ビューティフィル フロープラス；A2）を充填し、補修を行った（**図 4h、i**）。

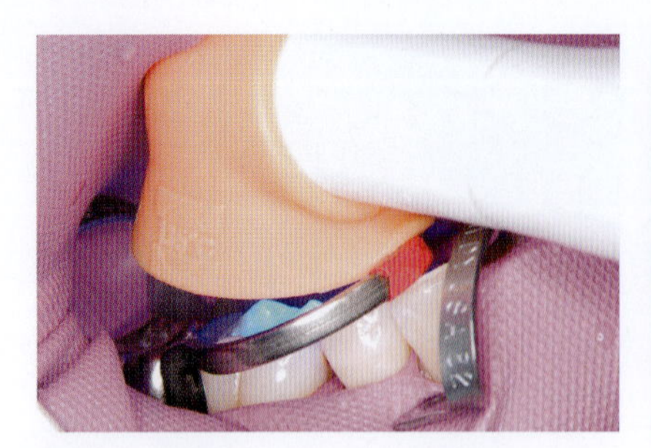

図 4g　光照射。

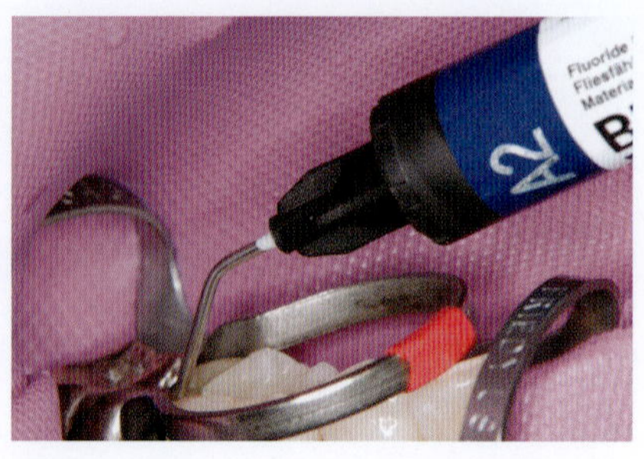

図 4h　フロアブルレジン（ビューティフィル フロー プラス；A2）で充填。

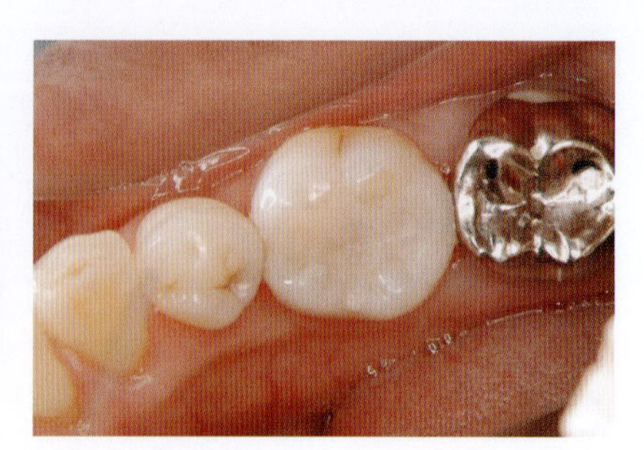

図 4i　修復後。

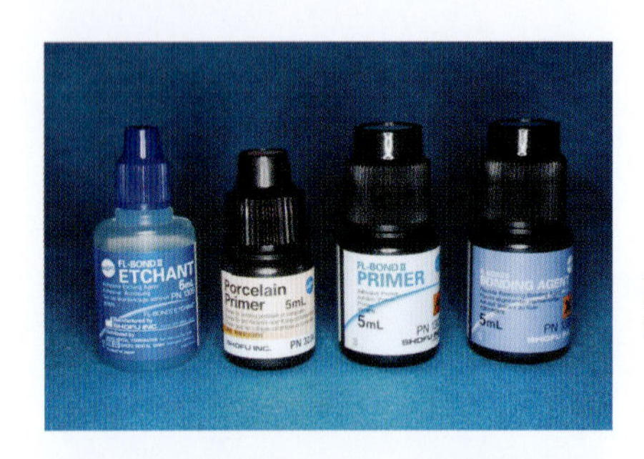

図 5　セラミックインレー修復の補修に用いた接着システム。左から、フルオロボンドⅡエッチャント、ポーセレンプライマー、フルオロボンドⅡのプライマーとボンド。

図 6a 〜 h　⌐6 の 2 級セラミックインレーの破折を、CR を用いて補修した症例。

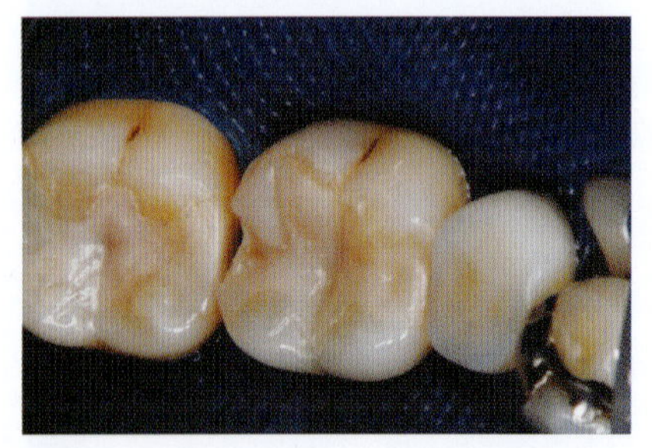

図 6a　セラミックインレーの遠心部破折が認められる。

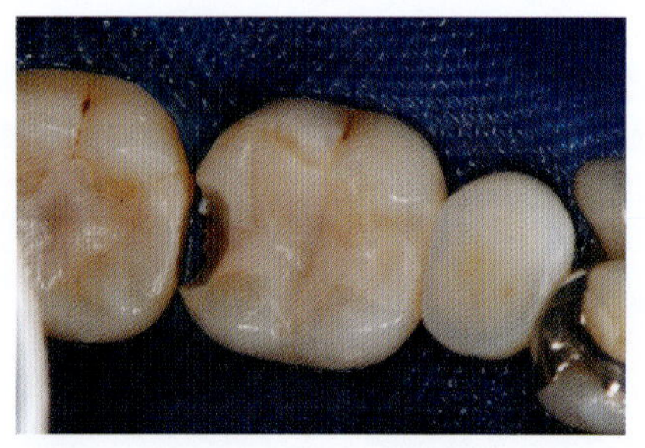

図 6b　セラミックインレーを一部切削したところ、遠心歯頚部象牙質に齲蝕が認められたため、齲蝕を除去して窩洞形成を終了。

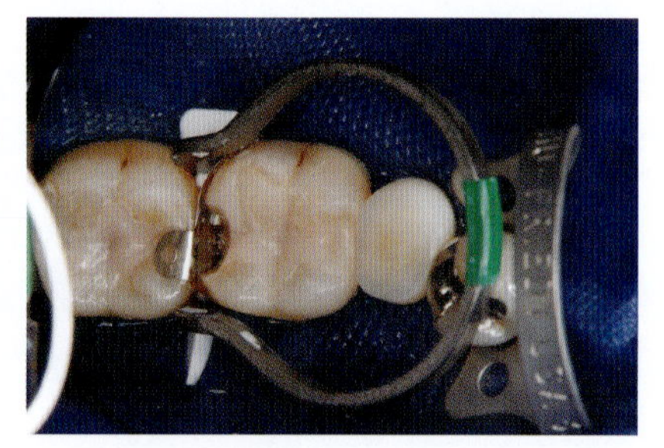

図 6c　金属マトリックスを隣接面に挿入し、リングで固定。

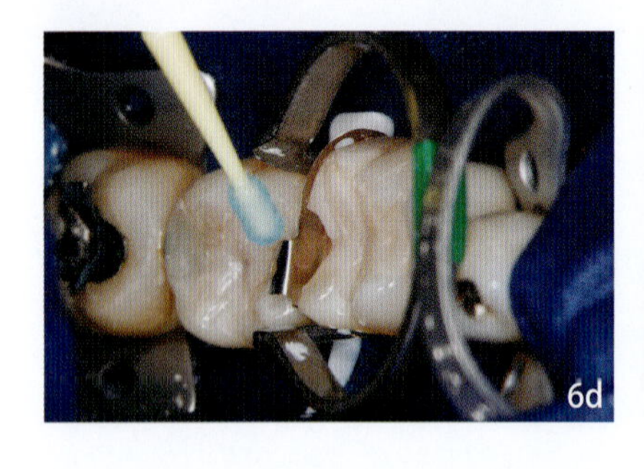

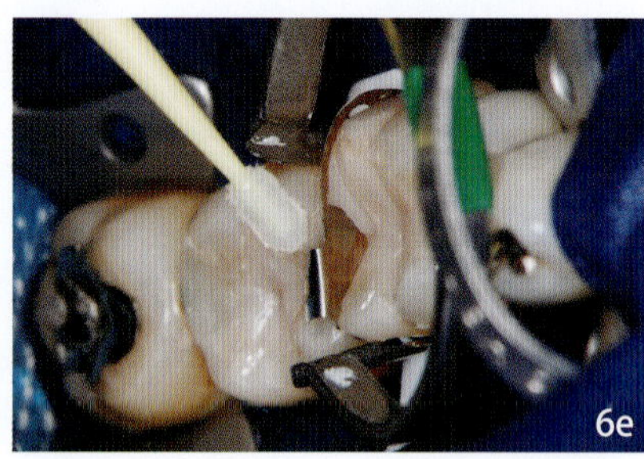

図 6d　セラミックスに対してリン酸処理、水洗・乾燥。

図 6e　セラミックスに対してポーセレンプライマーを塗布。

セラミックインレーの破折・二次齲蝕の症例

図 6 は、下顎左側第一大臼歯の 2 級セラミックインレーの破折を、CR を用いて補修した症例である。**図 5** に、使用した接着システムを示す。

2 級セラミックインレー（OD）の遠心部に破折が認められた（**図 6a**）。破折部を一部切削したところ、遠心歯頚部に二次齲蝕が認められた。そのため齲蝕を除去して窩洞形成を終了した。窩洞はセラミックス、エナメル質、象牙質から構成されている（**図 6b**）。

まず、セクショナルマトリックスを隣接面に挿入し、リングで固定した（**図 6c**）。セラミックスに対してリン酸処理し、水洗・乾燥後（**図 6d**）、セラミックス部分のみにポーセレンプライマーを塗布し、エア乾燥した（**図 6e**）。窩洞全体にフルオロボンドⅡのプライマーを塗布して乾燥し、ボンドを塗布して光照射した（**図 6f**）。そしてコンポジットレジン（ビューティフィルⅡ LS；A2）を積層充填し（**図 6g**）、補修を行った（**図 6h**）。

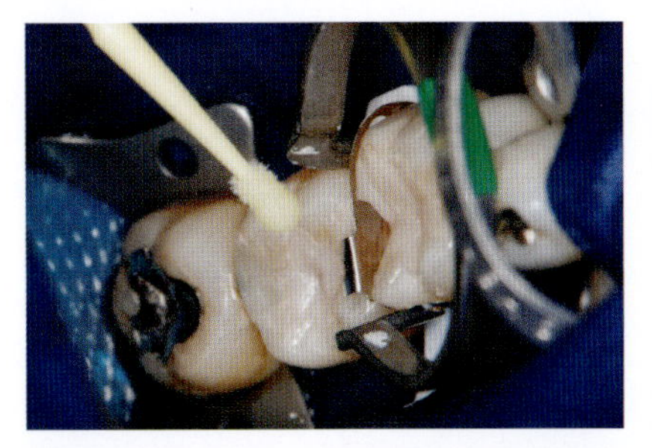

図 6f　フルオロボンドⅡのプライマーを全面に塗布して乾燥、ボンドを塗布して光照射。

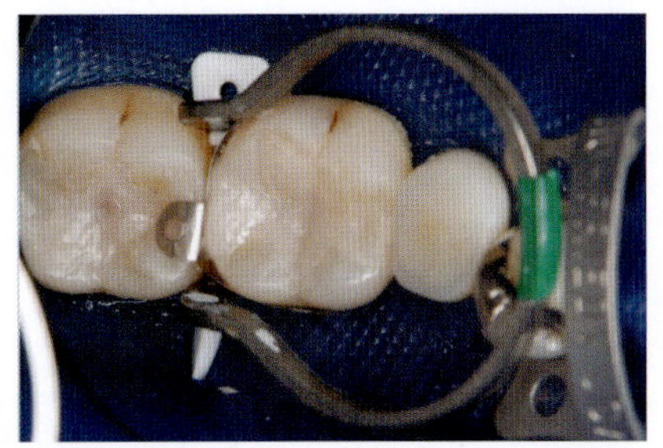

図 6g　ビューティフィルⅡ LS（A2）を充填。

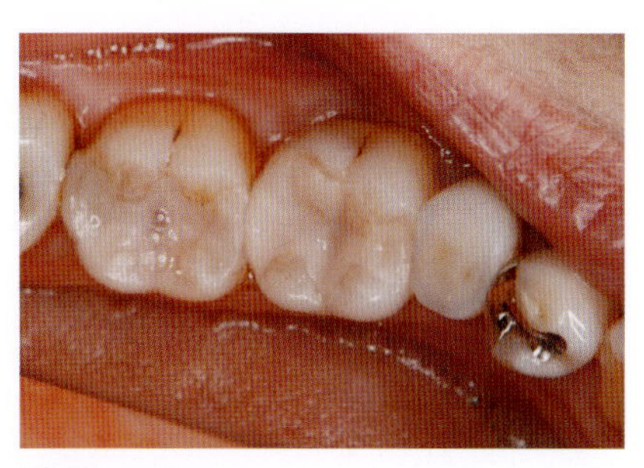

図 6h　修復後。

補修をめぐる課題

セラミックスを「接着」を中心に考えると、①シリカを含むセラミックスと②ジルコニアやアルミナのようにシリカを含まないセラミックスに分類できる[2]。

しかし本稿では、ジルコニアやアルミナに対する補修については取り上げていない。ジルコニアを用いたオールセラミックス修復については、現時点でどのようなトラブルが発生し、補修によってどのように対応すべきかについて判断する情報が乏しい。さらに前歯部を中心に審美性が問われる修復物に対して、補修による対応が果たして最適と言えるのかについても検討が必要である。

メタルインレー修復物の二次齲蝕に対する補修の考え方については、議論のあるところである。筆者は、齲蝕を除去して窩洞形成を終了後、金属接着性プライマーによる処理はあえて行わずに歯質（特に象牙質）に対する接着を最優先すべきと考えている。これは、塗布した金属接着性プライマーが誤って象牙質に付着した場合、象牙質に対する接着性が著しく低下するためである[3]。口腔内では金属表面に付着した汚染物を完全に除去することは難しく、さらにメタルインレー切削面に対するサンドブラスト処置はできない。補修が二次齲蝕を誘発することだけは避けなければならない。

そのためにも、歯質に対して確実に接着させることが重要と考えている。補修に際して接着環境を整えるうえで、ラバーダム防湿を行うことの有益性は明白である[4]。

おわりに

本稿においては、接着システムとしてフルオロボンドⅡを選択し、これを応用した補修の接着操作と臨床について述べた。フルオロボンドⅡは、2ステップセルフエッチング接着システムであり、優れた象牙質接着性能を有するシステムである。さらに、ボンドに含まれるS-PRGフィラーはマルチイオンを徐放する機能を兼ね備えており、象牙質との接着界面の耐酸性を向上させて、歯質を保護・強化する性能を具備している。これらの知見についての詳細は他紙をご参照いただきたい[5]。

補修の最大の利点は、現在使用している修復物に破折や二次齲蝕などの不具合が生じた場合、その原因を除去して最小限の切削によって1回で処置できる点である。補修を選択することによって現在使用している修復物の機能の多くを引き続き利用でき、しかも審美的に機能回復が図れるため、補修は患者満足度の高い治療法である。

参考文献

1) 日本歯科保存学会編. う蝕治療ガイドライン. 第2版. 7. 補修（再研磨、シーラント、補修修復）の有用性. 永末書店：京都；2015. 103-109.
2) 日本接着歯学会編. 接着歯学. 第2版. 4章4. 陶材（セラミックス）. 医歯薬出版：東京；2015. 159-162.
3) 二階堂徹, 田上順次. コンポジットレジンによる補修修復、各種被着面へのプライマーの応用. DE 2002；140：21-24.
4) 秋本尚武. ラバーダム装着は接着と関係あるか?. 松村英雄, 二階堂徹編著. 日本歯科評論増刊 接着の論点 臨床の疑問に答える. ヒョーロンパブリッシャー：東京. 2016. 54-57.
5) Iida Y, Nikaido T, Kitayama S, Takagaki T, Inoue G, Ikeda M, M Foxton R, Tagami J. Evaluation of dentin bonding performance and acid-base resistance of the interface of two-step self-etching adhesive systems. Dent Mater J 2009; Jul; 28 (4) : 493-500.

2-4 失活歯への修復

田代浩史
田代歯科医院

はじめに

日常臨床でのコンポジットレジン修復の適応範囲は、小規模齲蝕治療に対する修復から、根管治療終了後の歯冠形態回復における補綴治療の代替修復へと、臨床活用の新たな解釈が進行している。

根管治療が終了した失活歯への従来の治療方法では、残存歯質へのメタルまたはコンポジットレジンによるポストコアの築造、支台歯形成後の印象採得、間接補綴装置の製作、調整および装着、という流れで臨床が進行する。

近年、失活歯への支台築造材料としての直接法レジンコアシステムの応用はすでに成熟し、歯根破折を含めた長期的なトラブル回避への有効な解決策として期待されている。

しかし、基本的に補綴装置は間接法により製作され、その保持機構は残存歯質のフェルールエフェクトに大きく依存している[1]。

直接法レジンコアシステムの最大のメリットである残存歯質との強固な接着は、その接着面積の確保が最重要ポイントであり、支台歯形成による接着面積の減少(**図1**）は、接着力に依存した補綴装置の保持環境を低下させる要因となる。

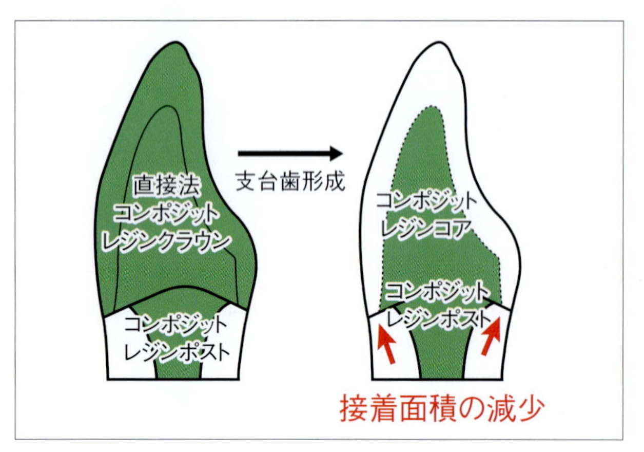

図1　直接法コンポジットレジンコアシステム：支台歯形成による接着面積の減少。

この観点から、フェルールエフェクトが不十分な臨床状況における失活歯の歯冠形態回復には、従来の補綴治療の術式から発想転換した接着修復の積極的な活用方法が提案されている[2]。

つまり、直接法レジンコアシステムによる残存歯質との強固な接着をベースに、さらに一体化して歯冠形態全体を直接回復するダイレクトクラウン修復が、臨床的な存在意義を示しつつあると考える。

このコンポジットレジン単一構造による歯冠形態回復では、直接法コンポジットレジン修復の強固な接着能力で残存歯質と一体化したポストコア部分と、継続して積層充填された超軽量のクラウン部分とで、支台歯形成による接着面積減少のリスクを回避し、機能性と審美性とを両立して回復することが可能となる。

ダイレクトクラウン修復の各ステップにおける重要事項

①残存歯質への接着面積確保（根管充填材料の確実な除去）(**図1**)。

②齲蝕影響象牙質の完全除去（健全象牙質と比較して接着力が低下する軟化象牙質の徹底除去）。

③直接法コンポジットレジン修復用接着材の適正使用（セルフエッチングプライマーの十分な塗布と処理時間の厳守）。

④ボンディング材への確実な光照射（照射光到達困難な部位への照射時間延長対応）。

⑤重合収縮応力に配慮したコンポジットレジン築盛（主接着部位への分割充填操作）。

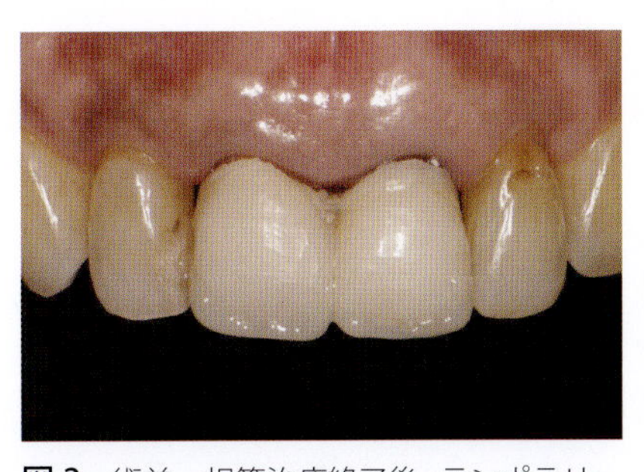

図 2　術前。根管治療終了後、テンポラリークラウン装着。74 歳、男性。

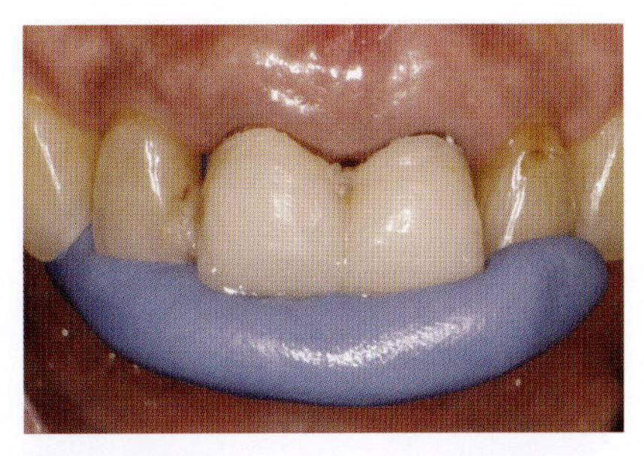

図 3　充塡用シリコーンガイドの作製。

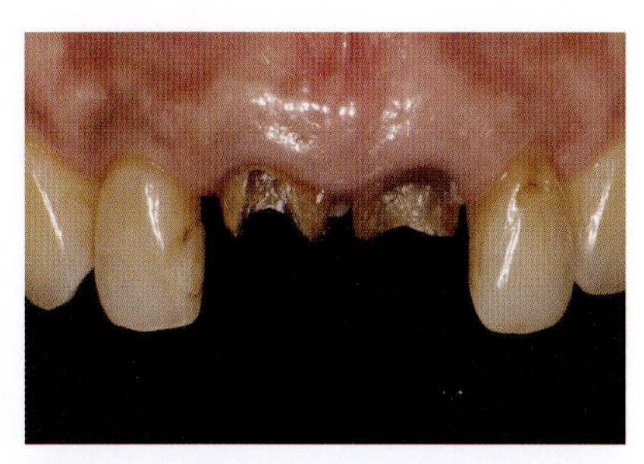

図 4　テンポラリークラウン撤去時。

図 5　2|2 旧充塡材料の除去。

図 6 エナメル質へのリン酸エッチング処理。

図 7　水洗・乾燥後、2|2 へのフロアブルコンポジットレジン充塡完了（ビューティフィル フロー プラス F03 A3）。

図 8　テンポラリークラウン撤去時に齲蝕影響象牙質の残留を確認し、齲蝕影響象牙質の徹底除去。

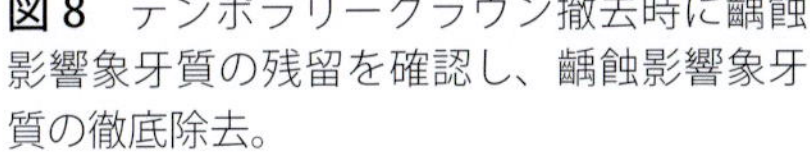

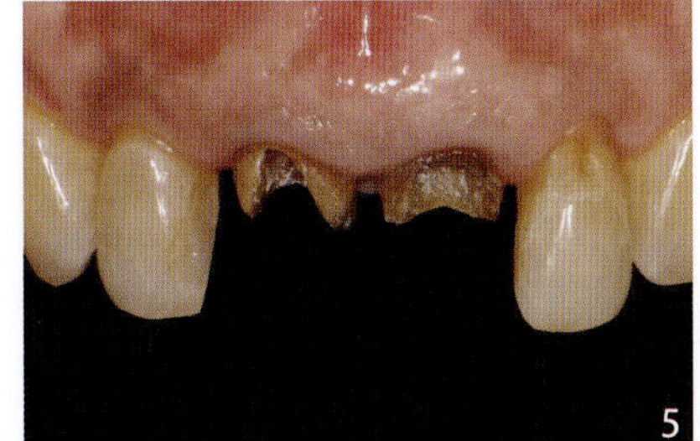

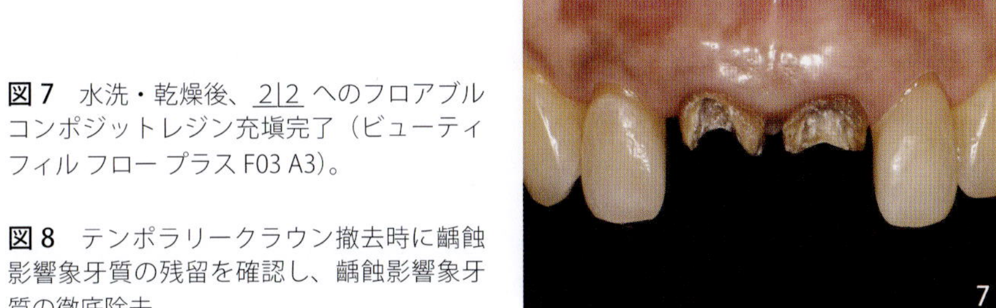

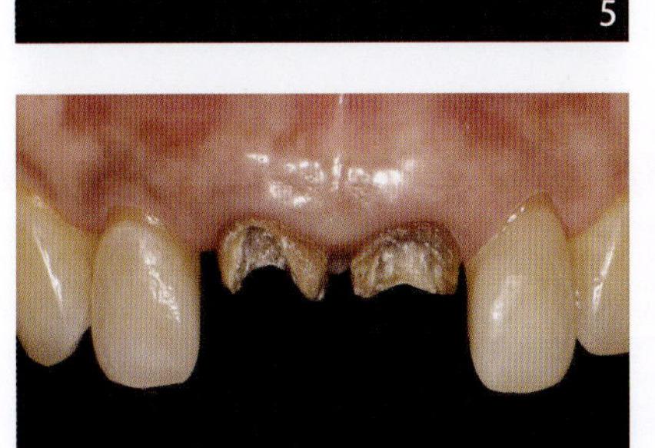

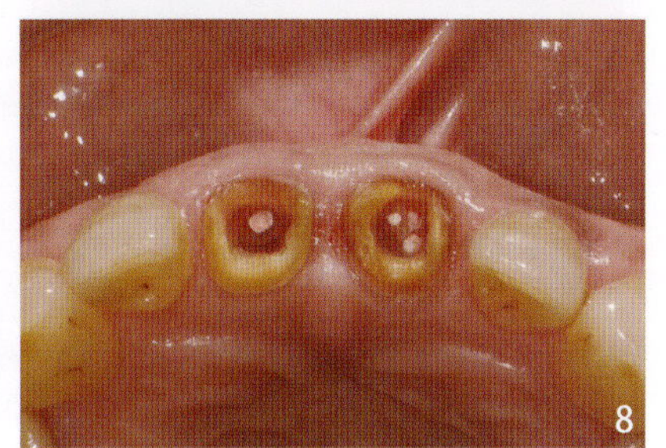

図 9　シリコーンガイドの試適。

図 10　ボンディング処理。

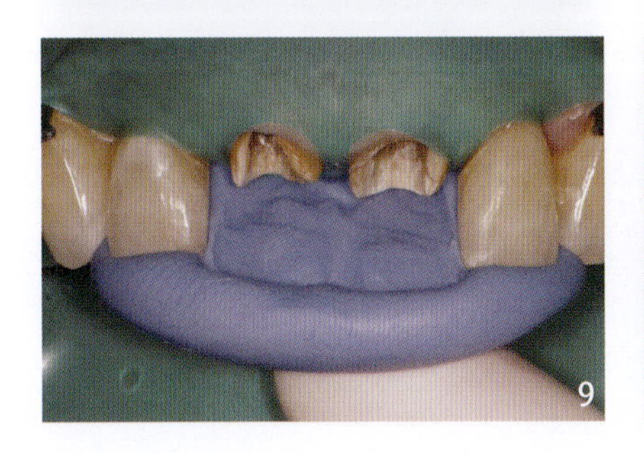

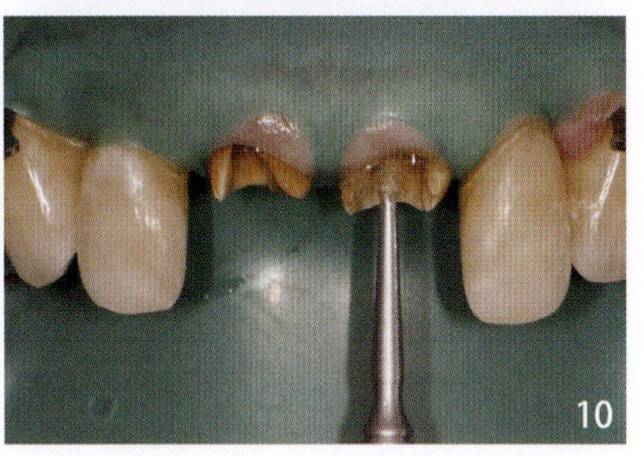

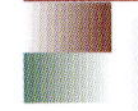

CASE 1
残存歯質量が限定的な状況で、接着面積を最大化したダイレクトクラウン修復症例

　根管治療終了後の歯冠形態回復に際し、フェルールエフェクトが限定的で従来のメタルによるポストコアおよび間接補綴治療の選択を躊躇する症例（**図 2 〜 29**）。

　残存歯質における齲蝕影響象牙質を徹底的に除去し、健全な象牙質面を露出して直接法レジンコアシステムの接着能力が最大限発揮される環境を整備する必要がある[3]。

　2 ステップのセルフエッチングシステムを使用して接着操作を行い、ボンディング層への確実な光照射を行った。

　照射光の減衰が想定される根管内歯質に対しては、可能なかぎり高出力の光照射器を使用し、さらに使用照射時間を延長することで、ボンディング層の確実な重合と接着強さの確保が可能となる[4]。

　接着操作後のコンポジットレジン充塡操作では、接着界面への重合収縮応力の回避を目的として、根管上部残存歯質の貴重な被着面に少量ずつ分割してフロアブルコンポジットレジンを充塡。残存歯質との一体化を獲得したフロアブルコンポジットレジンに続き、順次デンティンシェードレジン、エナメルシェードレジンを積層充塡して歯冠形態の回復を完了した。

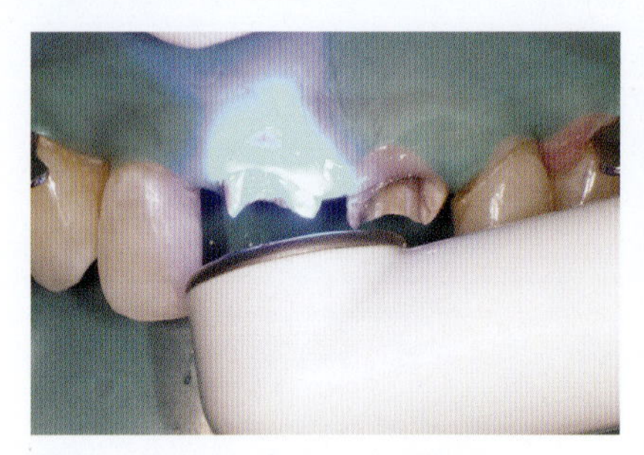

図 11　根管内への光照射時間延長。

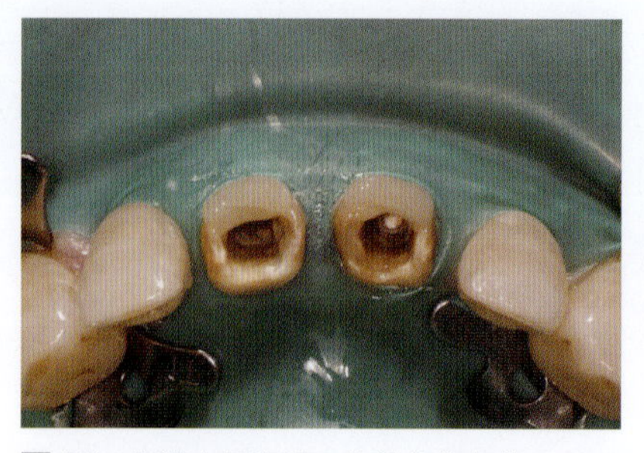

図 12　根管上部歯質の接着主体部位へのフロアブルコンポジットレジン充填後、唇側の根管上部歯質限定の充填操作で、重合収縮応力を緩和。

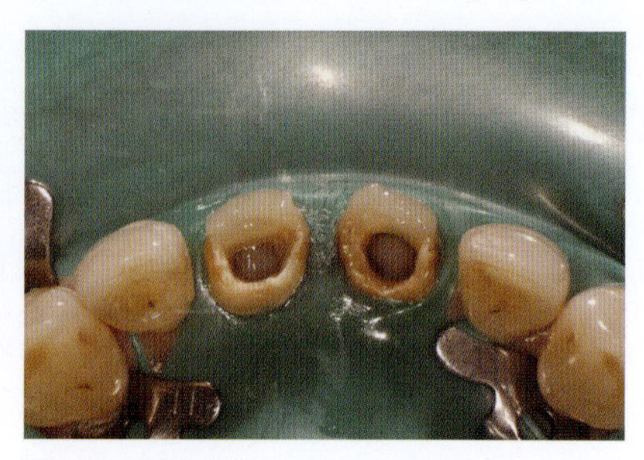

図 13　根管内部へのフロアブルコンポジットレジン充填。

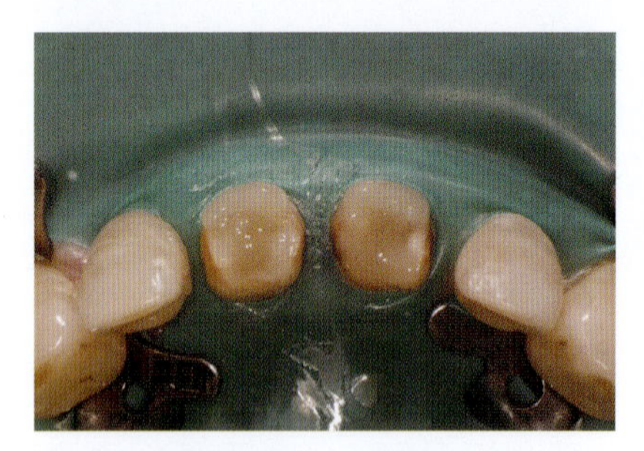

図 14　口蓋側の根管上部歯質への充填操作後、残存歯質全体へのフロアブルコンポジットレジン充填を完了。

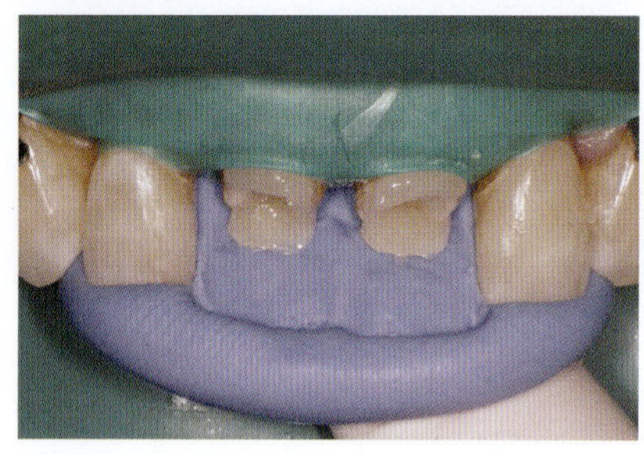

図 15　シリコーンガイド上での歯冠部口蓋側面の積層充填を開始。

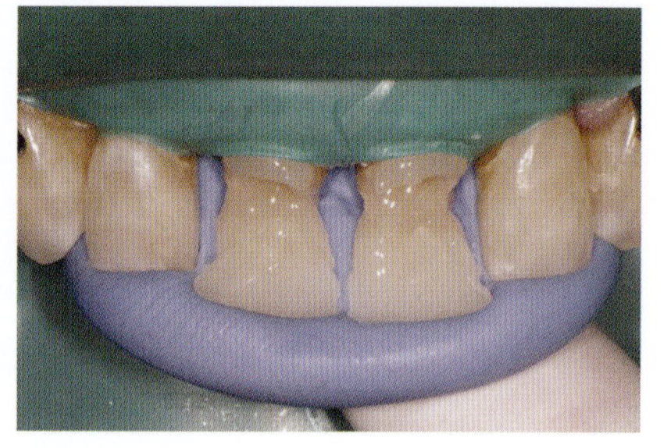

図 16　術前の咬合調整されたテンポラリークラウンの口蓋側面形態をコピーし、近遠心の切縁隅角部の形態を再現。

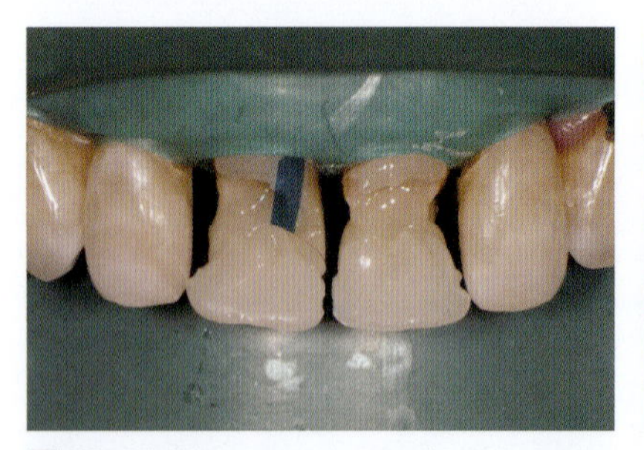

図 17　歯科用マトリックスバンドとフロアブルコンポジットレジンを使用して 1| 近心隣接面部の再構築。

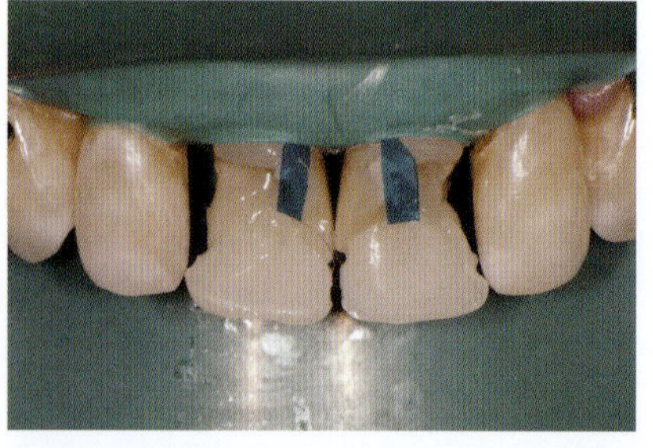

図 18　歯科用マトリックスバンドとフロアブルコンポジットレジンを使用して |1 近心隣接面部の再構築。

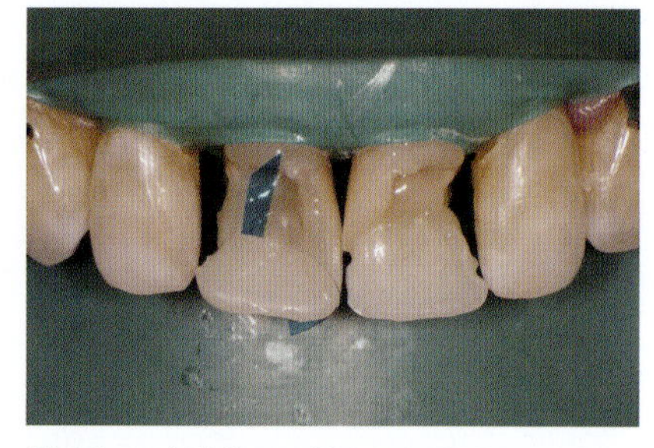

図 19　1| 隣接面形態を切縁部まで延長。

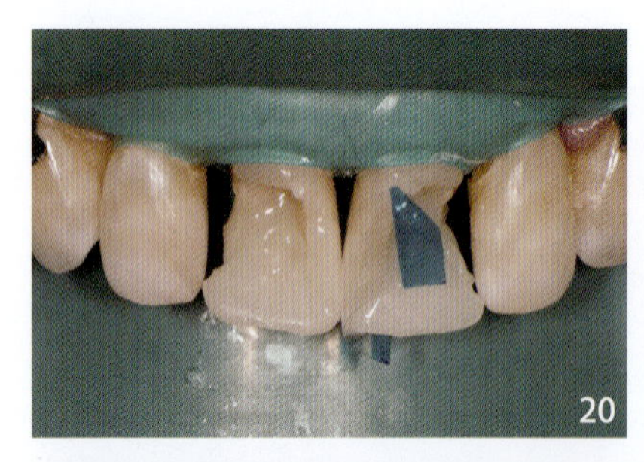

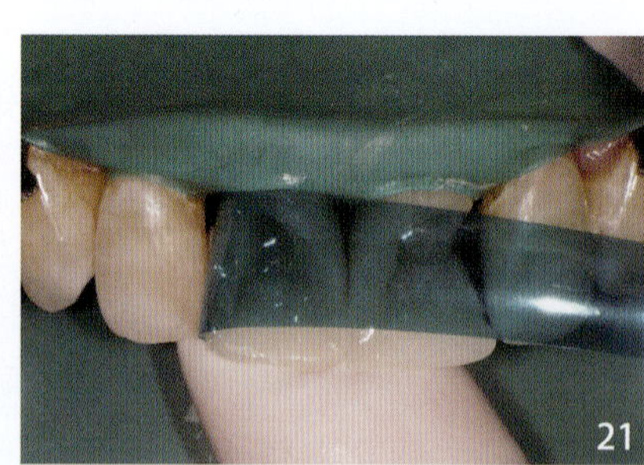

図 20　|1 隣接面形態を切縁部まで延長。

図 21　歯科用マトリックスバンドとフロアブルコンポジットレジンを使用して 1| 遠心隣接面部の再構築。

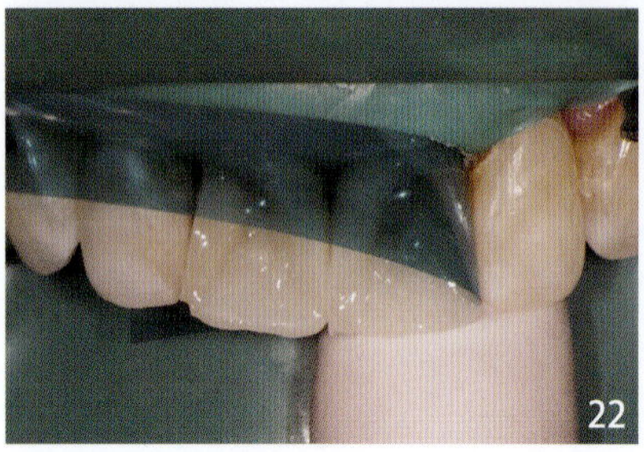

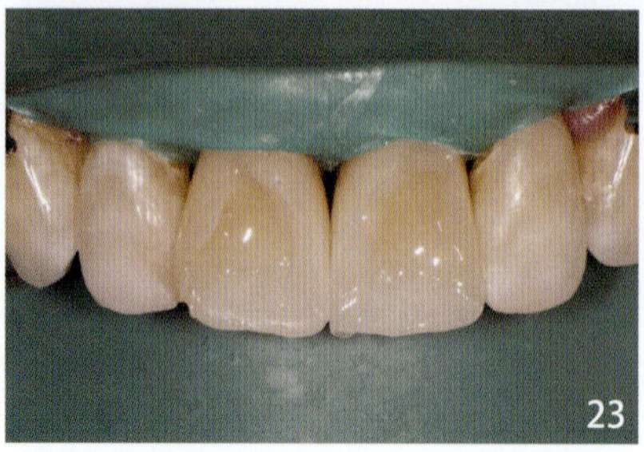

図 22　歯科用マトリックスバンドとフロアブルコンポジットレジンを使用して |1 遠心隣接面部の再構築。

図 23　1|、|1 口蓋側面および近遠心隣接面形態の構築を完了。

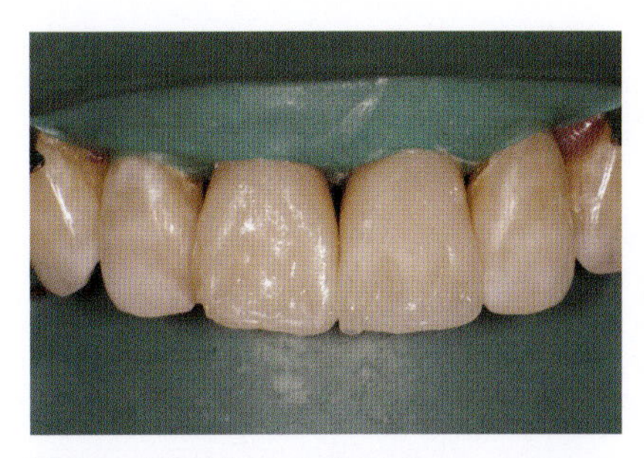

図 24　歯冠形態中央部のデンティンシェードコンポジットレジンの充填。

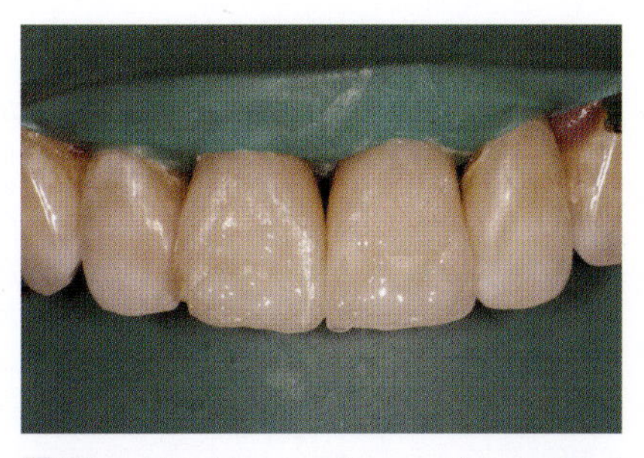

図 25　ホワイトニングシェードのフロアブルコンポジットレジンにて歯冠部白帯を表現。

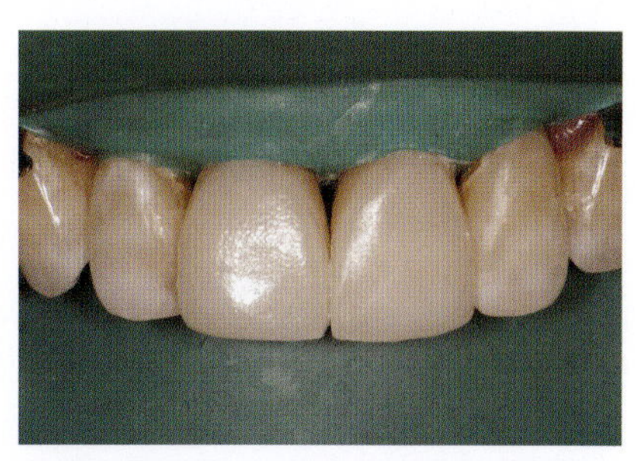

図 26　エナメルシェードコンポジットレジンにより歯冠部形態の再構築を完了。

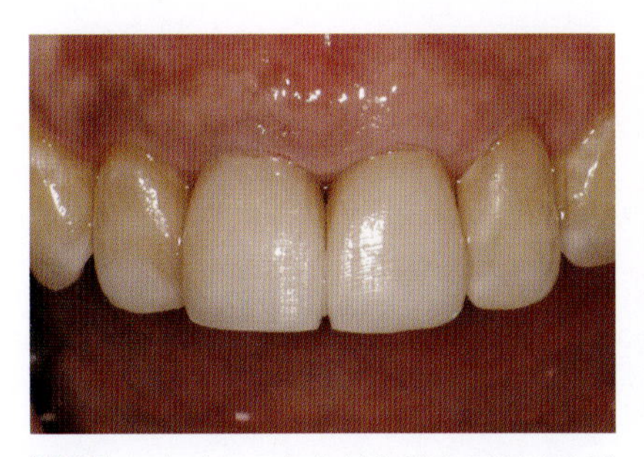

図 27　1|、|1 の左右対称性を再現する形態修正。

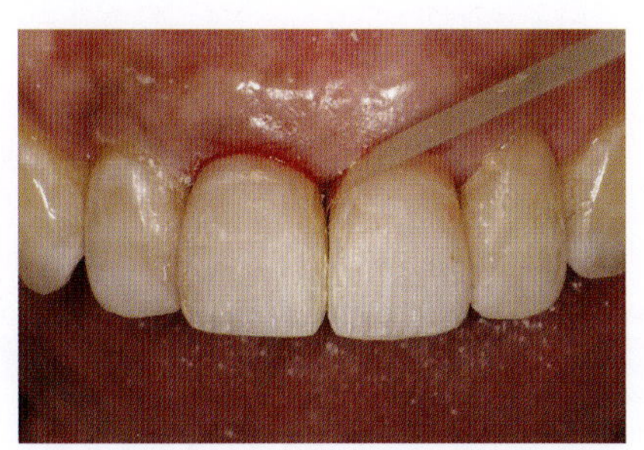

図 28　隣接面部における残存歯質からの移行部を研磨ストリップスにより仕上げ研磨。

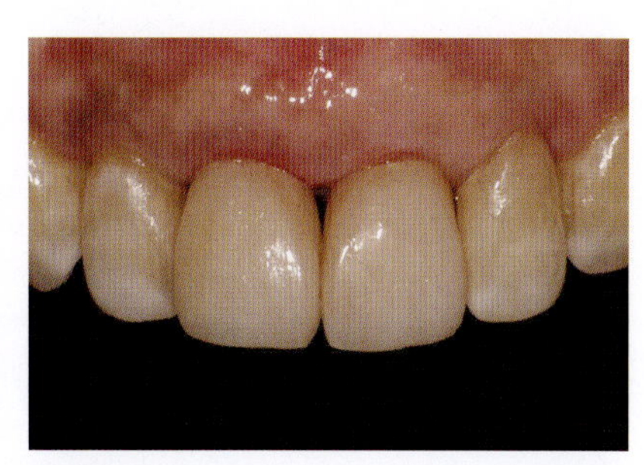

図 29　術後。ダイレクトクラウン修復を完了。

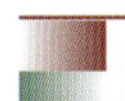

CASE 2
審美性改善と根管治療の精度向上とを両立したダイレクトクラウン修復症例

ご家族の結婚式を直前に控え、下顎前歯部の短期的な審美性改善を求めて来院。エックス線診査の結果、根尖部に大規模な透過像が認められ、短期的な根管治療完了が困難な症例。（**図 30 〜 53**）

根管治療完了を前提として行われる従来の支台築造および間接補綴治療では短期間の審美性回復は困難であり、根管治療中の細菌感染リスク低減と審美性の即時獲得を両立する治療方法を模索した。

根管治療開始と同時に、健全歯質への接着操作およびダイレクトクラウン修復を完了し、構築したダイレクトクラウンの歯冠形態を根管治療時の審美的隔壁として活用。根管へのアプローチは頬側のアクセスホールより可能とし、残存歯質との接着主体は根管内歯質ではなく根管上部歯質とした。根管上部歯質への確実な接着操作により、レジンコアシステムは十分な破壊抵抗性を獲得することが可能であり[5)]、さらに両隣在歯との接着による連結により、下顎前歯部としての咬合力に耐えうる機械的強度を獲得した。

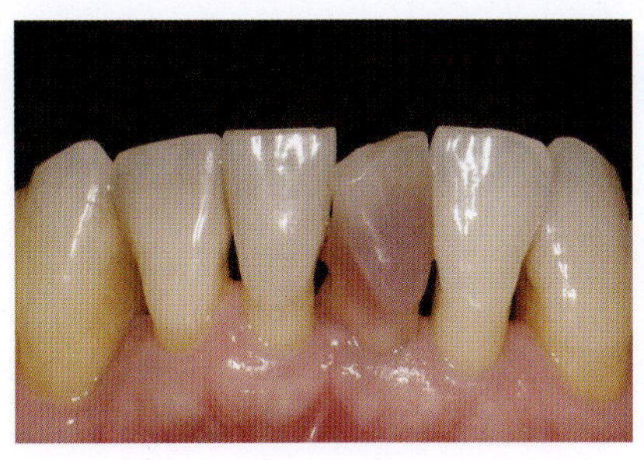

図 30　術前。下顎前歯部の歯列不正および変色による審美障害が主訴。59 歳、女性。

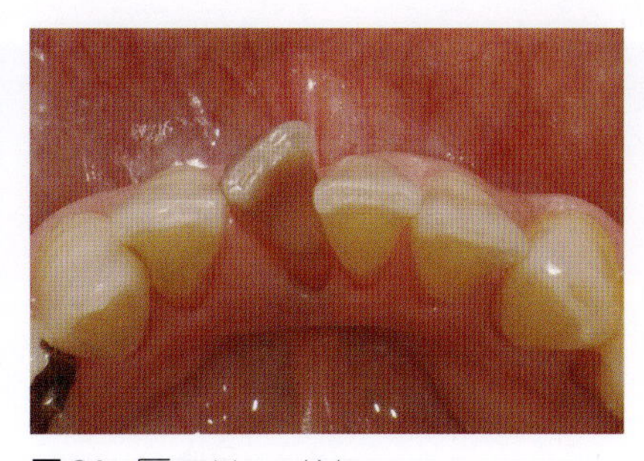

図 31　|1 唇側への捻転。

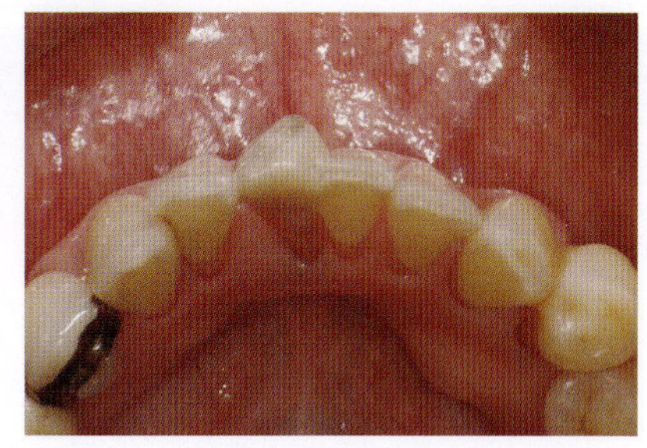

図 32　舌側面の仮充填により切縁部の唇舌的な連続性を再現。

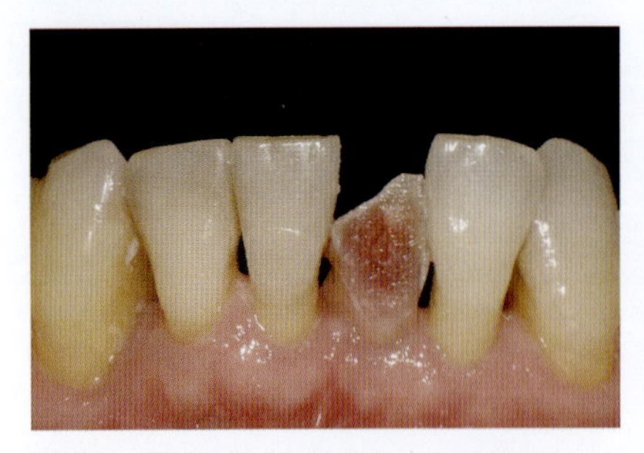

図 33　⌈1 歯冠部切縁側約 1/2 を削除。

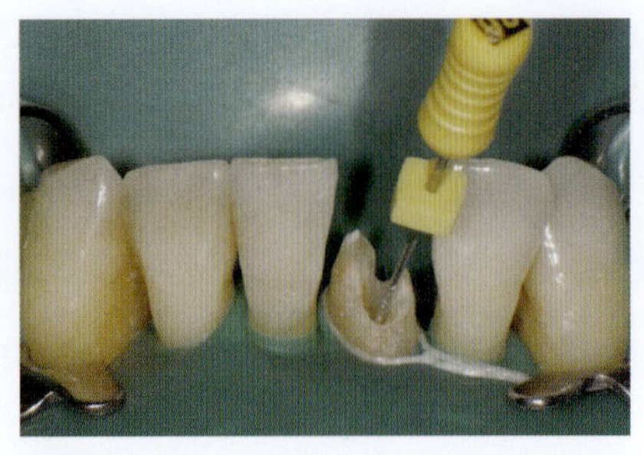

図 34　感染象牙質を削除して根管治療を開始。

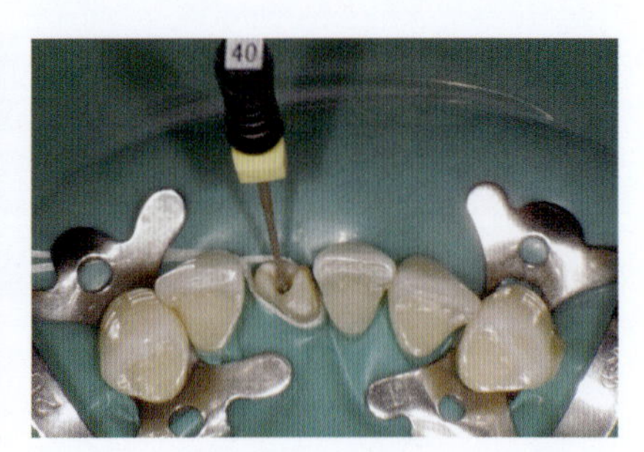

図 35　根管治療初回の根管拡大を終了。

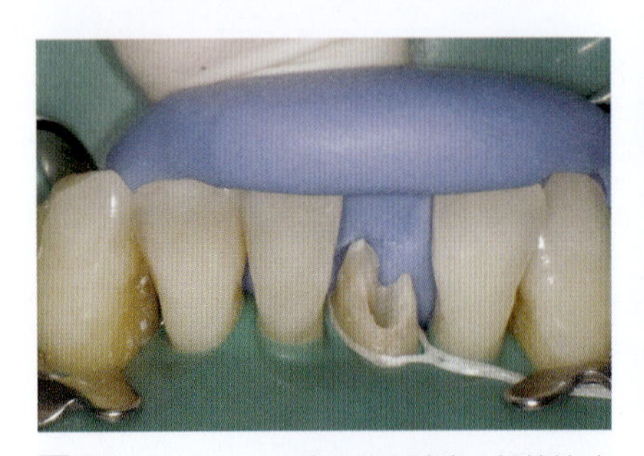

図 36　シリコーンガイドの試適。根管治療の精度向上と審美性回復のため、歯冠形態をコンポジットレジンにて再構築する計画。

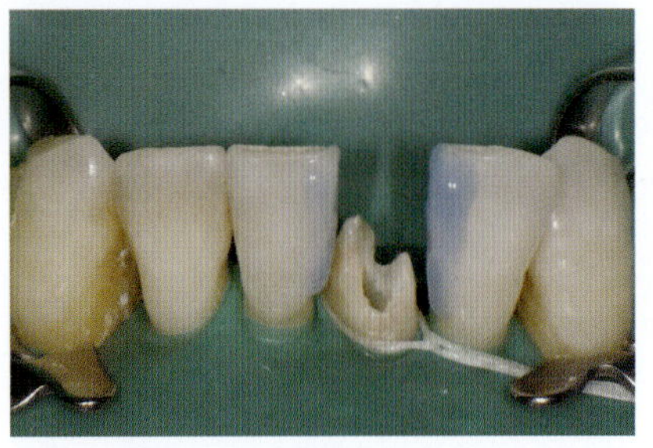

図 37　1⌉、⌈2 隣接面部への連結接着修復を計画。被着面となる無切削エナメル質へのリン酸エッチング処理。

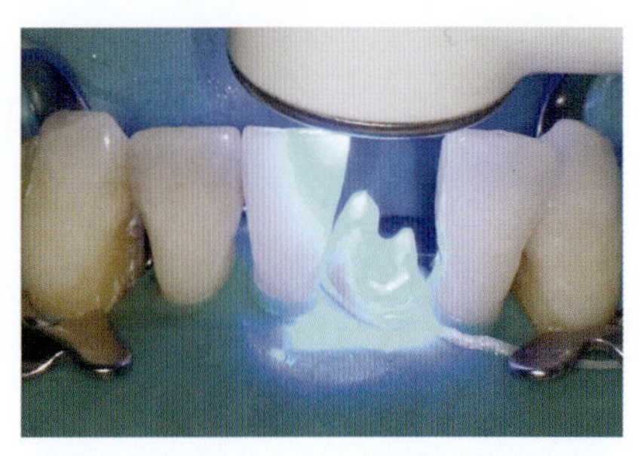

図 38　水洗･乾燥後、残存歯質へのボンディング処理および光照射。照射光が到達困難な部位への照射時間延長の対応。

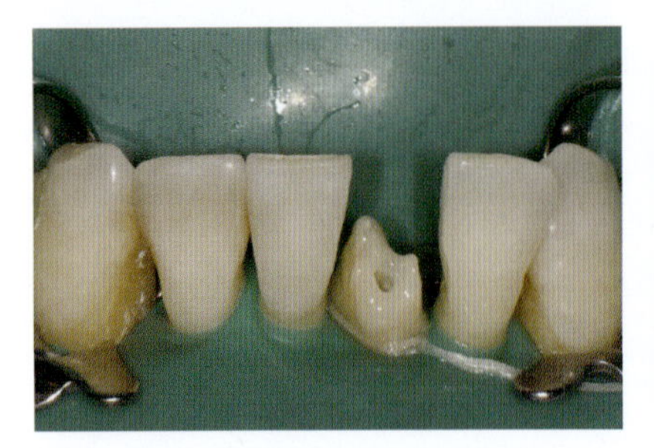

図 39　根管上部歯質の接着主体部位へのフロアブルコンポジットレジン充塡後、根管上部歯質への限定的な充塡操作で、接着界面への重合収縮応力を緩和。

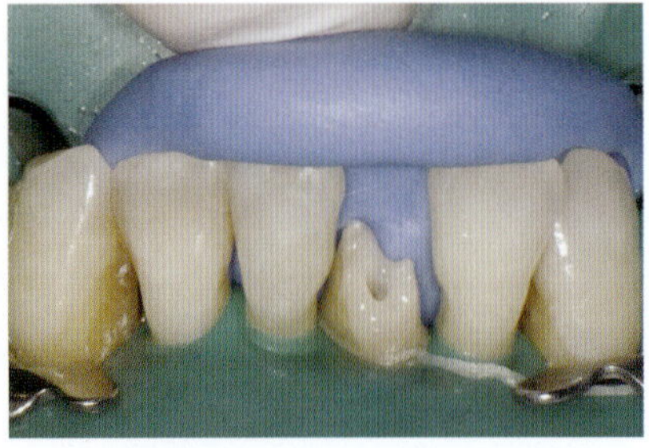

図 40　1⌉、⌈2 連結部被着面へのフロアブルコンポジットレジン塗布、光照射。

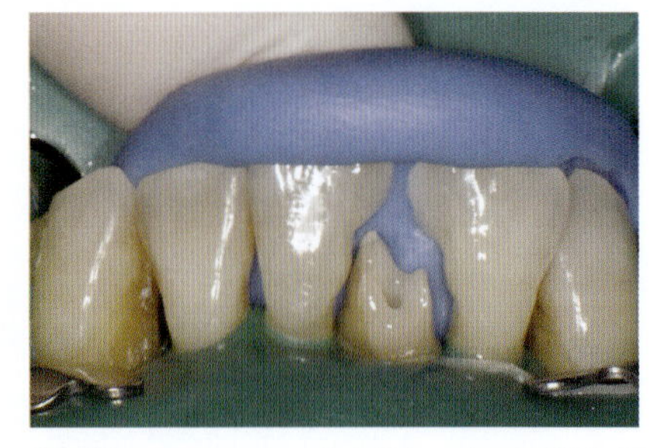

図 41　シリコーンガイド上で歯冠形態欠損部の口蓋側面をフロアブルコンポジットレジン充塡により再構築。

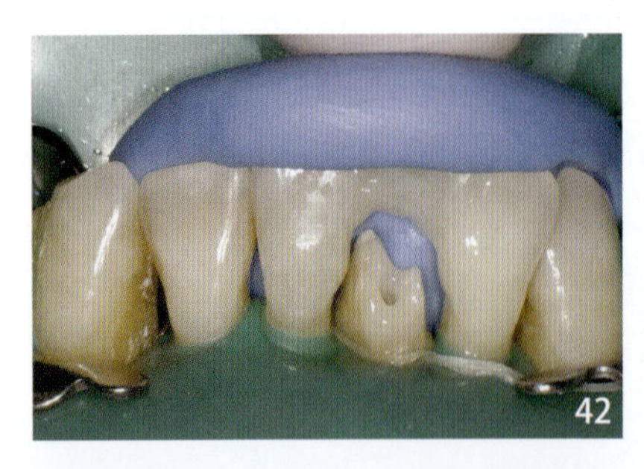

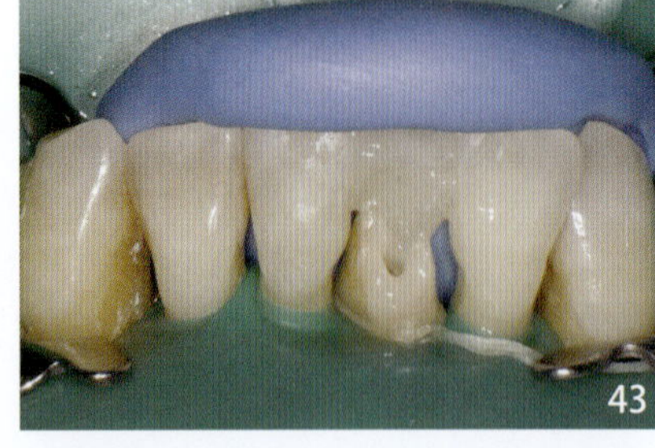

図 42　重合収縮応力の緩和を意識し、両側から少量ずつ積層してきたフロアブルコンポジットレジンを連結。

図 43　歯冠形態欠損部の切縁形態の再構築を完了後、根管上部歯質から積層充塡したフロアブルコンポジットレジンと、口蓋側面の再構築部とを連結。

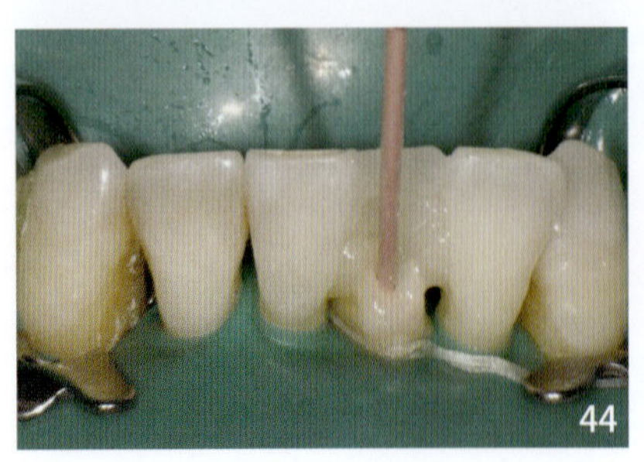

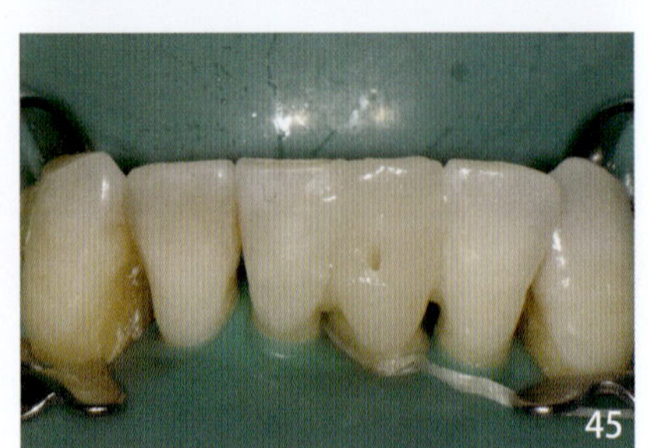

図 44　ワセリンを塗布したメインポイント（#80）を根管内に挿入し、フロアブルコンポジットレジンを追加して積層充塡。

図 45　メインポイントにより根管内へのフロアブルコンポジットレジンの浸入を防止し、歯冠形態の大部分が再構築された時点で、メインポイントを撤去。

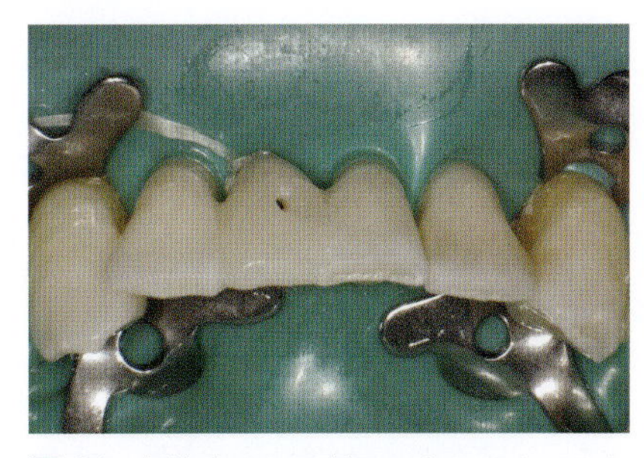

図 46　根管内への唇側面アクセスホールを確保。

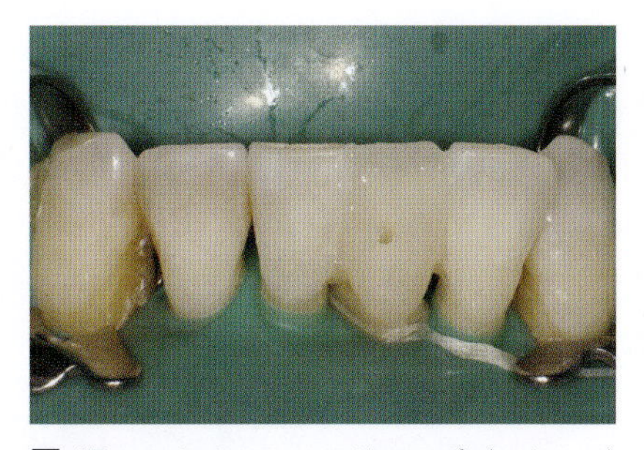

図 47　エナメルシェードコンポジットレジンにより歯冠部形態の再構築を完了。

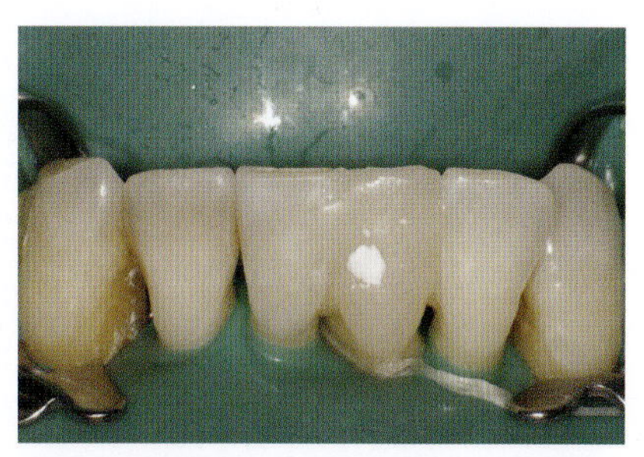

図 48　根管内へのアクセスホールを水硬性セメントにより仮封鎖後、ダイレクトクラウン修復の形態修正。

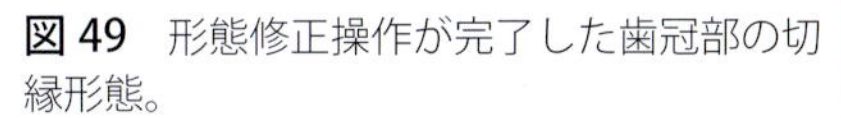

図 49　形態修正操作が完了した歯冠部の切縁形態。

図 50　ダイレクトクラウン修復を完了。根管内へのアクセスホールは残存。

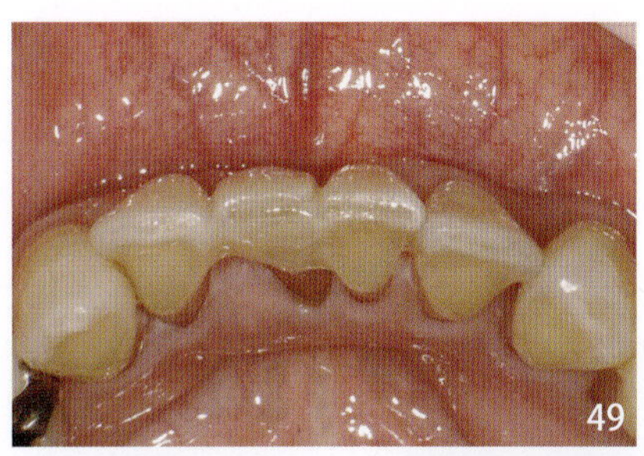

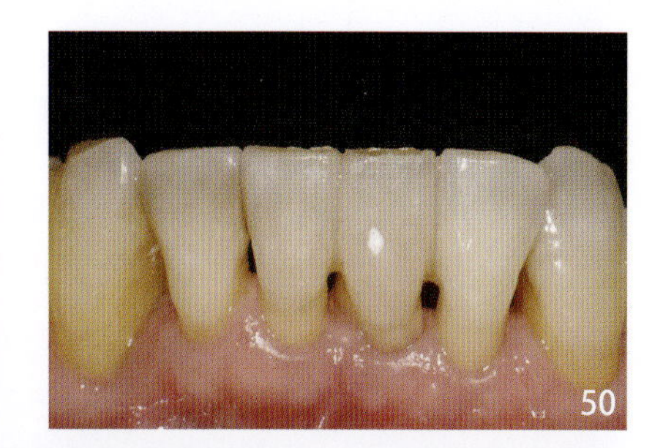

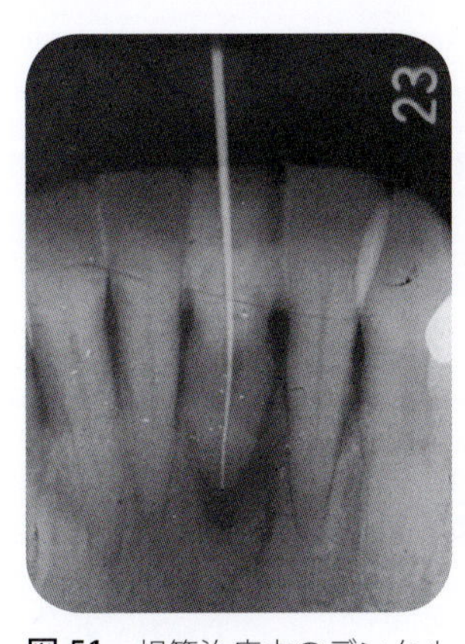

図 51　根管治療中のデンタルエックス線。

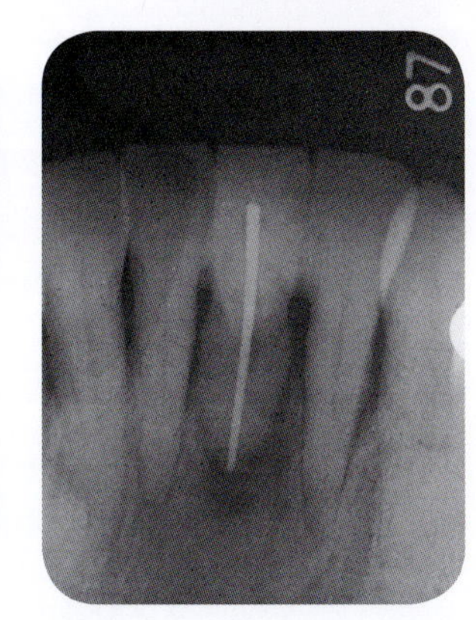

図 52　メインポイント試適時のデンタルエックス線。

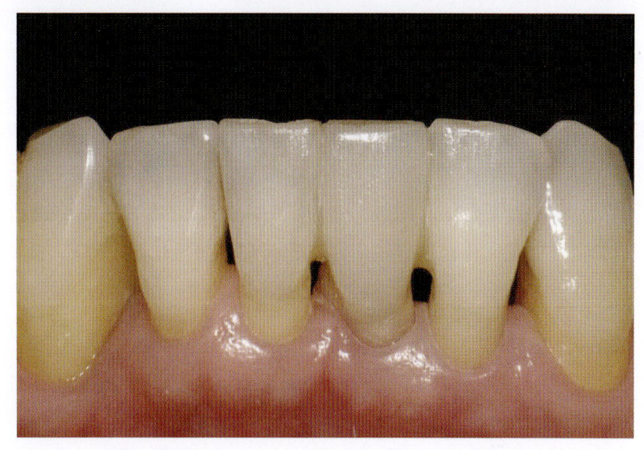

図 53　根管治療は未完了であるが、ご家族の結婚式を前に、エナメルシェードコンポジットレジンにてアクセスホールを仮封鎖。

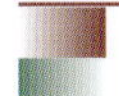

おわりに

日常臨床の多くの場面で活用するコンポジットレジン修復を、失活歯への小規模な補綴治療の領域へと応用する意義は、右記の３点であると考える。

①接着材料活用により、残存歯質を最大限活用可能である。
②治療期間を極限的に短縮可能である。
③トラブル発生時、補修修復により容易に対応可能である。

参考文献

1）Tan PL, Aquilino SA, Gratton DG, Stanford CM, Tan SC, Johnson WT, Dawson D. In vitro fracture resistance of endodontically treated central incisors with varying ferrule heights and configurations. J Prosthet Dent 2005 Apr; 93 (4) : 331-336.
2）田上順次，田代浩史．NEXT！コンポジットレジン修復．医学評論社：東京；2016.
3）Yoshiyama M, Doi J, Nishitani Y, Itota T, Tay FR, Carvalho RM, Pashley DH. Bonding ability of adhesive resins to caries-affected and caries-infected dentin. J Appl Oral Sci 2004 Sep; 12 (3) : 171-176.
4）Yamamoto A, Tsubota K, Takamizawa T, Kurokawa H, Rikuta A, Ando S, Takigawa T, Kuroda T, Miyazaki M. Influence of light intensity on dentin bond strength of self-etch systems. J Oral Sci 2006; 48 (1) : 21-26.
5）Nakajima M, Kanno T, Komada W, Miura H, Foxton RM, Tagami J. Effect of bonded area and/or fiber post placement on the fracture strengths of resin-core reconstructions for pulpless teeth. Am J Dent 2010 Dec; 23 (6) : 300-304.

2-5 支台築造

坪田有史
坪田デンタルクリニック

支台築造における接着

支台築造は生活歯、根管処置歯を問わず、失った歯質欠損を補い、間接法による歯冠修復物や補綴装置を装着するための適正な支台歯形態へ回復させ、上部構造の適合性の向上を図る目的をもつ。そのほか、支台築造には歯冠部残存歯質の補強、保持形態や便宜形態の付与、さらにコロナルリーケージを防止するなど、高い臨床的意義を有する。

表1 支台築造に起因する術後トラブル。

歯冠補綴装置が築造体ごと脱離・脱落
二次齲蝕
歯根破折
ポストの破折
ポストの変形
再根管治療による除去
コロナルリーケージによる根尖病変

表2 鋳造支台築造とレジン支台築造の比較。

	鋳造支台築造	レジン支台築造
健全歯質の保存	×	◎
確実性	○	△
機械的強度	◎	△
象牙質に対する弾性係数	×	○
過度な応力集中の発生	×	○
吸水性・溶解性	◎	×
審美性	×	◎
歯肉・歯質の着色	△	○
再根管治療の難易度	△	○
金属アレルギー	×	○
経済性	×	○
硬化時収縮	—	有
技工操作	有	無（直接法） 有（間接法）
来院回数	2回	1回（直接法） 2回（間接法）

根管充填後の根管処置歯において、支台築造に起因する術後のトラブル（**表1**）のなかで、歯冠補綴装置が築造体ごとの脱離・脱落、二次齲蝕、歯根破折が高い頻度で報告されている[1,2]。

これらの術後のトラブルから考えると支台築造に望まれる要件は、保持力と辺縁封鎖性の向上、そして歯質と支台築造の一体化を図ることである。したがって、通常、臨床で選択される金属鋳造による支台築造（以下、鋳造支台築造）とレジン支台築造のどちらにおいても、歯科接着を有効に活用することが重要である。

なお、**表2**に、鋳造支台築造とレジン支台装置の比較を示す。

築造窩洞への接着前処理

支台築造で使用される材料において、間接法で製作された築造体の接着面や既製ポストの接着面など、使用する材料によって複数の接着面がある。歯科接着を活用するため、どの接着面においても接着前処理が重要である。特に、生体側である象牙質が二次齲蝕や歯根破折などによって、術後にダメージを受けることは最も避けるべきことである。したがって、支台築造の対象となる象牙質への接着が最も重要である。

根管処置歯の築造窩洞形成では、齲蝕検知液を使用して、脱灰象牙質を確実に除去する。その後、最終的な歯冠補綴装置を想定した築造窩洞形成を行い、その結果、残存歯質が少なくコアがポストを設定しなければ保持できず、術後の脱離・脱落のリスクが高いと判断した場合、ポスト孔形成を行う[3]。その際、ポスト孔側壁にガッタパーチャを残存させないことに留意する。

また、間接法のケースでは、仮封やプロビジョナルクラウンの装着が行われるため、接着阻害因子である仮封材や仮着材が残存する可能性がある。それらを排除す

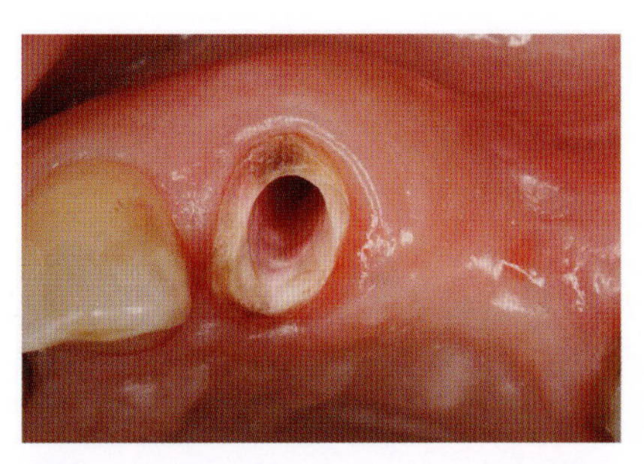

図 1　⌊③4⑤6⑦ ブリッジの支台歯となる⌊3 の築造窩洞形成（ポスト保持型）終了。

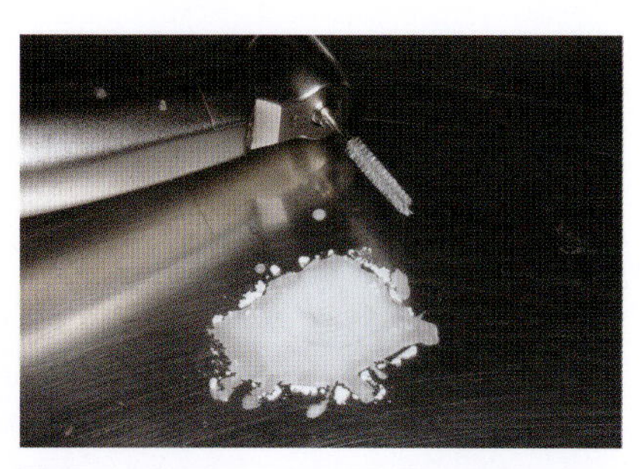

図 2　ポスト孔内を機械的に清掃するために使用する根管ブラシと、水に混ぜた平均粒径 27μmのアルミナ。

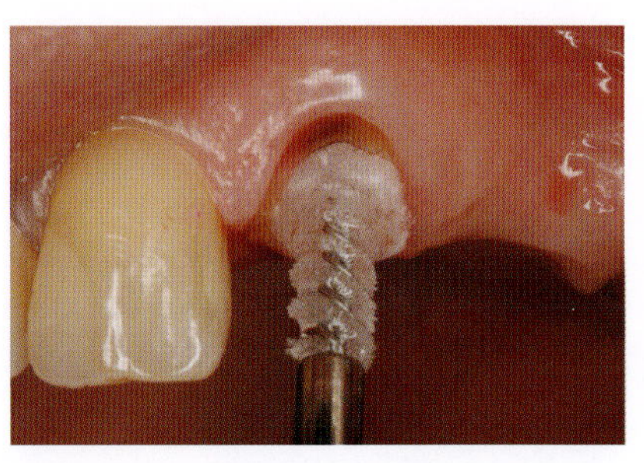

図 3　ポスト孔内に水に混ぜたアルミナを付けた根管ブラシを挿入し、低速回転で上下運動を行い、機械的清掃を行う。

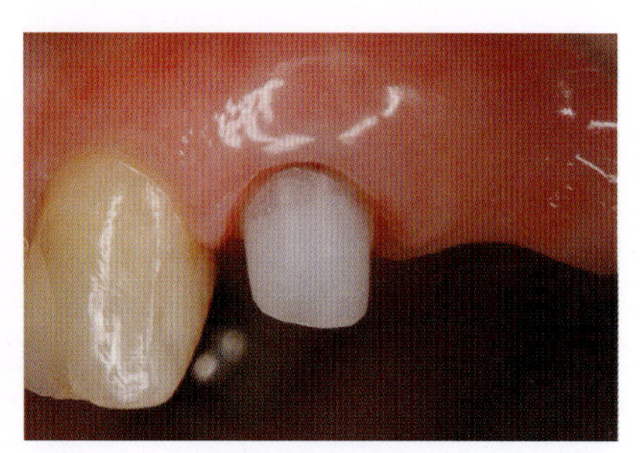

図 4「ビューティコア ファイバーポスト」を併用し、支台築造用コンポジットレジンシステムである「ビューティコアシステム」で支台築造完了。

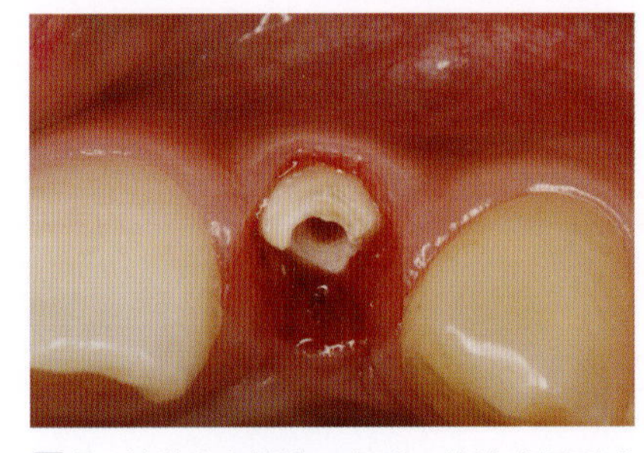

図 5　鋳造支台築造のための築造窩洞形成が終了した ⌊2 。

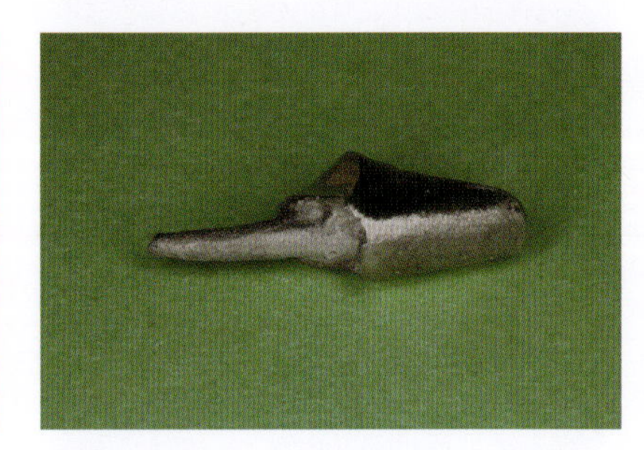

図 6　製作した 12%金銀パラジウム合金による築造体。

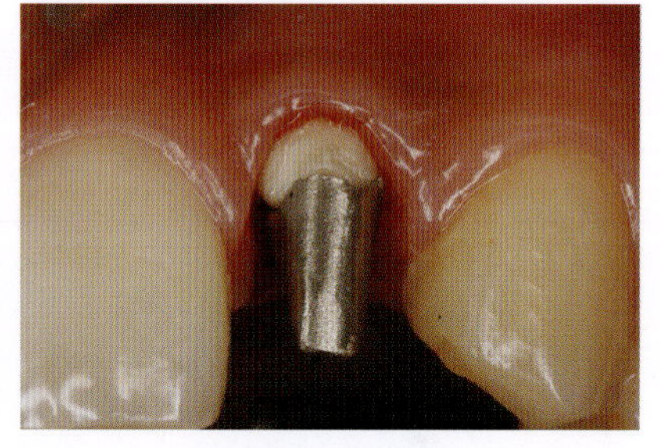

図 7　支台歯に築造体を試適。

るため、接着前処理として種々の化学的あるいは機械的清掃法が紹介されている。一例として、簡便でありながら有効性が高い機械的清掃法を示す（**図 1 〜 4**）。

鋳造支台築造の接着（図 5 〜 13）

歯科用貴金属である金銀パラジウム合金や銀合金などを鋳造して製作した築造体（以下、金属築造体）は、接着性レジンセメント（以下、レジンセメント）を使用して装着する。

間接法で製作した金属築造体を支台歯に試適を行い、適合性を確認した後、接着面処理を行う。金属築造体の接着面とレジンセメントとの接着には、金属側の凹凸による機械的結合と、２つの界面での化学的結合が必要である。

アルミナブラスト処理

機械的結合は、嵌合効力や投錨効果と呼称され、金属接着面に微細な凹凸を形成し、そこにモノマーが浸入、硬化させる。臨床で、この凹凸形成を行うのに最も有用性が高い処理がアルミナブラスト処理である。アルミナブラスト処理により、凹凸形成、接着面積の増大、さらに試適により汚染された接着面の清浄化を図る。その結果、レジンセメントのぬれ性も向上して、接着性が向上する。

他方、後述する化学的結合は、接着性の低下を招来する加水分解が起こることが知られているため、接着耐久性の視点から、アルミナブラスト処理による機械的結合は、鋳造支台築造の接着のために必須な前処理である。

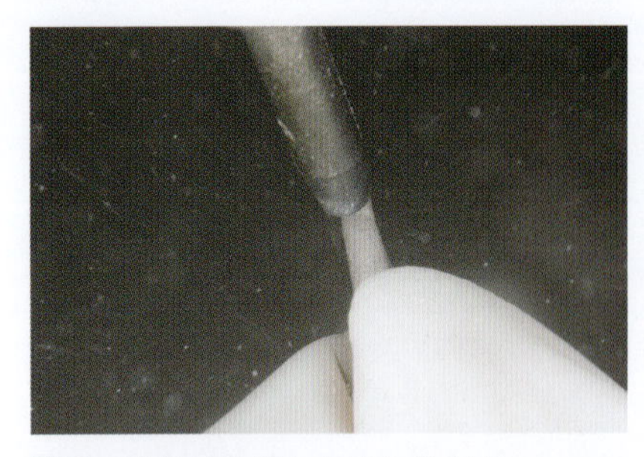

図 8　接着前処理とし平均粒径 50 μｍのアルミナによるアルミナブラスト処理。

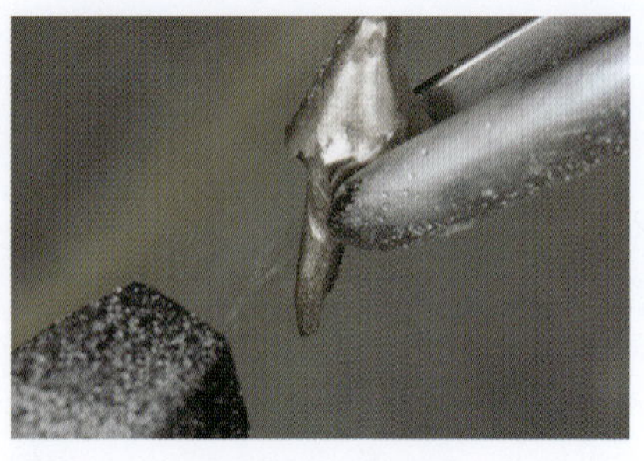

図 9　アルミナブラスト処理後、スチームクリーナーで洗浄。

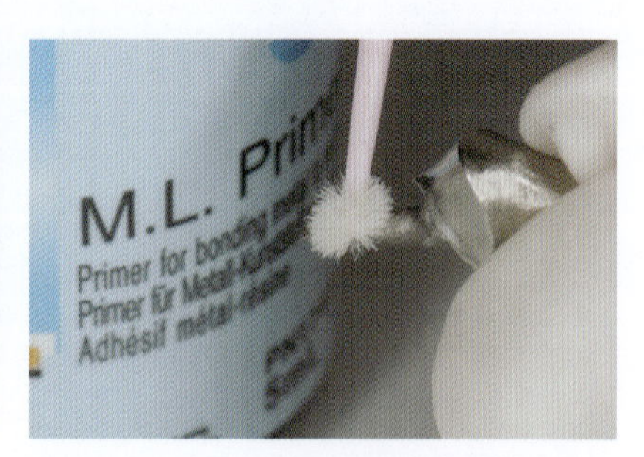

図 10　マイクロブラシを使って金属接着性プライマー「メタルリンク」を接着面に塗布。

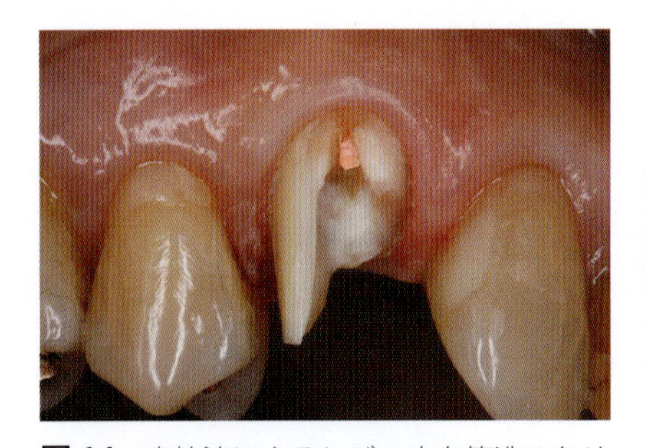

図 11　透明で粘性が高い塩化アルミニウム配合の滲出液抑制ジェル「SU スタットジェル クリア」。

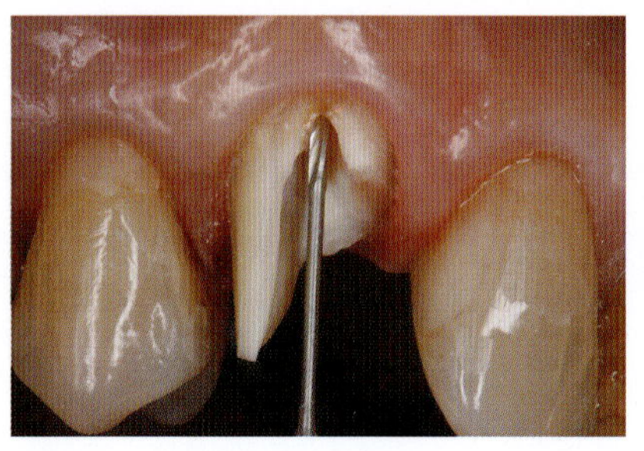

図 12　口蓋側歯質が歯肉縁下に位置しており、接着操作時に接着阻害因子である滲出液による影響が懸念されるため、「SU スタットジェル クリア」を使用。

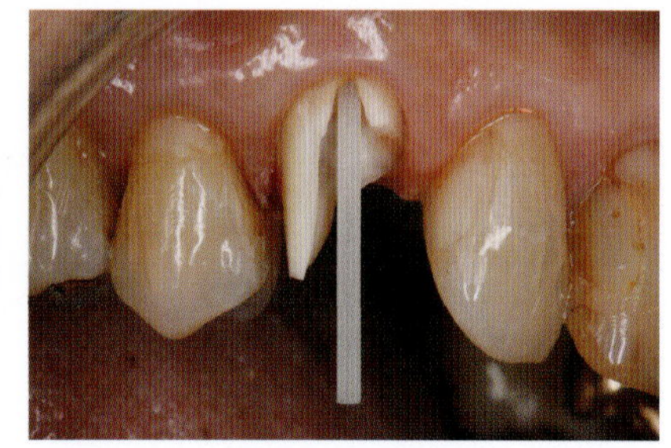

図 13　接着性レジンセメントにより、築造体を接着後、口蓋側面観。

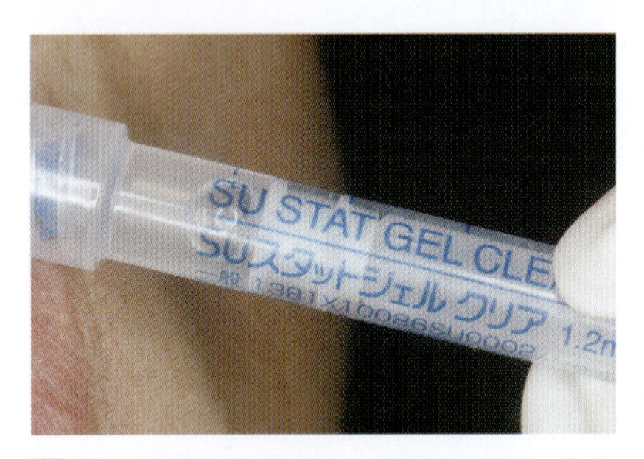

図 14　直接法によるレジン支台築造のため築造窩洞形成終了時の 3|。

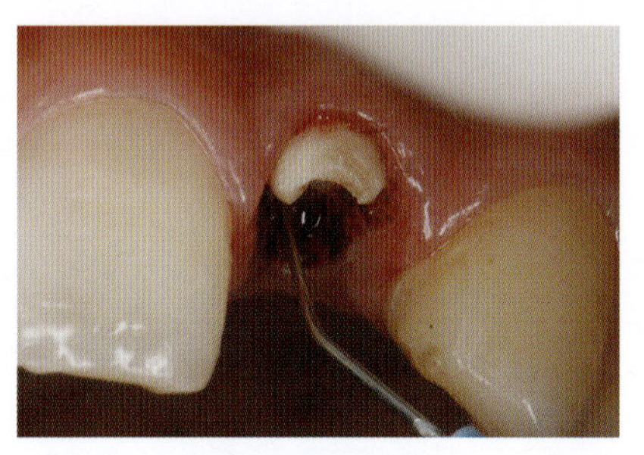

図 15　「ニューエンド ピーソリーマー」にてポスト孔形成。

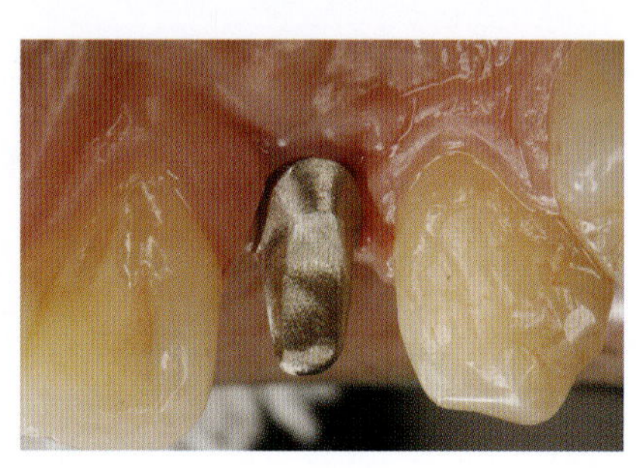

図 16　「ビューティコア ファイバーポスト」を試適。

金属プライマー処理

過去、金属に対する化学的結合を目的として、さまざまな方法が開発、紹介されてきたが、現在では簡便で、効果の高い金属プライマー処理が広く使用されている。金属プライマーには、接着性モノマーが配合されている。貴金属である金属築造体の接着面には、貴金属用または貴金属・非貴金属両用の金属プライマーを使用する。

アルミナブラスト処理後の清浄な接着面に金属プライマーをスポンジやマイクロブラシで塗布するか、ボトルからプライマーを滴下して処理を行う。

なお、金属プライマーに配合されている接着性モノマーは、接着面に単分子層を形成することが目的であり、複数回の処理は行わない。

また、接着操作を行う途中で接着面が汚染されたならば、再度アルミナブラスト処理から行う必要がある。

レジン支台築造の接着

レジン支台築造には直接法（**図 14 ～ 25**）と間接法があり、それぞれ利点と欠点がある（**表 3**）。

その選択基準は、ケースに応じて選択される。特に、残存歯質が歯肉縁下に位置しているか否かが、選択基準の一つである。

既製ポストの接着処理

レジン支台築造に併用される既製ポストは、金属ポストとファイバーポストがある。

既製金属ポストは一般的に非貴金属製であり、その接着前処理は、アルミナブラスト処理後、非貴金属用接着プライマー処理により、接着性とぬれ性の向上を図る。しかし、スクリュー形態の既製金属ポストでは、必ずし

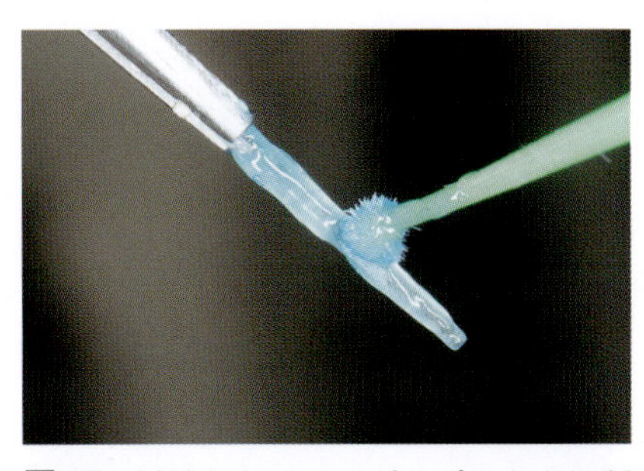

図 17　試適したファイバーポストを切断後、「インパーバボンド エッチングゲル」でリン酸エッチングを行い、接着面を清掃する（塗布→数秒放置→水洗→エア乾燥）。

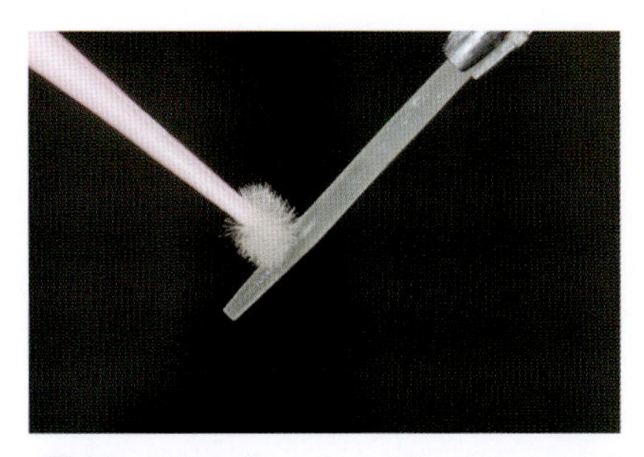

図 18　「松風ポーセレンプライマー」を用いて「ビューティコア ファイバーポスト」のシラン処理を行う（塗布→ 10 秒放置→エア乾燥）。

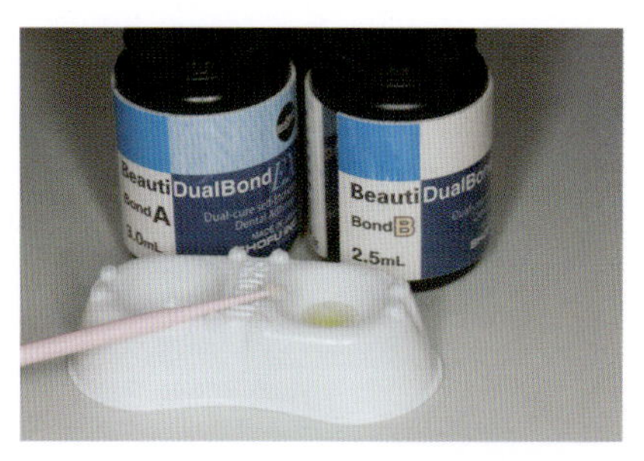

図 19　築造窩洞の象牙質接着に使用するボンディング材「ビューティデュアルボンド EX」。

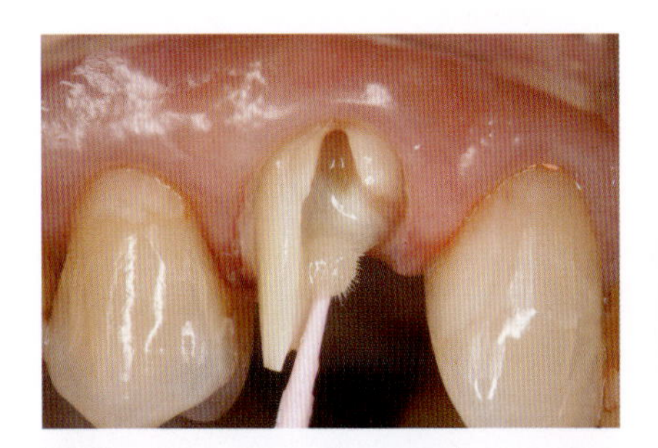

図 20　「ビューティデュアルボンド EX」にて接着処理（A・B 液混合→塗布→ 10 秒間放置→弱圧エア乾燥→強圧エア乾燥→ LED 光照射 5 秒）。

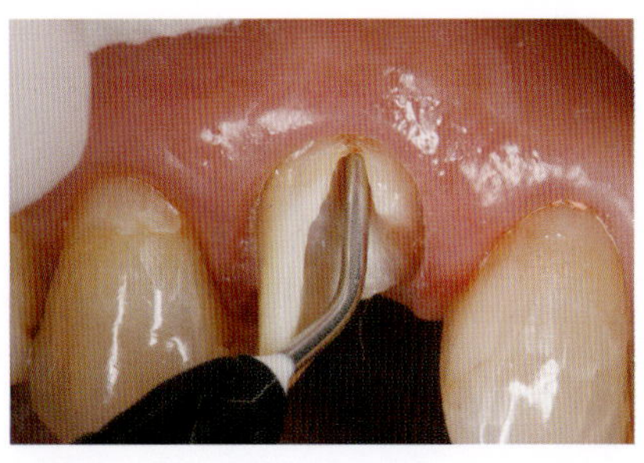

図 21　「ビューティコア LC ポストペースト」をポスト孔内に塡入。

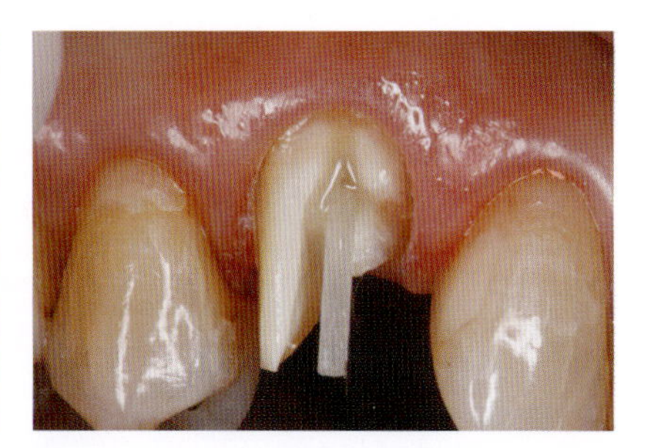

図 22　清掃･表面処理を行った「ビューティコア ファイバーポスト」を植立。

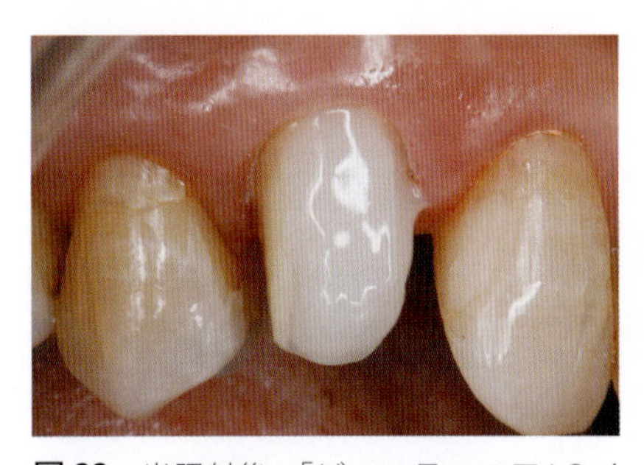

図 23　光照射後、「ビューティコア LC インジェクタブル」でコア部を築盛。

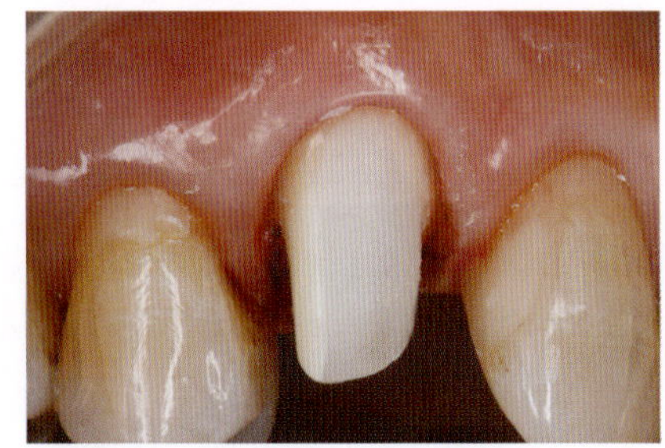

図 24　コア部を光照射により硬化させた後、支台歯形成を行う。

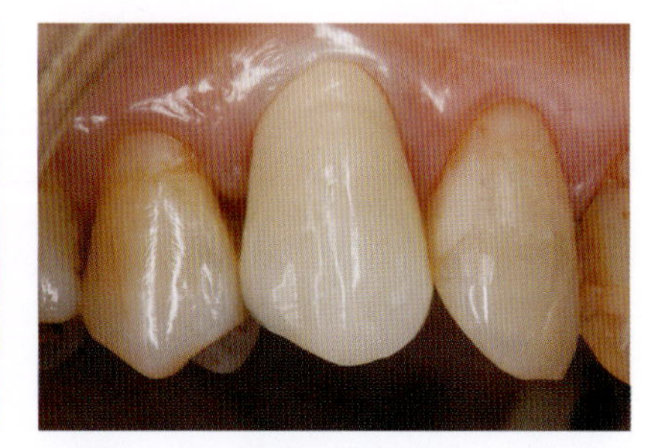

図 25　レジン前装冠を接着性レジンセメント「レジセム」で装着。

表 3　レジン支台築造における直接法と間接法の比較。

	直接法	間接法
利点	・製作過程が単純である ・その日のうちに築造が完了する ・その日のうちに支台歯形成、印象採得ができる ・窩洞にアンダーカットがあってもよい	・適正な支台歯形態を付与できる ・重合収縮を小さくできる ・歯肉溝からの滲出液の影響を受けにくい ・1 回のチェアタイムを短縮できる
欠点	・1 回のチェアタイムが長い ・レジンの重合収縮が大きい ・操作（防湿、付形など）が難しい	・製作過程が複雑である ・来院回数が 1 回増える ・大きなアンダーカットの除去が必要である ・仮着材の影響や窩洞の汚染の可能性がある

も接着性を得ることが求められてはいないが、接着性を得たい場合、接着前処理が有効である。

一方、ファイバーポストを使用するケースでは、ファイバーポスト表面の接着を獲得することが必須である。臨床の手順は、ファイバーポスト試適後にリン酸水溶液で酸処理後、水洗し、十分に乾燥した後、シラン処理を行う。

なお、ファイバーポストにアルミナブラスト処理を

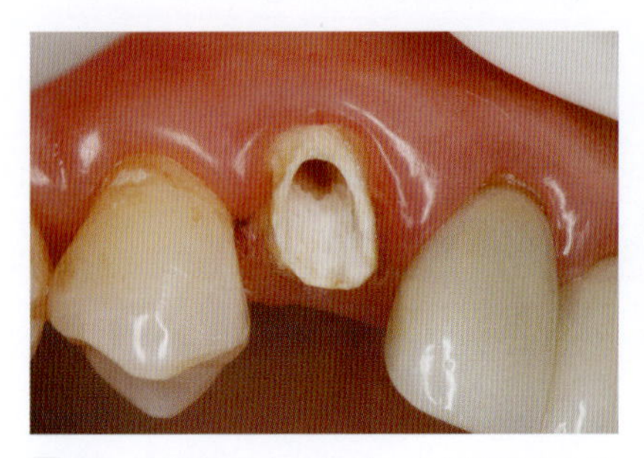

図 26 間接法によるレジン支台築造のため築造窩洞形成終了時の 3|。

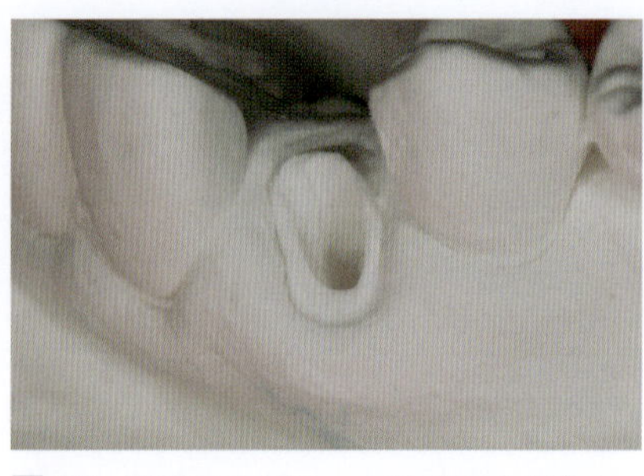

図 27 寒天アルジネート連合印象を行い、製作した作業用模型。

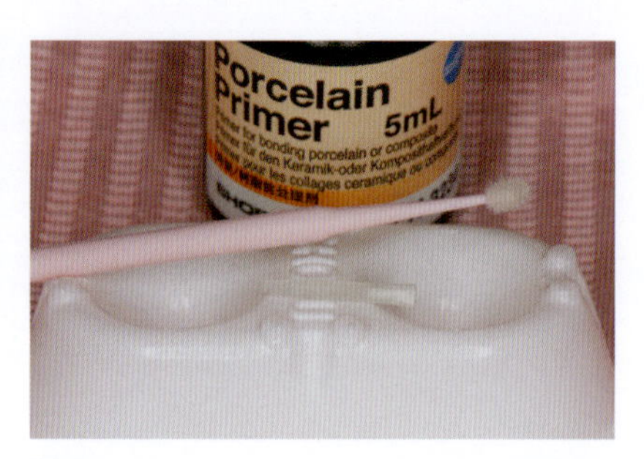

図 28 「ビューティコア ファイバーポスト」を適切な長さに切断後、「インパーバボンド エッチングゲル」でリン酸エッチングによる清掃後に使用するシラン処理材「松風ポーセレンプライマー」。

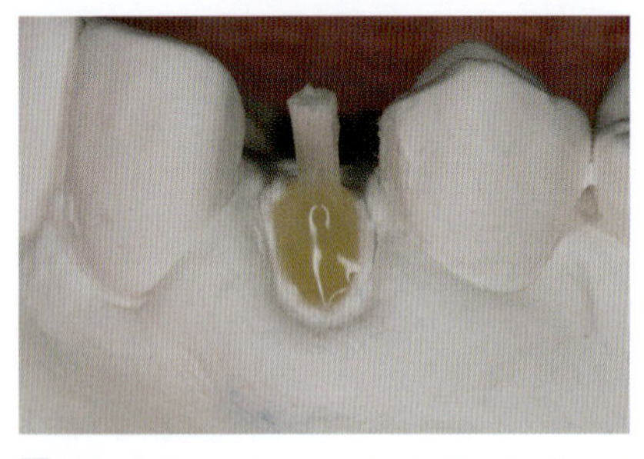

図 29 「ビューティコア LC ポストペースト」を作業用模型のポスト孔内に填入して、調整した「ビューティコア ファイバーポスト」を挿入して光照射を行う。

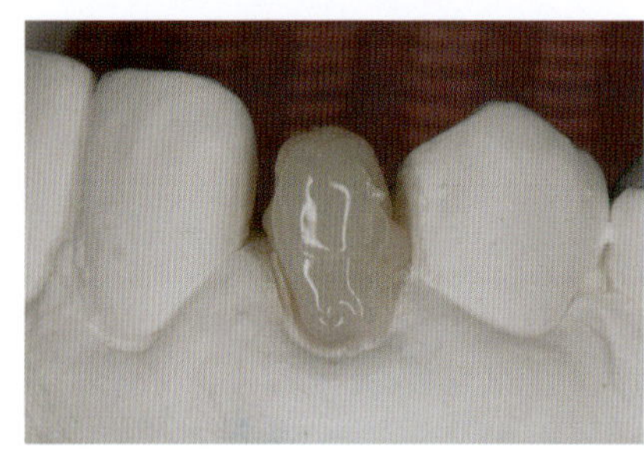

図 30 「ビューティコア LC インジェクタブル」でコア部を築盛して光照射を行う。

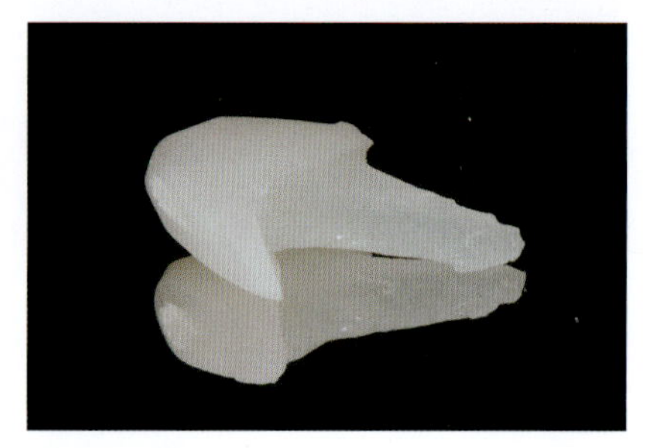

図 31 調整の終了したファイバーポスト併用レジン築造体。

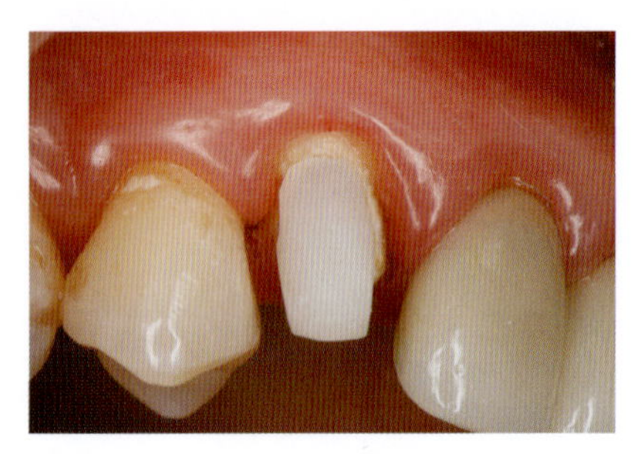

図 32 支台歯にレジン築造体を試適。

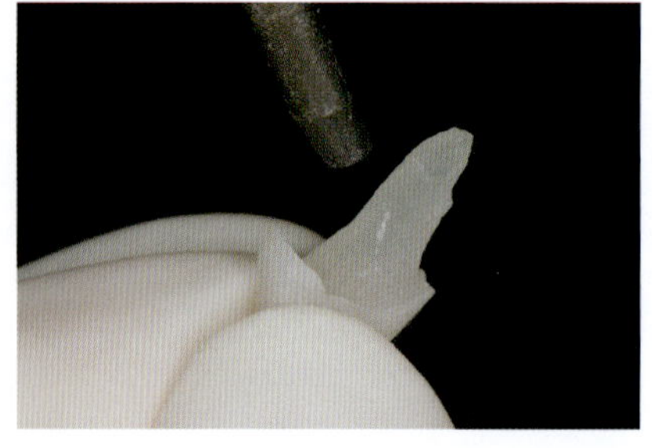

図 33 レジン築造体の接着面に平均粒径50μmアルミナによるアルミナブラスト処理を行う。

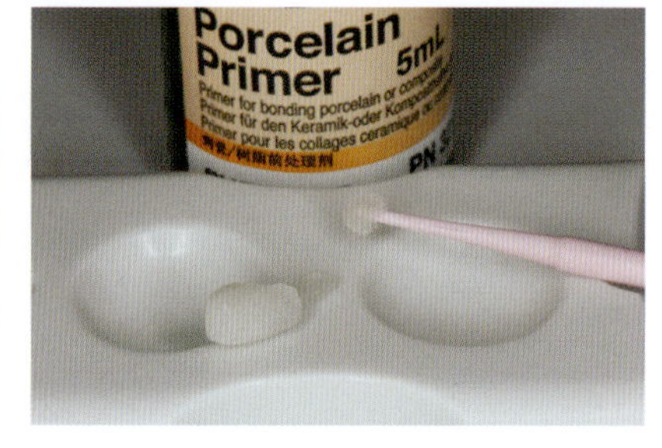

図 34 アルミナブラスト処理後、「松風ポーセレンプライマー」を用いてレジン築造体接着面のシラン処理を行う（塗布→ 10 秒放置→エア乾燥）。

行う場合、強圧で行うとファイバーが断裂する可能性があるため、軽圧で短時間の処理にとどめる。

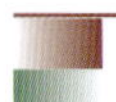

間接法によるレジン築造体の接着処理（図 26 ～ 39）

間接法で製作したレジン築造体の装着には、レジンセメント、あるいは支台築造用コンポジットレジンペーストが使用される。

レジン築造体の接着面は、マトリックスレジンとフィラーが混在している。接着面には機械的結合と化学的結合の獲得を目指すが、レジン築造体の接着面は硬化した未重合層のない性状であるため、化学的接着を得ることは容易でないことを認識しておく。

レジン築造体の接着面にアルミナブラスト処理を行うが、その目的は金属築造体と同じである。ファイバーポスト併用レジン支台築造（以下、ファイバーポストコア）のケースでファイバーポストの表面が露出している

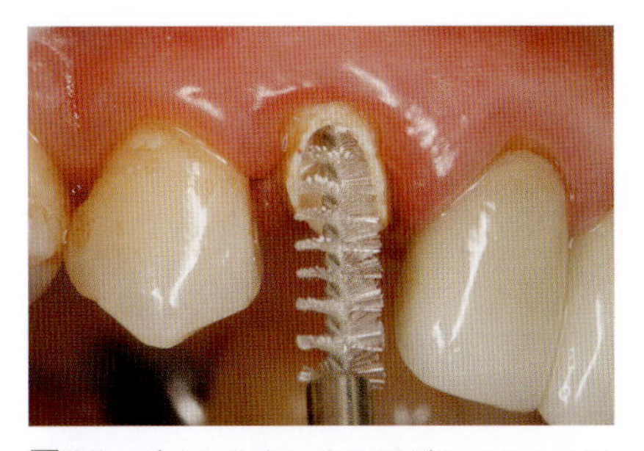

図 35 ポスト孔内に水に混ぜたアルミナを付けた根管ブラシを挿入し、低速回転で上下運動を行い、機械的清掃を行う。

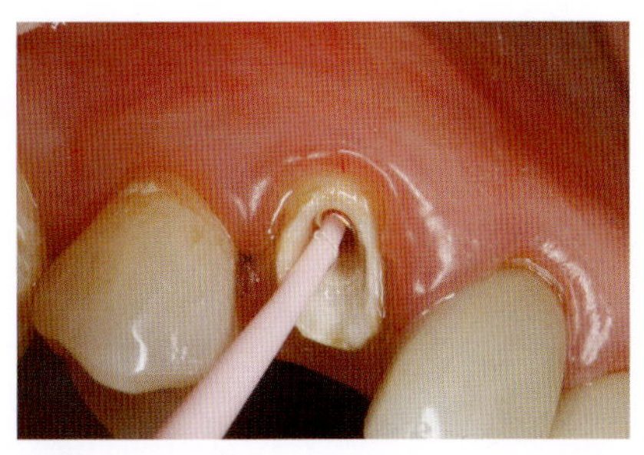

図 36 「レジセム プライマー A・B」を混和して、築造窩洞の接着面に塗布（20 秒放置→弱圧エア乾燥）。

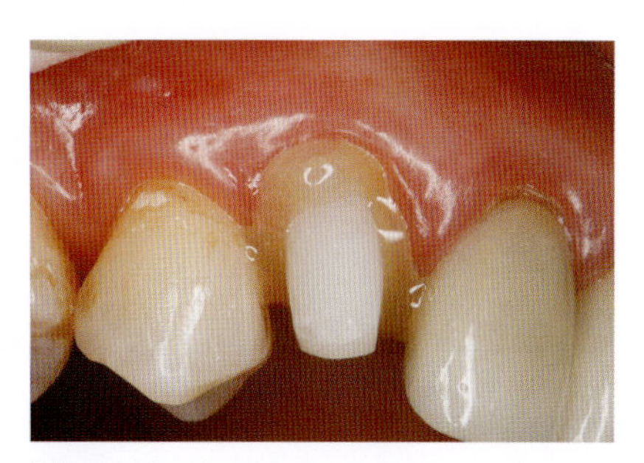

図 37 「レジセム」のセメントをポスト孔内に填入後、すみやかにレジン築造体を装着して光照射を行う。

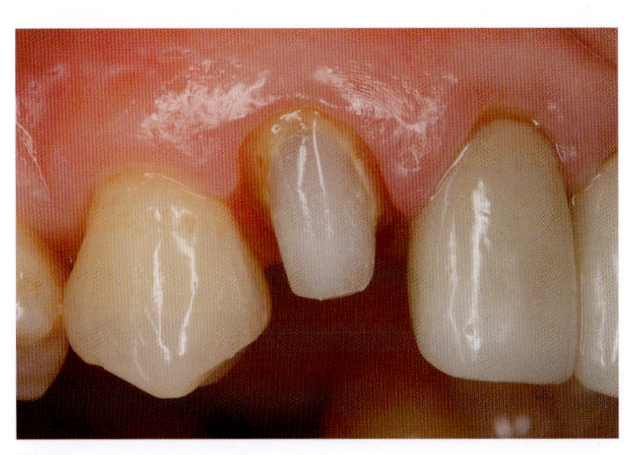

図 38 支台歯形成終了時。

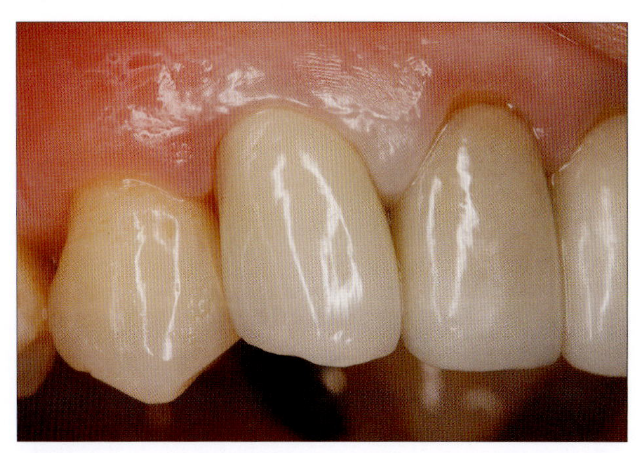

図 39 レジン前装冠を接着性レジンセメント「レジセム」で装着。

部分がある場合、アルミナブラスト処理には注意が必要である。

アルミナブラスト処理後、接着面に露出した無機フィラーのシリカにはシラン処理が有効であり、またシラン処理剤の多くは接着性モノマーが配合されているため、レジンへの接着性の向上にも有効である。

金属築造体と同じく、接着操作を行う途中で接着面が汚染されたならば、再度アルミナブラスト処理から行う必要がある。

支台築造には歯科接着を

根管処置歯の支台築造において、歯内療法の術後経過と強い関連があることは否定できない[4]。すなわち、歯内療法の成否を考慮に入れて、支台築造を行う必要がある。

しかし、支台築造に起因する術後のトラブルからみると、すでに提唱されている支台築造の基本的原則を遵守し、さらに歯科接着を活用することが重要であり、十分に歯科接着を理解し、習熟することが望まれる。

参考文献

1）福島俊士，坪田有史．支台築造の予後成績．補綴誌 2001；45：660-668.

2）峯　篤史．“2013 年における”歯根破折防止策の文献的考察．日補綴歯会誌 2014；6：26-35.

3）坪田有史．接着と合着を再考する—支台築造を中心に—．日補綴歯会誌 2012；4：364-371.

4）田中利典．根尖病変の予後とその後の補綴治療．日補綴歯会誌 2014；6：374-379.

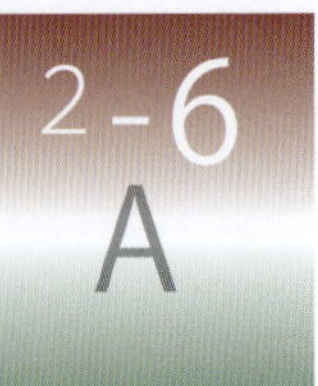

2-6 A 間接法による修復・補綴 [セラミックインレー、セラミックオーバーレイクラウン]

内山徹哉
内山歯科クリニック

はじめに

修復治療における接着操作は、近年の接着技術の向上により大きな進化を遂げている。そのなかでも、セラミックインレー、セラミックオーバーレイクラウン（アンレー）修復は接着技術の向上により、その可能性を大きく広げていると言えるであろう。

2016年現在、近年の筆者の臨床でも、極力、歯を保存する観点から、今までであればクラウン修復を行っていた症例が、インレー、オーバーレイクラウン修復に置き換わることが多くなってきている。

しかしながら、歯を保存するということは歯質の削除量が少なくなるため、修復物の厚みが薄くなり、従来のクラウン修復に対して強度的は問題が浮上してくる。加えて脱離に対する抵抗形態が十分とれない症例が多くなる。

そこで、二ケイ酸リチウムガラスセラミックスを接着性レジンセメントを用いて、極力、エナメル質を残した状態の歯質にセレクティブエッチングを行い、強固に接着させることで、上記の問題に対応している。

その際、接着阻害因子の排除と確実な視界のなかでの接着操作を最重要課題とし、テクニカルエラーを最小限にとどめることを心がけている。

本稿では、ラバーダム防湿、歯科用顕微鏡使用下におけるセラミックインレー、オーバーレイクラウンの接着操作について、実際に治療をしている顕微鏡下の視点で追いながら、各ステップにおける注意事項を盛り込み、筆者が行っている具体的な手技を紹介する。

セラミックインレーの接着ステップ

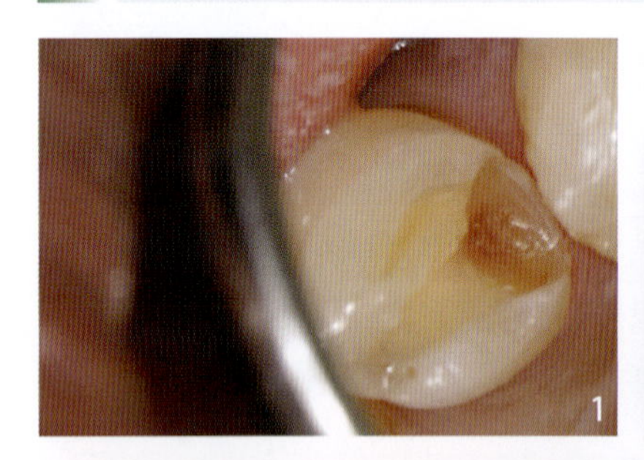

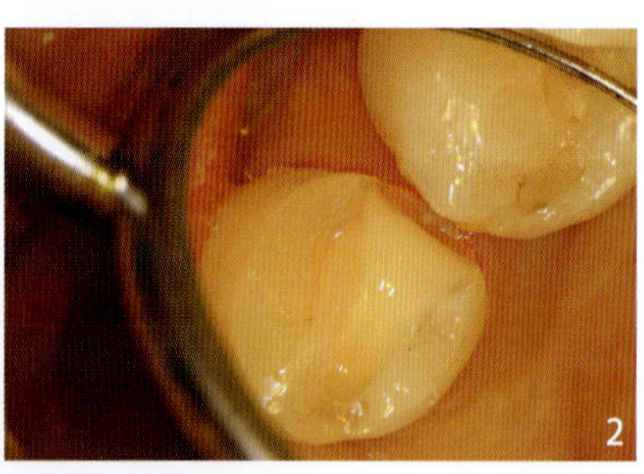

図1 齲蝕を除去していく。エナメル‐象牙境の取り残しに注意が必要である。

図2 実質欠損が大きい場合はセラミックスの厚みを一定にするために、フロータイプのコンポジットレジン（歯質、セラミックスへの接着においてセメントより有利）で積層充填し、その上から支台歯形成していく。

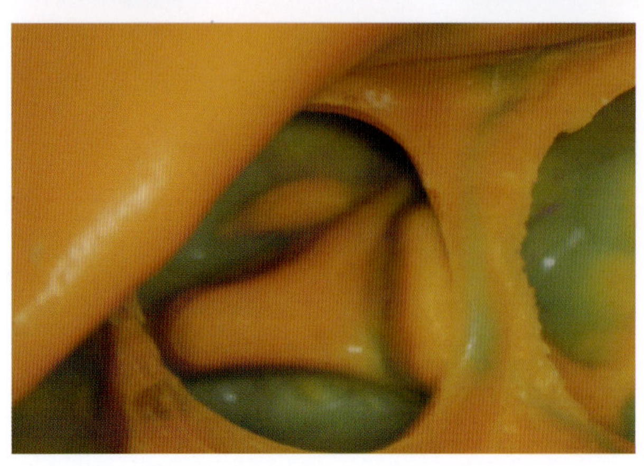

図3 筆者はインレー、オーバーレイクラウン修復の印象採得を、シリコーン印象材を用いて行っている。連合印象材と比較してシリコーン印象材は、複数回使用が可能であるのが大きな理由である。印象材に石膏を2度注ぎ、副歯型（individual die）と歯型固着式模型を製作する。修復物の内面と辺縁は副歯型で、支台相互および隣接歯や対合歯との関係は固着式模型で調整するため、正確なワックスアップや模型上での調整が可能になる。

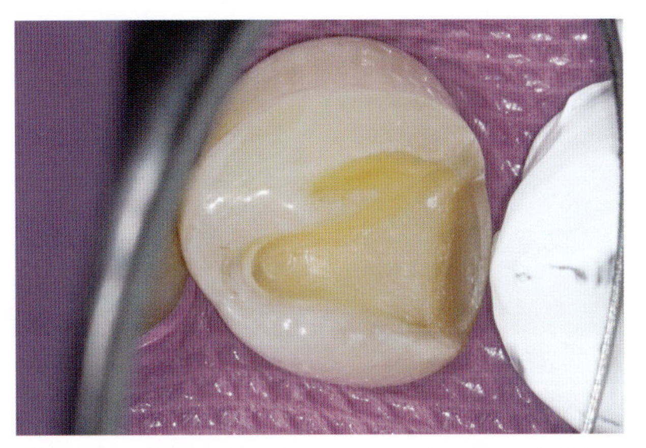

図 4　装着日。仮封（PRG プロテクトシール）を除去した状態。

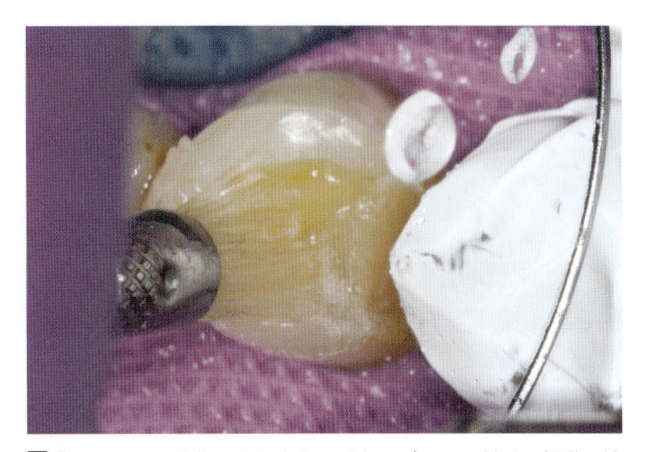

図 5　50 μm の酸化アルミナをマイクロブラシに付けて振動・洗浄する。

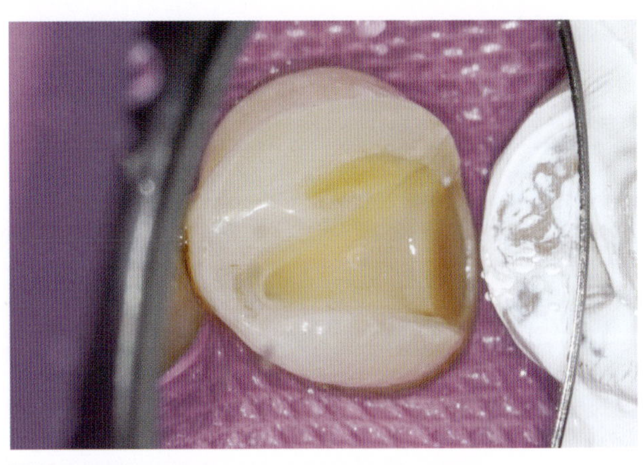

図 6　洗浄後の状態。

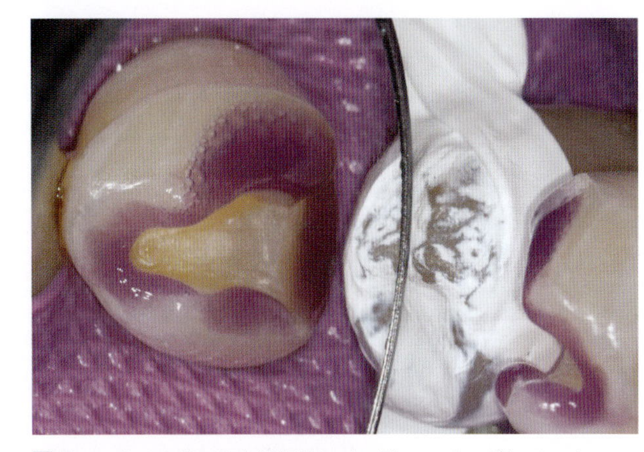

図 7　エナメル質のみを選択的にリン酸エッチングしていく。

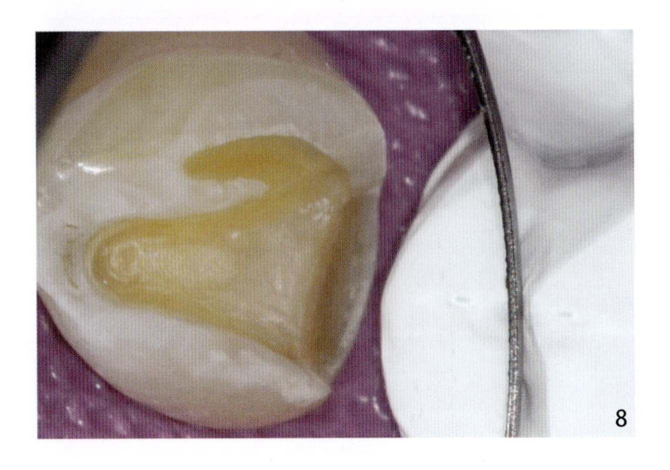

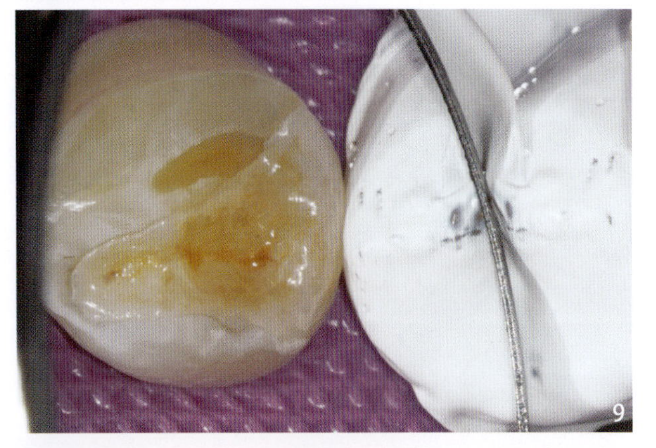

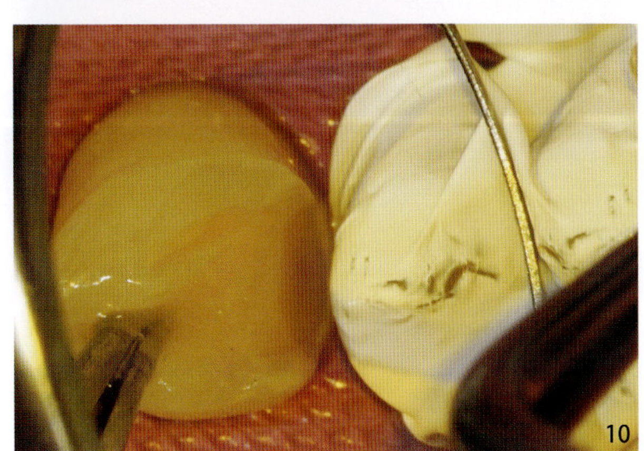

図 8　エッチング終了後。エナメル小柱間の脱灰が起こり、スミヤー層が除去されたことにより、接着に有利な状態にする（セレクティブエッチング）。

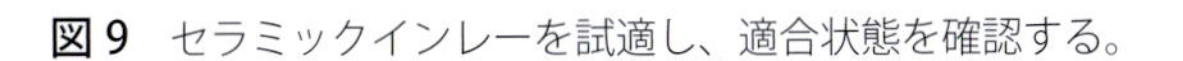

図 9　セラミックインレーを試適し、適合状態を確認する。

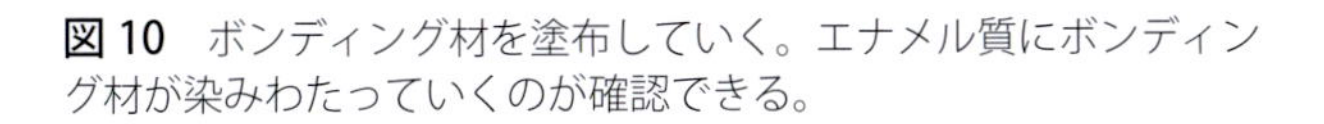

図 10　ボンディング材を塗布していく。エナメル質にボンディング材が染みわたっていくのが確認できる。

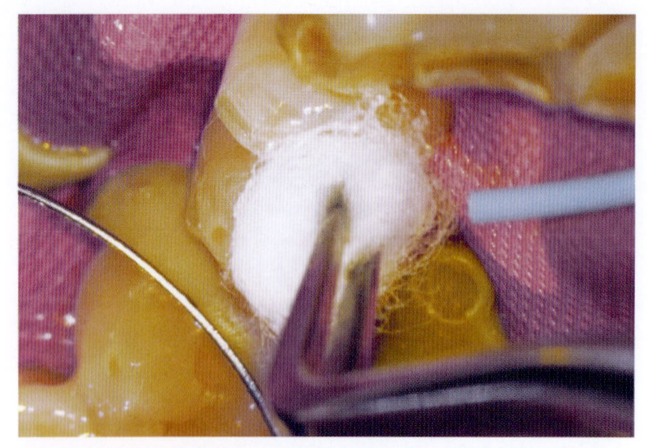

図 11　装着後、綿球で余剰セメントを除去していく。

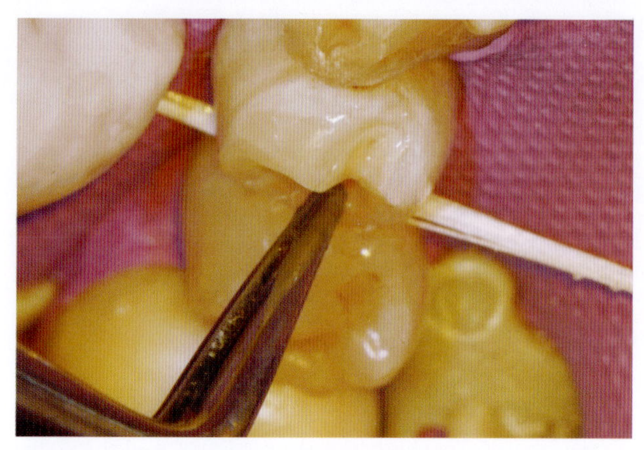

図 12　コンタクト部のセメントをフロスで除去していく。

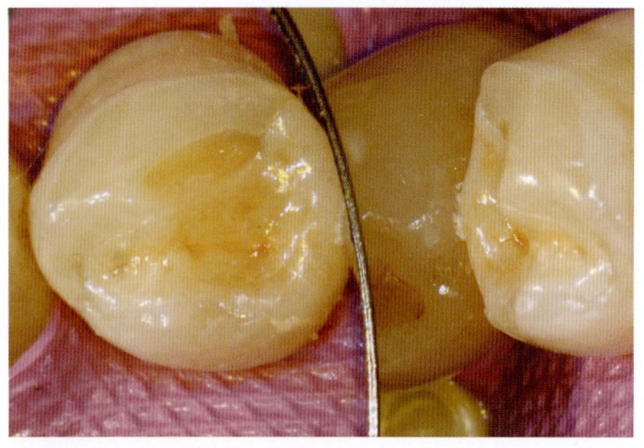

図 13　セメント除去後。

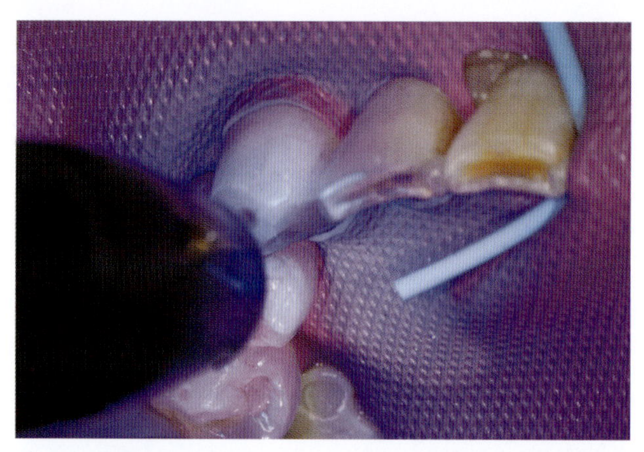

図 14　光照射を行う。

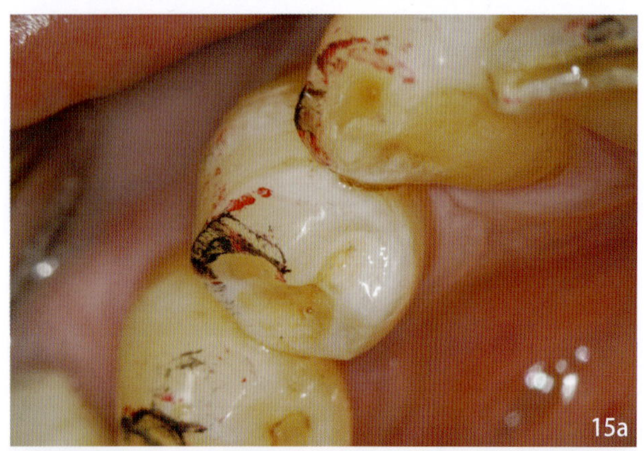

図 15a、b　咬合調整を行いながら、辺縁部の段差をなくしていく。

図 16　装着後の状態。

セラミックオーバーレイクラウンの接着ステップ

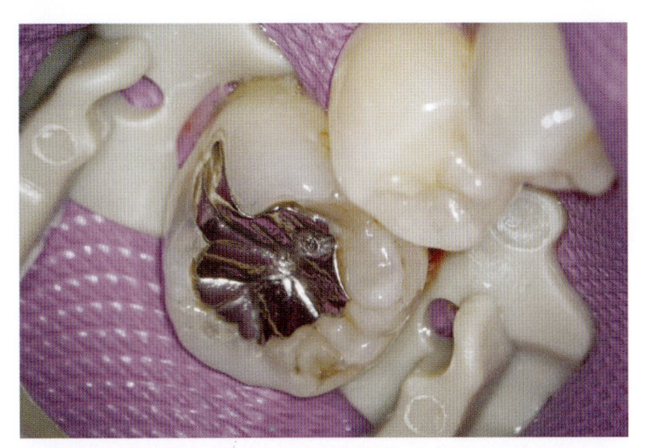

図 17　メタルインレーのマージンから感染が見られる。

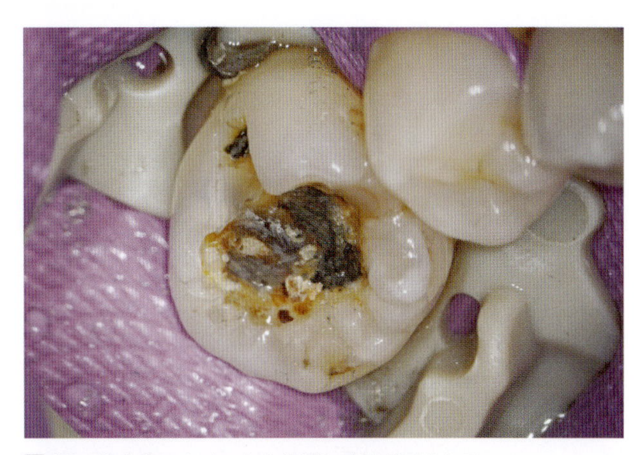

図 18　除去後。セメントと歯質に感染が見られる。

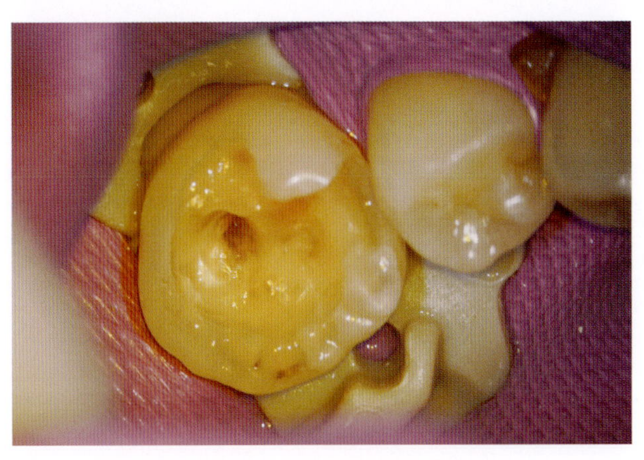

図 19　齲蝕除去後の状態。近心頬側咬頭が薄く破折のリスクが高いため、オーバーレイクラウン修復を選択する。

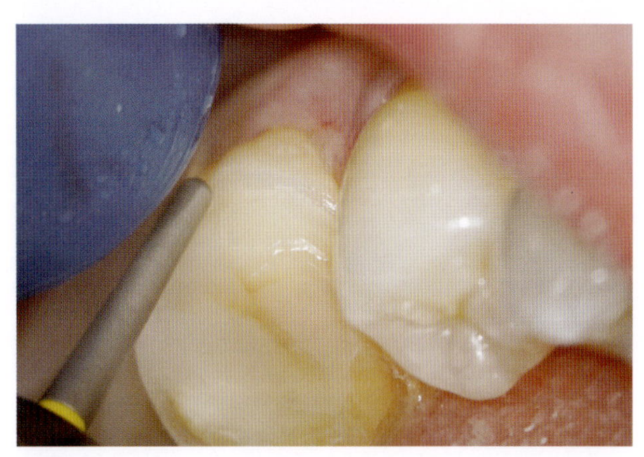

図 20　可及的にエナメル質を保存するような支台歯形成を行う。

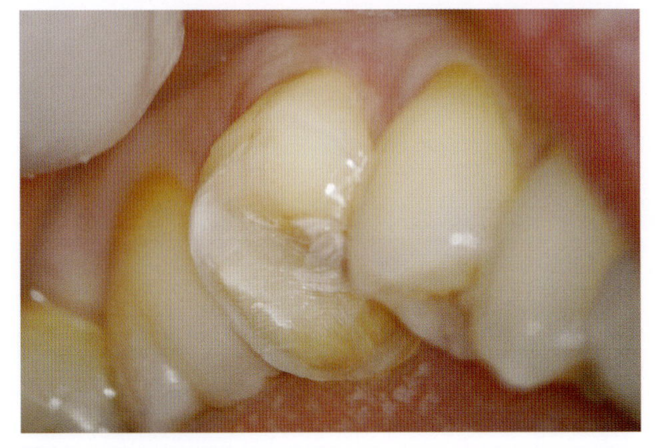

図 21　支台歯形成終了後の状態。

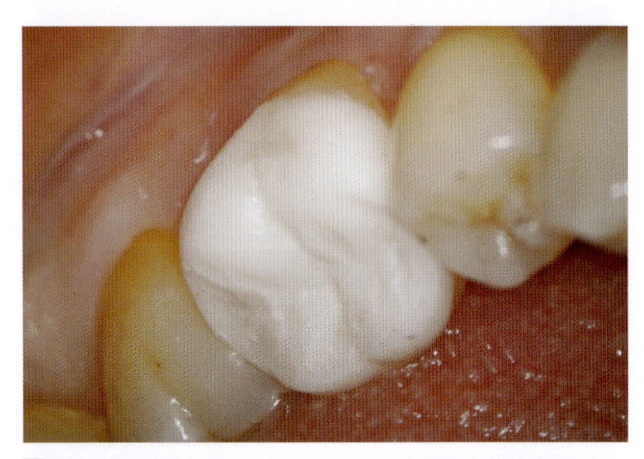

図 22　プロビジョナルレストレーションを製作、装着する。

オーバーレイクラウンを適用する理由

図 17 のような修復物が二次齲蝕になっている場合、その感染を除去すると**図 19** のような状態となる。機能咬頭が薄くなっており、このままの状態でインレー修復を行うとマージン部の破折リスクが高い。コンポジットレジン修復も同じことが言えるうえに、経年的に摩耗してしまい、咬合が変化下しまうリスクも考えられる。

しかしながら歯質はある程度残っており、ショルダー形成後にクラウン修復を行うとオーバートリートメントになりかねない。選択の難しい症例である。

そこで、極力、エナメル質を残した形成後にオーバーレイクラウンを選択することで、上記両者の問題点を解決できるのではと考えた。

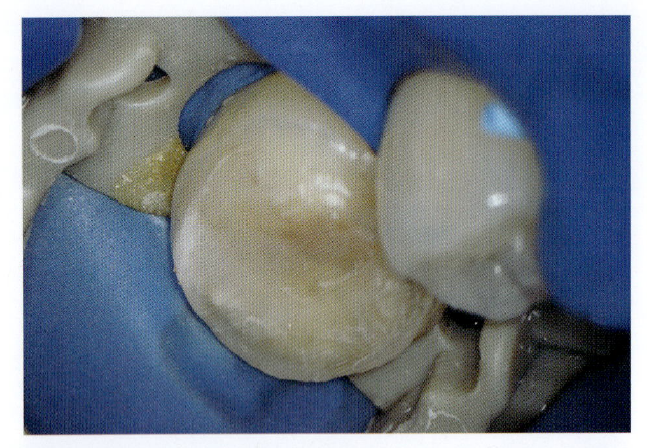

図23 装着当日。プロビジョナルレストレーションを外した状態。

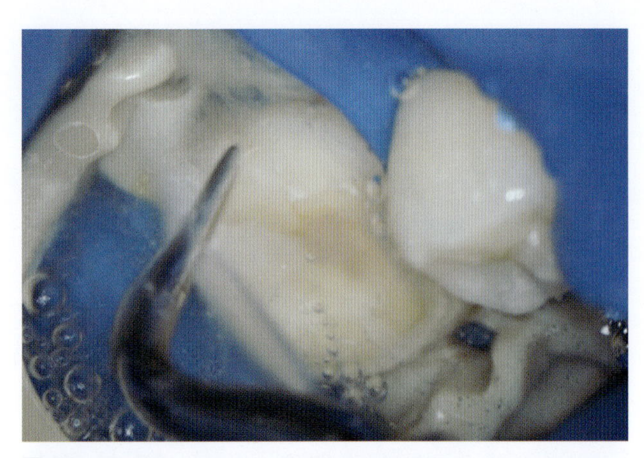

図24 超音波スケーラーにて支台歯を清掃する。

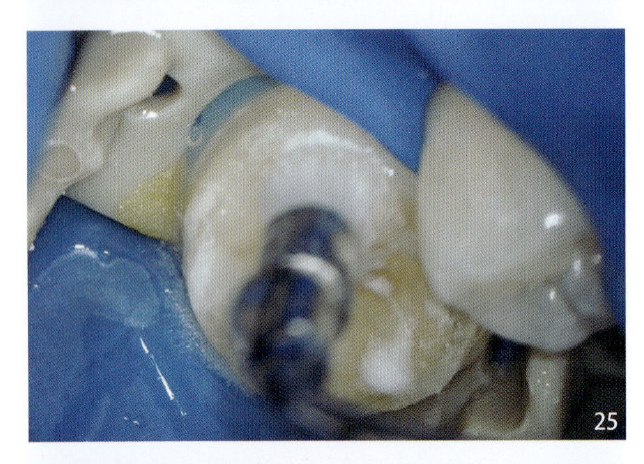

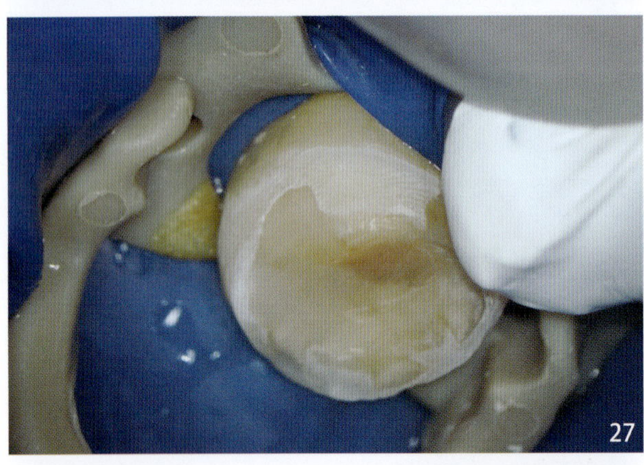

図25 50μmの酸化アルミナをマイクロブラシに付けて振動・洗浄していく。

図26 エナメル質のみを選択的にリン酸エッチングしていく。

図27 セレクティブエッチング終了後の状態。エナメル質内にてエナメル小柱間の脱灰が起こり、スミヤー層が除去されたことにより、接着に有利な状態にする。

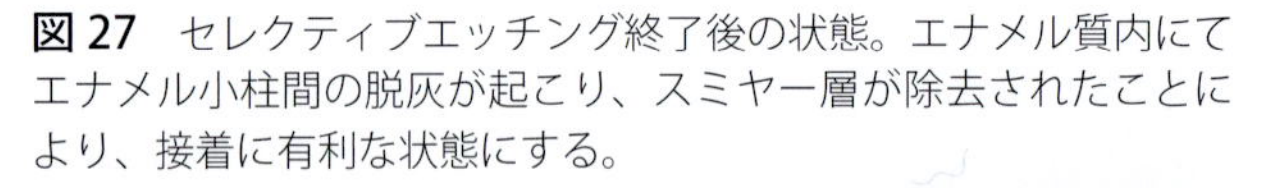

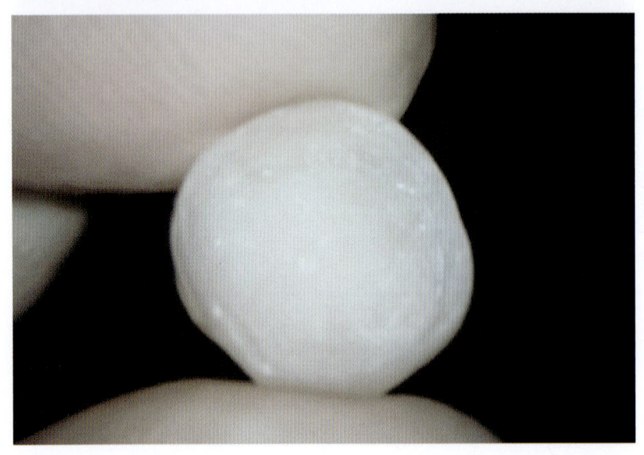

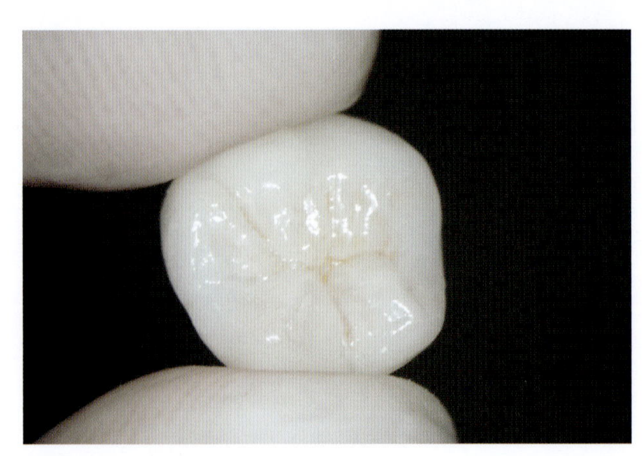

図28a、b セラミックスを専用の酸処理剤でエッチングしていく。内面がすりガラス状になっているのが確認できる。

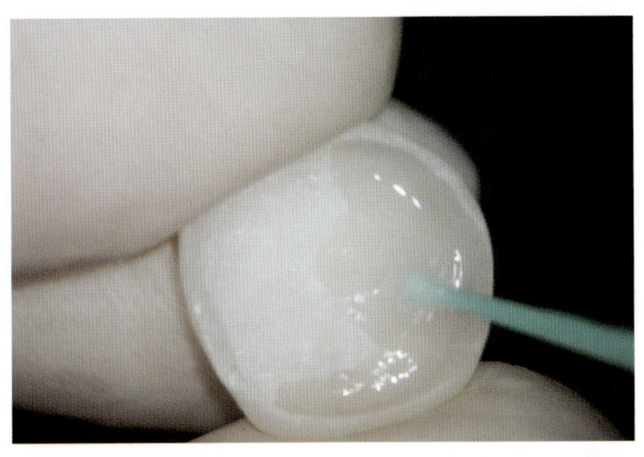

図 29　セラミックスをシランカップリング処理していく。薬剤がセラミックスに浸透しているのがわかる。

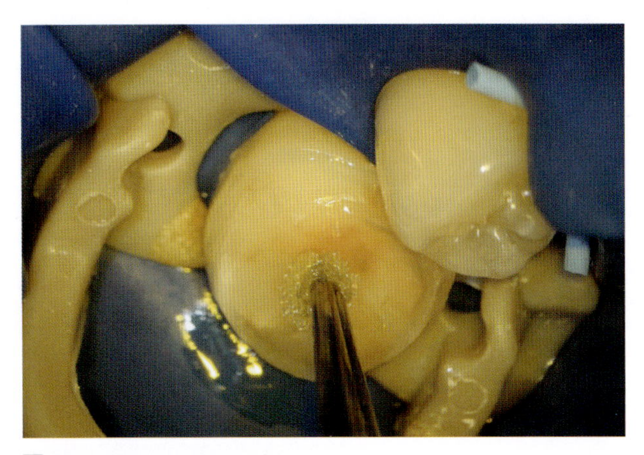

図 30　歯質の内面処理を行う。

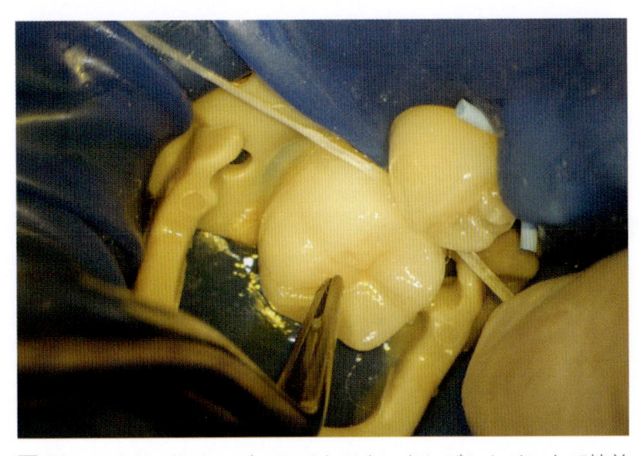

図 31　セラミックオーバーレイクラウンをレジンセメントで接着する。

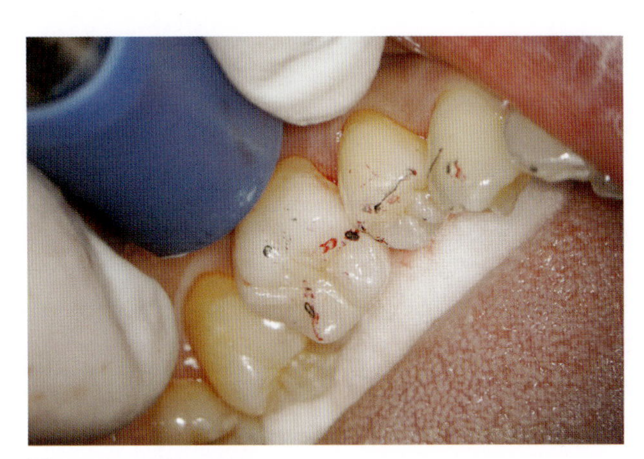

図 32　咬合調整を進める。

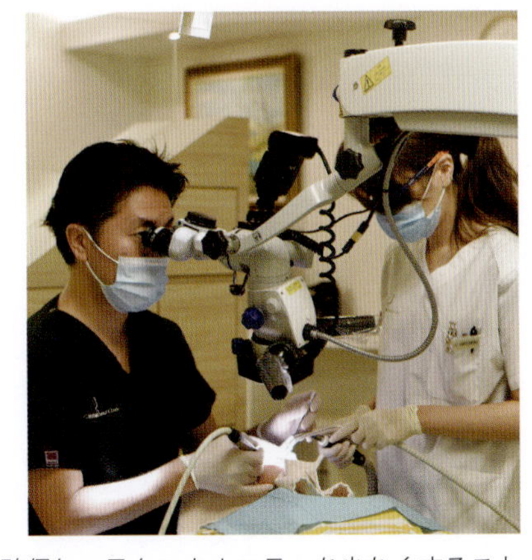

図 33　明瞭な視界を確保し、テクニカルエラーを少なくすることを目的として、歯科用顕微鏡を用いて接着操作を行っている。

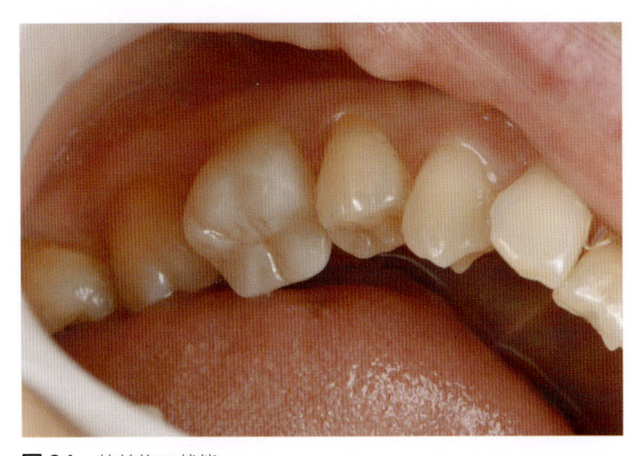

図 34　装着後の状態。

おわりに

昨今の科学の進歩に伴い、歯科医療においては歯質に対する修復物の接着技術が進化し続けている。しかしながら、次々に発売される商品の接着処理過程はさまざまである。歯質と修復物の接着界面における表面処理を誤ると、当然その製品の接着力は下がる。

筆者は一つひとつのステップを着実に正しく行うことが、接着修復治療を成功に導く鍵になると考えている。われわれ臨床の歯科医師は、新しい情報を整理し、正しく製品を理解する必要があるであろう。

参考文献

1）Mörmann WH, Stawarczyk B, Ender A, Sener B, Attin T, Mehl A. Wear characteristics of current aesthetic dental restorative CAD/CAM materials: two-body wear, gloss retention, roughness and Martens hardness. J Mech Behav Biomed Mater 2013 Apr; 20: 113-125.

2-6 B 間接法による修復・補綴

［ラミネートベニア修復における ビューティコートとビューティセム ベニア（未発売品）の応用］

貞光謙一郎　島田卓也　江本　寛
貞光歯科医院　島田歯科医院　江本歯科医院

はじめに

近年、審美的な要求で来院される患者が増加している。

2000年前半よりラミネートベニアテクニックが臨床で応用されるようになり、数多くの審美症例として散見されるようになってきた。しかしながら脱離、破折というようなトラブルも耳にするようになってきている。そこで、ラミネートベニアについて再考してみたいと思う。

筆者らは、「天然歯形態を把握する」、「支台歯形成の指標を模索する」という目的で、日本歯科審美学会雑誌に第1報、第2報を掲載した[1,2]。天然歯の形態を把握するために20～40歳代の女性100人の唇舌的な幅径を計測した結果、切縁より2mmの位置で平均2.4mmと、ボリュームのない歯を形成していかなければならないという結論を得た[2]。また筆者らは、日本人のエナメル質の厚さが一般的なラミネートベニア形成には適さないのではないかとのことから、日本人に適応した、より少ない削除量の必要性を提唱している[3]（**図1**）。

筆者らは、エナメル質への確立された「接着」と、水分を含む象牙質への不安が残る「接着」には臨床的に大きな差があることから、ラミネートベニア修復の際にはエナメル質を極力残存した状態で修復しなければならないと考え、チェアーサイドSEM観察システム[4]を活用しエナメル質の残存量を意識しながら修復にあたり、良好な予後経過を示している[5]。

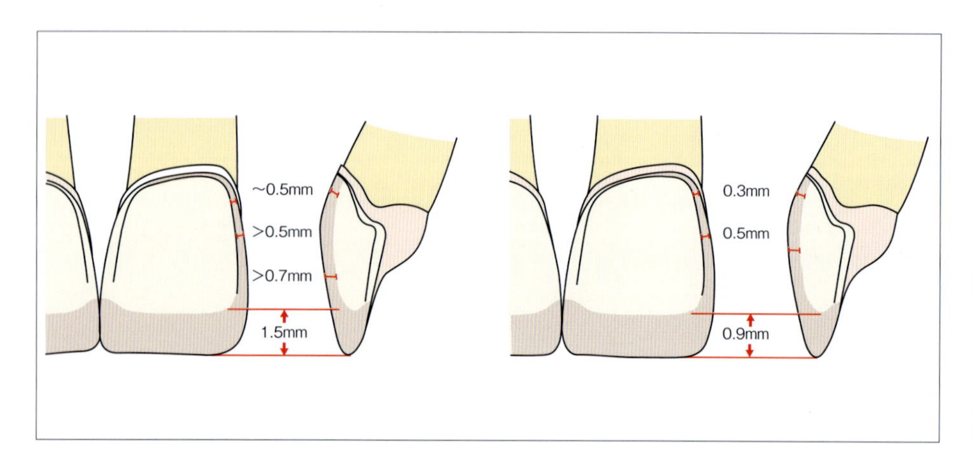

図1　ラミネートベニアにおけるプレパレーションガイド[3]。（貞光謙一郎．日本人に適応したラミネートベニア修復に関する一考察．Quintessence 2007；26（8）：84-93．より引用・改変）

患者の主訴と治療計画

患者は68歳、男性。前歯の審美修復を希望され、江本歯科医院に来院した（**図2**）。

上顎左側中切歯のエナメル質表面は劣化した状態で、近心側に大きくレジン充填が施されており、隅角部も欠落した状態であった。歯根面は露出しておりエナメル質はないものの、この状態から削るのではなく付加的なワックスアップによってラミネートベニア形成を行えば、エナメル質は十分残すことができると考えた。

補綴設計は、上顎右側中切歯にオールセラミックス、上顎左側中切歯にラミネートベニア、上顎両側側切歯にレジン充填とした。

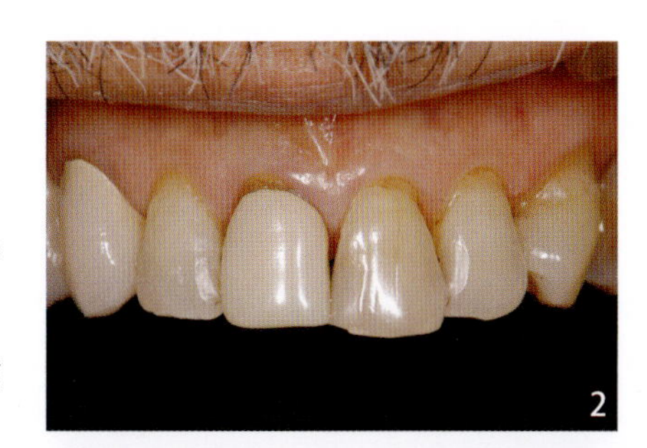

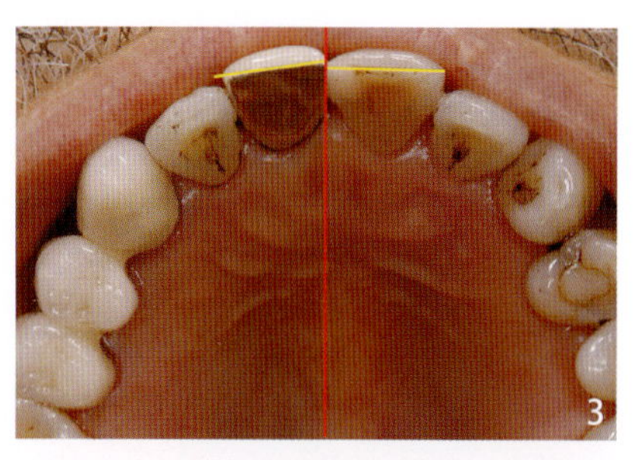

図 2　術前正面観。切端の不揃いが確認できる。

図 3　術前咬合面観。唇舌的にも左右のバランスが不良である。

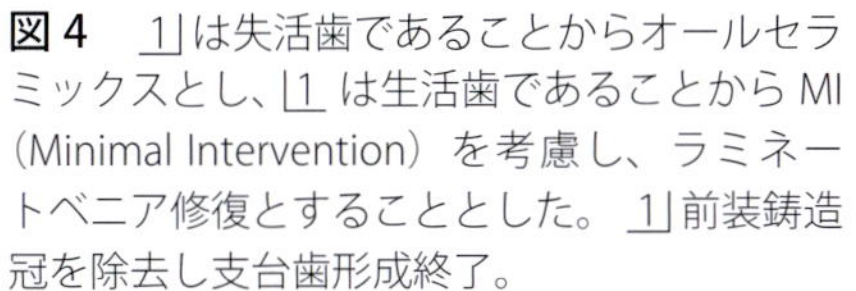

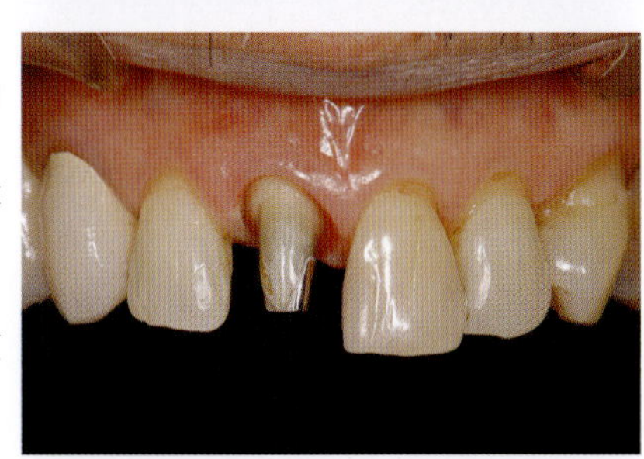

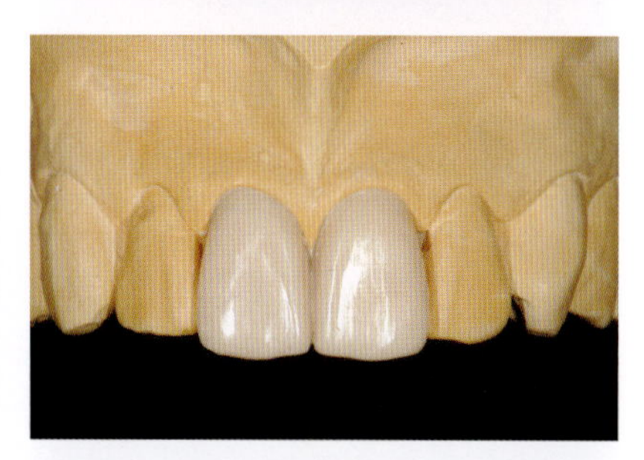

図 4　1|は失活歯であることからオールセラミックスとし、|1 は生活歯であることから MI（Minimal Intervention）を考慮し、ラミネートベニア修復とすることとした。1|前装鋳造冠を除去し支台歯形成終了。

図 5　左右中切歯の診断用ワックスアップを製作。|1 に関しては接着を考慮しエナメル質の残存を図りたいことから、付加的なワックスアップで仕上げる。

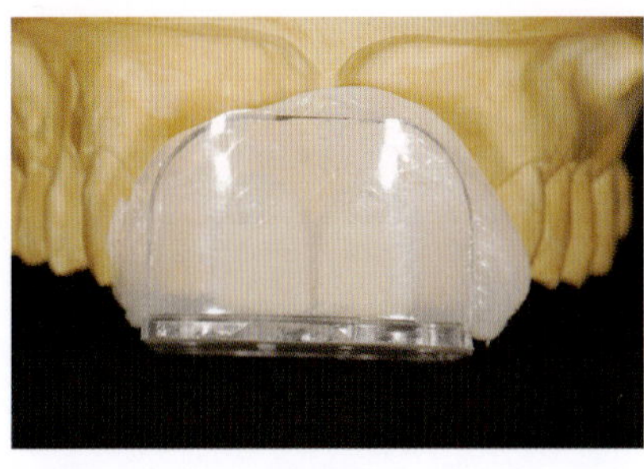

図 6　あらかじめ診断用ワックスアップにシリコーンバイト材を圧接しておく。

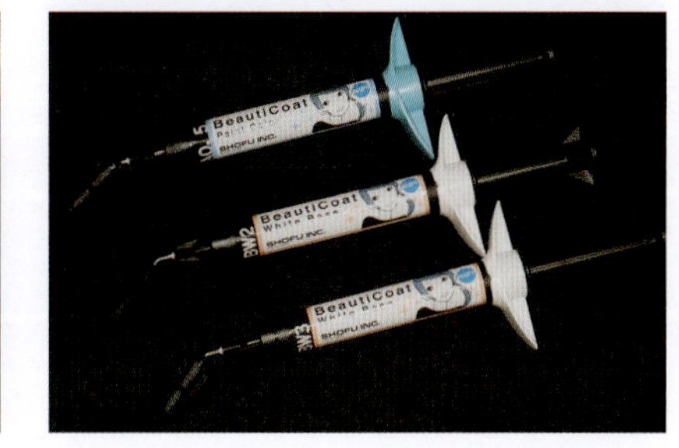

図 7　ラミネートベニアのプロビジョナルレストレーションを歯面コーティング材「ビューティコート」を応用し製作する。

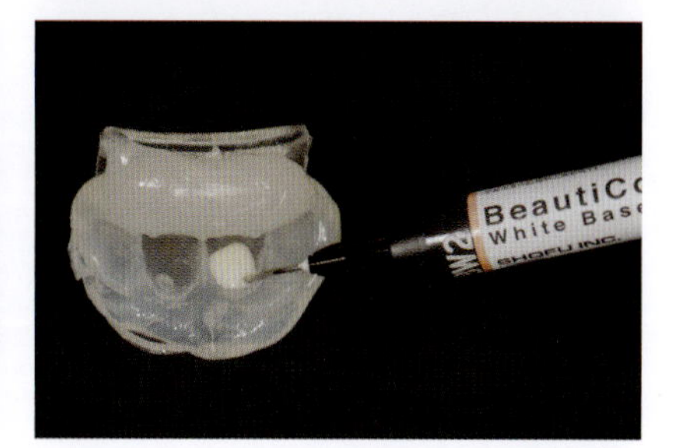

図 8　バイト材の内面、|1 唇側部分にビューティコートを流し込み、圧接し光照射を行うことにより、最終形態が模写できたことになる。

Type 2：近遠心のどちらか一方の隣接面の削除が必要なケース

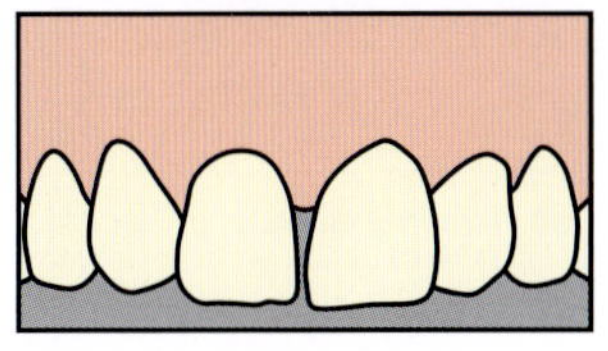

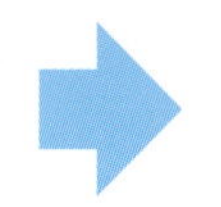

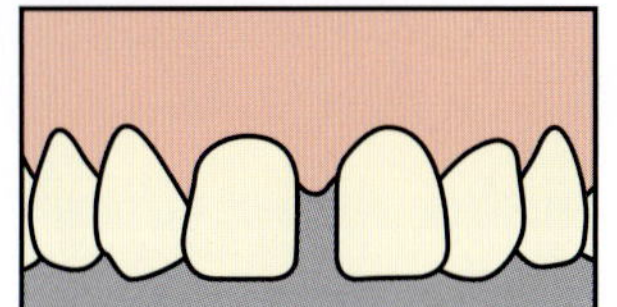

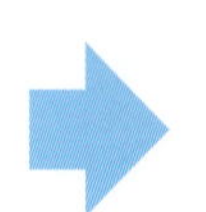

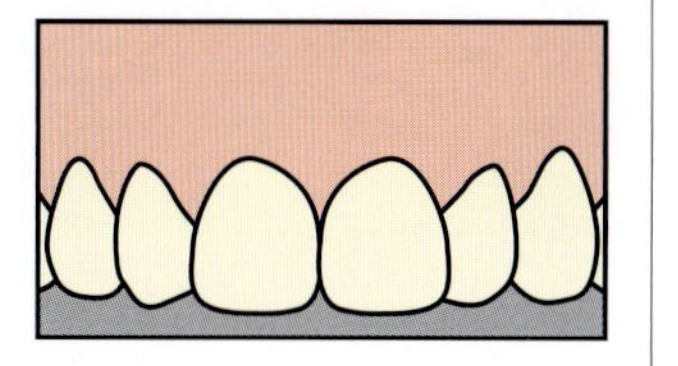

叢生や正中離開などの場合

図 9　切削の手法として、「ラミネートベニア形成の分類」[5] から Type 2 を選択した。（貞光謙一郎．ラミネートベニアの形成および色調再現を再考する．補綴臨床 2007；40 (6)：616-626．より引用・改変）

図 10　圧接したビューティコートにグルーブを挿入し、ラミネートベニアの形成を行う。先に製作しておいたノートブックテクニックのシリコーンインデックスを用いて、削除量の最終確認を行った。

図 11　1|においては支台歯色が不良で失活歯であったことから、十分な削除量をとり、支台歯形成を終了した。

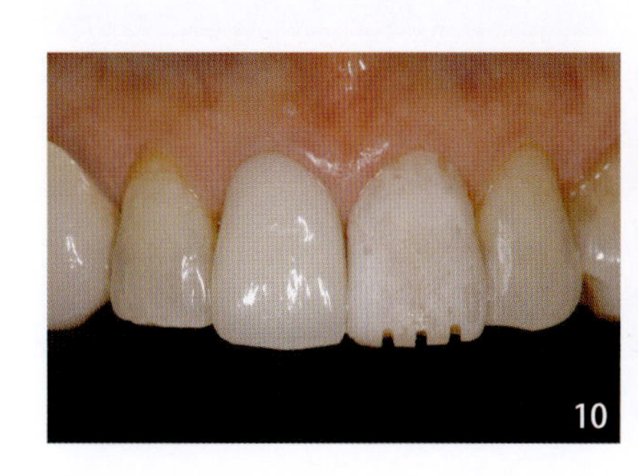

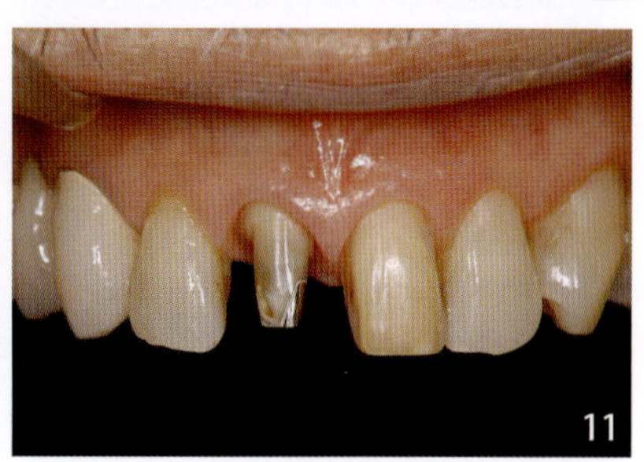

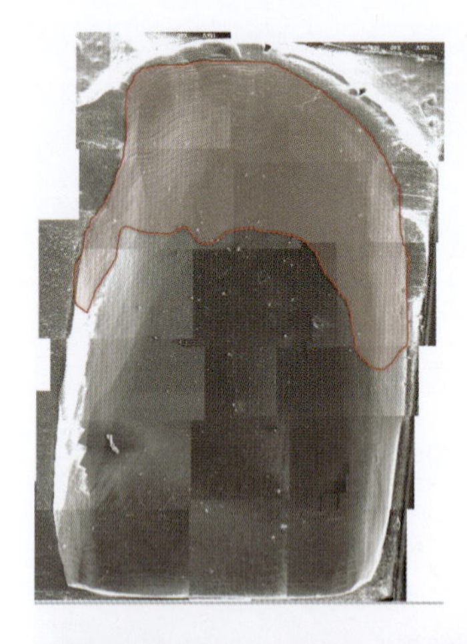

図 12 「チェアーサイド SEM 観察システム」（松風社）にてエナメル質の残存の確認を行った（当患者の SEM）。歯冠部には十分エナメル質が残存していることの確認ができた。（小竹宏朋，堀田康明，山本宏治．試作光重合型レプリカ材を用いたチェアーサイド SEM 観察システム．岐阜歯科学会雑誌 2006；32 (2/3)：61-69．より転載）

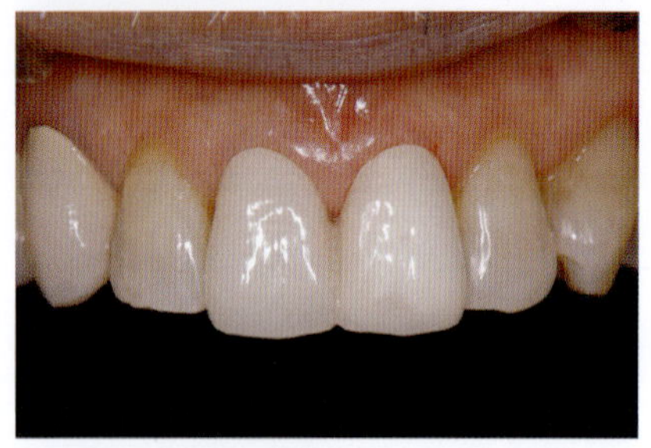

図 13 事前に製作しておいたプロビジョナルレストレーションを、ビューティコートを仮着用セメント材として使用し、仮着を行った。

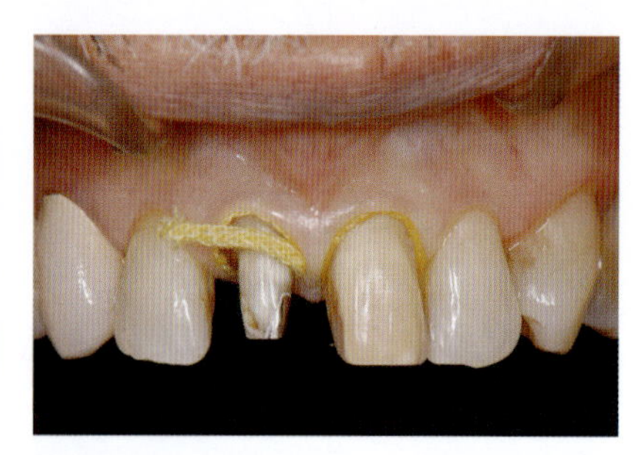

図 14 印象採得のための圧排を行う。

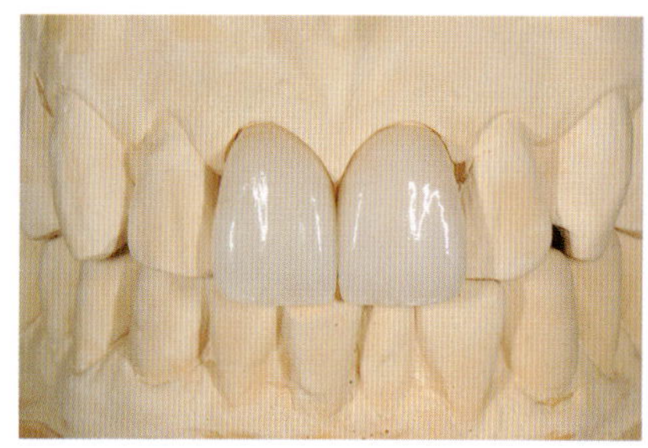

図 15 1| オールセラミックス、|1 ラミネートベニア完成。

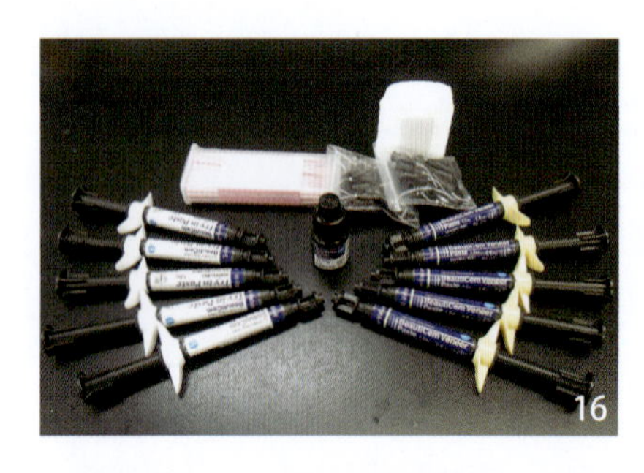

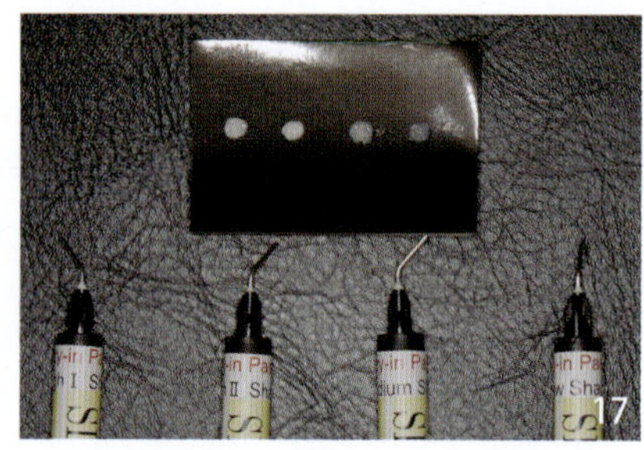

図 16 松風社が現在開発中のビューティセム ベニア（未発売品）。歯質に優しく、色調構成が素晴らしい。

図 17 ラミネートベニアは薄く接着材の色調を反映することから、セメント色を慎重に選ばなければならない。開発中のビューティセム ベニアの 4 種類のトライインペーストにて、色調の確認を慎重に行った。右から、Low Shade、Medium Shade、High Shade Ⅰ、High Shade Ⅱ。

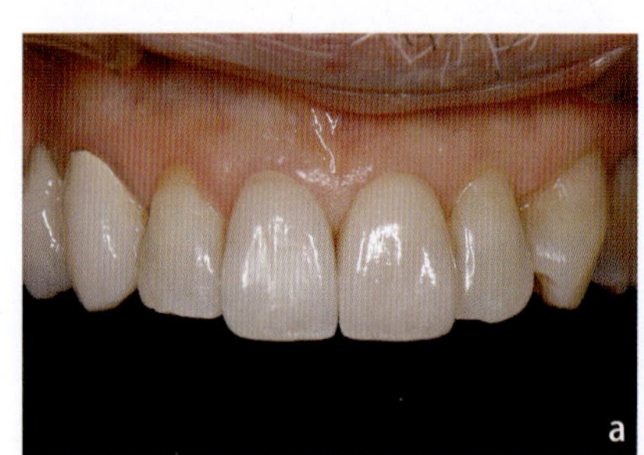

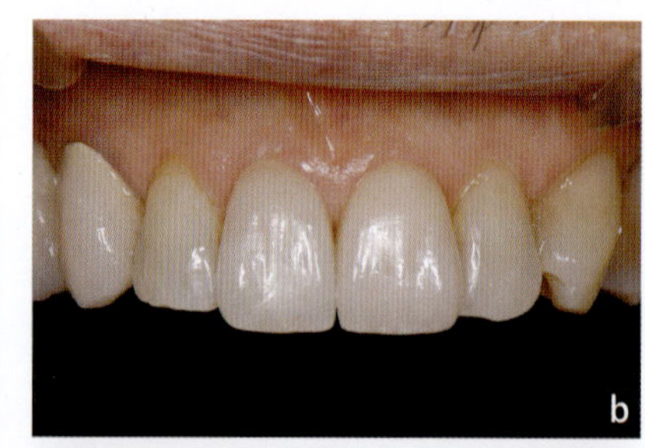

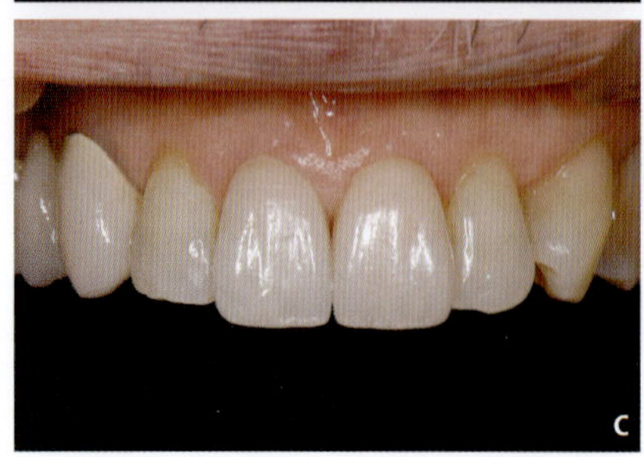

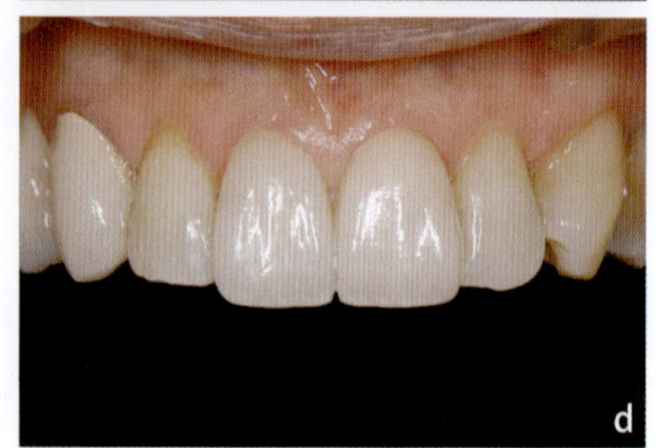

図18 4種類のトライインペーストを入れ、シェード試適を行い、ベストなシェードを選択する。

a：Low Shade
b：Medium Shade
c：High Shade Ⅰ
d：High Shade Ⅱ

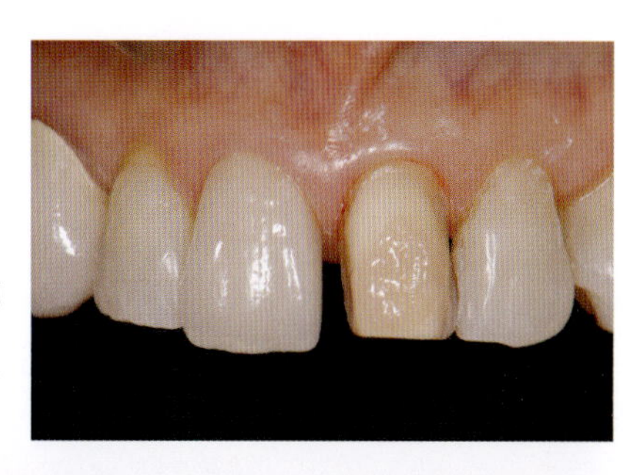

図 19　支台歯の接着準備。歯面をエアブラシにて丁寧に清掃した後、エナメル質にのみリン酸エッチングを行う。また、あらかじめラミネートベニア内面にフッ化水素酸処理[6]を施しておくことが、接着における長期安定性において非常に重要である。トライインペーストを使用した後は、流水下で 30 秒洗浄後、超音波洗浄を 10 分行う[6]。その後は通常どおりシランカップリング剤を塗布し、接着を行う。

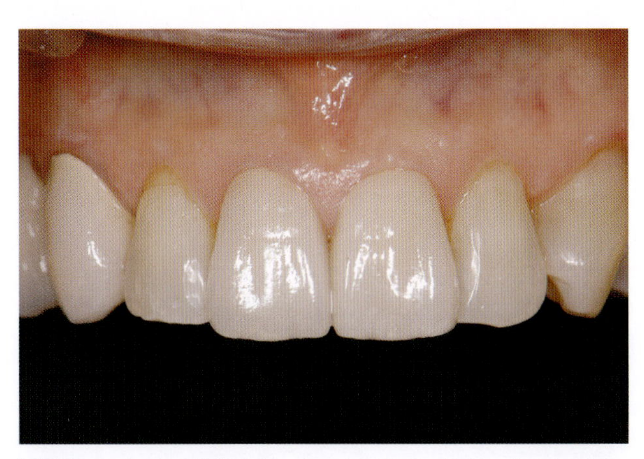

図 20　セメントの選択を行ったことにより、術者による色調補正がうまくできたことが確認できる。現在ビューティセム ベニアにおいては、明度差が比較的明確な 3 種類のペーストを用いることにより、非常に簡便で明確な色調補正ができることが確認できている。最終補綴装置装着 2 週間後。

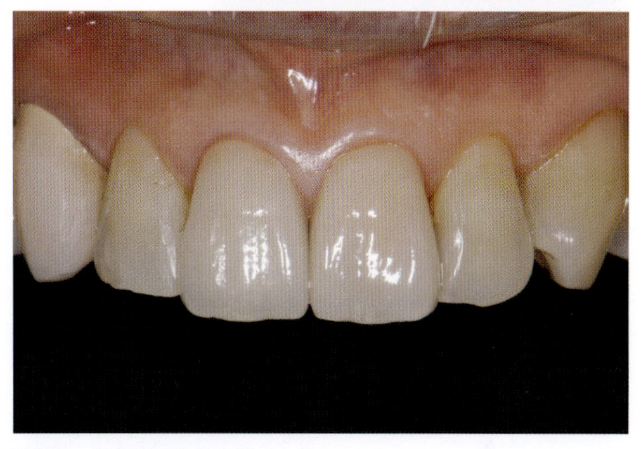

図 21　最終補綴装置装着 3 年後。

まとめ

ラミネートベニアのプロビジョナルレストレーションは脱離しやすく、またモックアップとして使用することは難しい。松風社の“歯のビューティーマテリアル”である「ビューティコート」を応用することにより、的確な形成が可能で、比較的簡便にラミネートベニア修復に取り込める。

また、オールセラミックスが登場し、セメント色が最終修復物の色調に影響することが周知の事実となっている。今後発売予定のビューティセム ベニアは光重合型のレジンセメントであることから、重合精度が高く、接着力も十分であることが理解でき、ラミネートベニアでは重要な歯の明度に着目し、ローバリュー（明度を落としたい場合）、ミドルバリュー（明度を維持したい場合）、ハイバリュー（明度を上げたい場合）と非常に日常臨床とマッチした色調構成となっており、セメント色の選択が簡便に行えるところが嬉しい。

また、ビューティコート、ビューティセム ベニアともに、マルチイオンリリースのフィラーである「PRG フィラー」も含有することにより、歯質にも優しい材料であることは言うまでもない。

参考文献

1）島田卓也，貞光謙一郎，福山房之助，木村拓郎，櫻井健次，安光崇洋．天然歯形態を把握する 第 1 報 前歯部における歯冠長径および幅径からの考察．歯科審美 2012；25 (1)：18-24.
2）安光崇洋，貞光謙一郎，島田卓也，櫻井健次，木村拓郎，福山房之助，加藤泰二，野田欣志．天然歯形態を把握する 第 2 報 支台歯形成の指標を模索．歯科審美 2012；25 (2)：114-121.
3）貞光謙一郎．日本人に適応したラミネートベニア修復に関する一考察．Quintessence 2007；26 (8)：84-93.
4）小竹宏朋，堀田康明，山本宏治．試作光重合型レプリカ材を用いたチェアーサイド SEM 観察システム．岐阜歯会誌 23006；32 (2/3)：61-69.
5）貞光謙一郎．ラミネートベニアの形成および色調再現を再考する．補綴臨床 2007；40 (6)：616-626.
6）羽田詩子，貞光謙一郎．ガラスセラミックスコア材の酸処理条件の比較．歯科審美 2008；20 (2)：15-22.

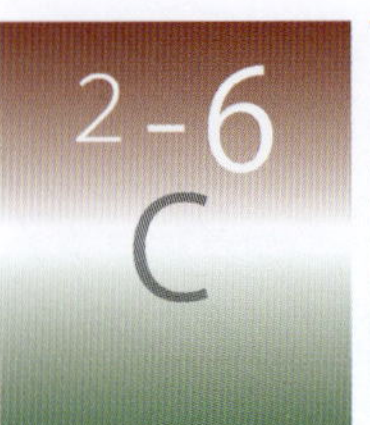

間接法による修復・補綴 [オールセラミッククラウン]

川本善和
アース歯科クリニック

はじめに

審美修復において、オールセラミックスによる補綴は「破折」と切り離せない問題がある。破折の要因はシリカの物理的な強度の低さにあり（**図1**）[1]、セラミック素材を使用しているかぎり、どんなに強固な接着をしても破折のリスクを免れることはできない。セラミックスは、最近ではノンシリカベースを中心に多数の材料が販売されている（**図2**）[2]。なかでも、高い強度と審美性を兼ね備えたジルコニアが、臨床で使いやすく広く応用されるようになってきた（**図3**）[3,4]。しかし、前装することが多くチッピングリスクがあるため、ジルコニアの物性を活かしきれないないのが現状である[5]。そこで前装せずジルコニア単体のみで修復することが急速に広まってきている（**図4**）。

本稿では、MiCD（Minimally Invasive Cosmetic Dentisrty）を念頭に、セラミック材料に対する接着臨床について述べるとともに、接着機構も含め紹介する。

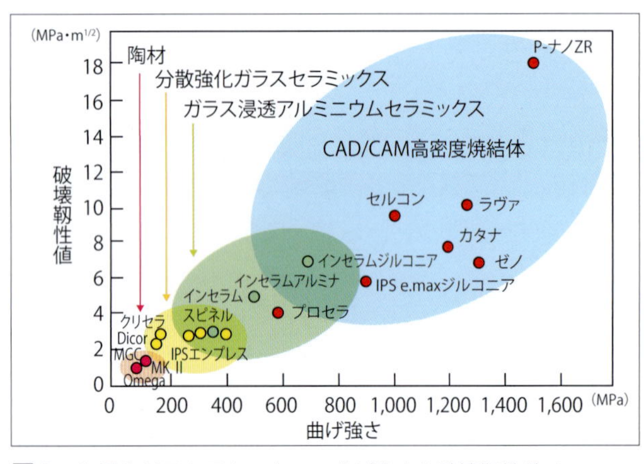

図1　各種歯科用セラミックスの曲げ強さと破壊靭性値[1]。

シリカベース（ケイ素酸化物系セラミックス）	ノンシリカベース（金属酸化物系セラミックス）
長石系 セレックブロック ヴィタブロックMark II／TriluxeForte **リューサイト系分散強化型** IPSエンプレス エスティック/CAD OPC **ケイ酸リチウム系分散強化型** IPS e.maxプレス/CAD OPC 3G ヴィンテージLDプレス Celtra Duo Suprinity LiSi Press	**アルミナ系ガラス浸透型** インセラム アルミナ/ジルコニア/スピネル **アルミナ系高密度焼結型** プロセラクラウン アルミナ **ジルコニア系高密度焼結型** IPS e.max ZirCAD プロセラクラウン ジルコニア ラヴァフレーム ジルコニア アドバ ジルコニア セルコンベース カタナ ZR-SS

図2　歯科用セラミックスの分類。（参考文献2より引用・改変）

強　度：金属 ＞ ZrO_2 ＞ Al_2O_3 ＞SiO_2

審美性：金属 ＜ ZrO_2 ＜Al_2O_3 ＜ SiO_2

図3　素材別強度と審美性の相関関係[3]。強度と審美性は反比例し、強度が上がるにつれ審美性が劣る。金属が最も強くシリカが最も審美的で破折しやすい。ジルコニアはバランスの良い材料。

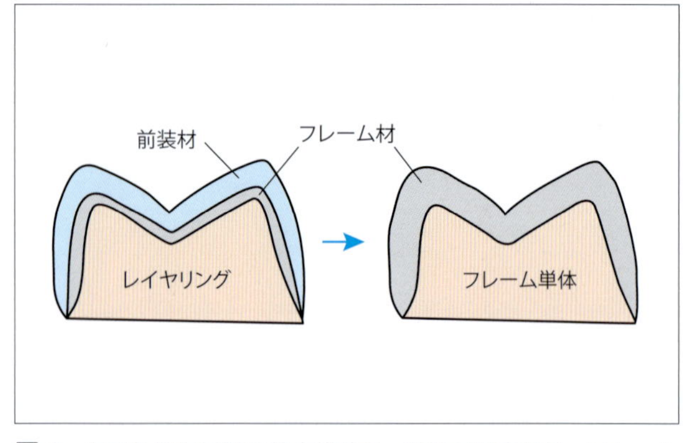

図4　歯冠色修復材料の基本構造[5]。前装材は審美性、フレーム材は強度が優先される。前装した時点で破折リスクが発生するため、耐久性が重要であれば前装しないフレーム単体が望ましい。オールセラミックスはフレーム単体でも金属より審美的。

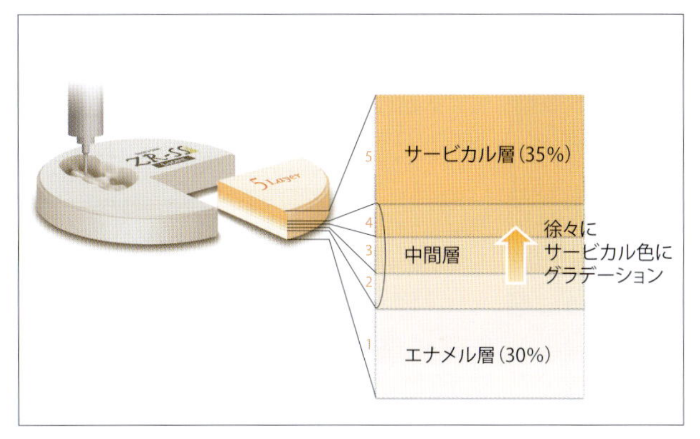

図5 フルジルコニアの色調改善。審美性に優れる高透過性ジルコニアパウダー（PSZ系）を5層色に配置して、審美性を高めたジルコニアディスク（松風ディスク ZR-SS ルーセント）。フルジルコニアでも審美性が付与できるようになった。

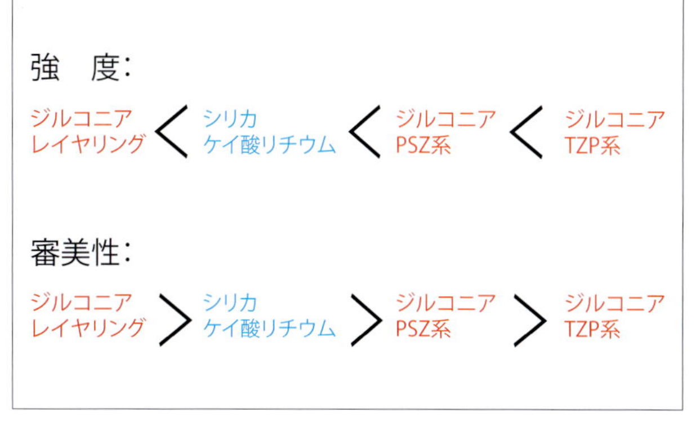

図6 セラミック材料別強度と審美性の相関関係[7]。強度と審美性は反比例し、強度が上がるにつれ審美性が劣る。TZP系ジルコニアが最も強く、レイヤリングクラウンが最も審美的であるが、前装部は破折しやすい。フレーム単体の場合はシリカ（ケイ酸リチウム）、PSZ系、TZP系の順に審美的で耐久性は反比例する。

臼歯オールセラミックスの現状

前歯では審美性を優先しレイヤリングクラウンが第一選択となるが、破折リスクの高い臼歯部においては審美性を追求するケースを除き、部位別に素材を使い分けるようにしている。

ジルコニアは素材で大きく2つに分類される[4, 6]。耐久性の高いジルコニア（TZP系）と、審美性の高いジルコニア（PSZ系）である。加工技術により、色や強度の異なるジルコニアパウダーでグラデーションが付与されたディスクが登場したことで（**図5**）、審美性が改善し臨床応用しやすくなった。

筆者は審美性と強度のバランスを考慮し、小臼歯ではケイ酸リチウムを、大臼歯ではフルジルコニアを推奨している（**図6**、**表1**）[7]。

接着に関してシリカベースでは必須となるが、ジルコニアではステップの簡略が可能である[2]。

下顎臼歯部のフルジルコニア症例

下顎臼歯部の5レイヤーフルジルコニア（松風ディスク ZR-SS ルーセント）の臨床例を示しながら、装着手順や接着のポイントについて解説する。

術前

患者は30歳代、男性。下顎右側第二大臼歯の歯冠修復を希望。支台築造後に安価で耐久性の高い歯冠修復を希望したことから、前装をしないフルジルコニアを選択。最後臼歯でないことから、より審美性の高いマルチレイヤージルコニアを使用した（**図7、8**）。

表1 セラミックフレーム単体使用時の推奨例（臼歯部）[7]。

単体使用例	小臼歯	大臼歯	ブリッジ
ジルコニア（TZP系）	○	◎	◎
ジルコニア（PSZ系）	◎	○	○
シリカベース（ケイ酸リチウム）	◎	○	×

◎：推奨、○：適応可、×：対応不可

セラミックスの接着手順

審美的歯冠修復物の接着手順を示す（**図9**、**表2**）。材料によって接着方法が異なるため、最適な方法を選択する必要がある。

ジルコニアクラウンの内面処理は、機械的維持を目的とした軽いサンドブラスト（アルミナ）後に、化学的接着のため専用の表面処理剤を塗布する（**図10**）。

ジルコニアは酸化ジルコニウム（ZrO_2）であり金属酸化物であるため、酸性機能性モノマーが接着に有効である。ジルコニア・アルミナ専用プライマーの使用によって、ジルコニア表面のZr-OHとホスホン酸系モノマー（6-MHPA）のP-OH部分が結合し、良好な接着が得られる。

支台歯の接着手順

支台歯では、接着疎外因子を可及的に除去することが最も大事である（**図11**）。築造レジンに対する処置は、サンドブラスト後にシラン処理を行うことで、レジン表面のフィラーに作用し、接着性を向上させる（**図12**）。レジンセメントはデュアルキュア型コンポジット系レジンセメントを使用した。象牙質にはセルフエッチングプライマーによる表面処理を行う。レジンセメントはク

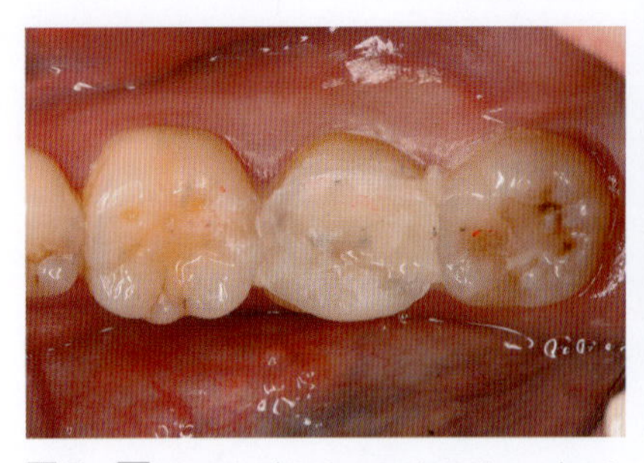

図7 |7 のフルジルコニアクラウン（マルチレイヤー：PSZ系）、術前。大臼歯のため耐久性の高いフルジルコニアで色調に有利なマルチレイヤーを採用。

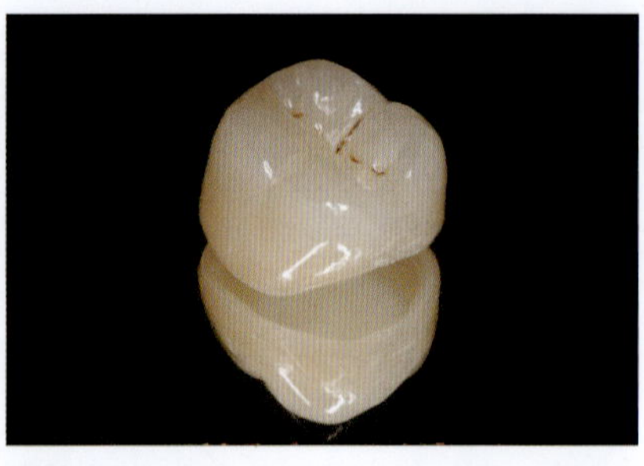

図8 5レイヤーフルジルコニア。審美性の高いPSZ系を使用し5層色分けディスクを使用することで、さらに審美性を向上（松風ディスクZR-SSルーセント）。本症例では5Lライトを使用、ステインを追加。

歯冠修復物の口腔内試適

↓	↓
フッ化水素酸処理	サンドブラスト処理
↓	↓
シラン含有プライマー	アルミナジルコニア用プライマー
↓	↓
シリカベースセラミックス（ケイ酸リチウム）	ノンシリカベースセラミックス（ジルコニア）

図9 歯冠修復物装着時の臨床操作手順。（参考文献2を引用・改変）

表2 セラミック材料に対する表面処理の効果[7]。

セラミック材料	サンドブラスト処理	リン酸処理	フッ化水素酸処理	シラン処理	接着性モノマー
シリカベース（ケイ酸リチウム）	△	×	○	○	×
ノンシリカベース（ジルコニア）	△	×	×	△	○

○：最適、△：効果あり、×：効果なし

シリカベース
フッ化水素酸処理＋シラン処理
ノンシリカベース
サンドブラスト処理＋接着性モノマー

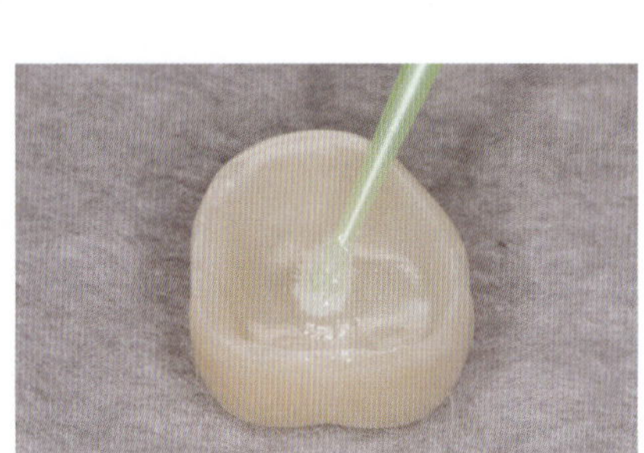

図10 ジルコニアクラウンの表面処理。機械的維持付与としてアルミナサンドブラスト処理を行った後に、化学的接着のために6-MHPAを含有する表面処理剤（AZプライマー）を塗布。

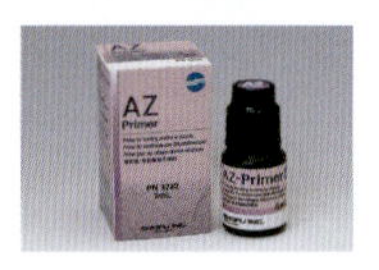

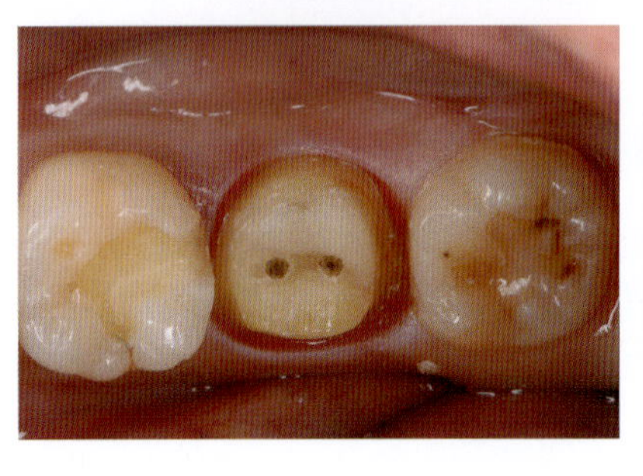

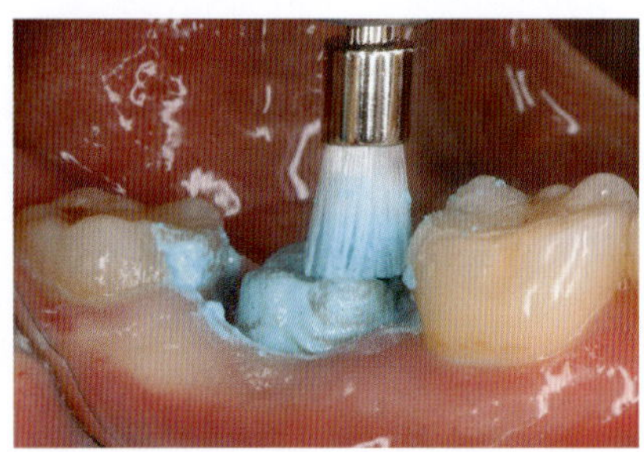

図11 支台歯の接着手順。支台歯に残留した仮着材は接着を阻害するため、物理的な除去清掃を行う。スケーラーなどで除去後、研磨ペースト（プレサージュ）と回転ブラシによる清掃が効果的。

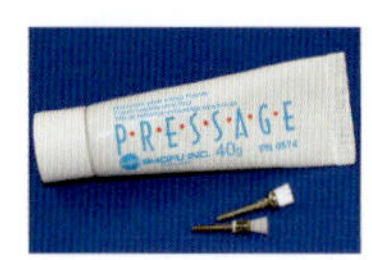

ラウン側に塗布することで、浮き上がりを防止する（**図13**）。

余剰レジンセメントは、硬化後に除去するよりも硬化前に筆である程度除去しておくと、その後の除去が楽である（**図14**）。

術後経過

術後の経過は良好であり、従来のフルジルコニアよりもかなり審美的で患者も満足しており、破折なども生じていない（**図15**）。

図 12　支台歯の表面処理。支台歯の表面処理は、レジン築造の CR 面に対して、サンドブラスト後にシラン処理（ポーセレンプライマー）が効果的。レジンセメントの表面処理の前に行う。

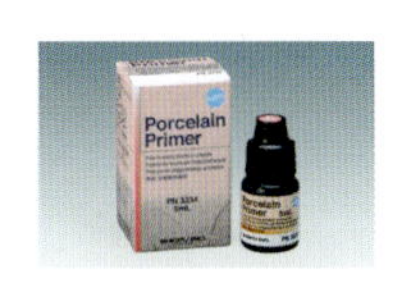

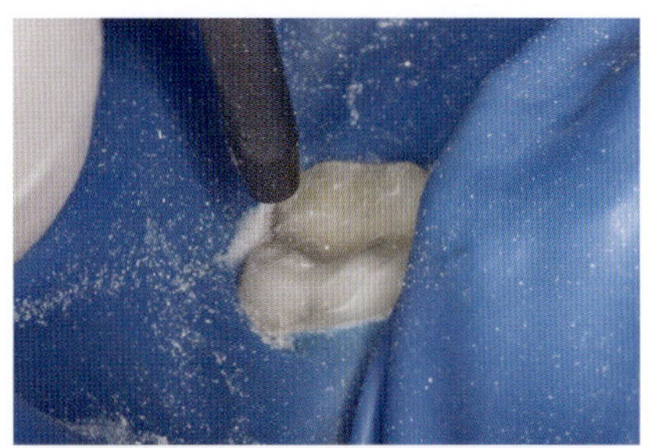

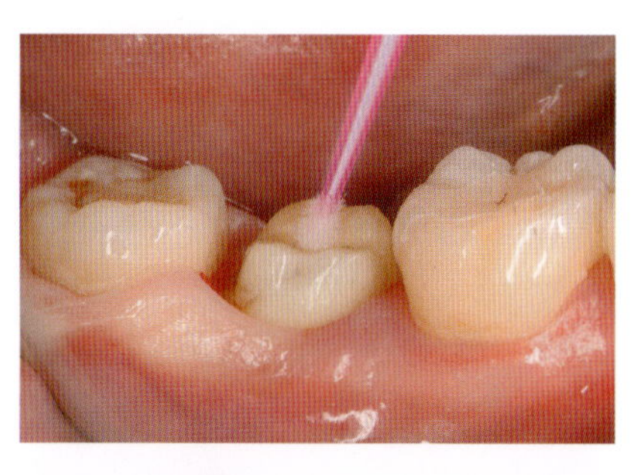

図 13　レジンセメントによる接着。強固な接着を求める場合はステップを簡略化しないコンポジット系装着材料（レジセム）を使用。支台歯はセルフエッチング処理。レジンセメントは浮き上がり防止のため、クラウン内面に充塡。

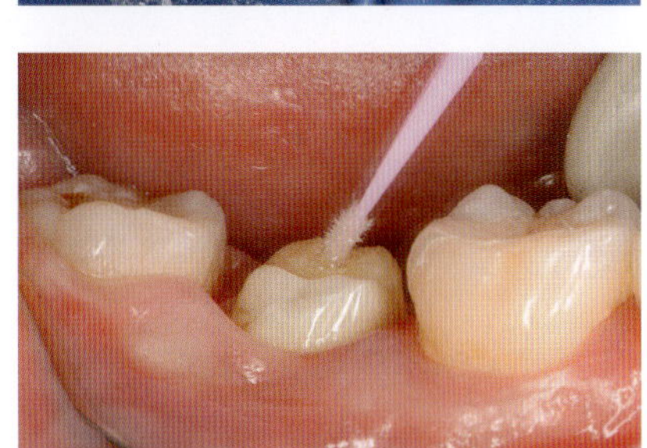

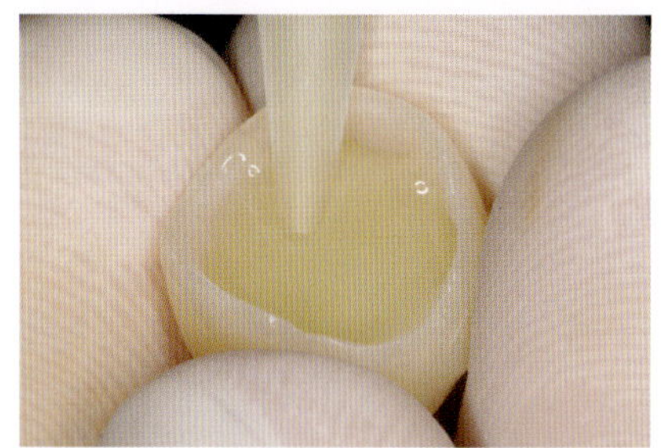

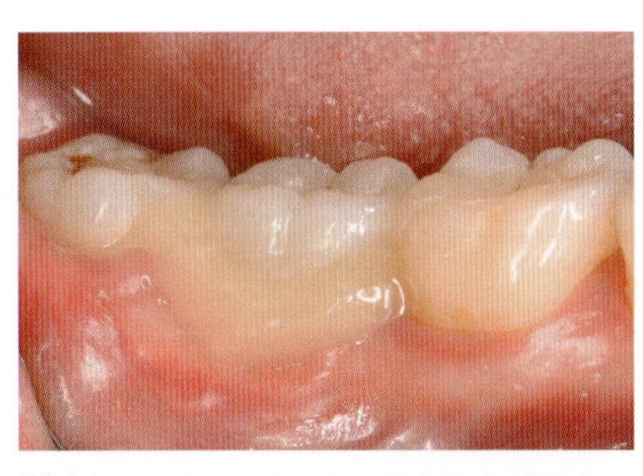

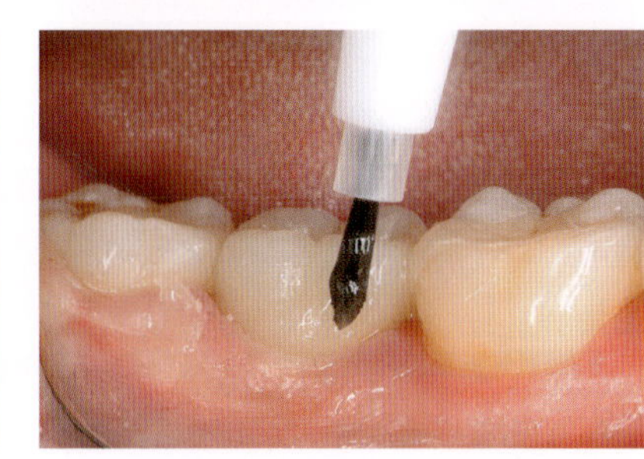

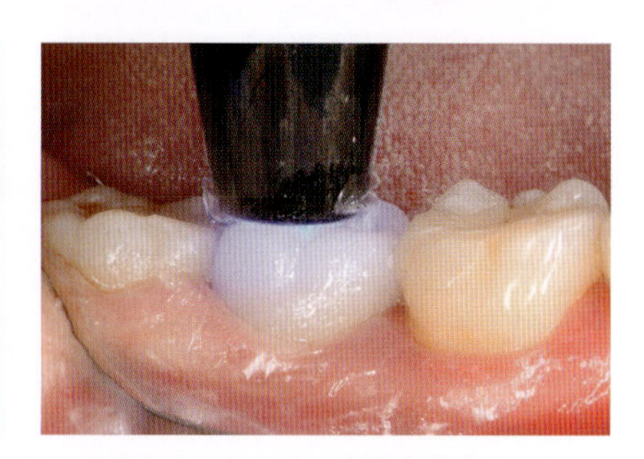

図 14　レジンセメントの重合および除去。クラウンを装着後、余剰セメントを筆で除去してから光重合するとセメント除去が容易になる。デュアルキュアなので化学重合も考慮し 5 分以上放置してから硬化セメント除去および咬合調整を行う。

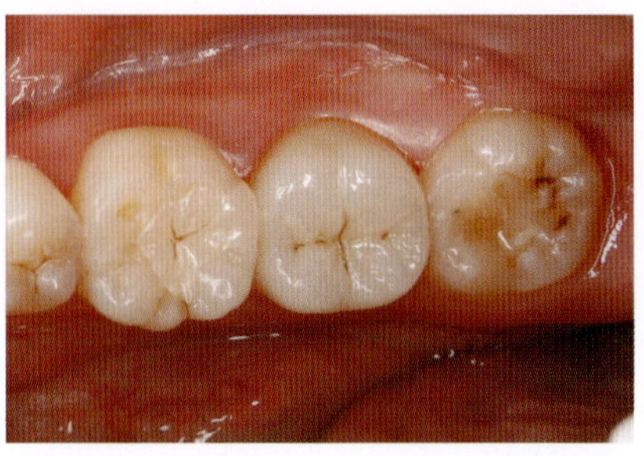

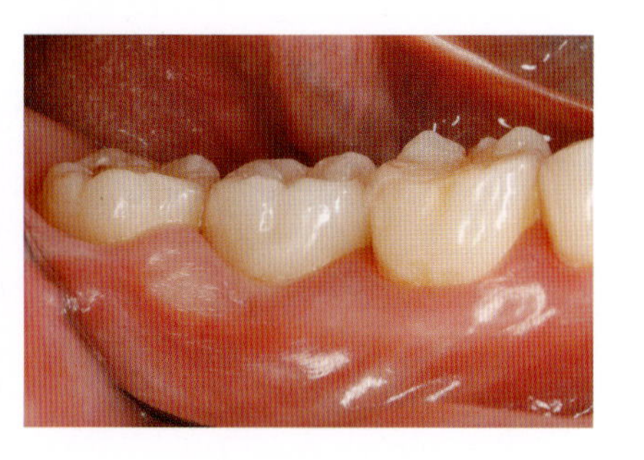

図 15　術後経過 4 カ月。脱離破折などもなく経過良好。大臼歯において最適な材料選択と接着操作により、良い結果が得られた。

おわりに

現在、MiCD は盛んに提唱されているが、再治療しないことが大事だと思われる。そのためにも耐久性と審美性を兼ね備えた補綴装置を脱離させることなく、口腔内で機能させるために、材料選択および材料に応じた接着手技を使い分けることが重要な鍵となる。

参考文献

1）三浦宏之ほか．ナノジルコニアを活かしたオールセラミック修復 新たなメタルフリー修復の時代．第 1 版．医歯薬出版：東京；2010．2-12.

2）松村英雄，川本善和．実践 接着歯冠修復．第 1 版．医歯薬出版：東京；2008．103，113-116.

3）島田和基，川本善和．オールセラミックスを臨床応用するために（前編）―基本原則を再考する―．補綴臨床 2009；42 (2)：130.

4）川本善和．オーダーメイドの審美修復 患者が満足するジルコニアセラミックスの臨床．デンタルダイヤモンド 2015；40 (2)：27-52.

5）川本善和．ブリッジ③ フルジルコニアブリッジ．坪田有史，島田和基，山本雄嗣．ここまで進化したメタルフリー修復＆補綴臨床．第 1 版．デンタルダイヤモンド社：東京；2013．132-137.

6）伴　清治．ジルコニアの特性を活かした歯科審美修復．日本歯科医師会雑誌 2014；67 (7)：19-30.

7）川本善和．臼歯部オールセラミックス．坪田有史，柵木寿男．修復と補綴の Longevity　治療の "Re" にサヨナラしよう．第 1 版．デンタルダイヤモンド：東京；2015．102-111.

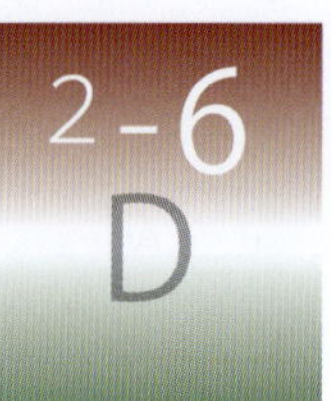

間接法による修復・補綴
［CAD/CAM冠］

須崎　明
ぱんだ歯科

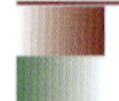

はじめに

平成26年4月より「CAD/CAM冠」が保険導入されて以来、多くの歯科医師や歯科技工士が理想と現実のギャップに苦しんでいる。CAD/CAM冠臨床を難しくしている要因として「画一化できない手作業」と「正確な機械作業」の融合が挙げられる。すなわちCAD/CAM冠の一連の治療過程において、歯肉の炎症のコントロールや支台歯形成、クラウンの調整、接着などの「画一化できない手作業」と、CAD/CAMによる「正確な機械作業」の融合により生じるギャップが、CAD/CAM冠の破折や脱落につながっている。

もちろんCAD/CAM冠の成功の鍵は「適切な支台歯形成」と「確実な接着技法」であることは言うまでもない。しかしながら、実際の保険診療の臨床現場における限られたチェアータイムのなかで、それらを完璧にこなすのは困難と思われる。CAD/CAM冠を成功させるには歯科医師、歯科技工士、歯科衛生士の皆が、症例ごとに、どの部分で手作業と機械作業のギャップが生じているかを理解し、材料の特性を理解しながら、そのギャップに対して柔軟に対応していくことが重要と思われる。

そこで本稿では、CAD/CAM冠臨床において「手作業と機械作業のギャップに対してどのように柔軟に対応していくべきなのか」について、接着操作を中心に解説する。

なお、本稿で紹介する補綴装置の製作は、東海歯科医療専門学校の長谷川彰人氏によるものであることを申し添える。

セメントの厚み

図1に、筆者がまとめたCAD/CAM冠の支台歯形態を示す。また**図2**にマージン形態を示す[1)]。術者やメーカーによって多少の違いはあるものの、基本のコンセプトは大きく変わらない。このような支台歯形成を行うことにより、良好な適合状態のCAD/CAM冠を製作できる（**図3**）。その結果、接着操作時のセメント層の厚みも薄くなり、脱落の可能性も低くなる。

支台歯にアンダーカットが存在する場合、「正確な機械作業」のCAD/CAMはそれを許容しないため、不適合補綴装置となる（**図4**）。それを歯科技工士の「柔軟な手作業」により内面調整を行い、支台歯に適合させることができる（**図5**）。その代償としてセメント層が厚くなり、脱落の可能性が高まる。

また、ミリングバーの直径（0.8～1mm）以下の鋭角の部分は削り出すことはできないため、隅角部に十分な丸み（R=0.8mm以上）がない場合、結果的に鋭角部分の切削量が増加し、**図6**に示すように支台歯とクラウンの間にスペースができる。

これらの歯科医師と歯科技工士の「画一化できない手作業」により生じた厚いセメント層を補うには、接着のコンセプトを理解して接着操作をする必要がある。

厚いセメント層でも確実に接着するポイント

図7に、根尖病巣を伴う上顎右側第一小臼歯を示す。感染根管治療後、経過が良好であったため（**図8**）、ファイバーポストを併用し、レジンにて支台築造した（**図9**）。その後プロビジョナルレストレーションを装着し、経過観察した（**図10**）。経過が良好であったため印象採得を行ったところ、遠心部のマージン形態がジャンピングマージンであることがわかった（**図11**）。そこで歯科技工士の「柔軟な手作業」により、松風ブロックHC（A3-LT）にてCAD/CAM冠を製作した（**図12**）。マージン部にジャンピングマージンが認められる場合、CAD/CAM冠の適合は一見良好に見えるが、マージン部のスキャニング不良により全体的に浮き上がったクラウンが製作さ

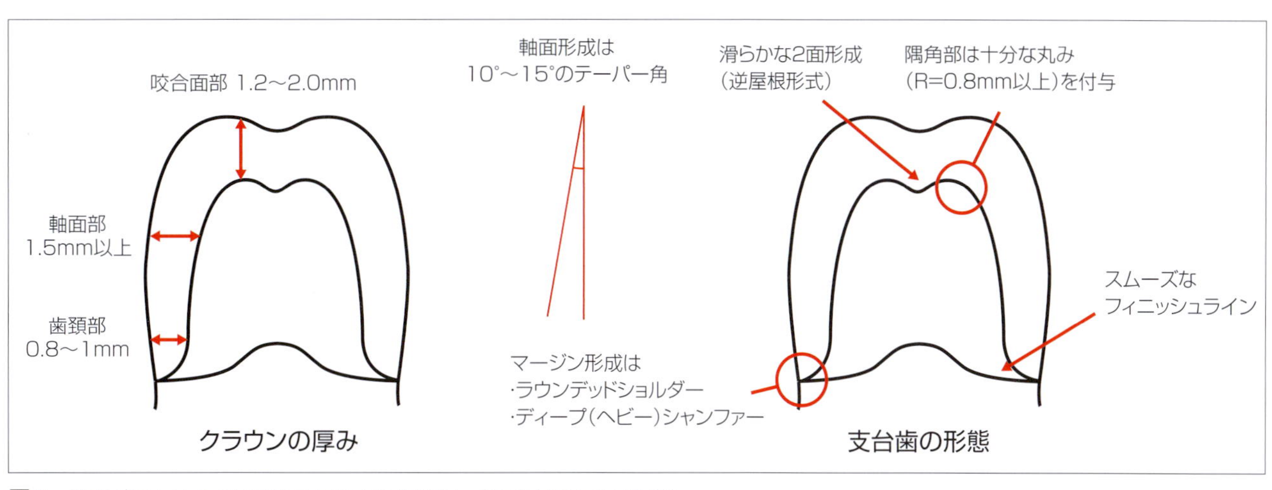

図 1　筆者がまとめた CAD/CAM 冠の支台歯形態。（参考文献 1 から転載）

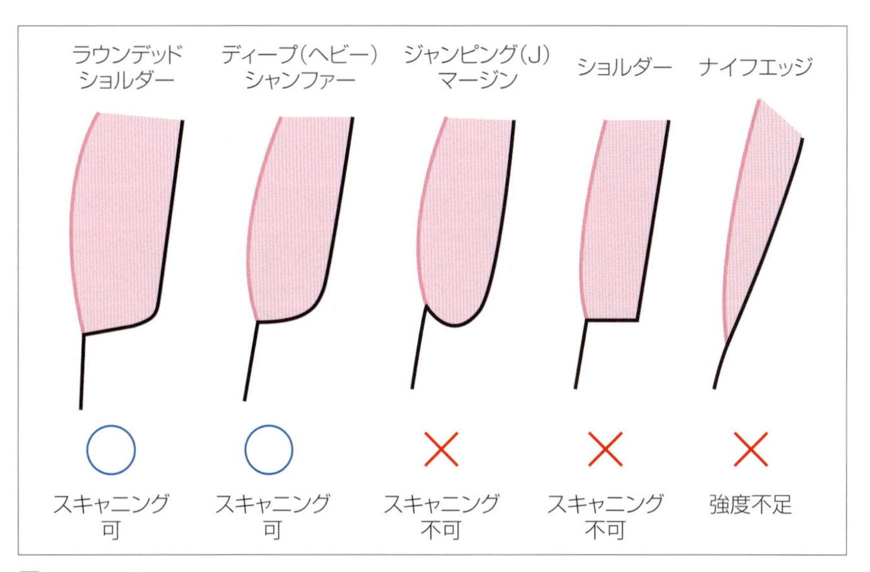

図 2　筆者がまとめた CAD/CAM 冠の支台歯のマージン形態。（参考文献 1 から転載）

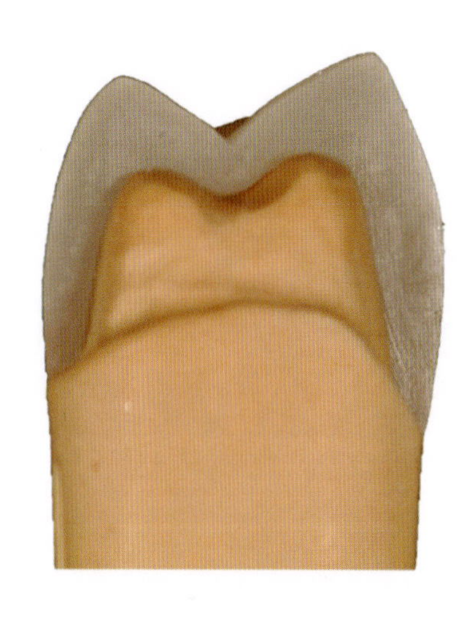

図 3　適切な支台歯形成を行うことにより、良好な適合状態の CAD/CAM 冠を製作できる。

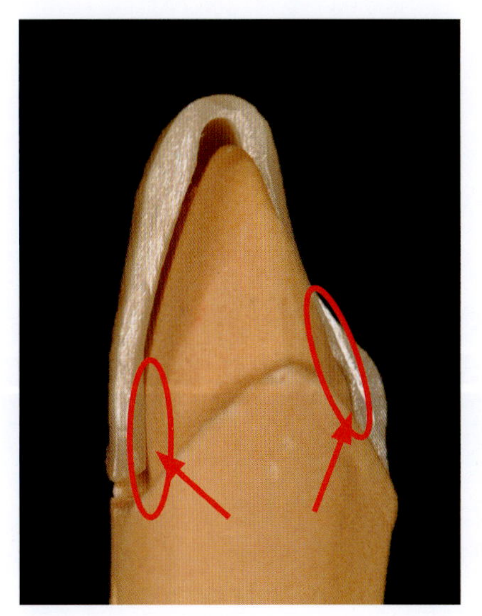

図 4　支台歯にアンダーカットが存在する場合、「正確な機械作業」の CAD/CAM はそれを許容しないため、不適合補綴装置となる。

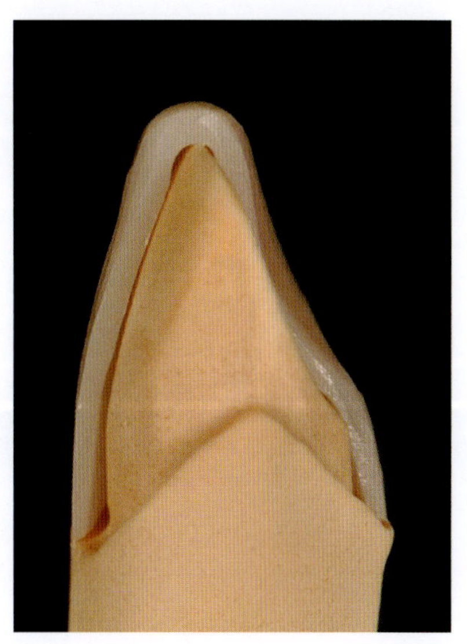

図 5　支台歯にアンダーカットが存在する場合、歯科技工士の「柔軟な手作業」により内面調整を行い、支台歯に適合させることができる。

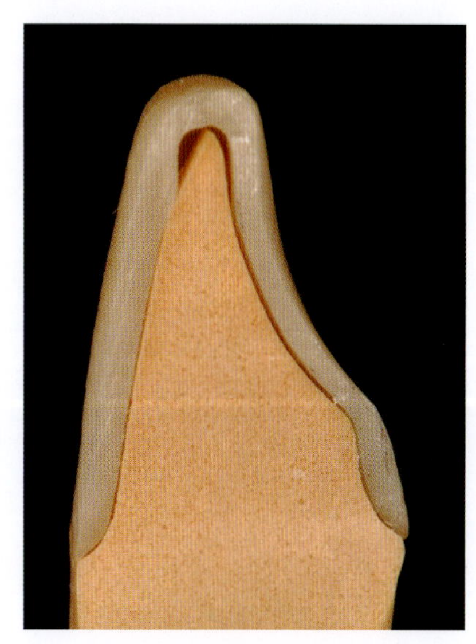

図 6　隅角部に十分な丸みがない場合、鋭角部分の切削量が増加し支台歯とクラウンの間にスペースができる。

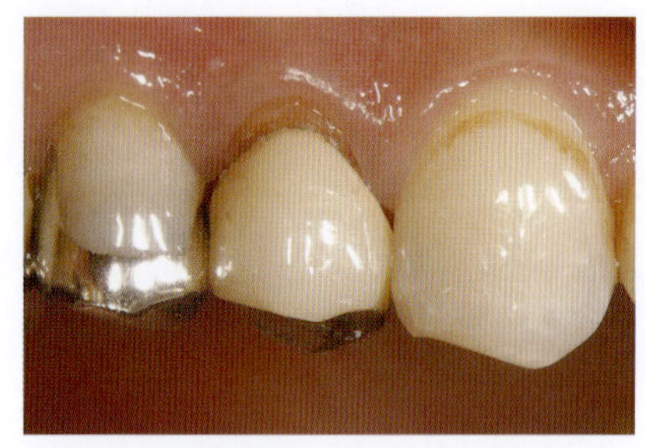

図7　根尖病巣を伴う 4|。

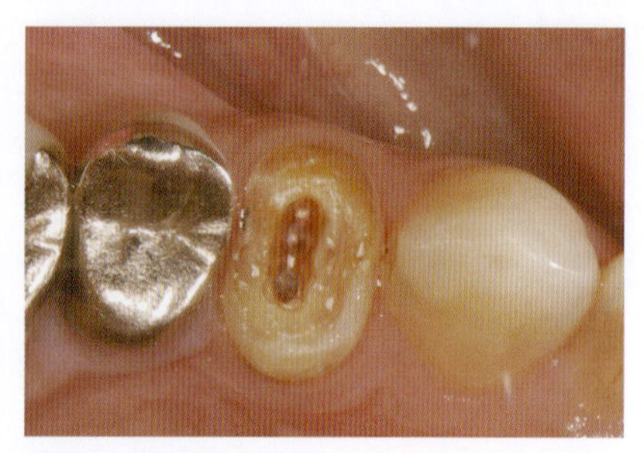

図8　感染根管治療後、経過が良好であった。

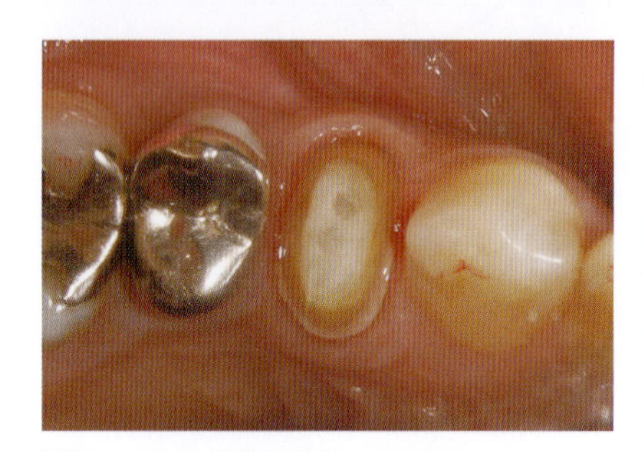

図9　ファイバーポストを併用し、レジンにて支台築造した。

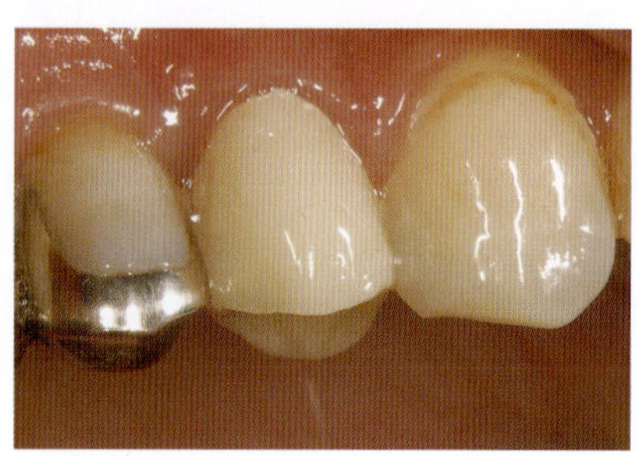

図10　プロビジョナルレストレーションを装着し経過観察した。

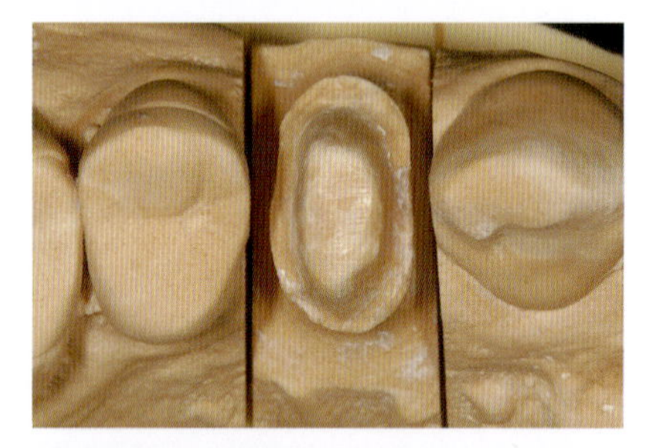

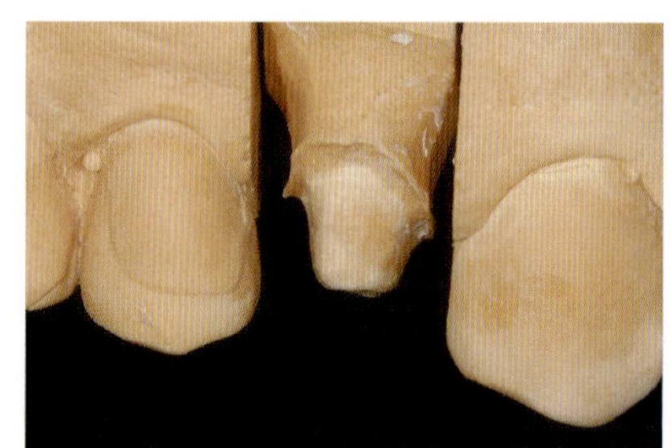

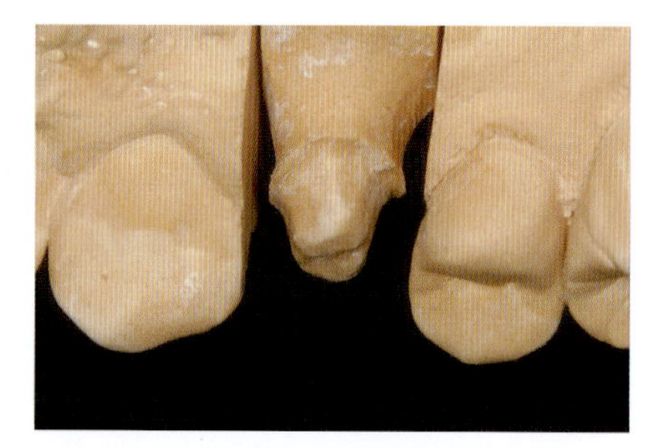

図11a～c　印象採得を行ったところ、遠心部のマージン形態がジャンピングマージンであることがわかった。

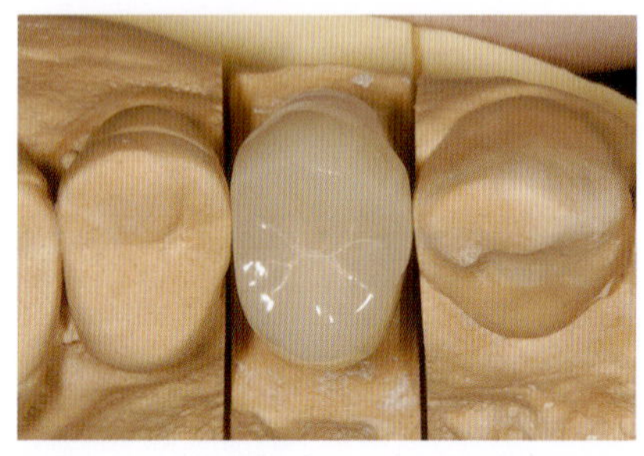

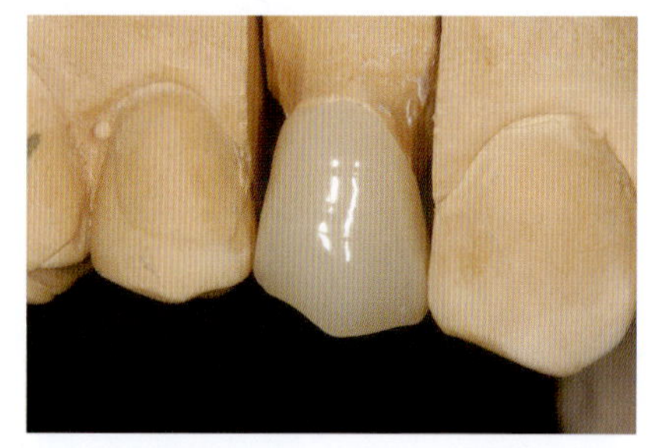

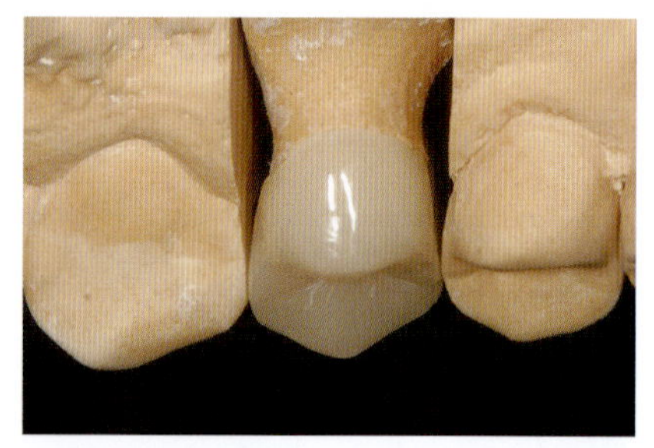

図12a～c　歯科技工士の「柔軟な手作業」により、松風ブロック HC（A3-LT）にて CAD/CAM 冠を製作した。

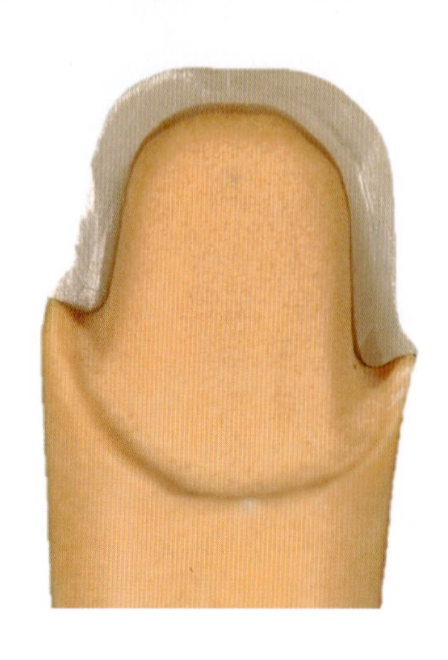

図13　マージン部にジャンピングマージンが認められる場合、マージン部のスキャニング不良により全体的に浮き上がったクラウンが製作される。

れる（**図13**）。

このような背景から、本症例の CAD/CAM 冠の内面には厚いセメント層が存在する可能性が高い。

セメント層が厚い場合でも確実に接着するポイントとして、

①クラウン内面や支台歯の前処理を確実に行い、最大の接着強さを引き出す

②物性の高いレジンセメントを用いたり、確実にレジンセメントを重合することにより、強度の高いレジンセメント層を獲得する

ことが挙げられる。

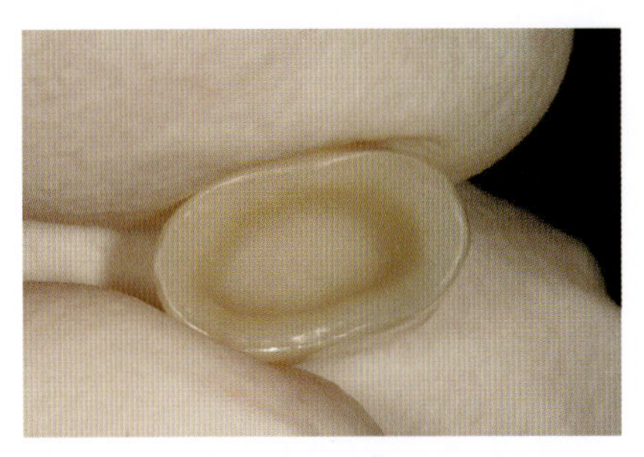

図 14　CAD/CAM 冠の試適および咬合調整後、クラウン内面は唾液で汚染されている。

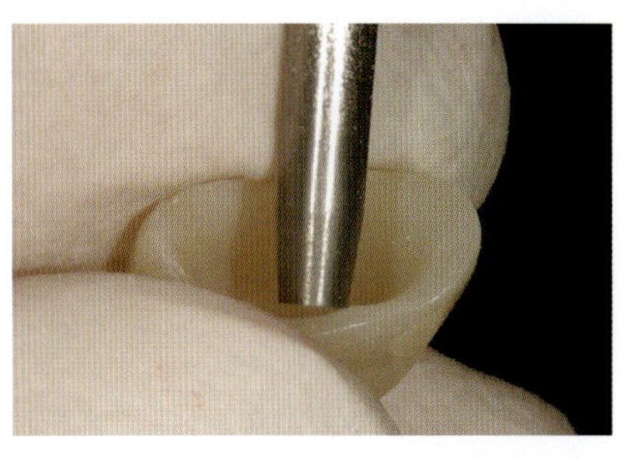

図 15　クラウン内面に対してアルミナサンドブラスト処理を行った。

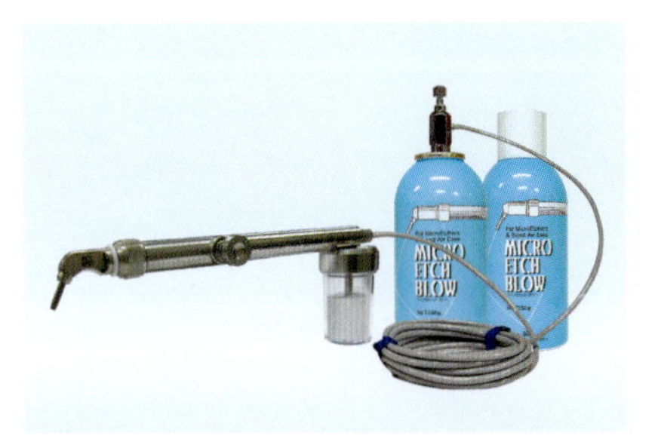

図 16a　チェアーサイドにて手軽にサンドブラストが可能なマイクロエッチャーⅡ A。（ダンビル マテリアルズ）

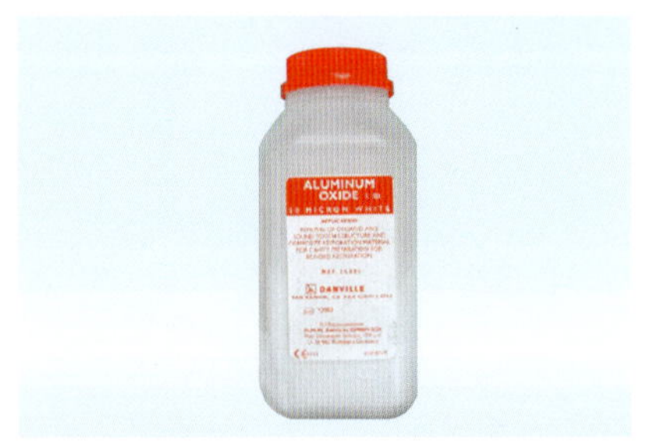

図 16b　粒径 50μmの酸化アルミナ。（ダンビル マテリアルズ）

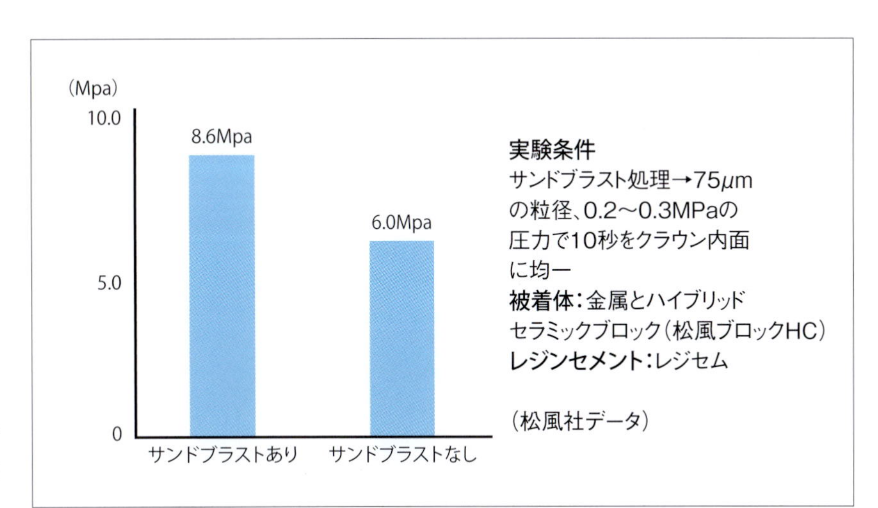

図 17　装着直前にクラウン内面をサンドブラスト処理することにより、接着強さが向上する。（参考文献 1 から転載）

クラウン内面の接着を確実にする前処理のポイント

サンドブラスト処理

製作された CAD/CAM 冠の試適および咬合調整後、唾液で汚染されているクラウン内面（**図 14**）に対してアルミナサンドブラスト処理を行った（**図 15**）。筆者は、クラウン内面にチェアーサイドにて手軽にサンドブラストが可能なマイクロエッチャーⅡ A を用いて、粒径 50μmの酸化アルミナによるサンドブラスト処理を行っている（**図 16**）。**図 17** に示すように、装着直前にサンドブラスト処理することにより接着強さは向上する。

サンドブラスト後のクラウン内面には酸化アルミナの粒子が残存しているため（**図 18**）、清掃の目的でリン酸系ゲル（インパーバボンド エッチングゲル）をクラウン内面に塗布する（**図 19**）。その後、リン酸系ゲルがクラウン内面に残存しないようにしっかりと水洗、乾燥する（**図 20**）。

続いて、平成 28 年の診療報酬改定で内面処理加算として認められているように、クラウン内面をシランカップリング処理する。これによりレジンブロック表面に露出したフィラー成分にシランカップリング剤が結合して

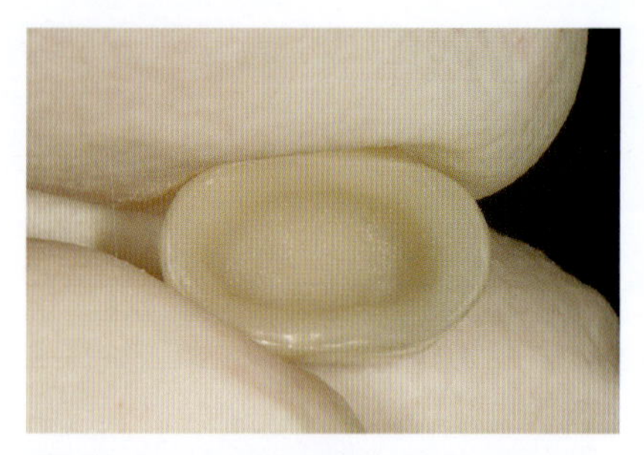
図 18　サンドブラスト後のクラウン内面には酸化アルミナの粒子が残存している。

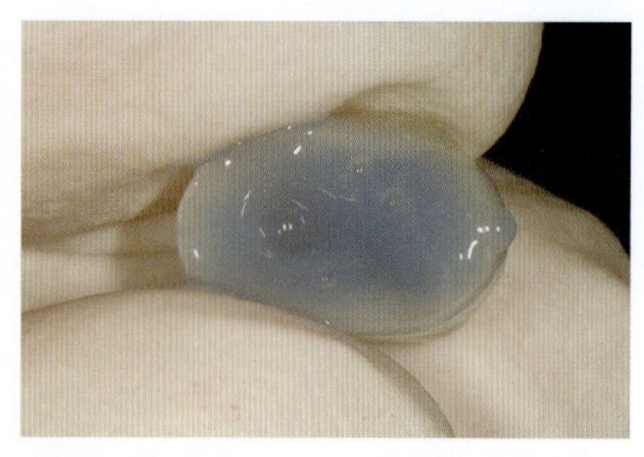
図 19　リン酸系ゲルをクラウン内面に塗布する。

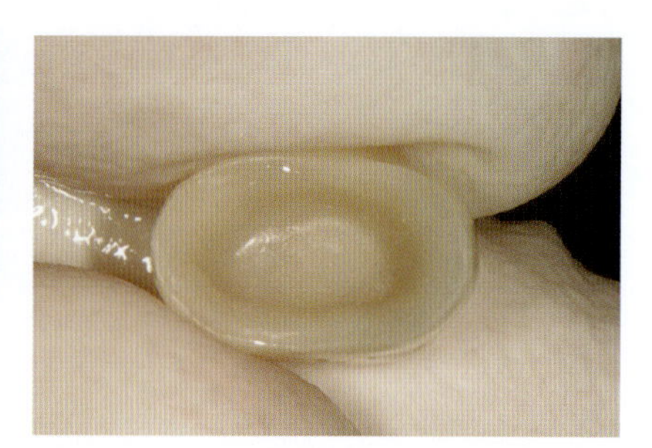
図 20　リン酸系ゲルがクラウン内面に残存しないようにしっかりと水洗・乾燥する。

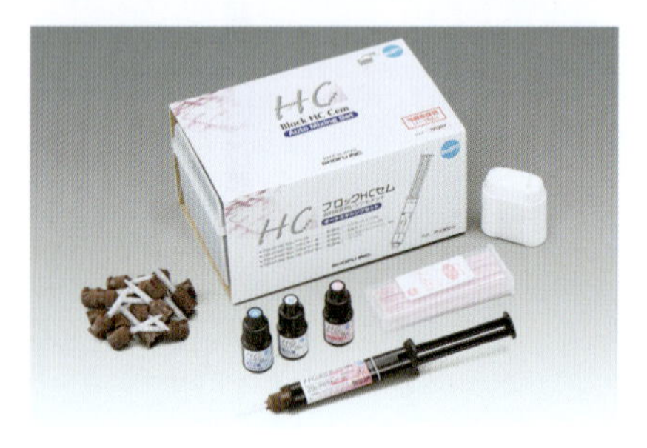
図 21　厚いセメント層でも高い接着強さを発揮するブロック HC セム（オートミキシングセット）。

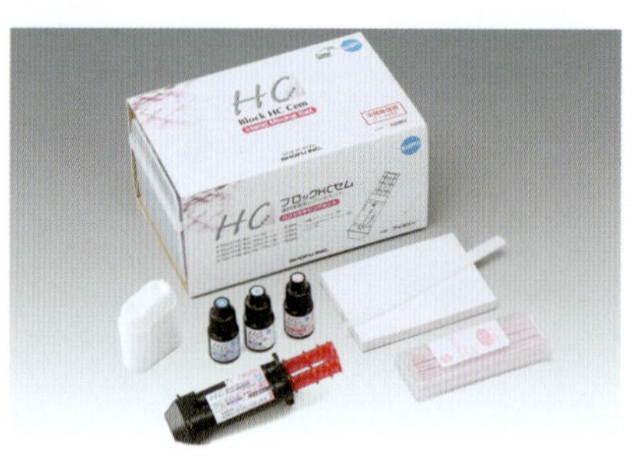
図 22　厚いセメント層でも高い接着強さを発揮するブロック HC セム（ハンドミキシングセット）。

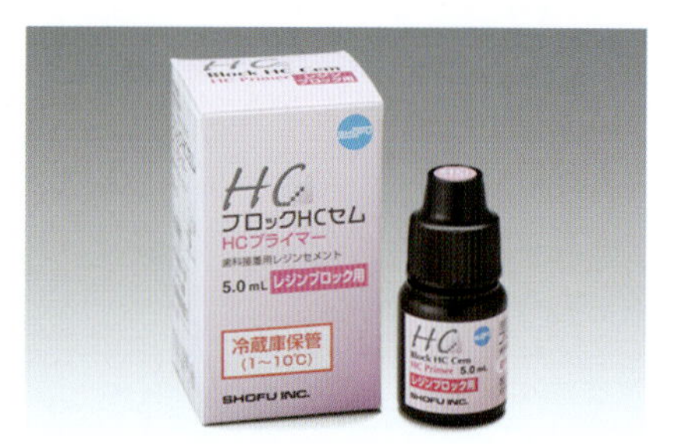

図 23　本症例で用いた HC プライマーはシランカップリング剤ではない。

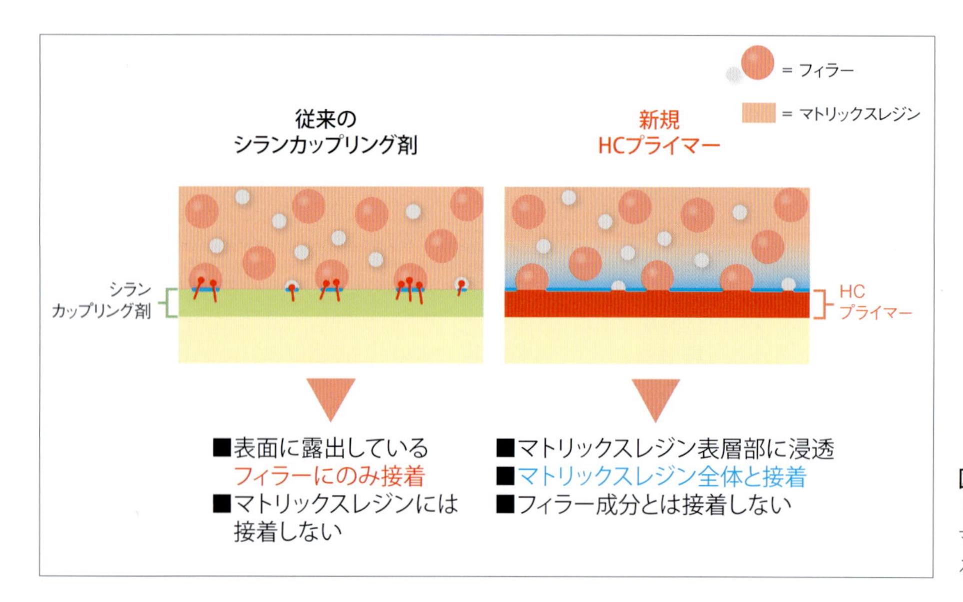

図 24　レジンブロック表層部のマトリックスレジン全体へ HC プライマーが浸透し、接着強さを向上させる。

接着強さが向上する。

今回は接着システムとして、厚いセメント層でも高い接着強さを発揮するブロック HC セム（**図 21、22**）を用いた。本接着システムの HC プライマー（**図 23**）はシランカップリング剤とは異なり、レジンブロック表層部のマトリックスレジン全体へ HC プライマーが浸透し接着強さを向上させるのが特徴となる（**図 24**）。

図 25 に示すように、クラウン内面に HC プライマーを塗布し、エア乾燥をしっかり行ってアセトン成分をしっかりと揮発させる（**図 26**）。HC プライマー処理後のクラウン内面は光沢性を示すため、塗布の確認が容易となる（**図 27**）。

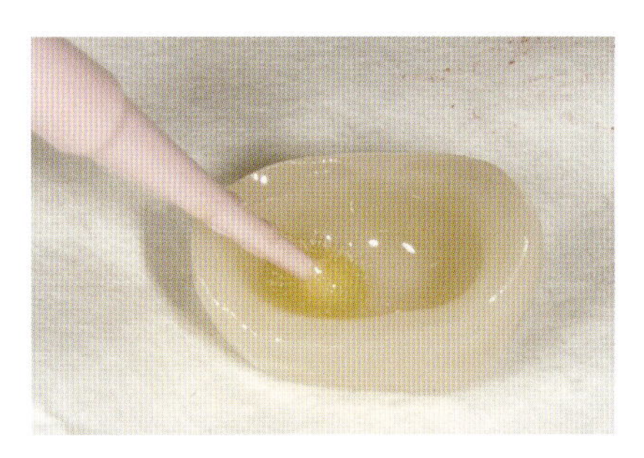
図 25　クラウン内面に HC プライマーを塗布した。

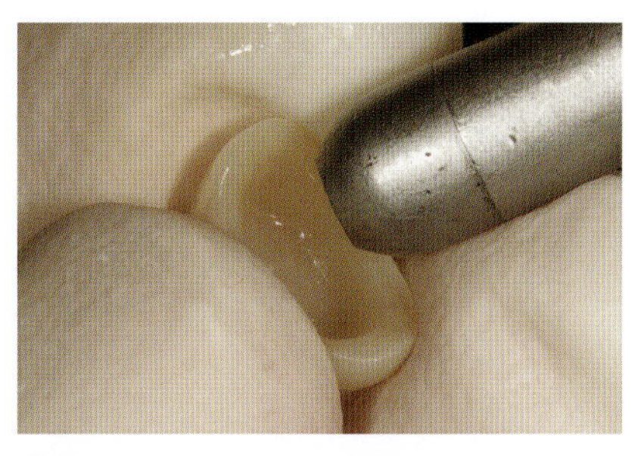
図 26　エア乾燥をしっかり行って、アセトン成分をしっかりと揮発させる。

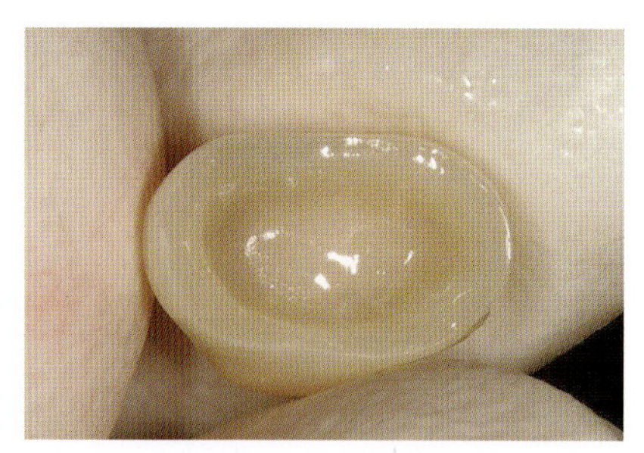
図 27　HC プライマー処理後のクラウン内面は光沢性を示すため、塗布の確認が容易となる。

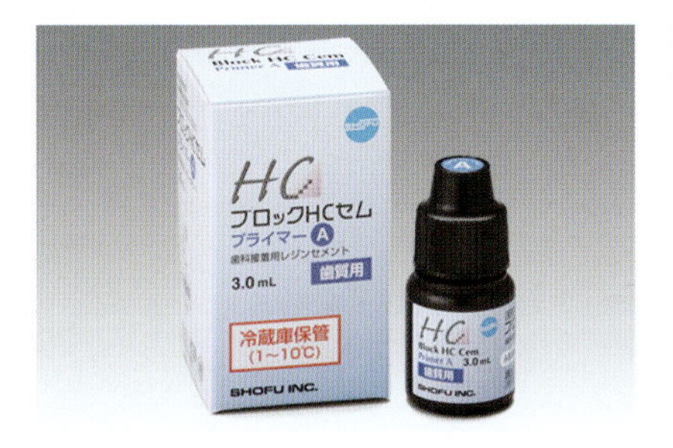

図 28　プライマー A。

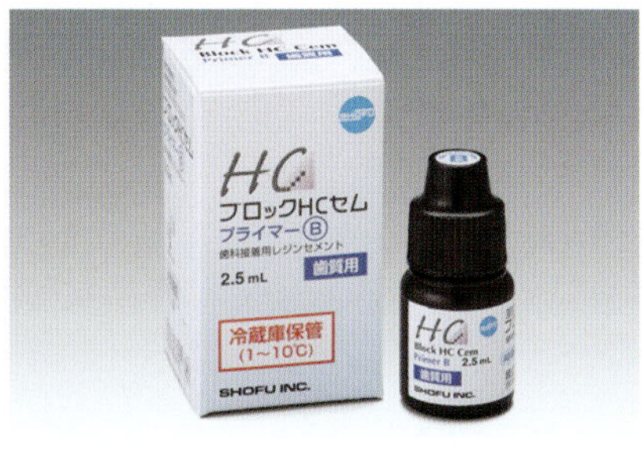

図 29　プライマー B。

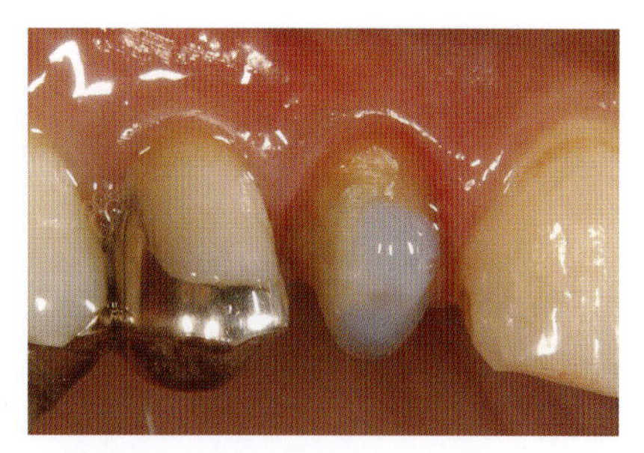
図 30　支台歯の一部がレジンであるため、その部分のみ選択的にリン酸系ゲルを塗布した。

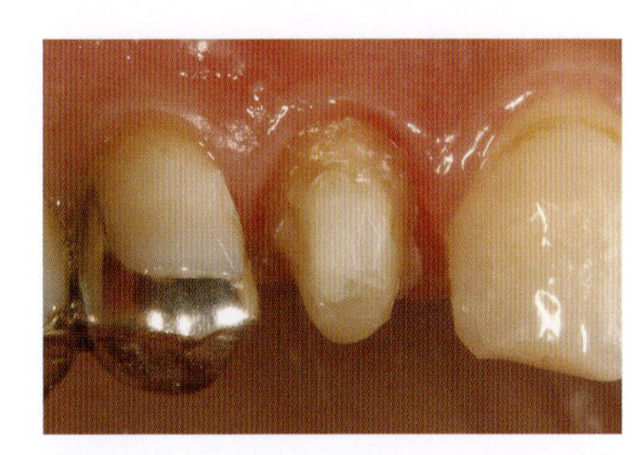
図 31　リン酸系ゲルを塗布後、水洗・乾燥して清掃した。

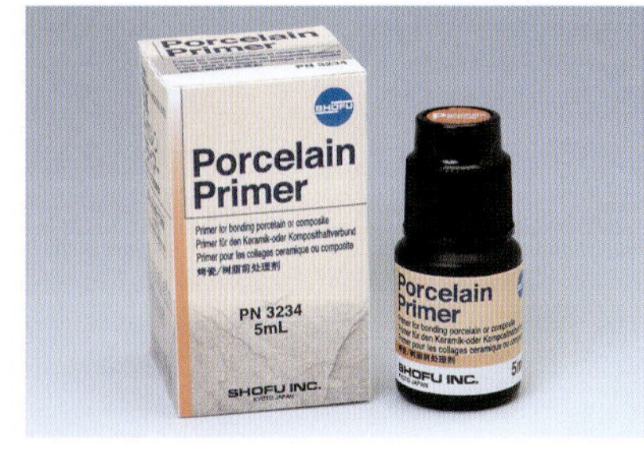

図 32　松風ポーセレンプライマー。

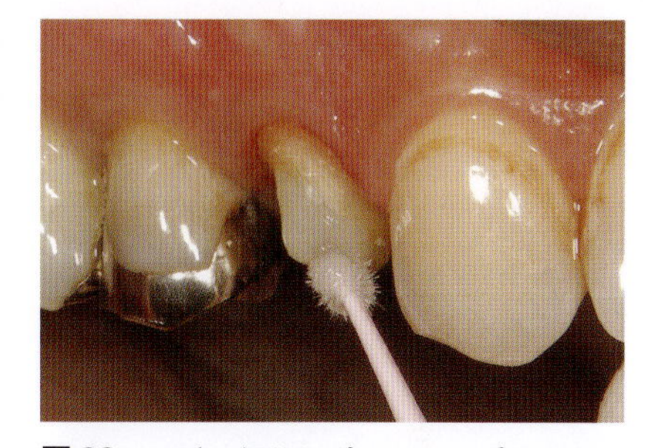
図 33　レジン部分にポーセレンプライマーを塗布した。

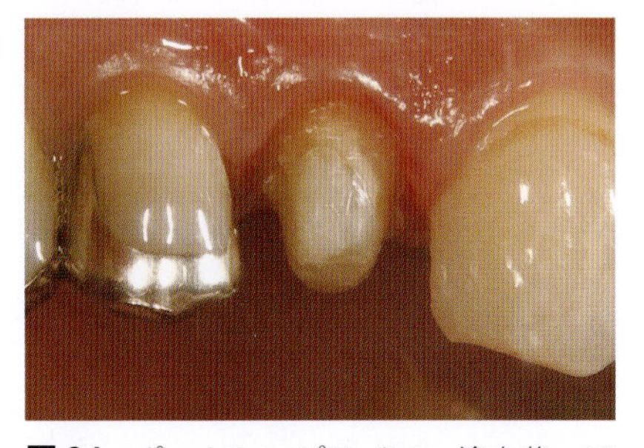
図 34　ポーセレンプライマー塗布後、10 秒間自然乾燥した。

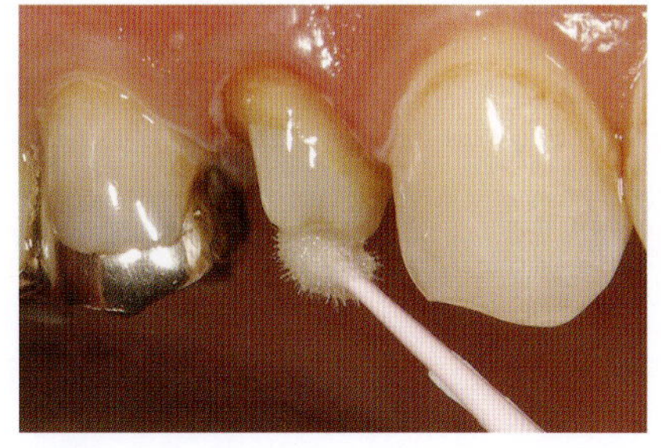
図 35　支台歯全体に、混和したプライマーを塗布した。

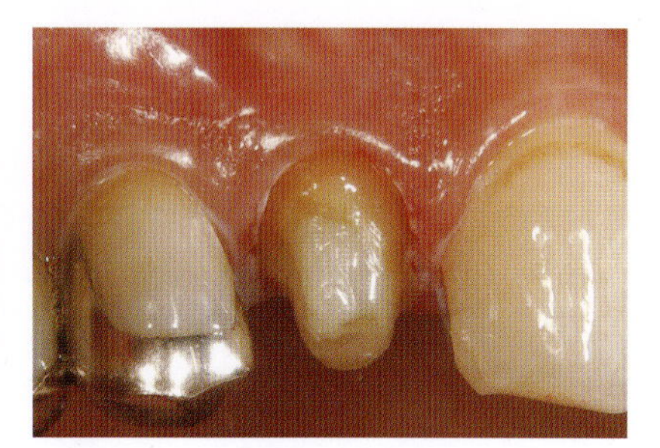
図 36　20 秒間放置後、弱圧でエア乾燥した。

支台歯の接着を確実にする前処理のポイント

天然歯の場合はプライマー A（**図 28**）とプライマー B（**図 29**）を等量混和し、歯面に塗布する（20 秒間放置）。続いて弱圧で十分にエア乾燥する。

本症例は支台歯の一部がレジンであるため、その部分のみ選択的にリン系酸ゲルを塗布し（**図 30**）、水洗・乾燥して清掃した（**図 31**）。この際、天然歯部分にリン酸系ゲルが付着すると接着強さが低下するので注意が必要である。その後、レジン部分にポーセレンプライマー（**図 31**）を塗布し（**図 33**）10 秒間自然乾燥した（**図 34**）。続いて支台歯全体に混和したプライマーを塗布し（20 秒間放置）（**図 35**）、弱圧でエア乾燥した（**図 36**）。

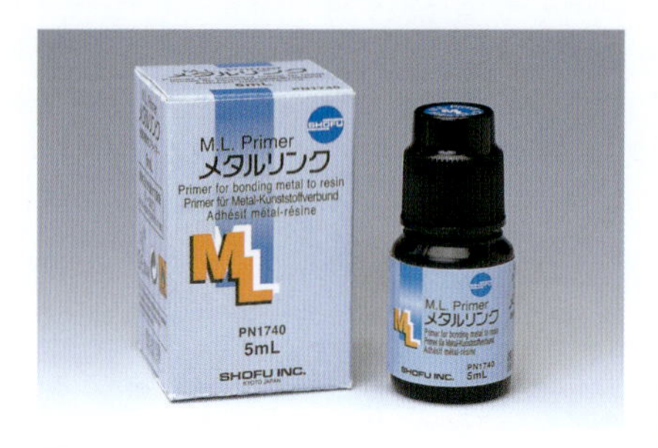

図 37　メタルプライマー。

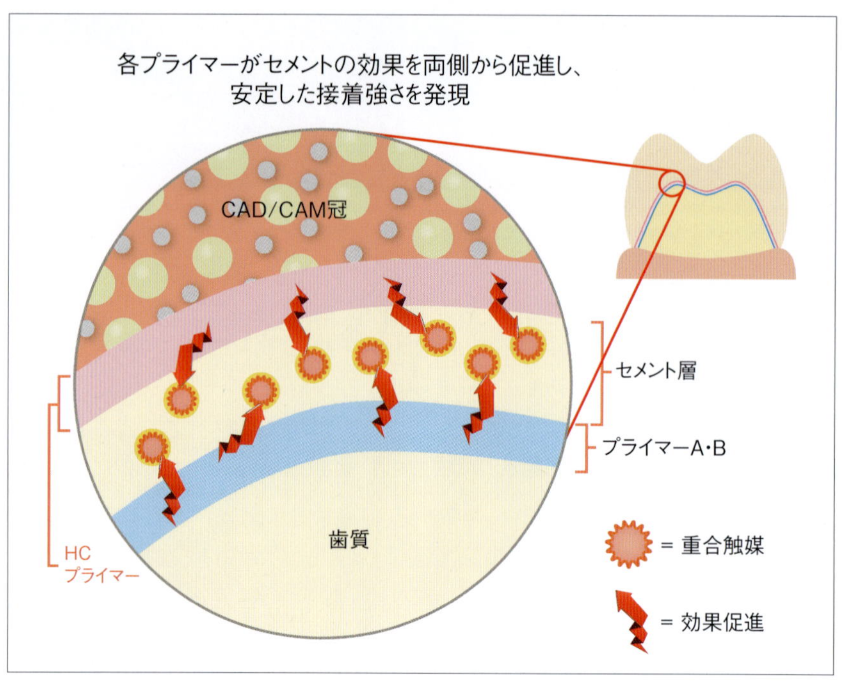

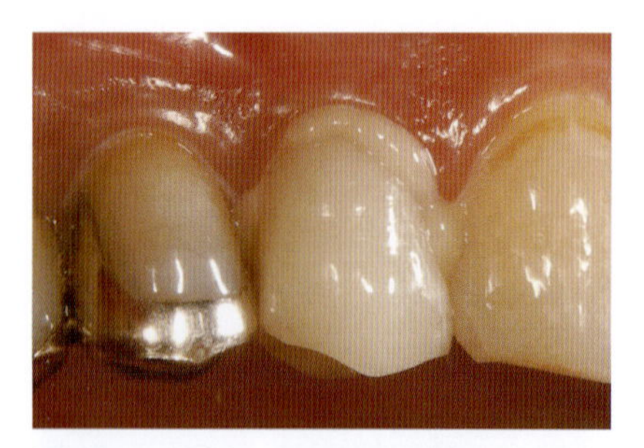

図 38　ブロック HC セムはデュアルキュアタイプのレジンセメントである。

図 39　本レジンセメントは、プライマーによりクラウン内面側と支台歯側の両方から硬化が促進されるのが特徴となる。

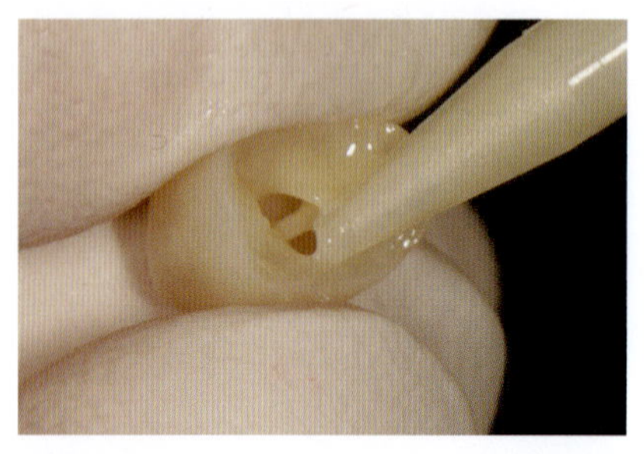

図 40　本セメントの操作余裕時間は 2 分以内であり、かつフローが良いため、容易にクラウンを支台歯に装着、圧接できる。

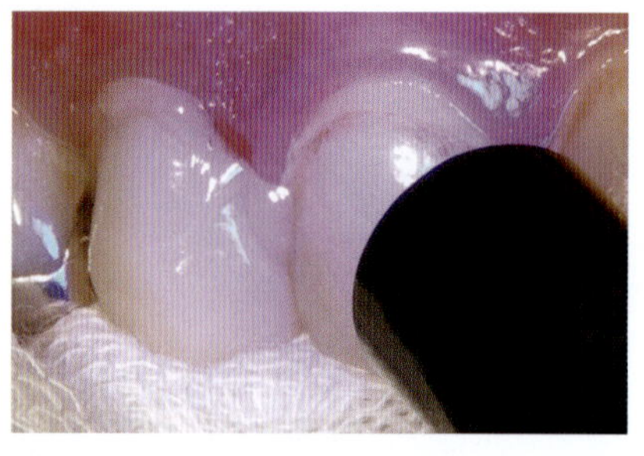

図 41　1 ～ 2 秒光照射し、余剰セメントを半硬化させる。

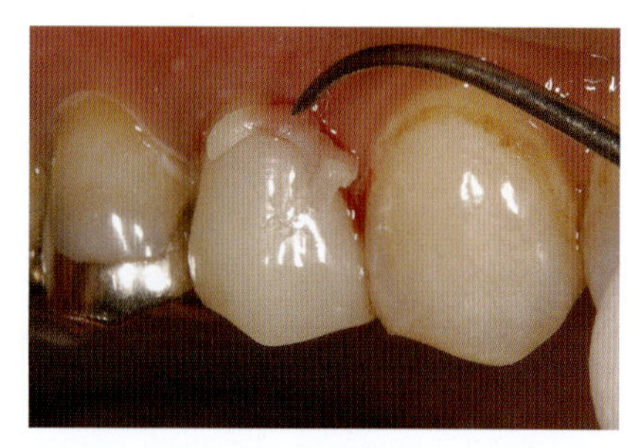

図 42　余剰セメントを半硬化させることにより、余剰セメントを素早くかつ容易に除去できる。

支台歯の一部がメタルの場合は、メタルの部分のみレジンの場合と同様にリン酸系ゲルで清掃し、メタルプライマー（**図 37**）を塗布し、10 秒間自然乾燥する。その後、プライマーを塗布し、エア乾燥する。

強度の高いレジンセメント層を獲得するポイント

厚いセメント層を補填するには、フィラーを含んだレジンセメントを用いることが重要となる。光重合タイプはもちろんのことデュアルキュア（光重合と化学重合の両方）タイプであっても、レジンセメントにしっかりと光を照射しセメント層を確実に重合させることが必須となる。

今回用いたレジンセメントはデュアルキュアタイプであり（**図 38**）、**図 39** に示すように、各プライマーによりクラウン内面側と支台歯側の両方から硬化が促進されるのが特徴となる。

クラウンを支台歯に装着、圧接後（**図 40**）、1 ～ 2 秒光照射し、余剰セメントを半硬化させる（**図 41**）。これにより余剰セメントを素早くかつ容易に除去できる（**図 42**）。余剰セメント除去後、接着性を安定化させるために、マージン部だけでなく咬合面、頬側面、舌側面より光照射を十分に行う（照射器はライトガイドの先端から離れていても十分に光が届くペンブライト［松風］を使用）（**図 43**）。**図 44** に装着後の同部位を示す。2 カ月間経過後も予後は良好である（**図 45**）。

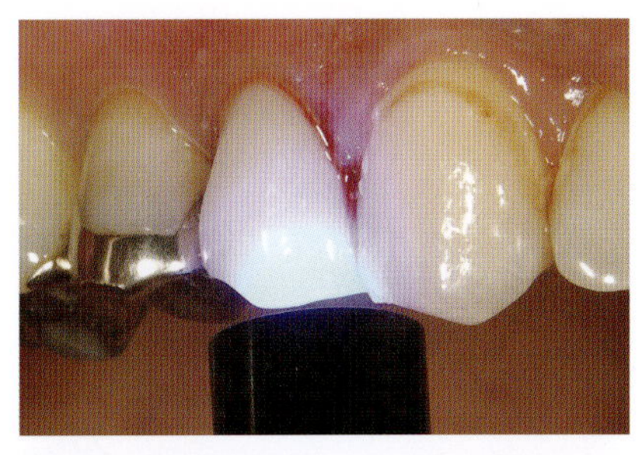
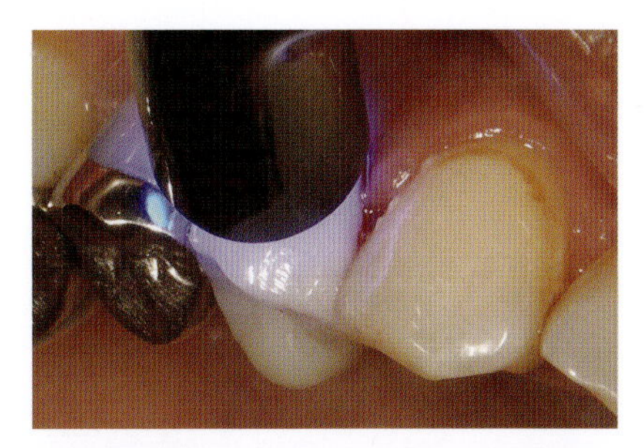
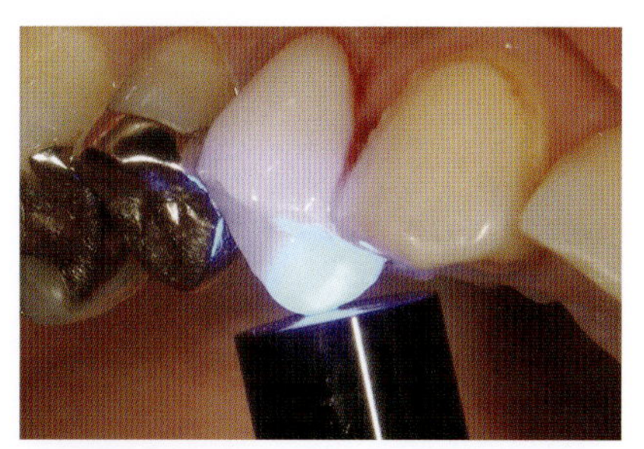

図 43 接着性を安定化させるために、マージン部だけでなく、咬合面、頬側面、舌側面より光照射を十分に行う。

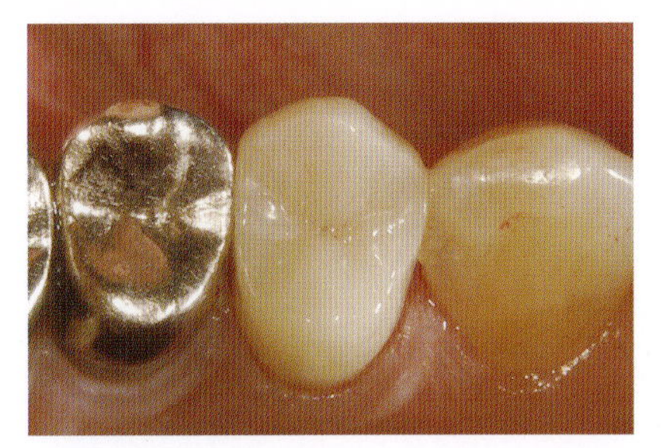
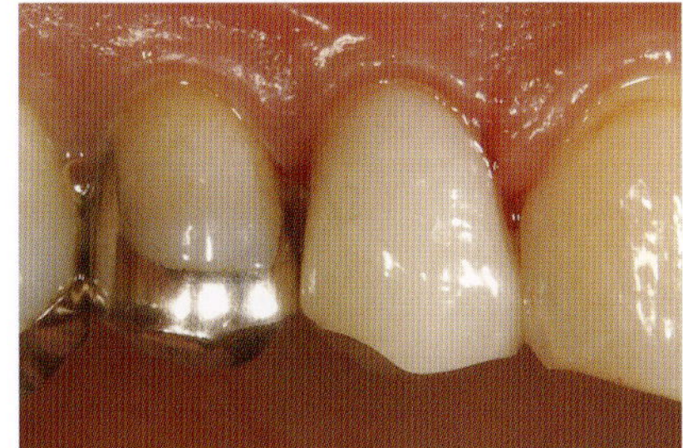
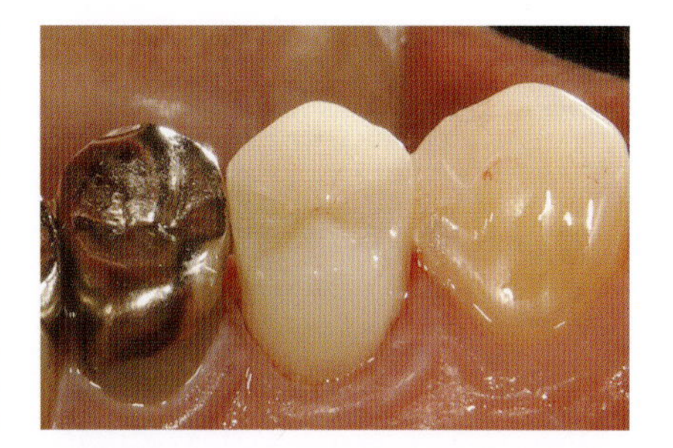

図 44 装着後の同部位。

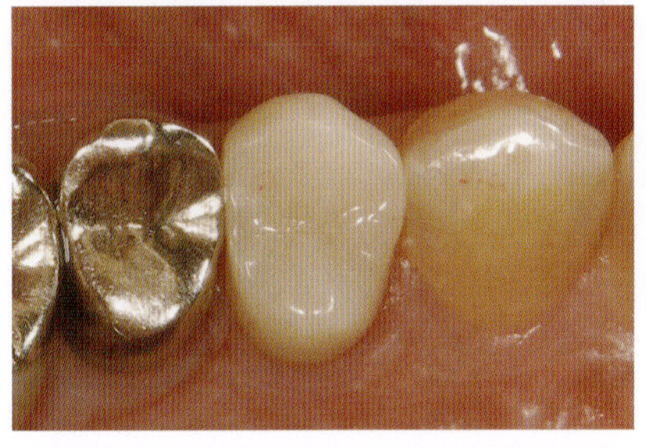
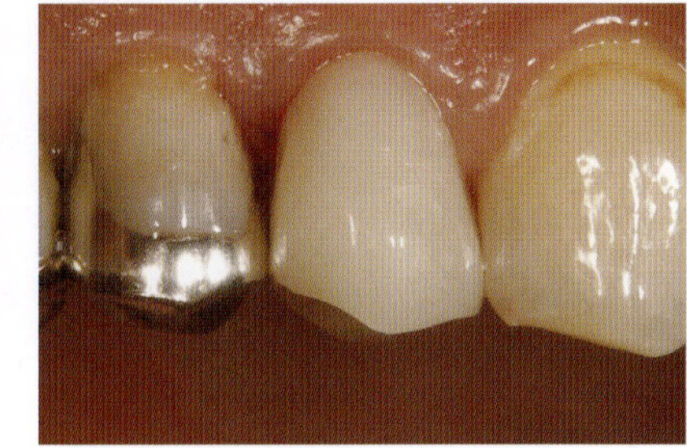
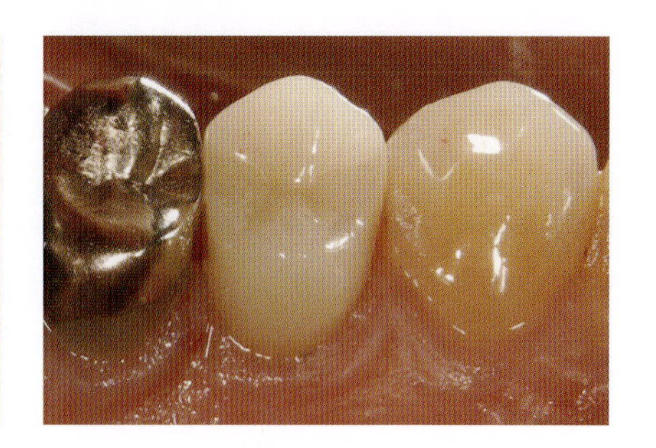

図 45 2カ月後の同部位。経過は良好である。

おわりに

本稿ではCAD/CAM冠臨床において「どのように手作業と機械作業のギャップに対して柔軟に対応していくべきなのか」について、接着操作を中心に解説した。しかしながら保険診療において、すべての症例について今回解説したすべての接着処理をするのは困難と思われる。

したがって、術者が個々の症例でどれくらいの接着強さが必要かを判断し、「厚いセメント層に対して接着強さを発揮するポイント」の各ステップを必要に応じて選択しながら、CAD/CAM冠を装着することが成功の鍵となるのではないだろうか。

参考文献

1）末瀬一彦，須崎　明，前川清和，宮崎　隆，堀田康弘，片岡　有，山﨑　治，長谷川彰人，六人部慶彦，坂上大吾，関錦二郎，枝川智之．今、知りたい成功するCAD/CAM—保険診療から自費診療まで—．永末書店：京都，2016.

2-7 接着ブリッジ

［矯正後の上顎側切歯１歯欠損に対して接着ブリッジで対応した症例］

大谷一紀
大谷歯科クリニック

はじめに

１歯欠損の補綴治療において、インプラントは非常に有用な処置法であることに疑いの余地はない。筆者の臨床においても、多くの場合にその第一選択となり、患者に適応されている。

しかし一方で、その優位性を説明したとしても、治療費や治療期間・回数、あるいは外科処置に対する恐怖心など、患者の抱えるさまざまな事情で、インプラントを望まない、適用できない患者も数多く存在する。

そのため、ブリッジや部分床義歯による治療は、いまだ欠くことのできない重要な補綴オプションの一つである。

しかし、前歯部における部分床義歯の応用は審美的に受け入れがたく、その場合にはブリッジで対応することになるが、健全歯質の切削が必要になることが多い。

そこで本稿では、最小限の歯質削除量で治療可能な接着ブリッジについて紹介する。**図1**に、接着ブリッジの代表的なデザインを示す。

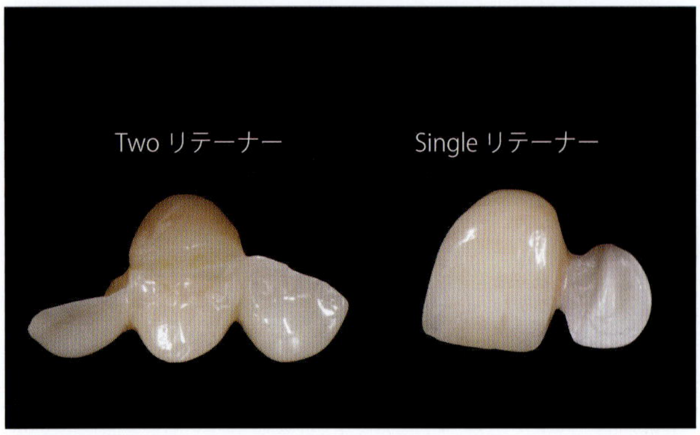

図1　接着ブリッジの代表的デザイン。

矯正後の上顎側切歯１歯欠損に対し接着ブリッジで対応した症例

患者は20歳、女性。他院にて矯正治療が終了後、当院に来院した。上顎左側側切歯は欠損しており、両隣在歯に齲蝕はなかった（**図2、3**）。矯正治療開始前は、歯質の切削をせずに治療が可能なインプラント治療も検討していたが、患者はインプラント治療に伴う外科処置に抵抗があり、また短期間での治療を望まれた。

インプラント以外の治療オプション

① |123 ブリッジ
② |23 カンチレバーブリッジ
③ ノンクラスプデンチャー
④ Two リテーナー接着ブリッジ
⑤ Single リテーナー接着ブリッジ（|1 リテーナー）
⑥ Single リテーナー接着ブリッジ（|3 リテーナー）

患者は低侵襲な治療を望まれた。クレンチングやブラキシズムが疑われるような所見はなく、治療後にマウスピースタイプのリテーナーを装着予定ということもあり、④、⑤、⑥の治療法から決めることにした。

従来のTwo リテーナー接着ブリッジは、リテーナーの接着面積が大きく接着ブリッジに有利であるという考えもあるが、動揺のある歯を固定することで片方の接着部が剥離しやすいという報告もある。そのため近年では、Single リテーナー接着ブリッジの臨床応用の報告も多い。

本症例においても、Single リテーナー接着ブリッジで治療を行うことになった。支台歯になりうる|1、|3 はどちらも咬合が浅く十分なリテーナーの面積がとれたが（**図4**）、審美的に有利な|3 を支台歯とした。

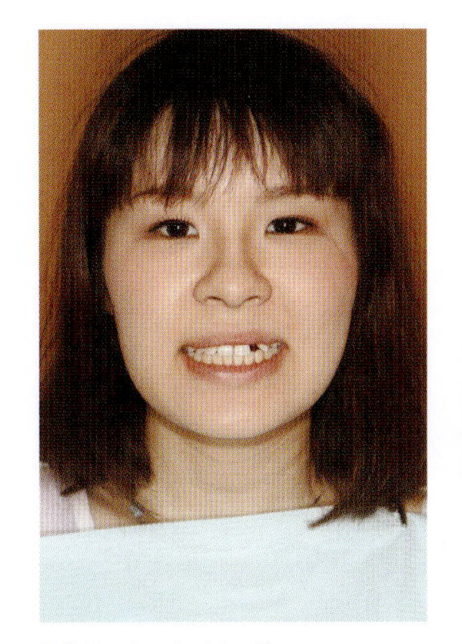

図 2　初診時顔貌。

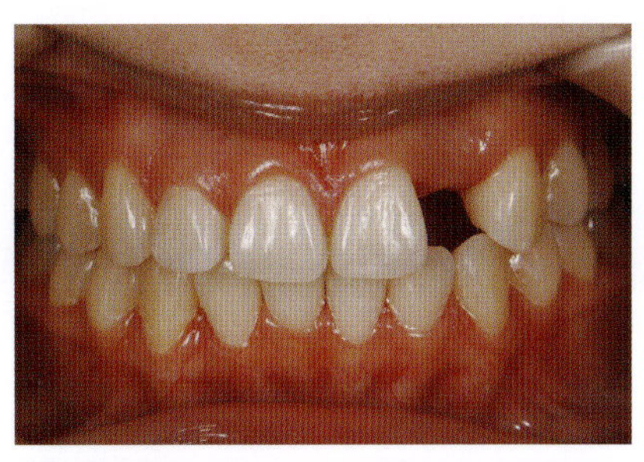

図 3　初診時の⌊2 。欠損部歯肉は平坦で、2⌋歯頸線と比べて低い。

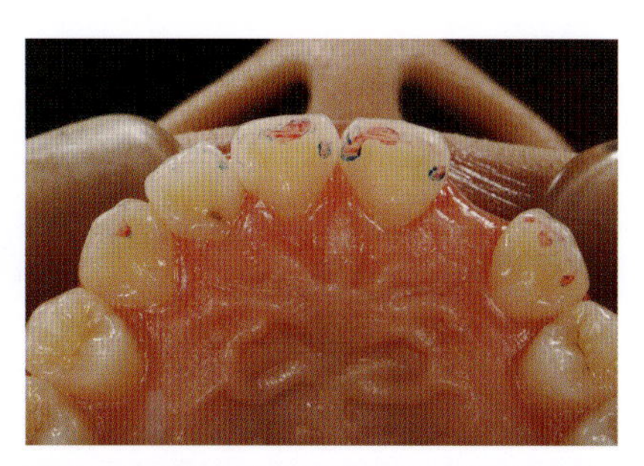

図 4　前歯部の咬合状態。青：咬頭嵌合位、赤：前、側方運動。

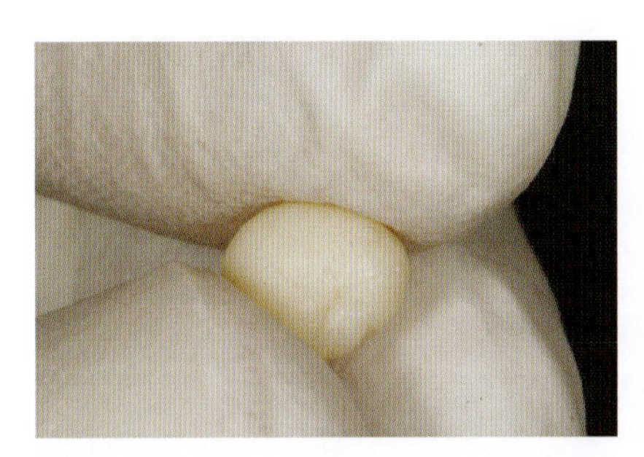

図 5　コンポジットレジンを用いてプロビジョナルレストレーションを製作した。

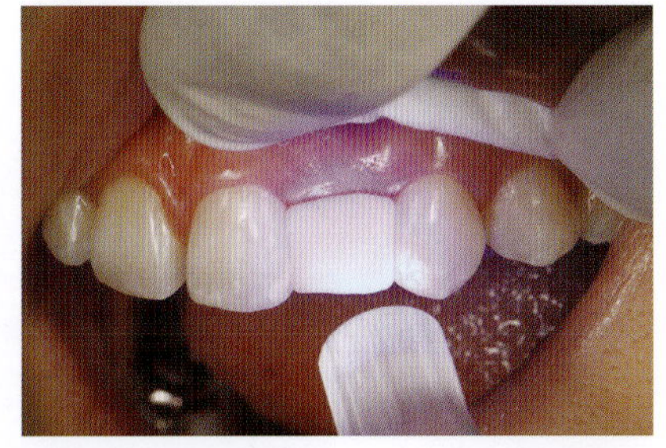

図 6　丸めたコンポジットレジンを口腔内に圧接し、光照射を行った。

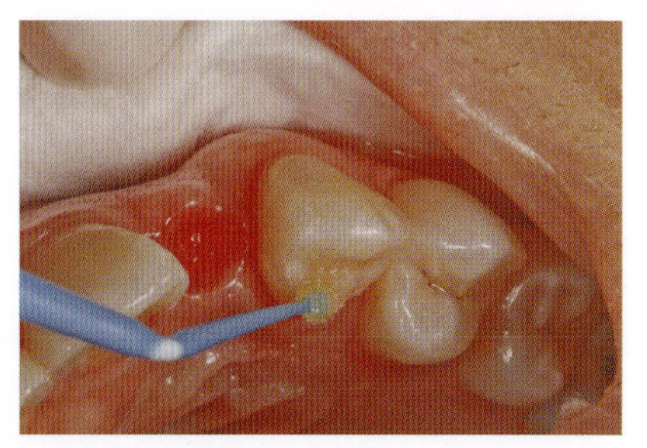

図 7　⌊3 舌側面に、少量の 1 ステップセルフエッチングボンドを塗布。

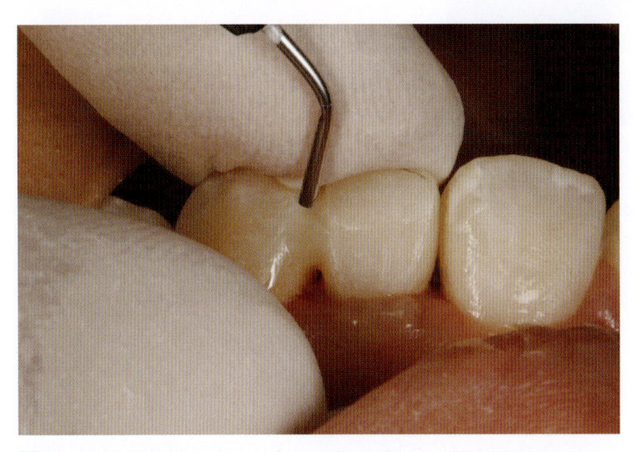

図 8　唇側隣接面にフロアブルレジンを填入し光照射を行った。

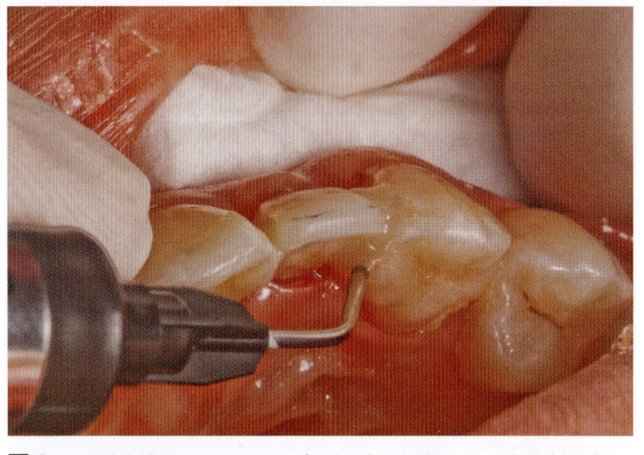

図 9　舌側隣接面にもフロアブルレジンを填入し、光照射を行った。最後に⌊3 の舌側面にも、咬頭嵌合位および前側方運動に干渉しないように、フロアブルレジンを填入し光照射を行い、プロビジョナルレストレーションの固定を行った。

材料選択

接着ブリッジは 1973 年の Rochette[1] の報告が最初であり、下顎前歯欠損に対するブリッジを、支台歯形成を行わずに金属製のフレームワークを用いて接着のみで治療したケースレポートであった。

その後、セラミックス材料の強度の向上により、オールセラミックス材料を用いた接着ブリッジが応用されるようになった。

本症例では、オールセラミックス材料のなかで最も強度のあるジルコニアセラミックスを選択することで、コネクター部の破折リスクが軽減でき、コネクターおよびリテーナー部を薄くすることができ、違和感のない補綴設計ができると考えた。

ポーセレンコーティング

本症例のように機械的維持がない接着ブリッジは、ポーセレンラミネートベニアと同様に強固な接着が予後

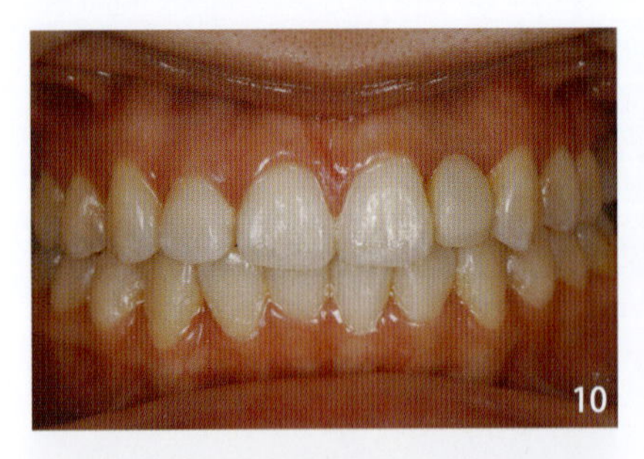

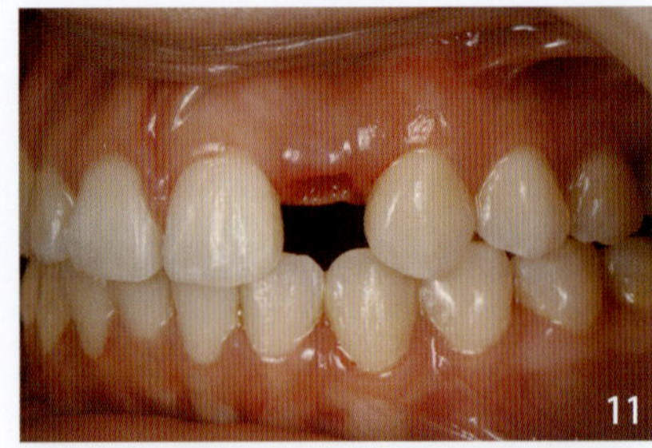

図 10 プロビジョナルレストレーション装着時の正面観。

図 11 精密印象採得時の欠損部顎堤。オベイトポンティック形態となるようにした。

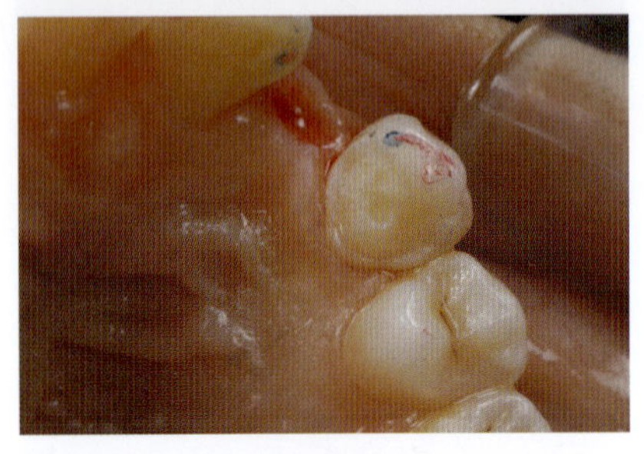

図 12 装着時に最終補綴装置のシーティングが確認しやすいように⌊3 は、舌側エナメル質部をわずかに削合した。

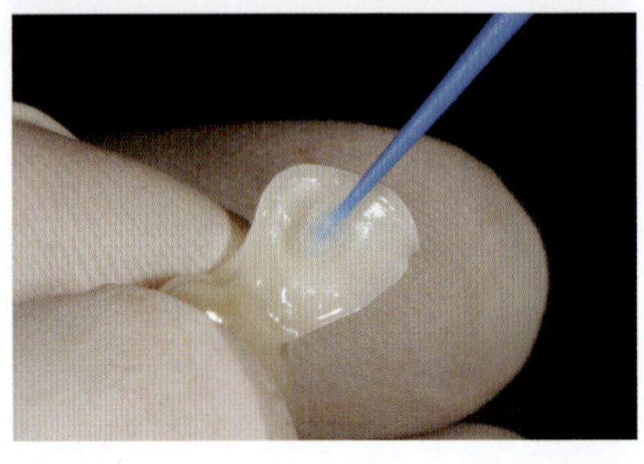

図 13 ポーセレンコーティング後にフッ化水素酸処理したジルコニアリテーナーには、セラミックプライマーを塗布した。

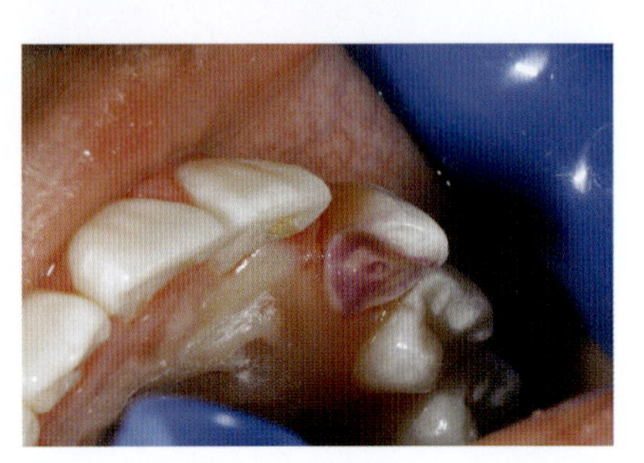

図 14 装着時。⌊3 舌側面にリン酸エッチングを塗布し、水洗・乾燥を行った。

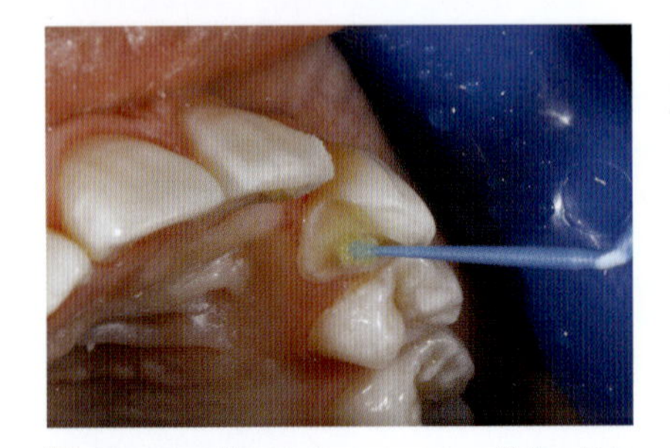

図 15 その後、セルフエッチングボンドを塗布、乾燥、光照射を行った。

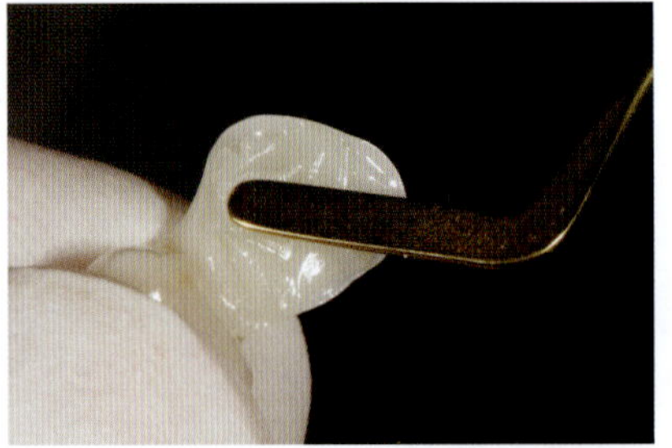

図 16 充填用コンポジットレジンをリテーナー部に圧接。接着性レジンセメントやフロアブルレジンを使用すると、セメント除去が困難になるためペーストレジンを使用した。

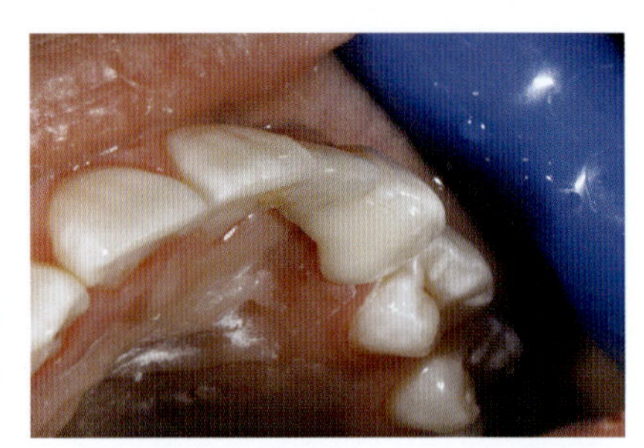

図 17 支台歯に圧接し、光照射前（仮照射も行わない）に余剰のコンポジットレジンを短針で除去する。

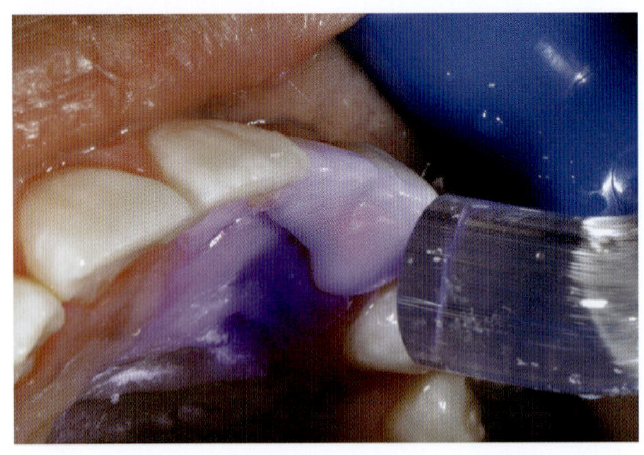

図 18 光照射。ジルコニアフレーム下のコンポジットレジンが十分重合するように、20 秒照射を 3 回、合計 1 分光照射を行った。

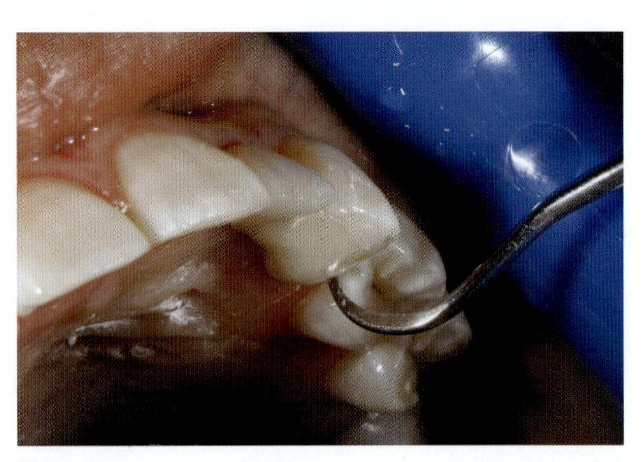

図 19 鎌形スケーラーや短針を用いて、マージン部の硬化した余剰なコンポジットレジンを除去する。

を大きく左右する。近年ではジルコニアの歯質への接着技法も確立されつつあるが、より長期安定した接着力を得るために、ジルコニアリテーナー接着面に長石陶材を焼成するポーセレンコーティングテクニックを使用した（**図 13**）。

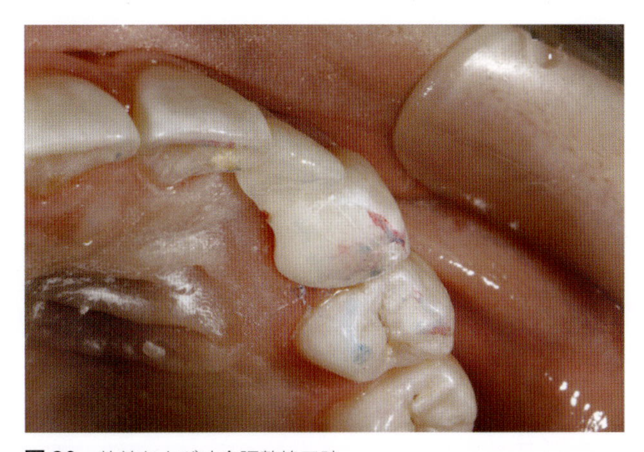

図 20　装着および咬合調整終了時。

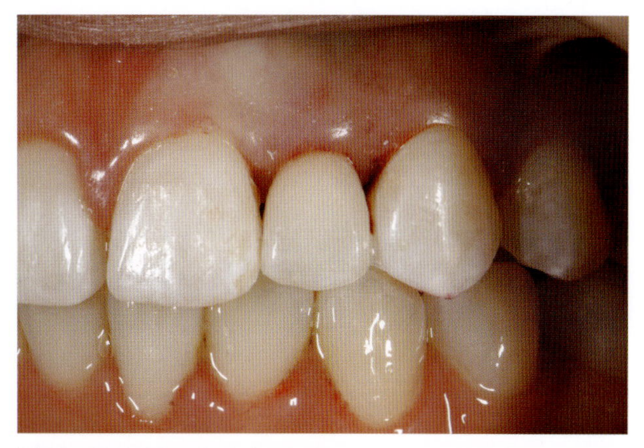

図 21　装着直後の接着ブリッジ。

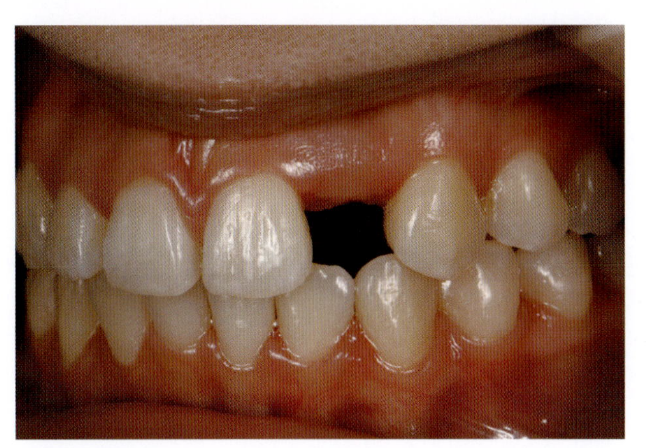

図 22　術前。

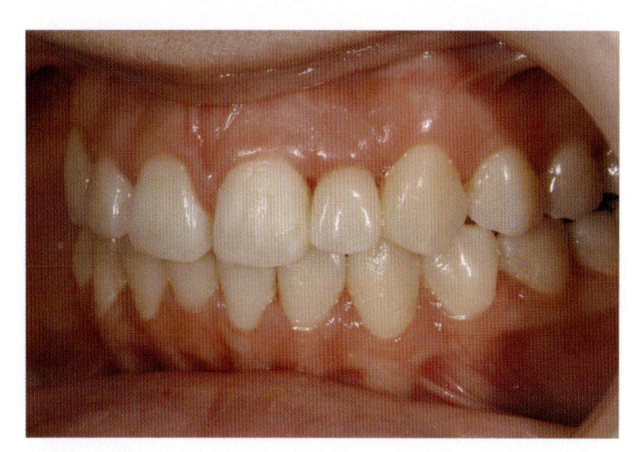

図 23　術後。

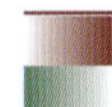

接着ブリッジの患者説明

接着ブリッジは歯髄および歯質保存を優先した低侵襲の治療であるため、患者の需要は多いと考える。しかし、リテーナー部と歯質との剥離（debonding）、連結部の破折、またこれらによる補綴装置の脱落の可能性があるということを説明する必要がある。

今回選択した Single リテーナー接着ブリッジは支台歯が 1 歯であるため、何らかの理由で接着が破壊されると容易に脱落することになるが、エナメル質内の歯肉縁上に設置された接着ブリッジは、脱落したとしても再装着を行うだけで済むことが多い。これら接着ブリッジの利点、欠点を治療前に説明すべきである。また、治療後の定期的なメインテナンスが欠かせないことは、他の歯科治療と同様に患者に伝えるべきである。

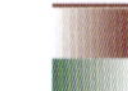

Single リテーナー接着ブリッジのメインテナンス

接着ブリッジの臨床における術後経過におけるトラブルの原因は、リテーナー部と歯質との剥離（debonding）と連結部の破折である。

そのためメインテナンスごとに必ず咬合状態の変化をチェックし、必要があれば咬合調整を行う。また、二次齲蝕や歯周病による剥離を生じさせないように、これらの予防を指導していく。

ただし、前歯部に限局すれば、接着ブリッジの補綴装置と歯質のマージンは舌側に位置するが、歯肉縁上かつ前歯ということもあり、プラークコントロールが容易な部位であるため、齲蝕や歯周病のリスクは比較的低いと考える。

参考文献

1）Rochette AL. Attachment of a splint to enamel of lower ante-rior teeth. J Prosthet Dent 1973; 30: 418-423.
2）大谷一紀．接着ブリッジの可能性を探る．ザ・クインテッセンス 2016；35（5）：82-97.
3）Kern M, Sasse M. Ten-year survival of anterior all-ceramic resin-bonded fixed dental prostheses. J Adhes Dent 2011 Oct; 13（5）: 407-410.
4）Pjetursson BE, Tan WC, Tan K, Brägger U, Zwahlen M, Lang NP. A systematic review of the survival and complication rates of resin-bonded bridges after an observation period of at least 5 years. Clin Oral Implants Res 2008 Feb; 19（2）: 131-141.

2-8 インプラントの接着

後藤有志
ステラ

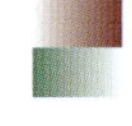

はじめに

インプラント補綴装置において、セメントを使用する頻度は非常に高い。主にはセメントリテインの補綴装置における「仮着」であるが、昨今はスクリューリテインの補綴装置においても「接着」を利用する機会が増えている。

その場合、ラボサイドにて接着の工程を行うことになるのであるが、当然のことながら歯科技工士が金属と金属、または金属とセラミックスの接着の理論を理解し、確実に接着処理を行うことが求められる。

本稿では、インプラント技工におけるレジンセメントの取り扱い、臨床の症例をとおして接着の手順について解説したい（**図1、2**）。

セメントリテインによるインプラント補綴装置の仮着（チェアーサイド）

セメントリテインによるインプラント補綴装置は、以前から多くの臨床に応用されてきた方法で、主に仮着セメントにて仮着し、基本的に外して清掃やメインテナンスすることはなく、天然歯とほとんど同じ清掃方法でメインテナンスを行う。

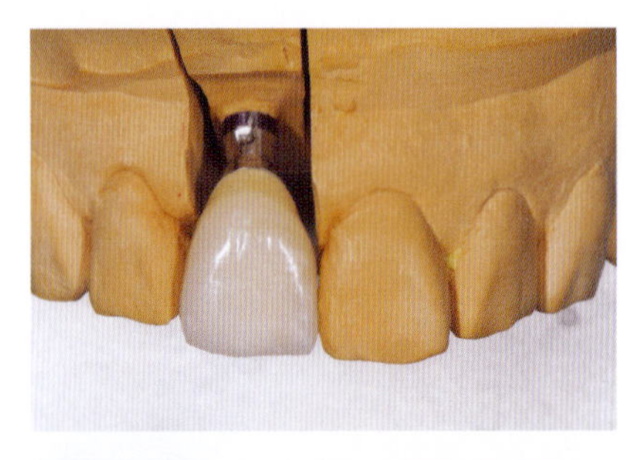

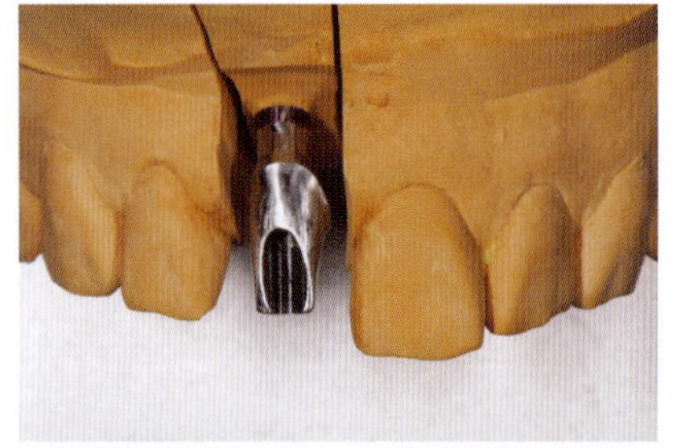

図1a、b　セメントリテインのインプラント補綴装置。材質はPFM（陶材焼付前装冠）とCAD/CAMチタンアバットメント。前歯部においては最もスタンダートなインプラント補綴装置と言える。

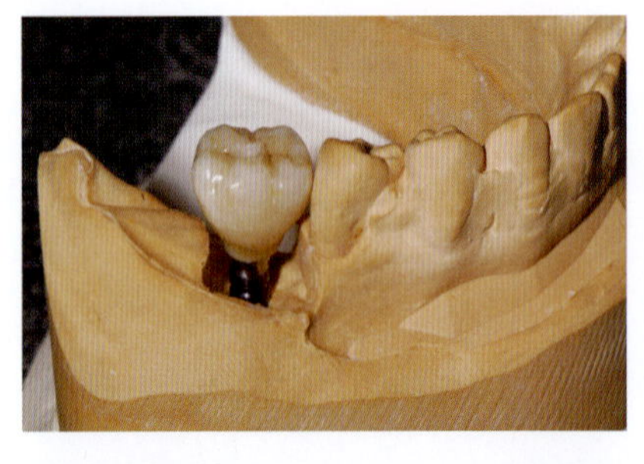

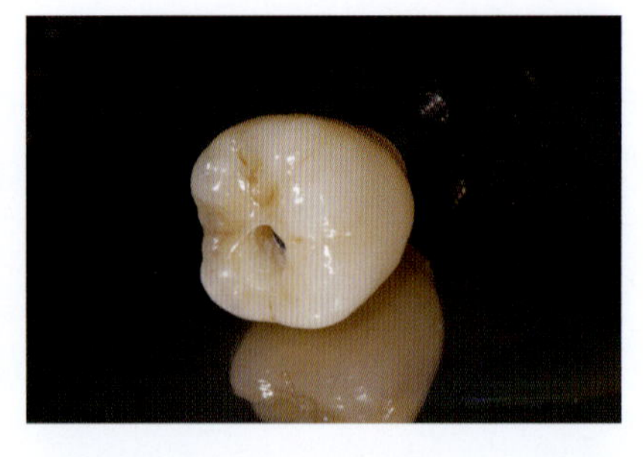

図2a、b　スクリューリテインのインプラント補綴装置。材質はジルコニアとCAD/CAMチタンアバットメント。最近は、ジルコニアコーピングを貫通させることも比較的容易になってきた。

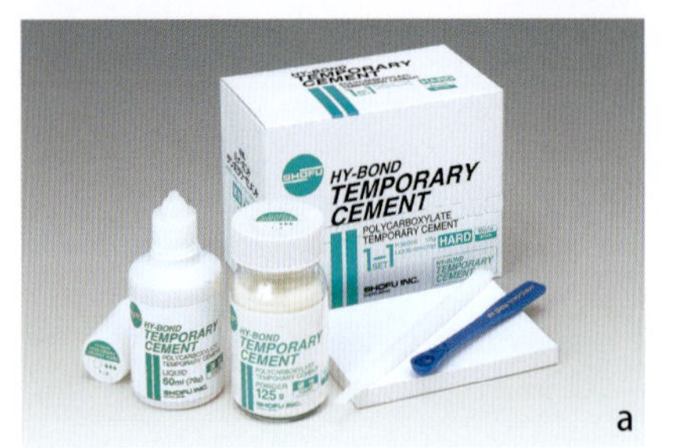

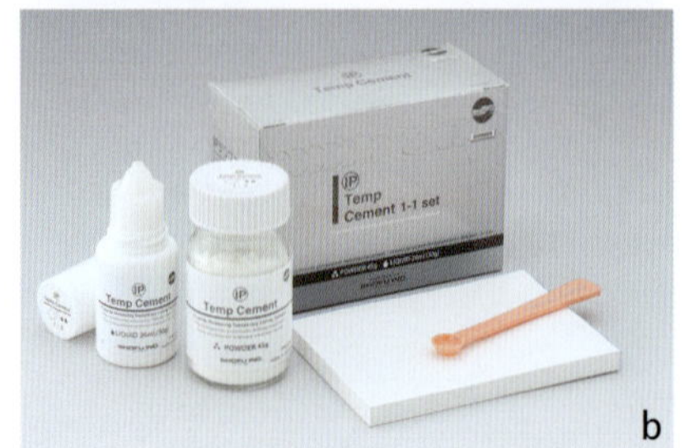

図3a　ハイ-ボンド テンポラリーセメント ハード。従来から臨床的に使用されている仮着セメント。

図3b　IPテンプセメント。被膜厚さ10μmの薄いセメント層で仮着できるテンポラリーセメント。

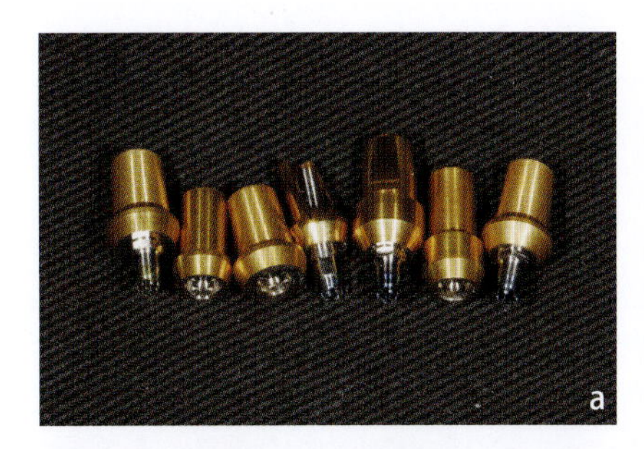
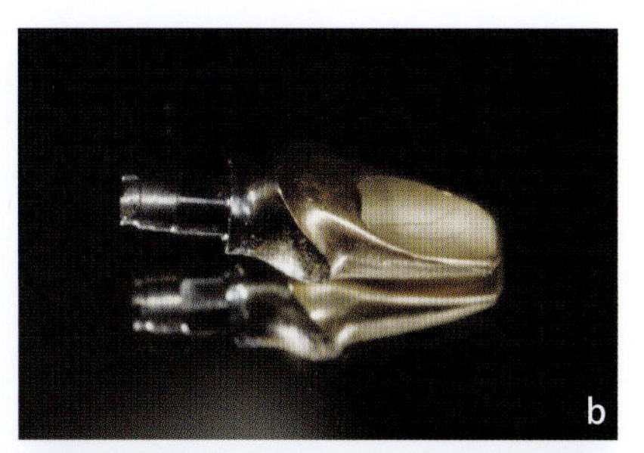
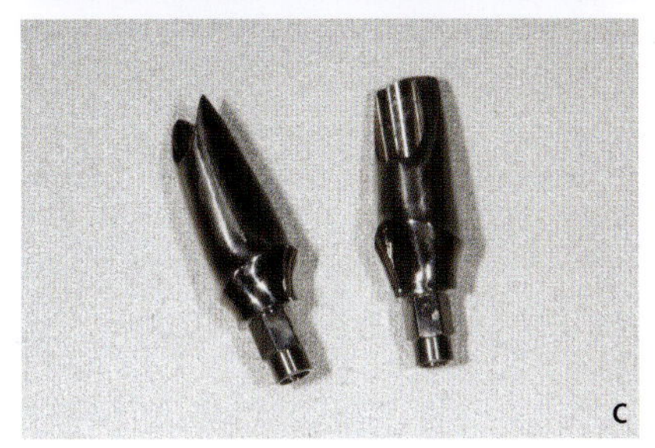
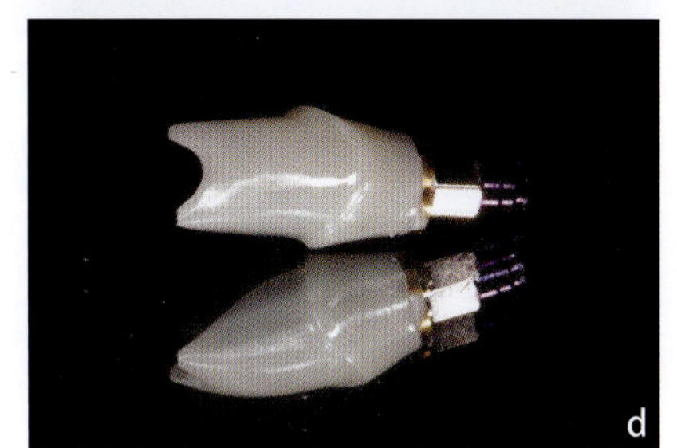

図 4a 既製アバットメント。ラボワークにてある程度プレパレーションして使用する。形態自由度が低い。

図 4b 鋳接の UCLA アバットメント。金合金を鋳接する。

図 4c CAD/CAM によるフルカスタムチタンアバットメント。現在の主流である。

図 4d CAD/CAM によるフルカスタムジルコニアアバットメントで、金属スリーブを併用するタイプ。すべてジルコニアのタイプもある。チタン製に比べてアバットメント破折のリスクが高い。

したがって、内外冠の不適合によるセメントラインや、テクニカルエラーによる余剰セメントの取り残しは、臨床上、大きな問題となる。

そして上部の補綴装置は、問題がなければ半永久的に経過観察する。もし臨床上のトラブルがあれば、リムーバーなどを用いて仮着を外し対応する。

用いるセメントは通常のレジンセメントと違い、仮着セメントを使用するため皮膜が厚くなりやすく、浮き上がりの危険がある。そのため、近年インプラントに特化した、仮着用のレジンセメントも多く販売されている（**図 3**）。

上部の補綴装置の材料は、強度の問題から通常は PFM、ジルコニア、金属を使用するが、条件を満たせばキャスタブルセラミックスを使用する場合もある。アバットメントにはほとんどの場合、金属またはジルコニアのアバットメントを使用する。

近年、大型の症例や骨縁下埋入症例の増加に伴い、アバットメントは既製のものでは形態的な対応が難しくなってきており、それに伴いアバットメントは CAD/CAM を用いたチタン製のカスタムアバットメントが主流になってきている（**図 4**）。

セメントリテインのインプラント補綴装置は、いざというときに外したいが、日常的には外れないように仮着力をコントロールする必要があり、補綴処置の完成度は術者の技術や経験に依存する場合が多い。術者のセメントへの理解と操作技術が大切な補綴方法と言える。

スクリューリテインによるインプラント補綴装置の接着（ラボサイド）

スクリューリテインによるインプラント補綴装置は、過去ほとんどのケースで、鋳接アバットメントに貴金属を鋳接し、セラミックスやハイブリッドレジンを築盛、完成させてきた。

しかし最近では、CAD/CAM を利用した非貴金属フレームの台頭により、スクリューリテインのインプラント補綴装置は以前の単純なものから、アバットメントと外冠の組み合わせを工夫することで、多くの構造的バリエーションをもつことが可能になってきている（**図 5**）。

そしてそのなかでも、チタン製のアバットメントと外冠の 2 ピースに分かれた構造体を、ラボサイドの接着によって完成させる方法が多く臨床応用されている。

この方法で製作すると、個別性の高いインプラント補綴装置であっても有利な点が多く、さまざまな形態に対応しつつ、審美性、メインテナンス性を獲得しやすい。

歯肉縁下にコンケイブな形態を求められる骨縁下埋入のインプラントも、CAD/CAM を使ったアバットメントを使い、必要な形態を付与することができる。そして PFM やジルコニアといった外冠を使い分けることもできる。

しかし製作の際には、ラボワークのなかでセメントによる接着作業が必要になり、歯科技工士においてもレジンセメントの特性を良く理解し、正しく接着作業を行うことが求められる。以下に、接着工程を図説する。

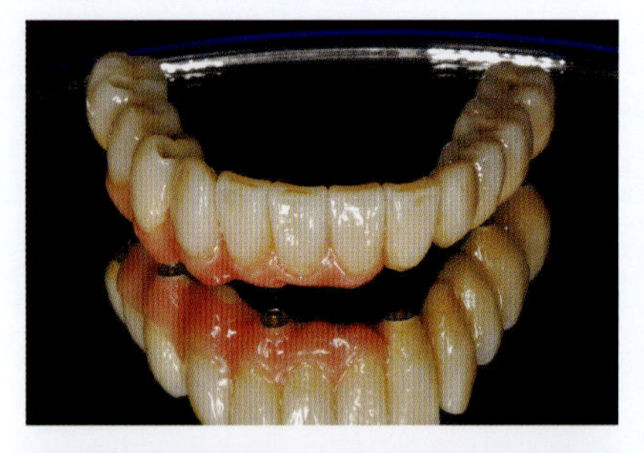
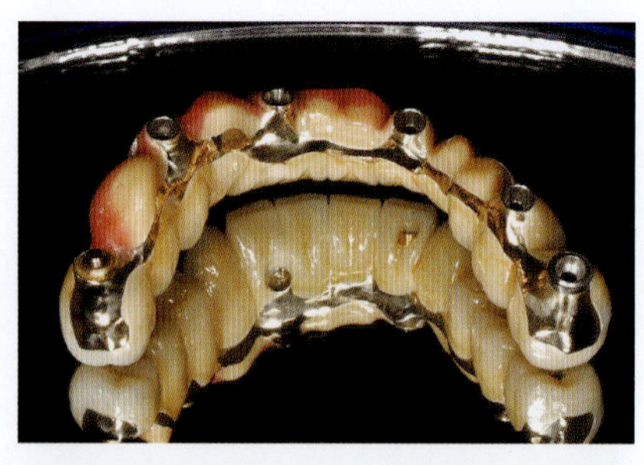

図5a、b　金合金を鋳接してハイブリッドレジンを築盛したスクリューリテインのインプラント補綴装置。現在でもCAD/CAMで対応できないケースは鋳造でフレームワークを行う。

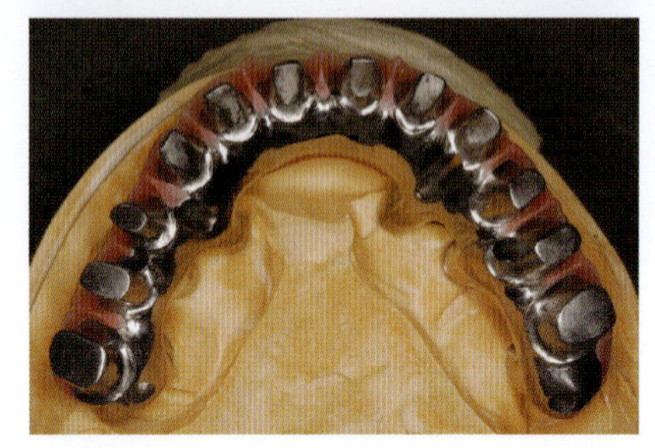
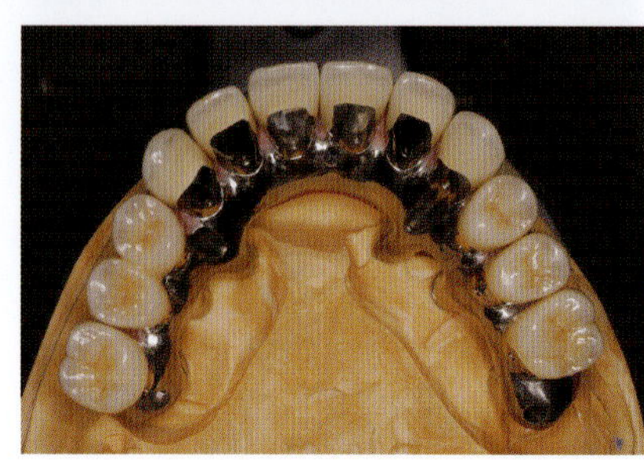

図5c、d　CAD/CAMチタンフレーム上に支台を形成し、PFMを接着するタイプのスクリューリテインインプラント補綴装置。アクセスホールにかかる部分は仮着する。歯肉部はハイブリッドレジンを築盛している。

レジンセメントを用いたスクリューリテインインプラント補綴装置のアバットメントと外冠の接着手順

①接着面の洗浄

まず接着処理の前には、エタノールによる清拭、リン酸エッチング（貴金属）、イボクリーン（非貴金属）などで洗浄を行う。

②サンドブラスト処理（図6）

アルミナ粉末によるサンドブラスト処理（50μm、0.3 MPa）を行い、その後は超音波洗浄とスチーマー洗浄を行う。

③プライマー処理（図7、8、表1）

その材料に適切なプライマーを塗布し、十分に乾燥させる。処理時間を守る。

④セメンテーション（図9）

レジンセメントにて接着し、所定の効果時間後にセメント除去と界面の研磨を行う。

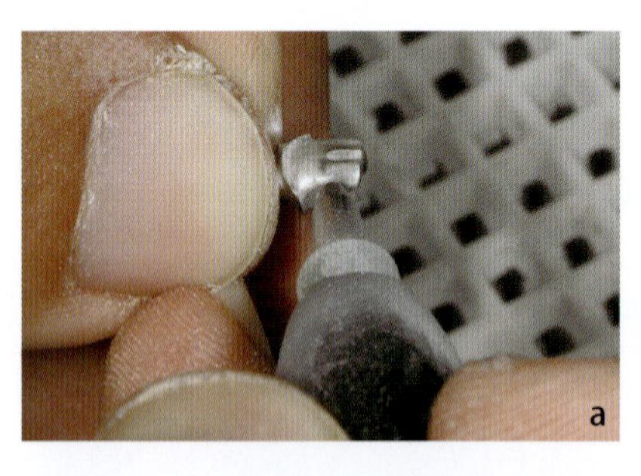
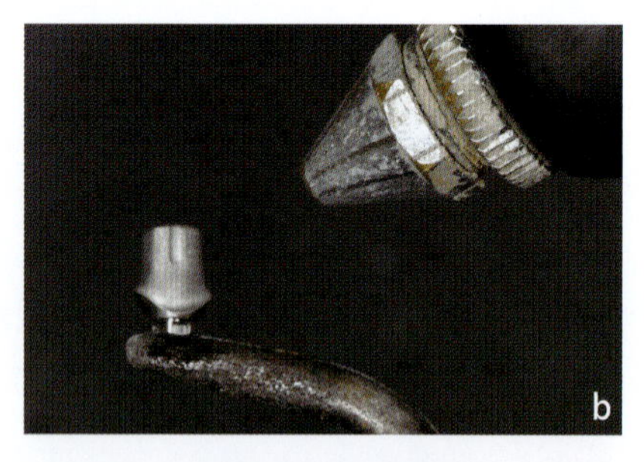

図6a　サンドブラスト処理。アバットメントの精密面には絶対にサンドブラストしないように気をつける。必要ならブロックアウトしてもよい。

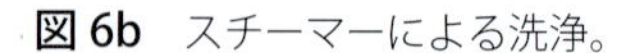

図6b　スチーマーによる洗浄。

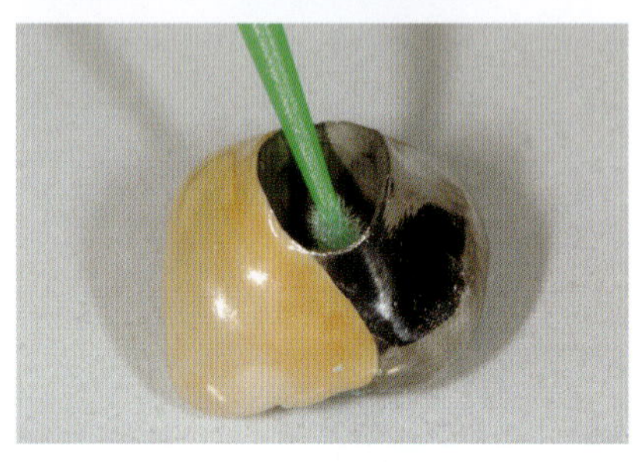
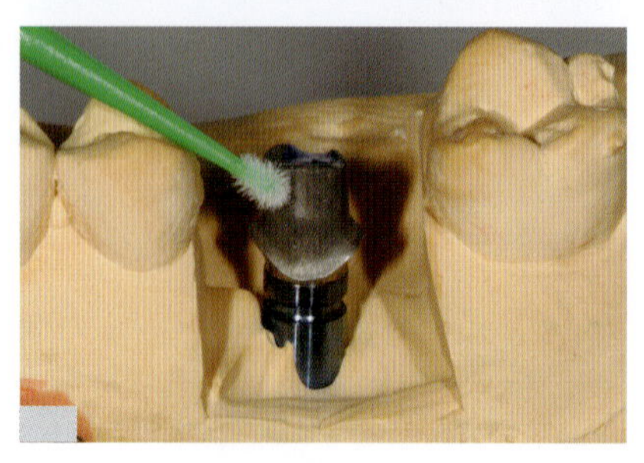

図7a、b　ディスポブラシを使用してPFMにプライマーを塗布する。その後、十分に乾燥させる。

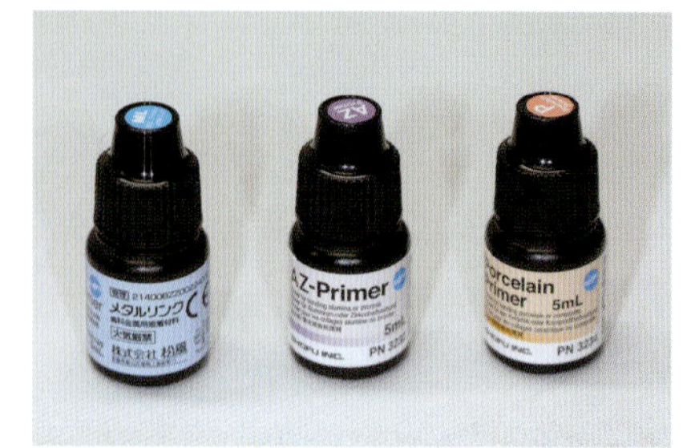

図8　メタルプライマー、ジルコニアプライマー、セラミックプライマー。用途によって使い分ける。

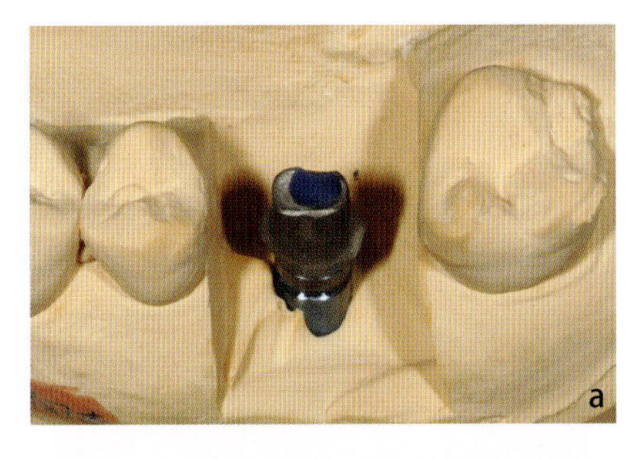

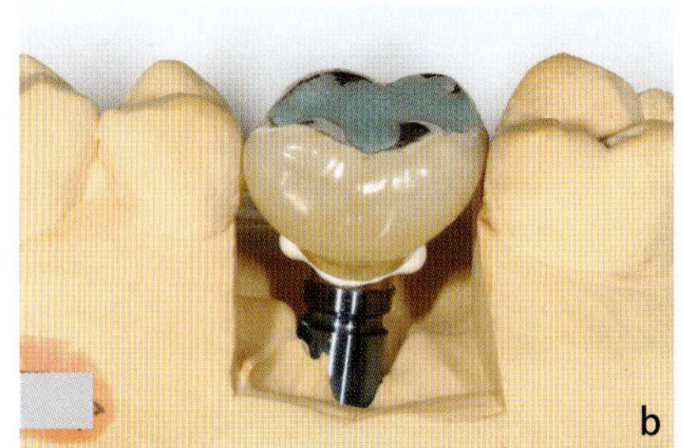

図 9a 接着前にアバットメントのアクセスホールをワックスでリリーフしておくとよい。

図 9b ワックスの次に外冠のアクセスホールをパテタイプのシリコンで封鎖した後、セメンティングを行う

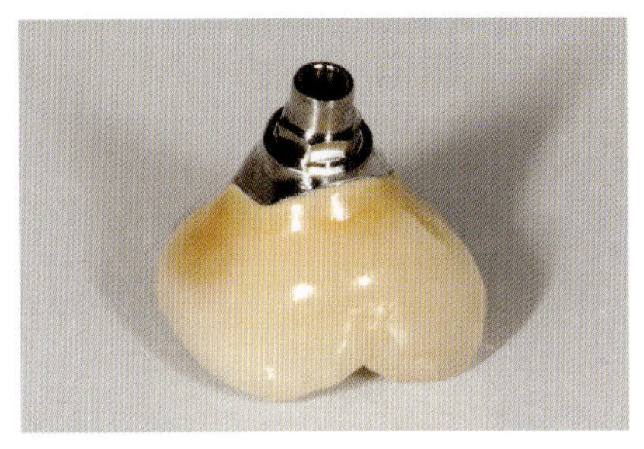

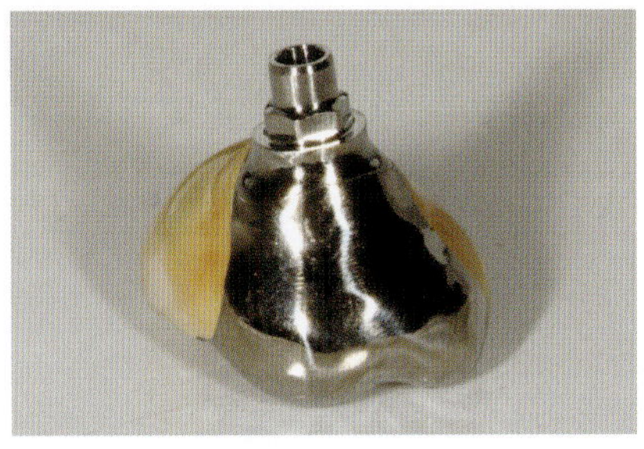

図 9c、d 完成したスクリューリテインインプラント補綴装置。浮き上がりやセメントラインは発生していない。

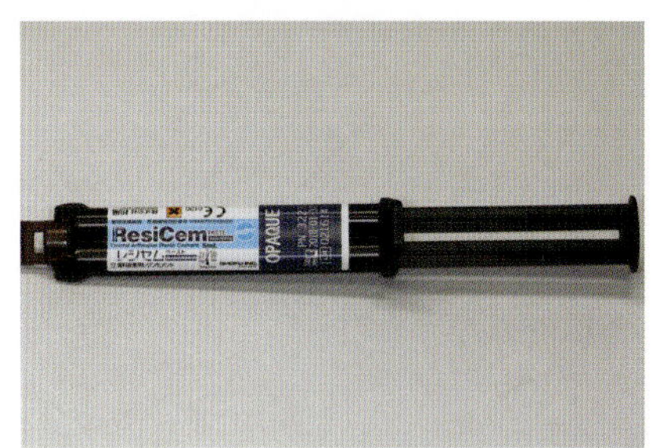

図 9e デュアルキュアタイプのレジンセメント。（レジセム）

表 1 各種プライマー処理。

プライマー処理
多くのレジンセメントはプライマー併用型で、プライマー処理を必要とする
接着面に対してプライマー処理をしないと化学的な結合は得られず、既定の接着強さは得られない
プライマーは金属用とセラミックス用およびマルチプライマーに分けられている

<table>
<tr><th></th><th>用途</th><th>モノマー</th><th colspan="2">備考</th></tr>
<tr><td rowspan="2">金属用プライマー</td><td>貴金属用</td><td>硫黄系モノマー（VBATDT・MTU-6 など）</td><td colspan="2" rowspan="2">商品によっては両方の成分が配合され、貴金属・非貴金属にかかわらず処理効果がある</td></tr>
<tr><td>非貴金属用</td><td>酸性モノマーであるリン酸エステル系モノマー（MDP）、チオクト酸系モノマー（MDDT）、ホスホン酸系モノマー（6-MHPA）など</td></tr>
<tr><td rowspan="2">セラミック（シリカ系）プライマー</td><td>シリカ系セラミックス用</td><td>Anmonium polyfluoride、γ-MPTS、アルコール、無水エタノールなど</td><td></td><td rowspan="2">シランカップリング剤と酸性モノマーの両方が配合されているプライマーは、シリカ系・非シリカ系にかかわらず表面処理効果がある。シランカップリング剤は加熱や酸の添加により反応が促進され、処理効果が高まることが知られている</td></tr>
<tr><td>非シリカ系セラミックス用</td><td>ホスホン酸系モノマー（6-MHPA）、アセトンなど</td><td>リン酸エステル系モノマー（MDP）に代表される酸性モノマーは、非シリカ系セラミックに表面処理効果がある</td></tr>
<tr><td>マルチプライマー</td><td colspan="4">複数の成分を配合することで金属、非貴金属、レジン、セラミック（シリカ系・非シリカ系）のすべて、または複数の材質に表面処理効果がある</td></tr>
</table>

まとめ

インプラント補綴装置において、接着および仮着操作は非常に重要な工程である。十分な接着強さは材料の強度にも影響し、さらにアバットメントと補綴装置の間の余剰セメントのコントロールは軟組織に大きな影響を与える。

インプラント技工分野においては、材料選択の幅はある程度限定的ではあるものの、接着システムへ理解を深めることで、インプラント補綴装置の完成度をより高めることができると考えられる。

参考文献

1）日本接着歯学会 編．接着歯学．第 2 版．医歯薬出版：東京；2015.
2）三刀基郷．図解でなっとく! 接着の基礎と理論．日刊工業新聞社：東京；2012.
3）日本接着学会 編．プロをめざす人のための接着技術教本．日刊工業新聞社：東京；2009.

2-9 歯の破折
［顕微鏡歯科治療～歯根破折～］

武井則之
武井歯科クリニック

はじめに

歯根破折の修復について筆者が原稿を書くのは、正直、時期尚早だと思っている。なぜなら、筆者が破折歯の修復に興味をもち出したのは2011年くらいからで、それまでは破折歯は抜歯と考えていたからである。したがって、自分自身の症例では10年を超すものはなく、10年という年月で術式の是非を問うのであれば、肯定できるものはない。

しかし筆者は、顕微鏡下での臨床経験は比較的長く、その経験と自身で考案した方法などで、現在、良好に経過している症例があるので、その一部を本稿で述べたい。

破折歯の修復や穿孔部の封鎖に最も重要なものは、顕微鏡である。顕微鏡下での視野と成功率は密接な関係にあると思われる。それは、歯内療法や、いわゆる外科的歯内療法と呼ばれる方法の成功率が顕微鏡下では優位に高くなったのと同様である。ある論文によれば、歯根端切除術の成功率は、従来の肉眼下での術式では59%であるのに比し、顕微鏡下では94%に向上したと報告されている[1]。その原因は、まぎれもなく、拡大することによって“見えている”ことである。もう一つ重要なことは、レジン系接着材と根管封鎖材の進化である。特に根管封鎖材については、ガッタパーチャより多くの利点を有する材料が登場してきた。

なお、本稿では、73歳・女性の下顎左側第一小臼歯に生じた垂直および水平破折の症例を中心に、もう1症例の54歳・女性の上顎右側第二小臼歯に生じた歯根破折を交えて解説する。

Case
下顎左側第一小臼歯の歯根水平および垂直破折

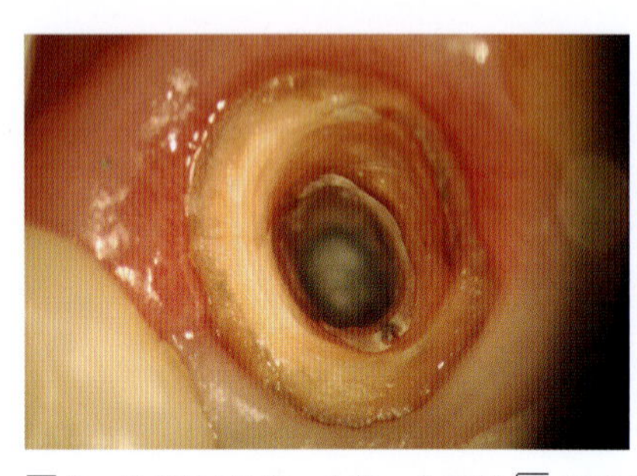
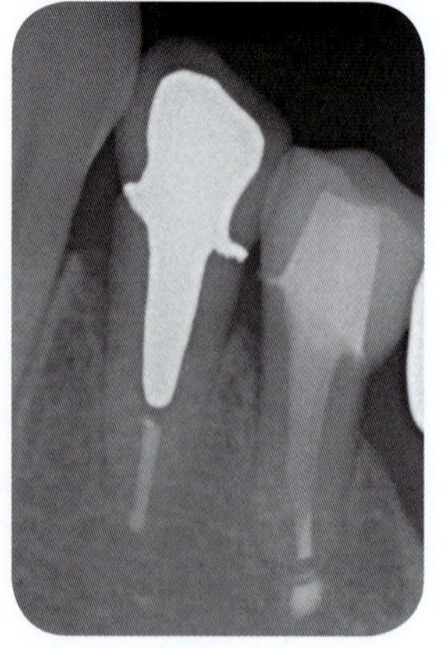

図1　患者は73歳、女性。主訴は|4の咬合痛であった。動揺していたクラウンはポストごと容易に外すことができた。デンタルエックス線像では、破折線は見られない。

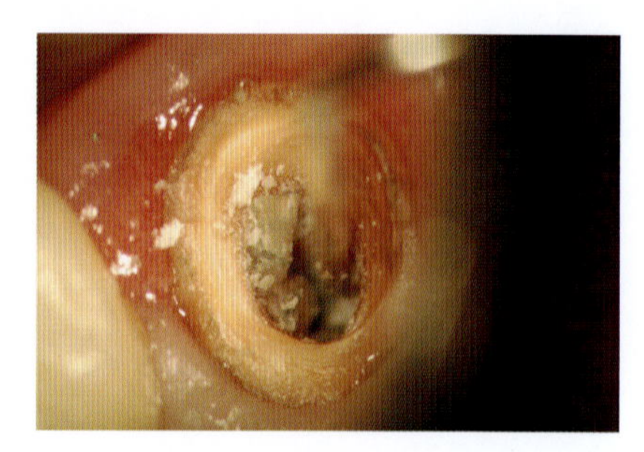

図2　残存しているセメントを除去する。

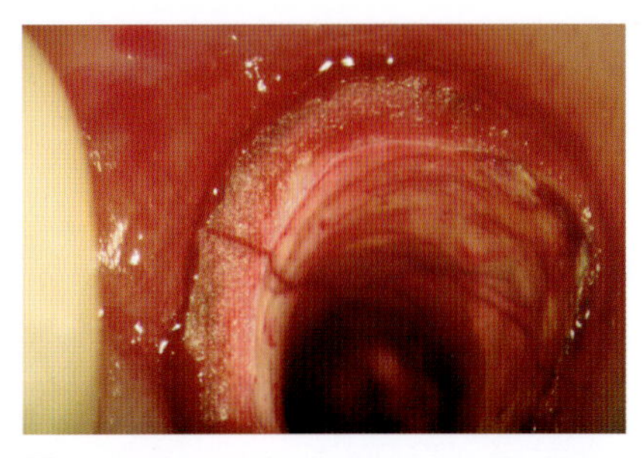

図 3　齲蝕検知液による軟化象牙質の染色。

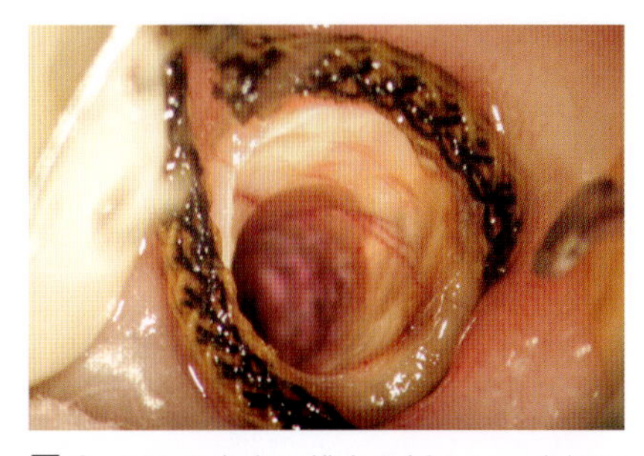

図 4　#00 の歯肉圧排糸を挿入し、歯根の全周を露出。

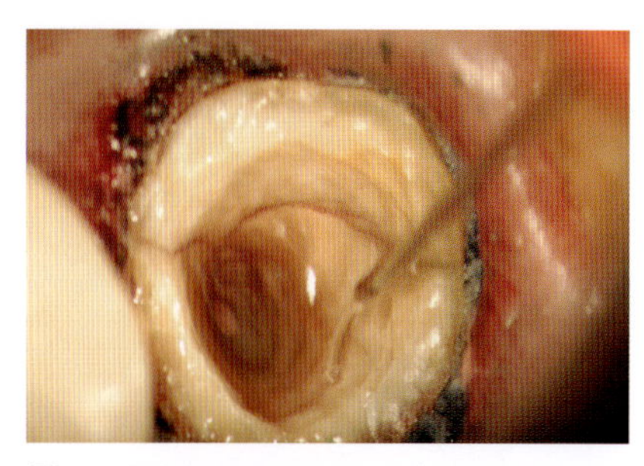

図 5　表面処理材のアクティベーターによるエッチング後、水洗と乾燥。

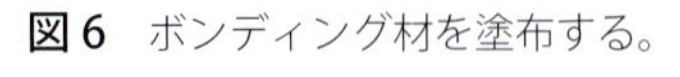

図 6　ボンディング材を塗布する。

図 7　コア用レジンにて破折部を仮止めすると同時に、隔壁を製作。その後、辺縁から逸出したレジンを適切に削除、形成する。急患のため、初回の処置はこれで終了した。

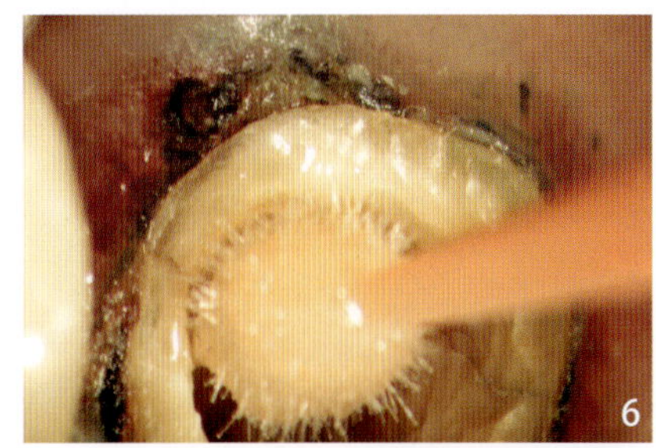

図 8　2 度目の来院時に破折線の確認。

図 9　歯科用ファイル（マイクロファイル Type K #20）にて、破折線を溝状に拡大・形成。歯根表面直下まで、洗浄と拡大を繰り返す。拡大視野下の明るさは重要である。

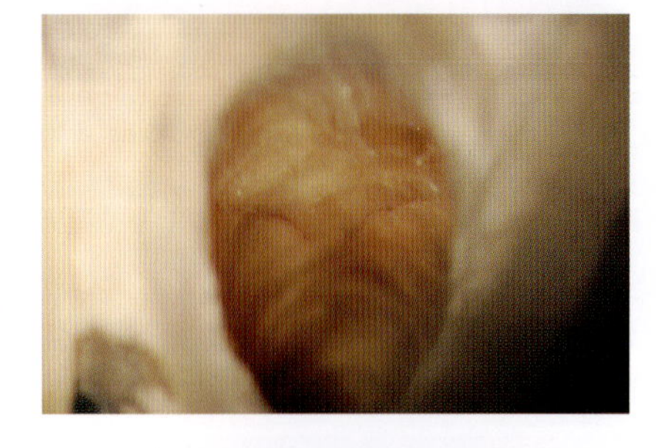

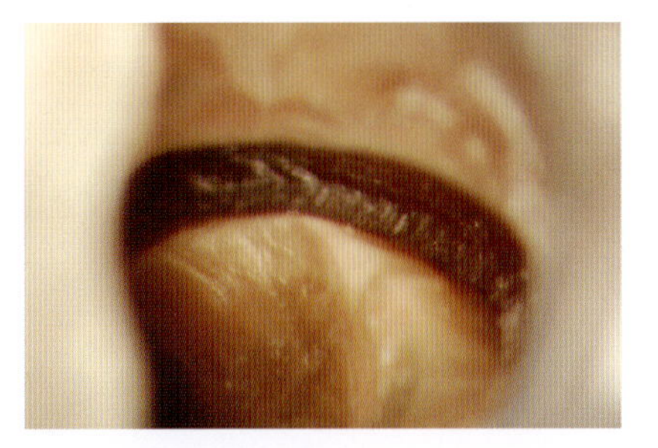

図 10　溝状拡大の終了。

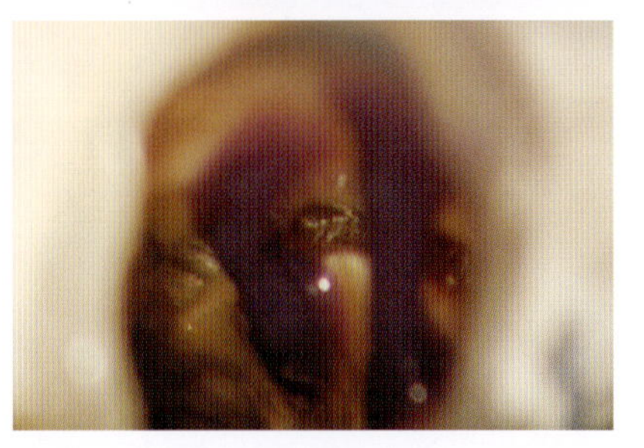

図 11　エッチングとボンディングをスポットで行い、根管口封鎖用高フローレジンにて破折線を仮止めする。

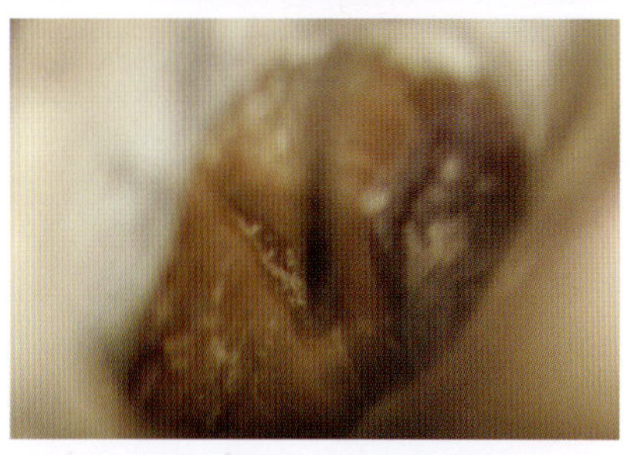

図 12　同様に縦方向の破折線を溝状に拡大する。

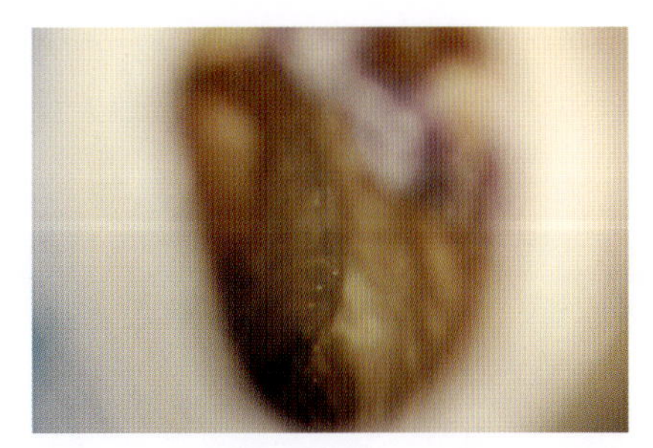

図 13　拡大を終え徹底的に洗浄し、接着阻害因子を除去する。

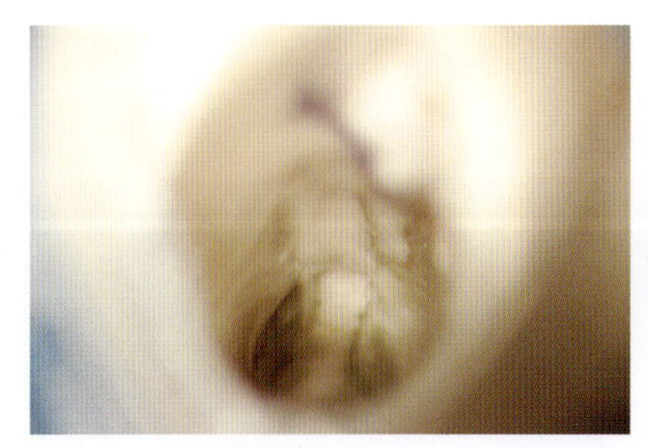

図 14　歯科接着用レジンセメントのラジオペーク混和用を筆積用ディスポチップにて拡大部に流す。※クイックモノマーを使用。混和専用のディスポチップもあるが、先端の細さやポリマー量のコントロールがしやすいので、この組み合わせを愛用。

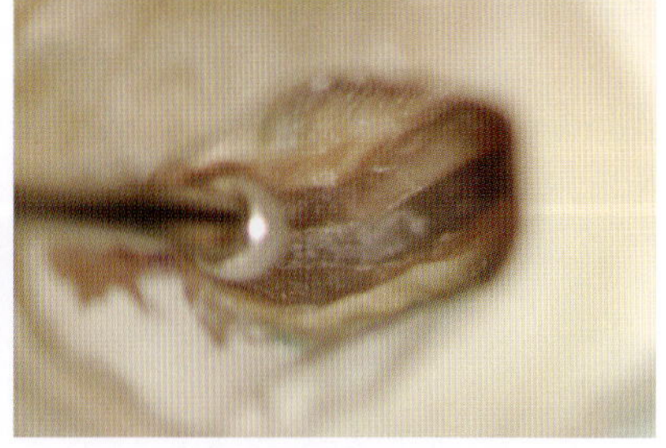

図 15　V 字型の溝状拡大後に幅約 1mm の U 字型の拡大を加える（**図 15 ～ 22** は別症例；5| に生じた歯根破折）。U 字型の拡大にはステンレスバー（#2、34mm、先端径約 1mm）を使用している。

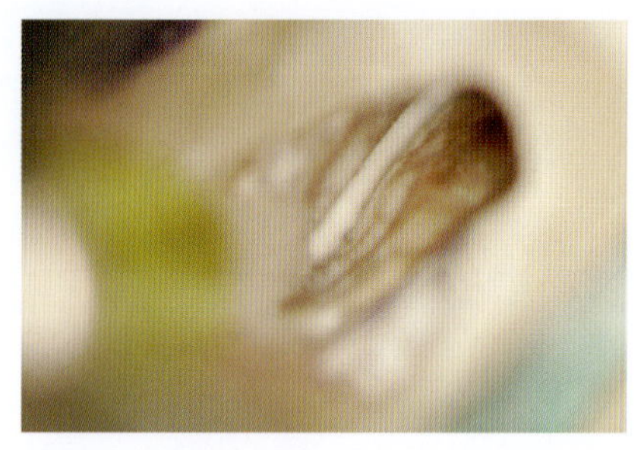
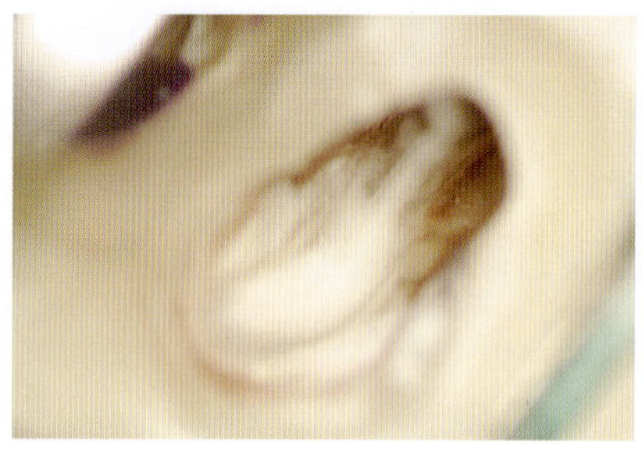

図16　V字状およびU字状拡大終了後、歯科接着用レジンセメントを流す。エラーが生じないよう、完全に硬化するまで目を離さない。

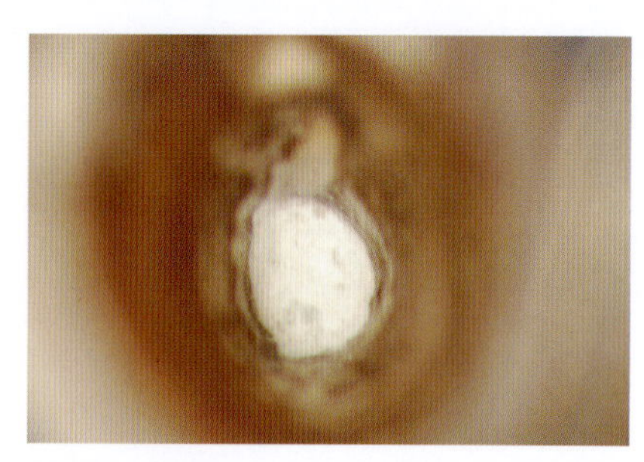

図17　根尖をバイオセラミックスにて封鎖。バイオセラミックスには、パテ（シリンジタイプ）以外に、シーラー、ペーストタイプがある。

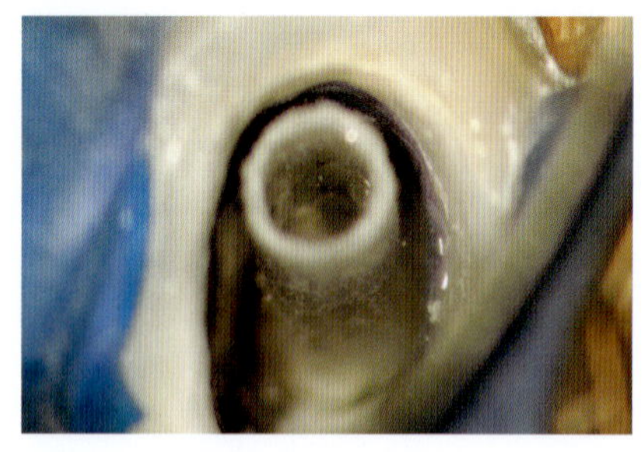
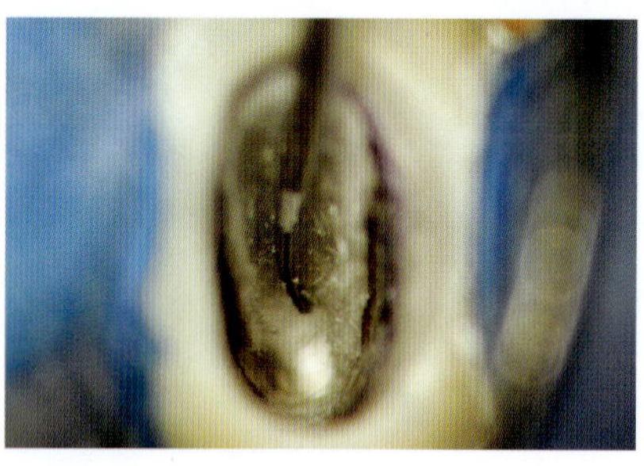

図18　支台築造システムのスリーブ外形2mmを用いる。既製の形態のままでは根管内の形態にはほぼ適合しないので、カットしたスリーブを内面に適合させて用いることが多い。現在は0.5mmのアクセサリーファイバーがあるが、その使用目的とカットスリーブを密接に貼り合わせることは、目的が異なる。

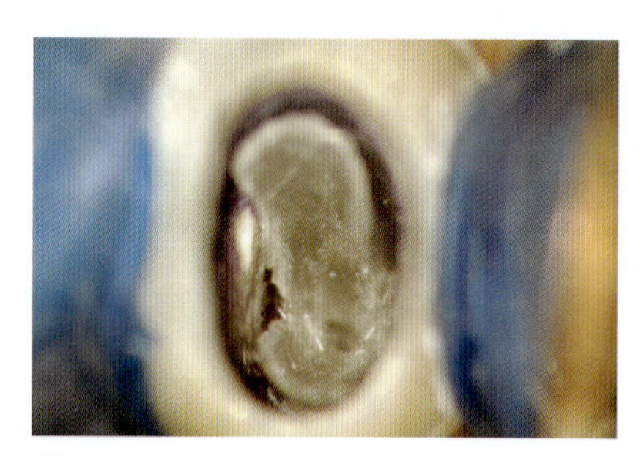

図19　頬側、口蓋側とともに、破折線を覆うようにスリーブを設置することで、破折線の引き裂けを防止する。

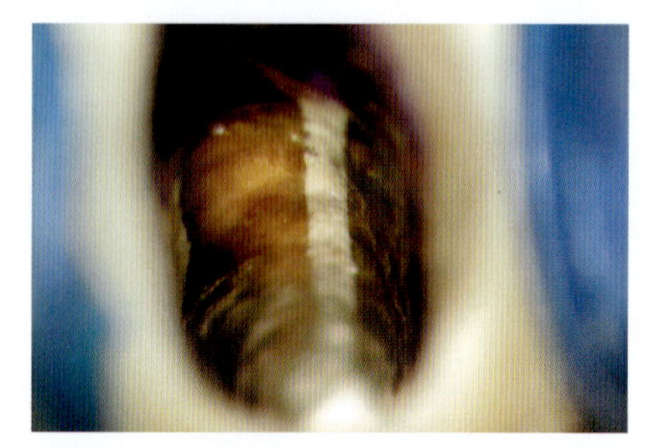

図20　V字状拡大後にU字状拡大をしてつながれた破折線。

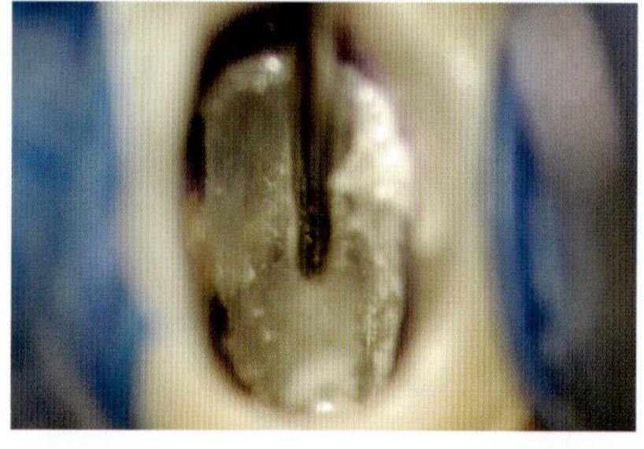

図21　カットされたスリーブを歯科接着用レジンセメントで破折線上に密接に圧接し、硬化まで保持する。その後、根管壁の全周にわたって、密接にスリーブが接着された。この後、5本のファイバーポストを設置した。

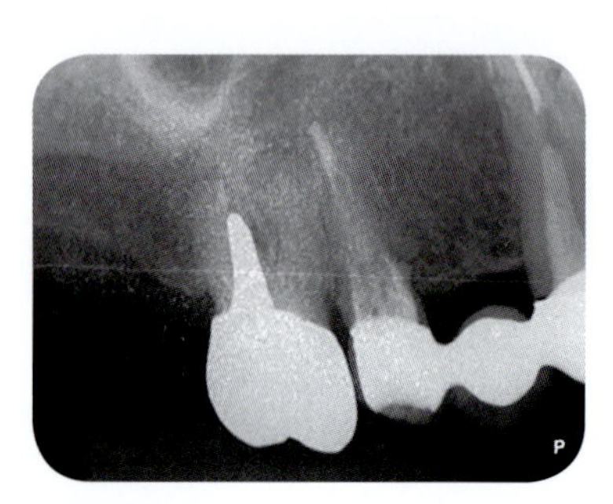

図22　術後、約4カ月のデンタルエックス線像。

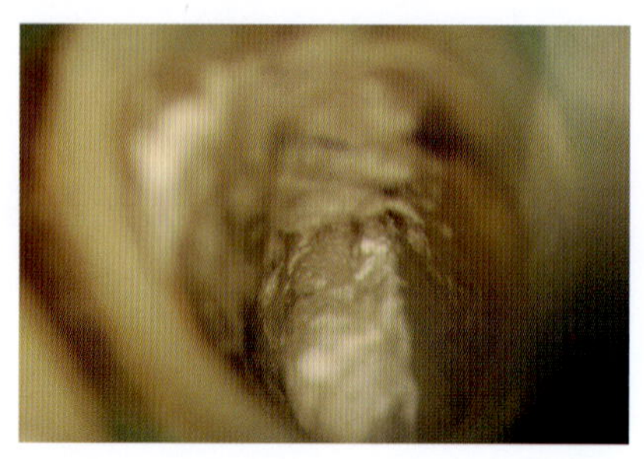

図23　接着後、約45日経過した根管内のスリーブ。良好に接着されている。

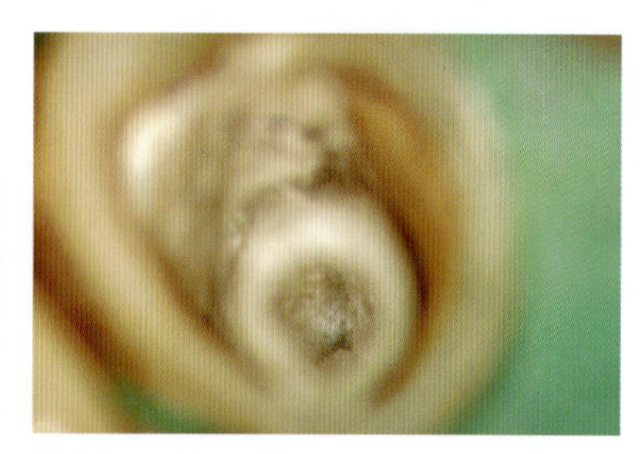

図24　舌側は根管壁との適合が良好だったので、本症例ではカットしなかった。

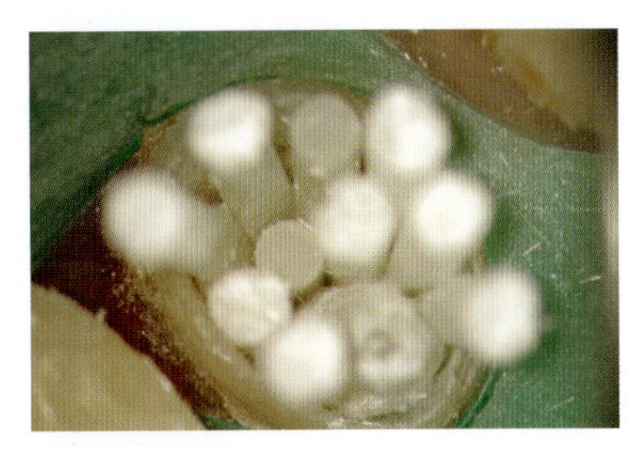

図 25　最終的に 11 本のグラスファイバーポストを隙間なく設置した（症例 1）。

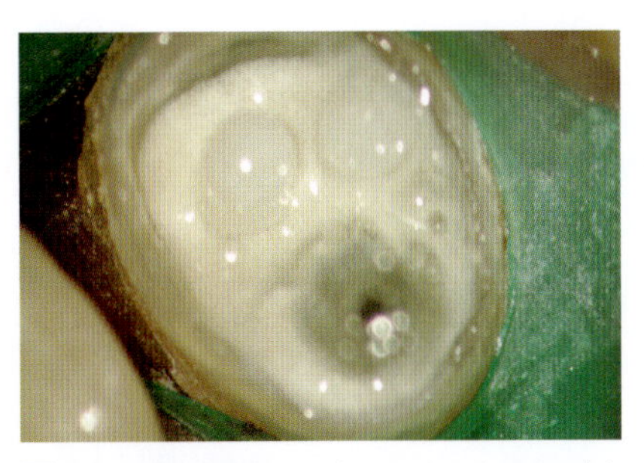

図 26　歯科接着用レジンセメントのラジオペークを流し込み、すべてのポストを設置。

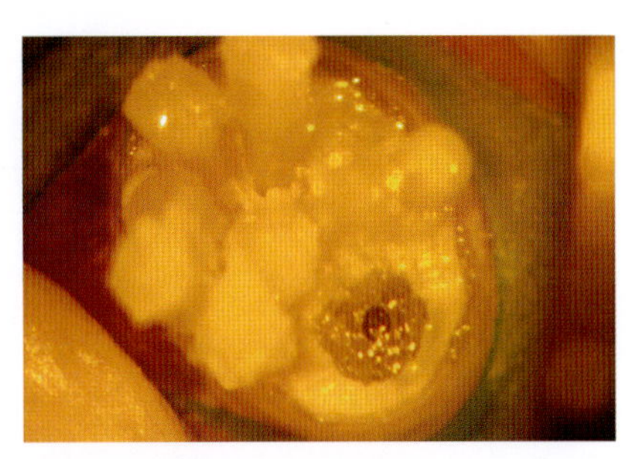

図 27　歯冠部には支台築造システムのコアレジンフローを使用した。

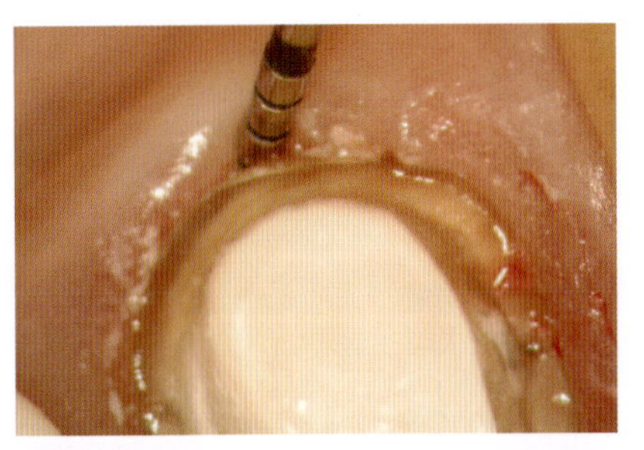

図 28　築造終了後 20 日。破折線があった近遠心の頬側に、プローブが抵抗なく挿入できるような深いポケットは認めない。

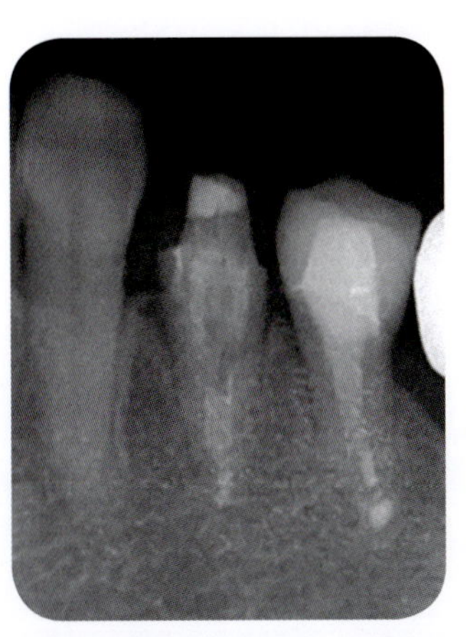

図 29　術後、約 7 カ月。臨床症状も見られない。

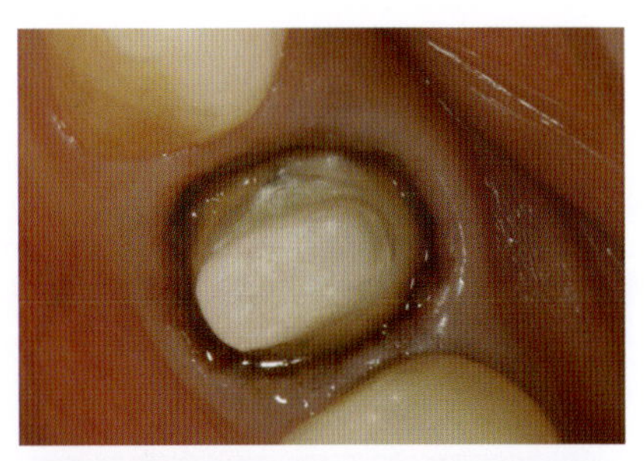

図 30　最終印象採得前。排膿や周囲歯肉の炎症も見られない。

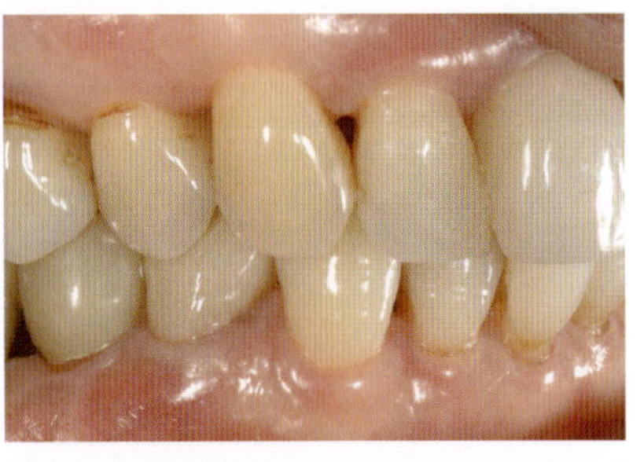

図 31　最終補綴装置装着後。二ケイ酸リチウムを主成分とする材料を選択した。

おわりに

破折した歯を元に戻すことはできない。それは、失活歯でも同じことである。破折線の隙間には、拡大視野下では、細菌の存在が見られる。破折線を拡大せずに、接着に影響を与えないような薬剤などによって、それらを完全に除去することは至難の技であり、現在、筆者はその方法をもち合わせていない。したがって、破折線を拡大することによって、それらの細菌を機械的に削除する。

拡大された破折線は、代替材料によって補填されるので、歯根表面の一部は代替材料となるが、その表面に歯根膜が再生するわけではない。破折線の起始点の場所によっては、いわゆるポケットが存在することになる。したがってポケットの幅と拡大幅は、ほぼ同じになると思われるので、拡大する幅は最小限でなくてはならないと考えている。そのために、最少幅のファイルを用いる。

また代替材料は、象牙質に対してプライマーやボンディングなどの薬剤を介さず接着し、硬化後も柔軟性があるものが望ましい。それは、水洗する水も同様である。

なお、存在するポケットに対しては、その位置や深さ、幅を把握したうえで、担当医が介在する定期的なメインテナンスを必ず行わなければならないと考えている。

参考文献

1) Setzer FC, Shan SB, Kohli MR, Karabucak B, Kim S. Outcome of endodontic suegery: a meta-analysis of the literature -Part1: Comparison of traditional root-end surgery and endodontic microsurgery. J Endod 2010 Nov; 36（11）: 1757-1765.

2-10 矯正治療

納村泰弘
日本大学歯学部 歯科矯正学講座

ブラケットの接着

ブラケットの接着操作は、多数ある矯正用接着システムにおいて類似しており、どんな接着においても、一つひとつのステップを確実に実行することが重要である。

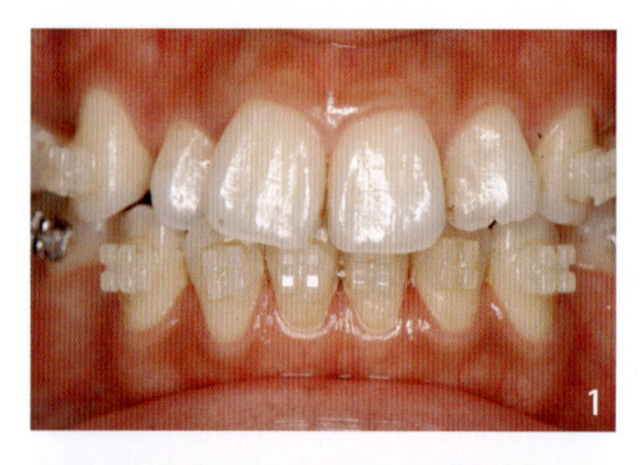

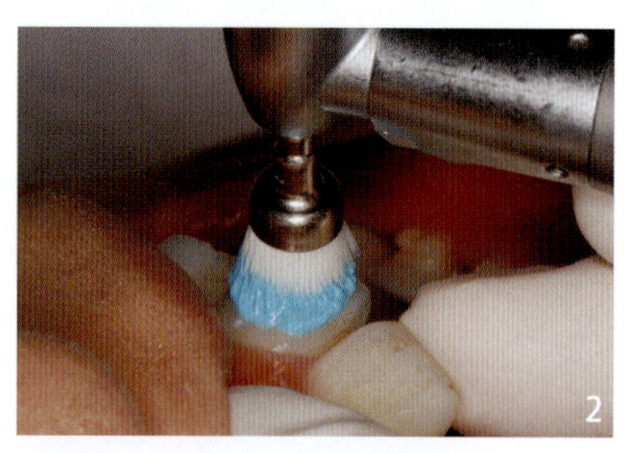

図1　図の症例の矯正治療は、犬歯の遠心移動が終わり、切歯部にブラケットを装着して歯列全体の再レベリングを行うステップである。

図2　ブラケットを装着する歯面の歯垢などを除去する。

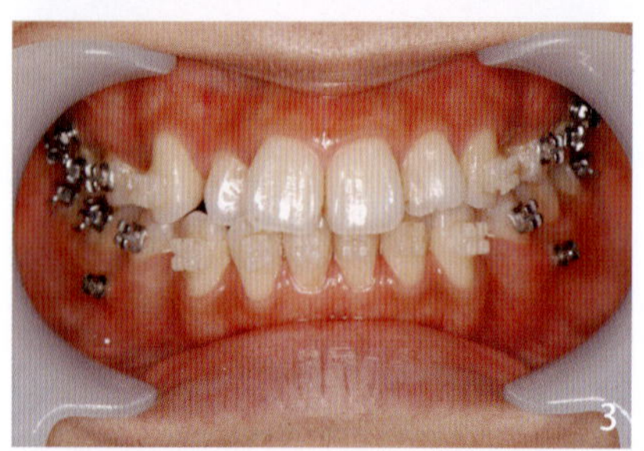

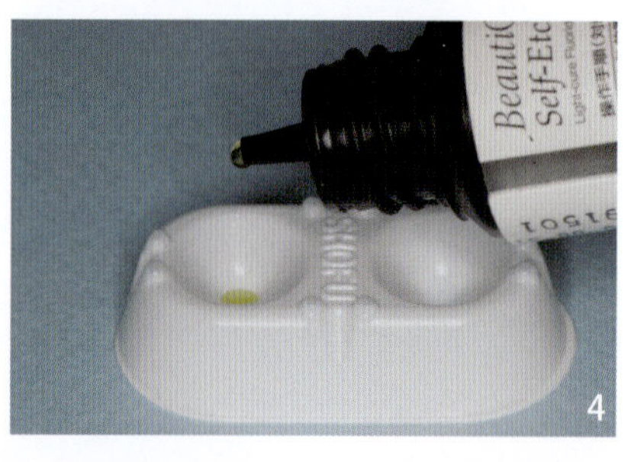

図3　歯面清掃・研磨後、十分に水洗・乾燥を行う。乾燥や視野確保を目的に、頬粘膜排除のためアングルワイダーを使用する。

図4　まず歯面をエッチング処理する。近年は、1液型のセルフエッチングプライマーが開発されており、エッチング処理とボンディング処理が1液で可能となった。

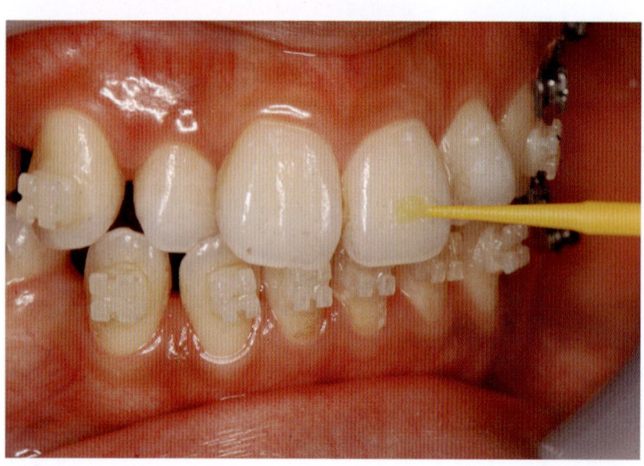

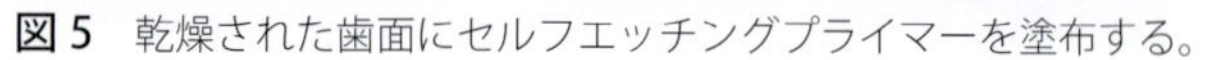

図5　乾燥された歯面にセルフエッチングプライマーを塗布する。

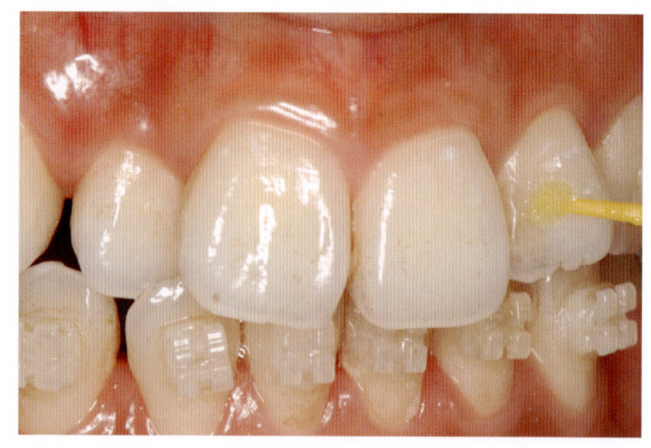

図6　プライマーが歯面に馴染むよう一定時間放置する。

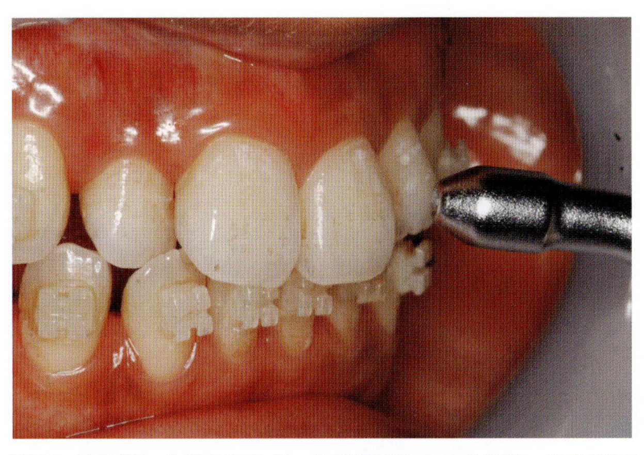

図 7　放置後に乾燥を行うが、有機溶媒や水分を揮発、吹き飛ばし乾燥させるため、弱圧エアでの乾燥に続いて強圧エアの乾燥など、取り扱いの指示に従って丁寧に乾燥操作することが、これらプライマー処理の決め手となる。

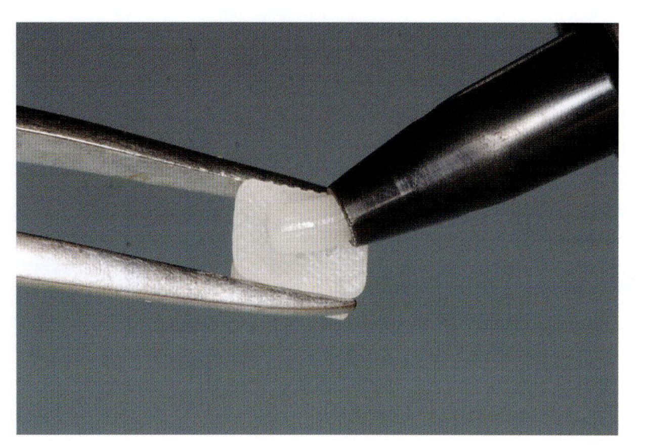

図 8　ブラケットベース面にレジンペーストを盛り付ける。過不足なく歯面とブラケットベース面との間に介在することを考え、適切量を盛り付ける。

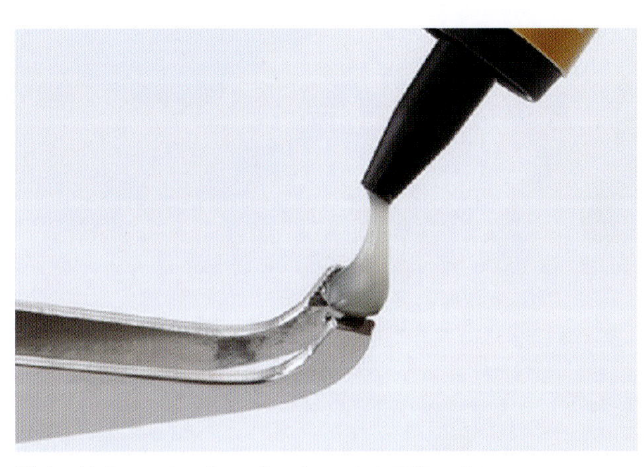

図 9　粘度の異なったレジンペーストを選択できる。

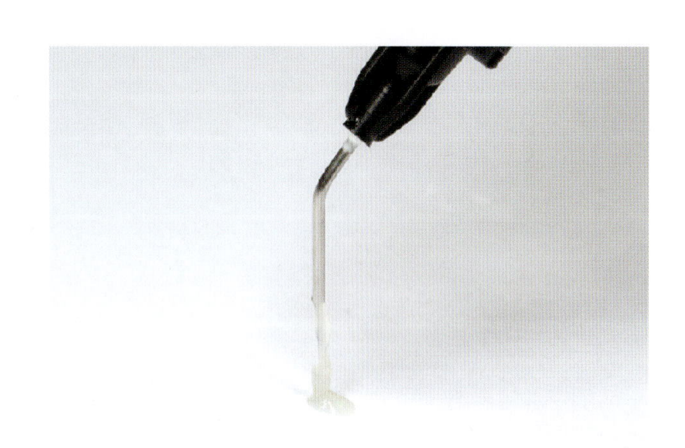

図 10　さらに粘度の低いレジンペーストは、インダイレクトボンディングや接着性の犬歯間保定装置の接着などにも用いられる。

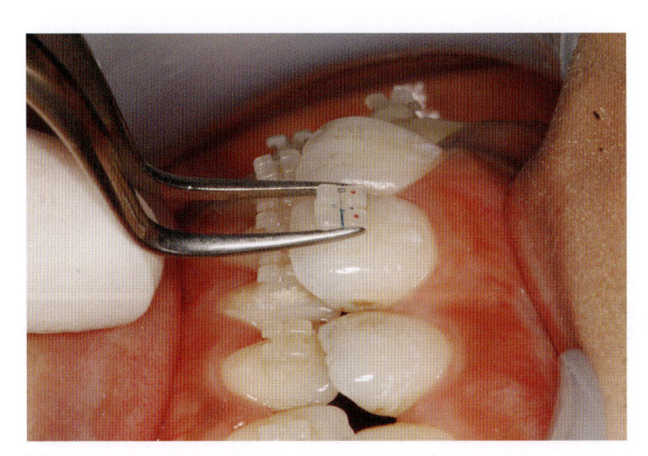

図 11　余剰レジンがブラケット基底面からはみ出してくるようブラケットをしっかり圧接する。

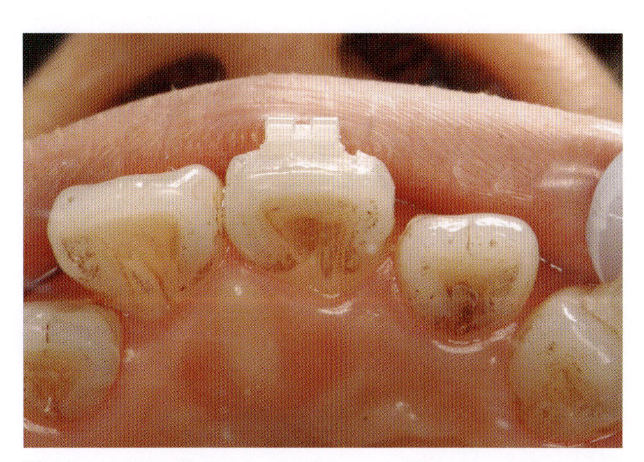

図 12　唇側面の豊隆によってブラケットが傾かないよう、咬合面から確認し位置づける。

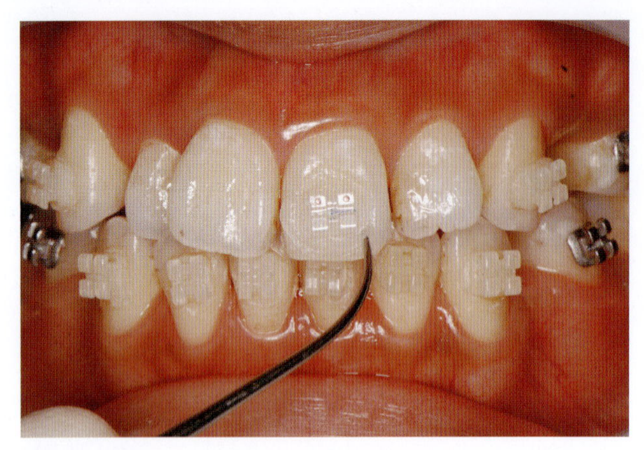

図 13　ブラケット周囲からはみ出てきた余剰レジンを、探針などで丁寧に取り除く。

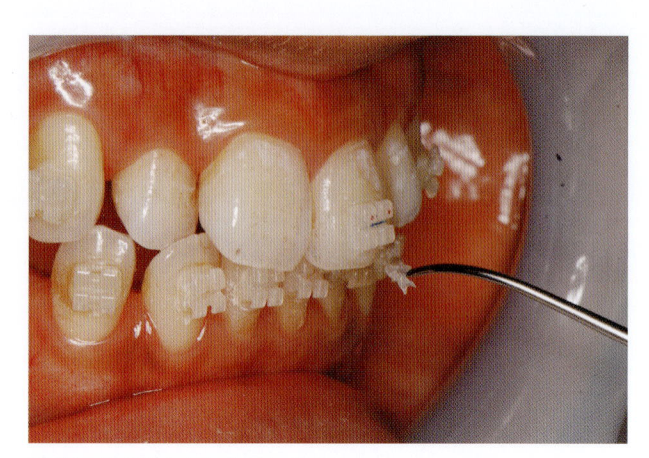

図 14　取り除かれた余剰レジン。

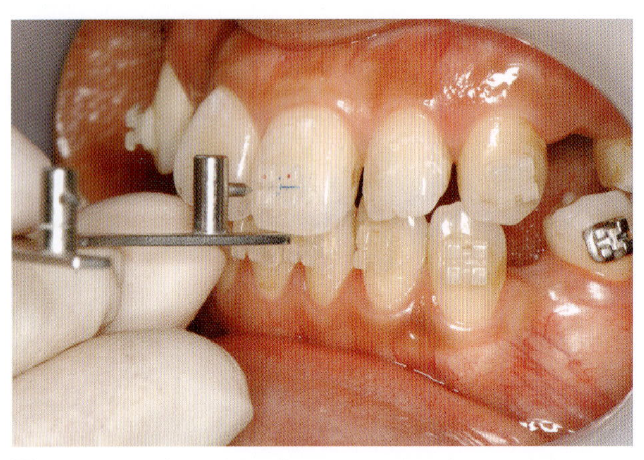

図 15　余剰レジン除去後、ブラケットの位置づけを再度確認する。

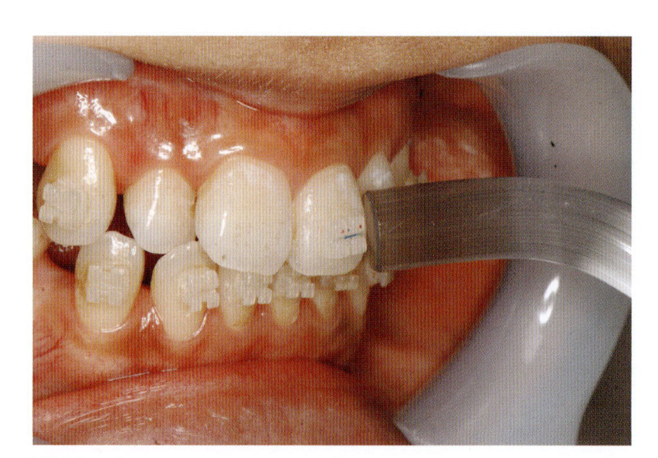

図 16　ブラケットを動かさないように注意して、照射器先端をできるかぎり近接させる。

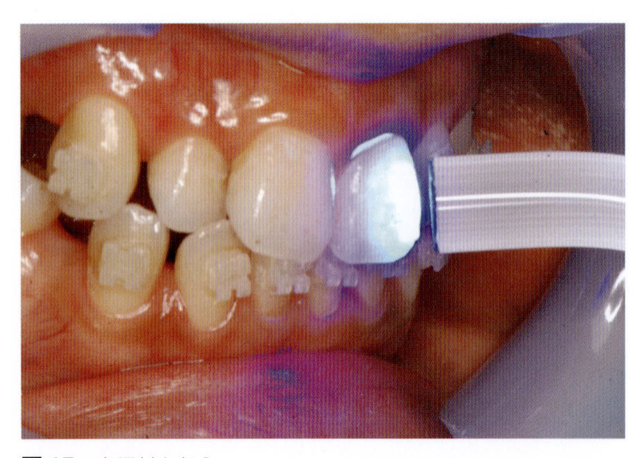

図 17　光照射を行う。

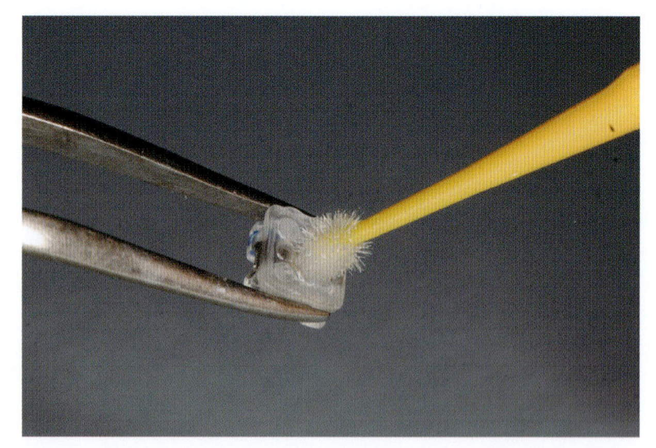

図 18　プラスチックブラケットの場合、ブラケットベース面の形状にもよるが、プラスチック専用のプライマーを塗布することによって、ブラケットと接着材との接着強さを向上させることができる。

大臼歯への接着

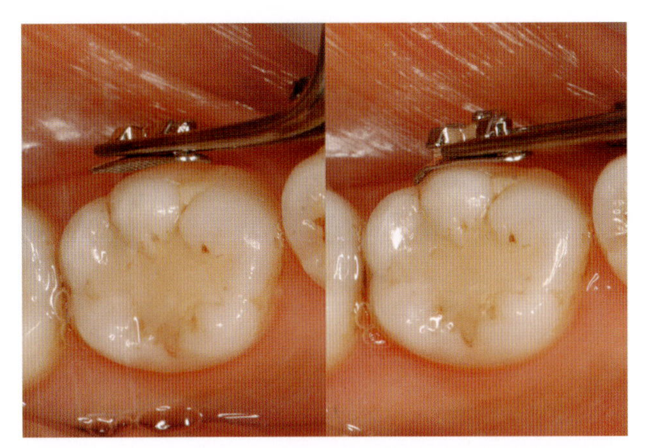

図 19　大臼歯のブラケット接着。接着する頬側面は豊隆の凹凸が著しいため、大臼歯用ブラケットのベース面が大きいものは、できるかぎりその豊隆に合わせ屈曲調整する。

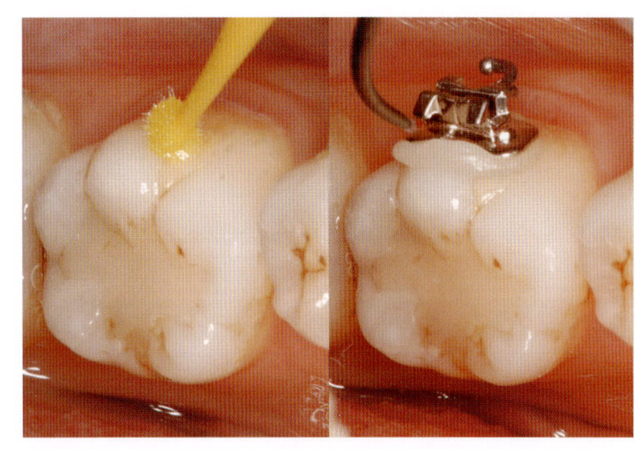

図 20　大臼歯においても、接着する歯面を研磨、乾燥、エッチングプライマー処理、乾燥、レジンペーストのベース面への盛り付け、ブラケットの圧接・位置づけ、光照射の工程は同じである。1液型セルフエッチングプライマーの場合、的確な乾燥がポイントとなることも同様である。

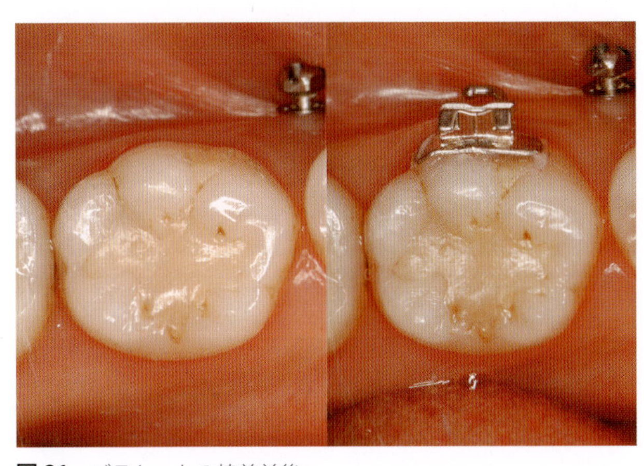

図 21　ブラケットの接着前後。

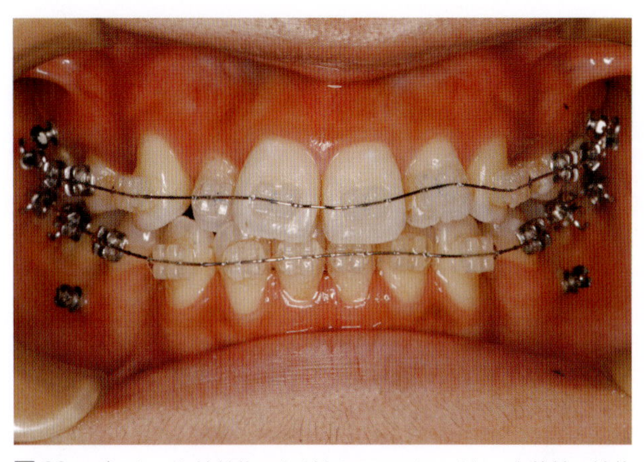

図 22　ブラケット接着後、ただちにアーチワイヤーを装着・結紮できる点も、光重合型接着材の利点である。

まとめ

矯正用ブラケットやチューブを歯面に接着する場合、「落ちない接着」を心がけるためにも、基本ステップを忠実に再現することが重要である。

ブラケット接着において、接着する歯面の乾燥をいかに保つかが基本であるが、特に 1 液型のセルフエッチングプライマーは、慎重な乾燥工程が接着の良し悪しに影響を与える。

また、歯面の形態は個々の歯によってさまざまであり、歯面形態に合ったベース面をもつブラケット、チューブを選択できればよいが、その形状は限られているため、調整できる場合には均一なレジン層を獲得できるよう、調整することが好ましい。

歯面と装置ベース面との間にレジンペーストが過不足なく均一に介在するためには、余剰レジンが適度にあふれ出るくらい、十分圧接して位置づけを行うとよい。

参考文献
1）Zachrisson BU, Büyükyilmaz T. Bonding in orthodontics. Graber LW, Vanarsdall RL, Vig KWL. Orthodontics: current principles and techniques. 5th ed, Elsevier: Philadelphia; 2012. 728-735.
2）Proffit WR, Sarver DM. Contemporary orthodontic appliances. Proffit WR, Fields HW, Sarver DM. Contemporary orthodontics. 5th ed. Elsevier: St Louis; 2013. 364-367.

3-1 各種歯科用セメント材料

山田敏元／杉崎順平
虎の門病院 歯科

はじめに

個々のセメントについて述べる前に、簡単に歯科用セメントの歴史を概説してみよう。

セメント（cement）とは、もともとラテン語からきた言葉であり、物体と物体を接合する物質を指し、現在用いられている歯科用セメントは一般に、粉末と液、あるいはペーストとペーストよりなり、これらを混合練和することによって化学変化を起こさせ、凝結硬化させて合着材、修復材として種々の用途に用い、今日の歯科臨床において一日として欠かすことができない。

歯科用のセメント（dental cements）は、歯科用アマルガム合金とともに19世紀に現れ[1]、1832年頃にOstermannのリン酸によるセメントが初めて発表された。その後、リン酸で練られる粉末として種々なものが試みられ、Montrevilleは石灰の細粉13に対して無水リン酸12を配する処方を、次いで石灰のケイ酸塩またはフッ化塩とアルミナの等量を水で練る処方も発表した。

リン酸以外のものも用いられ、1843年にはM. Sorelが、酸化亜鉛を塩化亜鉛溶液で練る塩酸セメントを発表した。その後さらに酸化亜鉛、ケイ石、ホウ砂、ミョウバン、ガラス粉末などが試みられ、焼成した硫酸亜鉛と酸化亜鉛による硫酸セメントも現れた。

1878年には、Rostaing兄弟は酸化亜鉛（亜鉛華）を焼成粉砕し、この粉末と比較的濃度の高いリン酸水溶液を練和するセメントを発明し、Dentinogenと名づけた。これが現在も用いられているリン酸亜鉛セメントの誕生である。このリン酸亜鉛セメントの出現により、直接セメントによる充塡に加えて、金属や陶材の修復物の合着が可能となり、これらの修復物や修復法の発展を生み出した。

1879年には、Thomas Hecherが初めてケイ石をリン酸で練るケイ酸セメントを作った。その後1902年に、Asher社はFletcherの指導に基づいて初めて実用的なケイ酸セメントの製品化に成功した。次いで米国において、L. D. Caulk社がSynthetic Porcelainなる製品を発売し、セメントの修復材料としての地位が確立した。

戦後MMAレジンによる修復法が広まり、ケイ酸セメントと修復材料を二分する状態が続いていたが、BowenによるBis-GMAを用いたコンポジットレジンの出現によりその地位を譲った。

合着用セメントに関しても、次々に種々のレジンセメント、強化ユージノールセメントが現れたが、リン酸セメントの地位を奪うことはできなかった。

しかしながら1968年に、D. C. Smithがカルボキシレートセメントを発明し[2]、10年後に実際に製品が発売されるに及んで、リン酸セメントの地位を脅かすことになった。これは在来のリン酸セメントの液成分をポリアクリル酸で置き換えたものであるが、歯質に対して化学的に接着して歯髄に対して為害性がないという特徴を備えていた。

1972年にはWilsonが、ケイ酸セメントのリン酸をポリアクリル酸に置き換えたグラスアイオノマーセメントを発明した[3]。本セメントは基本的には修復用のものであり、再びセメントが脚光を浴び始め、その後、レジン成分を配合し、さらに光硬化技術を導入されたものが開発され現在に至っている。

リン酸亜鉛セメント

現在市販されている「リン酸亜鉛セメント」の粉末は、その90％が熱処理した酸化亜鉛の粉末で、酸化マグネシウムなどの成分を10％前後含んでいる。液成分は、主成分は正リン酸の約70％水溶液で、リン酸アルミニウムなどの補助成分が10％強含まれており、操作性に影響を及ぼし、硬化物の強度を向上させる。粉-液が練和されると、発熱しつつ反応して急速に硬化する。しか

図1　リン酸亜鉛セメント硬化物研磨面のクライオ SEM による反射電子組成像とその画像処理像（× 2,000）。

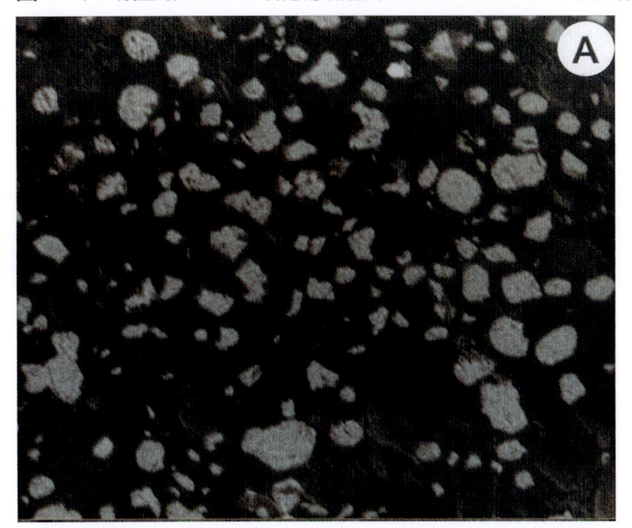

A：組成像。

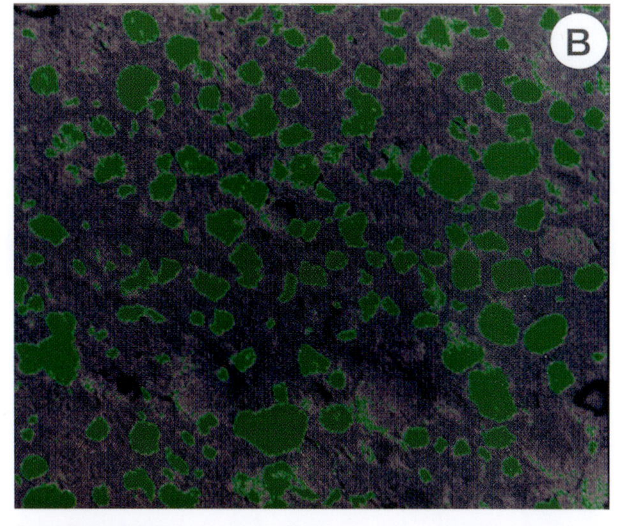

B：画像処理像。

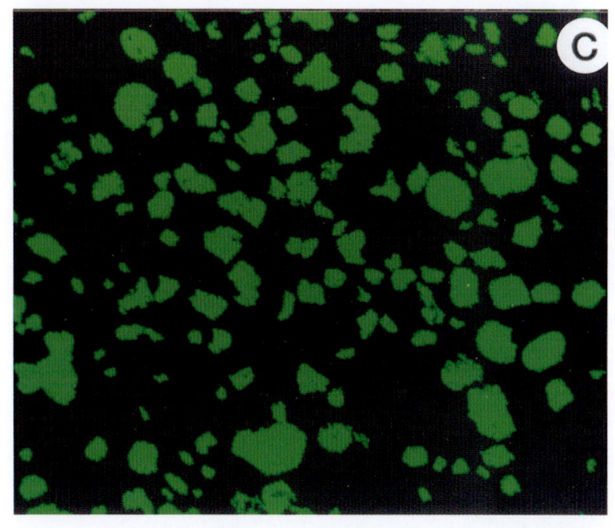

C：コアの擬似カラー像。

しながら反応するのは粉末全体ではなく、その表層部のみであって、内部は未反応粒子 core として残り、それらの間を反応生成物が間質 matrix として埋めて結合し、この間質の凝結によってセメントは硬化する（cored structure）。

またこの反応生成物は現在では無構造ないしガラス状の非晶質のリン酸亜鉛と考えられている。従来、硬化したセメント断面上で未反応コアとセメントマトリックスの占める面積比は、コアの部分が占める比が比較的大きなものと想像されていた[4]。山田は標準稠度で練和されたリン酸亜鉛セメントのコア対マトリックス比が 2：8 であることをクライオ SEM による観察[5]によって発見した（**図1**）。

セメントの硬化過程に結晶性リン酸亜鉛は関係していないが、過剰水が存在すると中性リン酸亜鉛 hopeite $Zn_3(PO_4)_2 \cdot 4H_2O$ の結晶がその表面に発生する。この存在はセメントの機械的性能を著しく減じることとなるので、臨床の場においては極力水分の汚染は避けねばならない。硬化反応は早く、1 日後で最終強度の 95% にも達し、圧縮強さは 1t（トン）をも超える。

これまでリン酸亜鉛セメントの歯質に対する接着は、歯質ならびに修復物内面の微小な凹凸にセメントが浸入硬化して生じる嵌合効力によるものと考えられてきた。しかし、最近の Shimada ら[6]による研究によれば、標準稠度で練和されたリン酸亜鉛セメントは、歯質に接した段階で表面をマイルドにエッチングし、表面脱灰層を作り部分的に浸入することを発見した。

現在、日本における歯科臨床において、このリン酸亜鉛セメントはすでに歴史的材料になりつつある。歯科理工学や保存修復学あるいはクラウンブリッジの基礎実習において、ガラス練板とステンレス製の金属スパチュラによる練和が指導されるのみとなり、臨床実習においても用いられていない。

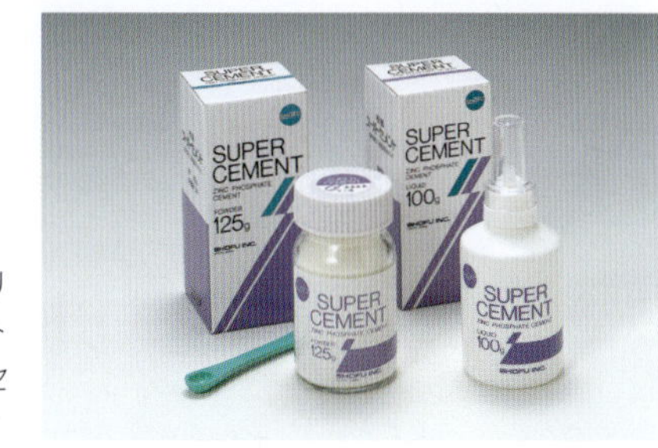

図2　代表的なリン酸亜鉛セメントであるスーパーセメント。

また、初期のポーセレンインレーなどの合着に各種の色調を有するセメントも開発、市販されていた（モダンテナシン；L. D. Caulk 社）。**図2** に、代表的なリン酸亜鉛セメント、スーパーセメントを示す。

```
- CH2 - CH - CH2 - CH - CH2 - CH - CH2 - CH -
        |           |           |           |
       COOH        COOH        COOH        COOH
          \        /              \        /
           \      /                  Zn
            \    /                 /      \
             \  /              COOH        COOH        COOH
~~~~~~~~~~~~~~\/~~~~~~~~~~~~    |           |           |
  Ca          Ca         Ca  - CH - CH2 - CH - CH2 - CH -
```

図3 考えられるポリカルボキシレートセメントの硬化と歯質への接着機構。

図4 ポリカルボキシレートセメント硬化物研磨面のクライオSEMによる反射電子組成像とその画像処理像（× 2,000）。

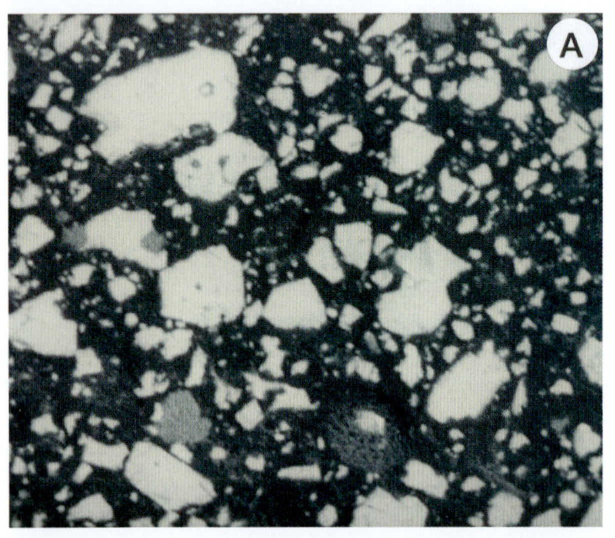

A：組成像。

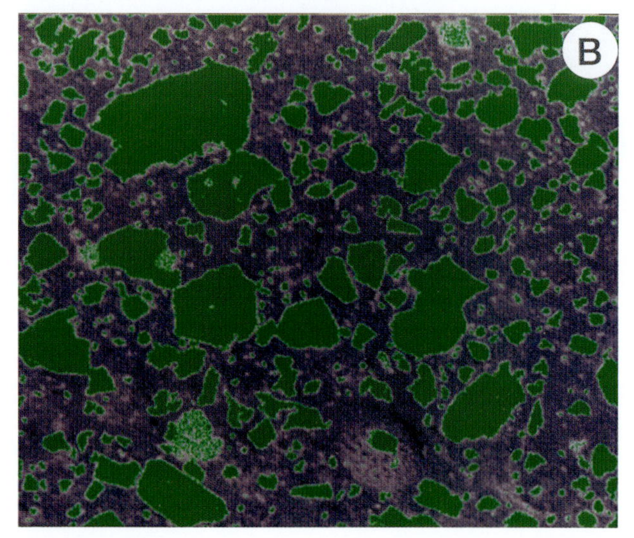

B：画像処理像。

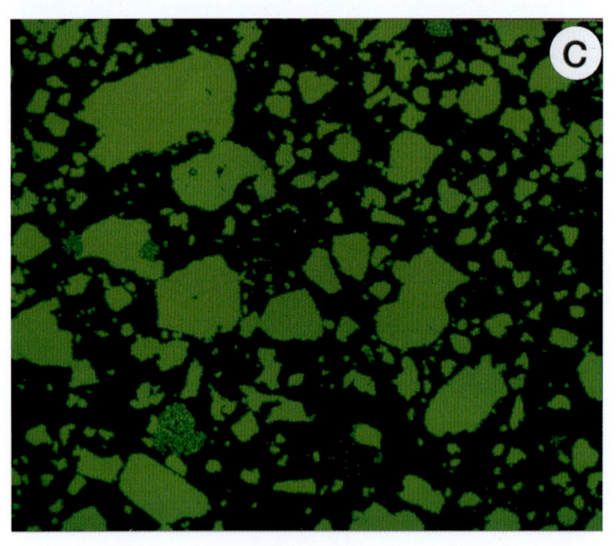

C：コアの擬似カラー像。試料は松風社のハイ - ボンド カルボセメント。

ポリカルボキシレートセメント

歯質に化学的に接着する歯科材料は、歯科材料を開発する者にとっては永年の夢であった。この夢を実現した材料が、英国マンチェスター大学歯学部補綴学教室の助教授（英国においては伝統的に、歯科材料学の教師は補綴学教室の助教授、readerと呼ばれる）のD. C. Smithにより開発された「ポリカルボキシレートセメント」である[2]。実際の製品が英国、ドイツにおいて開発市販されるようになったのは10年後であるが、日本においても松風社から「カルボセメント」の名称で開発市販された。

本セメントも粉 - 液よりなり、粉末の主成分は酸化亜鉛であり、液成分はポリアクリル酸の40%水溶液である。粉・液を練和するとポリアクリル酸のカルボキシル基COOHと粉末の亜鉛華のZnイオンがキレート反応し、隣接するポリアクリル酸の鎖状分子に架橋して大きなポリマーを作って硬化する（**図3**）。

また、標準稠度で練和されたポリカルボキシレートセメントのコア対マトリックス比が3：7であることをクライオSEMによる観察[5]によって報告した（**図4**）。標準稠度で練和されたセメント泥は歯質に対するぬれが良く、窩洞表面のミネラル成分とキレート結合するのみならず、有機のタンパク質であるコラーゲンとも化学的に結合するので、硬化後も高い接着性を示す。

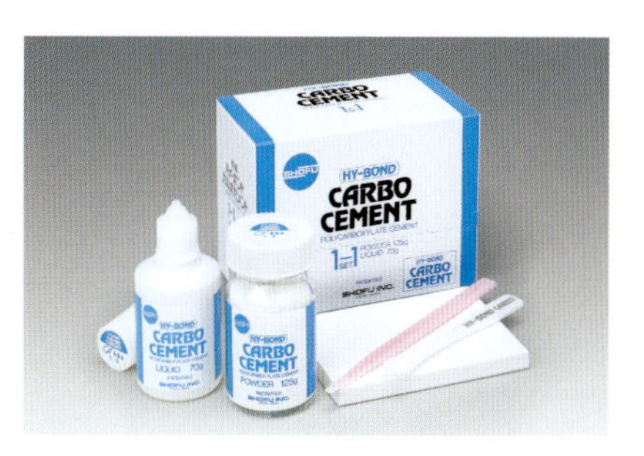

図5　代表的なポリカルボキシレートセメントであるHY剤[8)]を含有するハイ-ボンドカルボセメント。

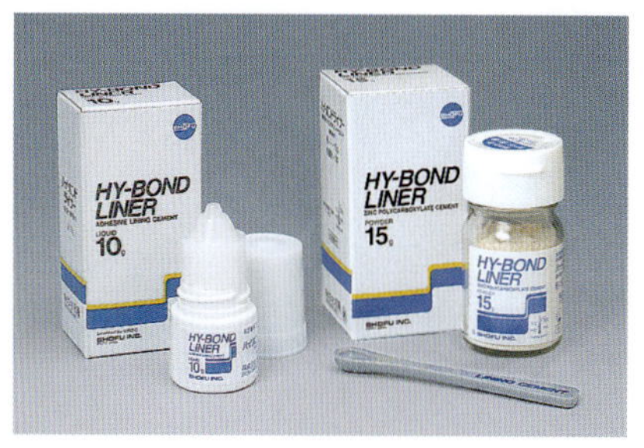

図6　ライニング専用であるハイ-ボンドライナー。

図7　グラスアイオノマーセメント硬化物研磨面のクライオSEMによる反射電子組成像とその画像処理像（× 2,000）。

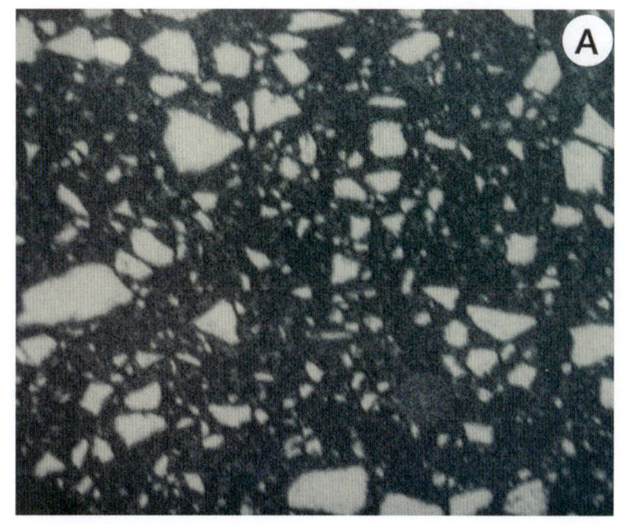

A：組成像。

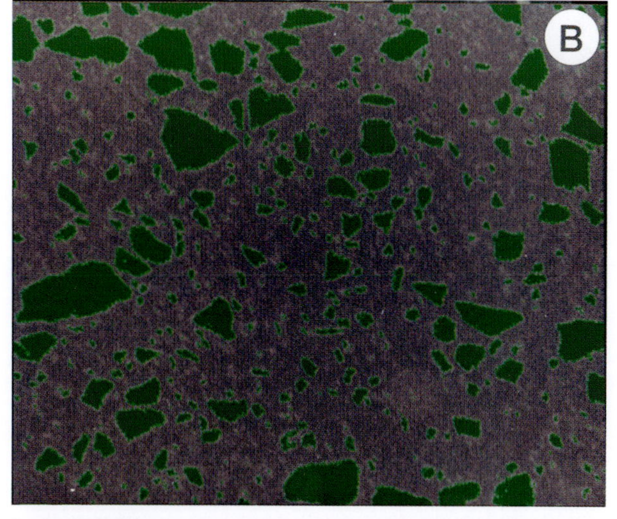

B：画像処理像。

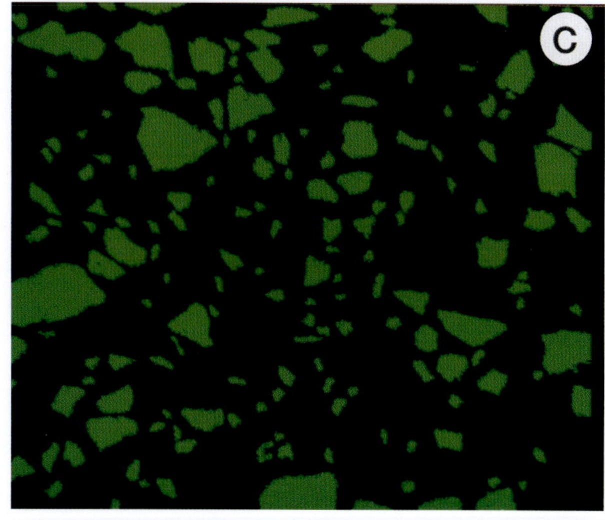

C：コアの擬似カラー像。

しかしながら、歯質表面の脱灰の程度はリン酸亜鉛セメントのそれよりも弱かった[6)]。機械的性能はリン酸亜鉛セメントに比べて若干低く、圧縮強さは600kgf/cm^{2}程度である[7)]。

現在の日本の臨床において本セメントは、合着、裏層、築造などに用いられてきたが、そろそろその役割を終えつつある。**図5**に、代表的なポリカルボキシレートセメントであるHY剤[8, 9)]を含有するハイ-ボンドカルボセメントを示す。また松風社はライニング専用のセメントも開発市販している（**図6**）。

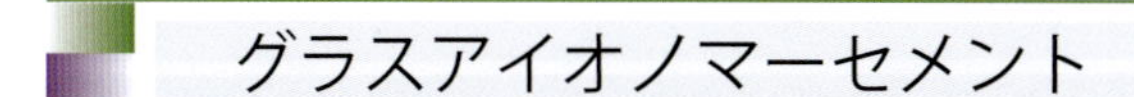

グラスアイオノマーセメント

このセメントは、「グラスアイオノマーセメント」、あるいは「グラスポリアルケノエートセメント」と呼ばれ、従来のケイ酸セメントの液をポリアクリル酸の水溶液で置き換えたものであり、特別に作られて熱処理されたガラス粉末（A200）から溶出した金属イオンの架橋によって三次元の立体構造を作って硬化する。1972年に英国の国立化学研究所のWilsonによって発明された[3)]。Wilsonは本セメントを開発する以前、シリケートセメントについて詳細に研究を行い、それらによる基礎的データが本セメント誕生の基礎になったものと考えられる。

初期のものは粉末と液よりなり、粉末はフッ化カル

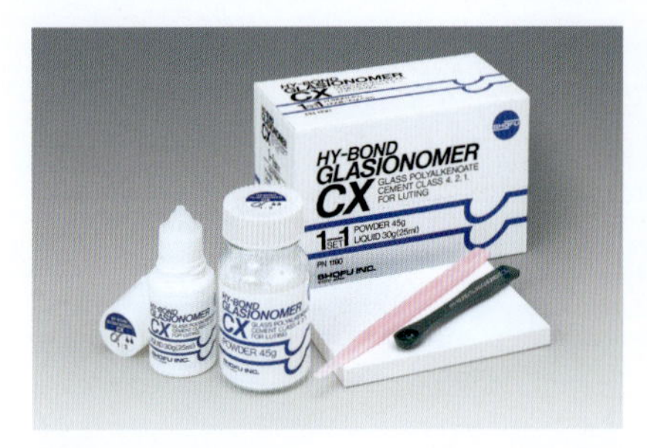

図8　合着用グラスアイオノマーセメントであるハイ - ボンド グラスアイオノマー CX。

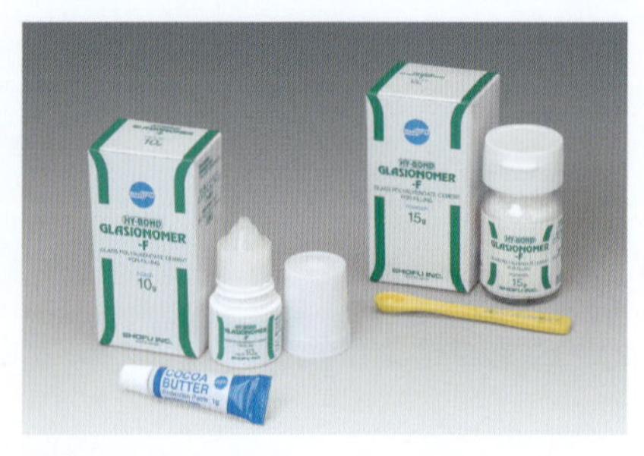

図9　修復用のグラスアイオノマーセメントであるハイ - ボンド グラスアイオノマー -F。

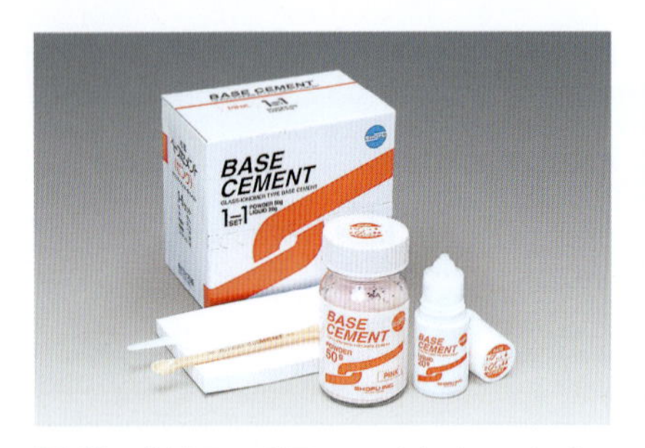

図10　築造用のグラスアイオノマーセメントであるベースセメント ピンク。

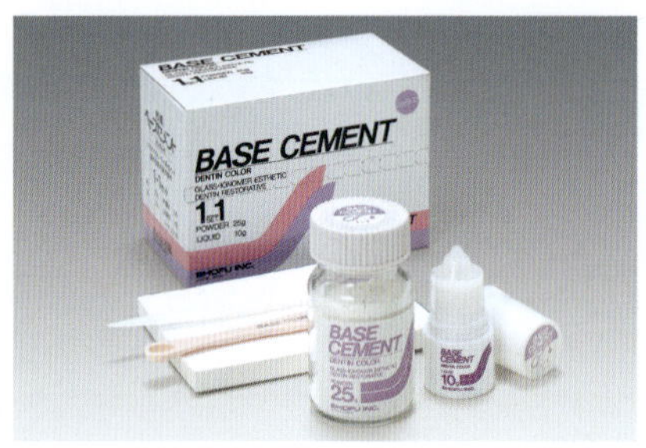

図11　築造用のグラスアイオノマーセメントであるベースセメント デンティン。

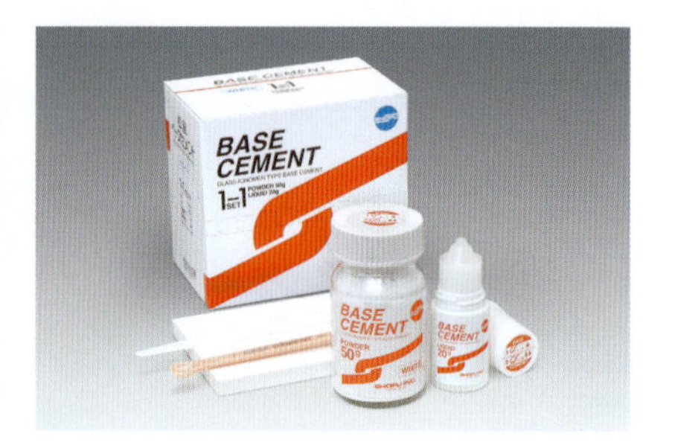

図12　築造用のグラスアイオノマーセメントであるベースセメント ホワイト。

シウムをフラックスに用いてアルミナとシリカを合わせて焼成したガラス、A200を粉砕し粒度調整を行ったものである。液は、アクリル酸のホモポリマーとアクリル酸にイタコン酸またはマレイン酸を結合させたコポリマーとを主体とする高分子酸 copolymer の水溶液である。

粉液が練和されると、従来のシリケートセメントと似たような反応によって硬化する。すなわち、ガラス粒子の表面が酸溶液によって溶け、シリカゲルの表層を形成する。その際に溶け出たアルミやカルシウムの金属イオンが液のなかに入ってポリアクリル酸の分子間に架橋して高分子塩を作り、粒子間を結合して全体を一体化して硬化する。

この際、合着用セメントについて標準稠度で練和されたグラスアイオノマーセメントのコア対マトリックス比が、リン酸亜鉛セメントと同じく 2：8 であることをクライオ SEM による観察[5]によって報告した（**図7**）。硬化物をクライオ SEM 観察すると、この際、金属イオンが液中に溶出するとカルシウムポリカルボキシレートのような金属ポリカルボキシレートのゲルを生成し比較的軟らかい可塑性をもったパテ状のものとなる。この段階で水に触れると基質に緻密なゲルの生成が妨げられて、チョーク色に白濁する。機械的にも化学的にも著しく弱い構造となる。これを感水（water vulnerability）と言い、この間は、確実な防湿と感水防止対策が必要となる。

適切に操作されたグラスアイオノマーセメントの機械的性能は非常に高く、圧縮強さなどは 2t を超えるものもある。また歯質表面の脱灰の程度は、リン酸亜鉛セメントのそれよりも若干弱かった[6]。修復用のセメントは審美的な観点からある程度の透明感をもつことが望ましいが、初期のものは著しく低い透明度を有し、歯頚部のみに用いられていたが、その後に改良されたものでは比較的高い透明度を有し、その他の部位にも応用されている。

また本セメントの最も大きな臨床的な特徴は、フッ化カルシウムをフラックスとして焼成したガラス粉末よりなるので、歯に充填されているとフッ素が徐々に溶け出してフルオロアパタイトを形成する。またフッ素を含む洗口剤で洗口するとフッ素がセメントに吸収されリザーバーの役目を果たす。歯質に対する接着の機構は、ポリカルボキシレートセメントのものと同様に考えられている。

本セメントは用途が広く、それらのものについてそれぞれ専用のセメントが開発市販されている。

合着用

松風社を例にとれば、「ハイ - ボンド グラスアイオノマー CX」がこれに当たる（**図8**）。感水に関しては改良されているものの、やはり水を嫌うので窩洞、修復物ともに十分に乾燥してから合着しなければならない。

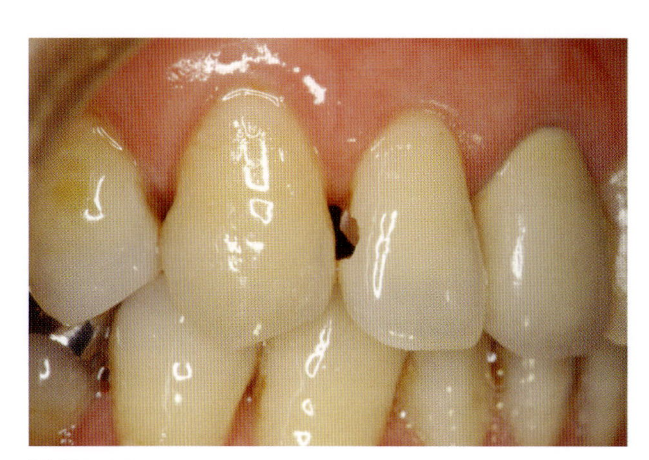

図 13　窩洞形成終了。

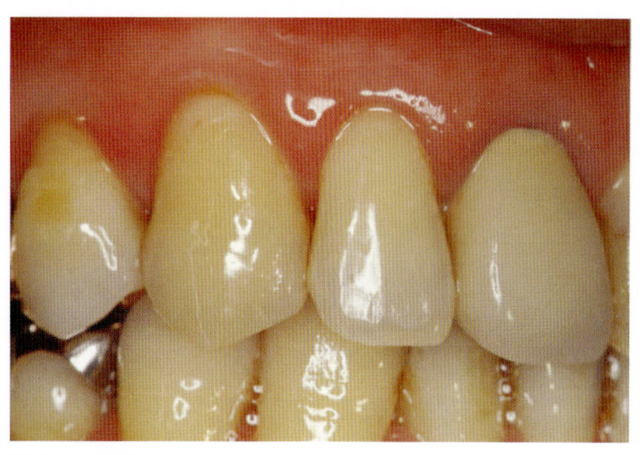

図 14　修復終了（A2 シェード）。

修復用

多色の修復用のものが開発されており、クライオSEM で観察すると合着用のものに比べコアに占める比が大きくなっている[10]。松風社の「ハイ - ボンド グラスアイオノマー -F」がこれに当たる（**図 9**）。この修復用セメントは練和し、充塡後、初期硬化するまで感水期があるので、それを防ぐためにバニッシュあるいはココアバターを表面に塗布する。また、光硬化型のバニッシュを塗布し光硬化することもできる[11]。

裏層・築造用

比較的大きな実質欠損を築造するために臨床の場において多用されている。松風社のものは、3 種の色調を有し、ピンク色のものが金属修復物の下に、デンティン色、ホワイト色のものが審美修復物の下に適応される（**図 10 ～ 12**）。

レジン添加型グラスアイオノマーセメント

従来のグラスアイオノマーセメントはガラス粉末と酸を含む水溶液の練和による酸 - 塩基反応（redox reaction）により硬化するという特性を伴うため、硬化時間が比較的長く、感水や色調不適合（不透明感が強い）、練和に際して気泡を混入する[12]などがあり、これらの問題点を克服すべく改良・研究が続けられていた[13]。

このような努力は、従来のグラスアイオノマーセメントにレジン成分である 2HEMA（2- ハイドロキシエチルメタクリレート）やラジカル（重合基）を有する高分子酸を配合した「レジン添加型のグラスアイオノマーセメント」を開発することとなった。

1990 年前後に、まずライニング用セメントから市販が始まった。そしてこれらを用いてコンポジットレジン修復のライニング材とし、硬化したその表面を、窩洞を含めてリン酸エッチング処理を行い、レジンボンディング材を塗布・光硬化し、コンポジットを充塡するところのいわゆるサンドイッチテクニック[14]が欧米で広く行われるようになったが、これは一時的な流行にとどまった。

この際、約 40 年前に英国 ICI 社により発明された可視光線重合方式がこれらのセメントに導入されたが、最終的には光硬化型の修復用のセメントの開発につながった。

再度この光硬化型のグラスアイオノマーセメントの特徴をまずその組成・硬化反応のうえから見てみると、従来グラスアイオノマーセメントと言われるものの硬化反応は、粉末であるフルオロアルミノシリケートガラスと液成分のポリアクリル酸のような高分子酸が、練和に際してガラス粉末の表面が酸溶液に溶け、溶出したアルミニウムなどのような金属イオンによって高分子酸がイオン反応で架橋される。

この際、セメントマトリックス中に未反応のガラス粉末が取り囲まれた状態で存在し、そのガラス粉末の周囲に薄いシリカゲルが形成されて典型的なコア構造（cored structure）を示す。しかしながら、このイオン反応、言い換えれば酸 - 塩基反応は練和後も長く続くこととなる。

この反応に加えるに、2HEMA などの親水性モノマーや Bis-GMA、UDMA などのラジカル（重合基）を有する高分子酸が配合されて光重合触媒によって起こる重合反応をもつものであり、これら 2 種の反応はそれぞれ自在にコントロールすることができ、幅広い製品を生み出すこととなる。

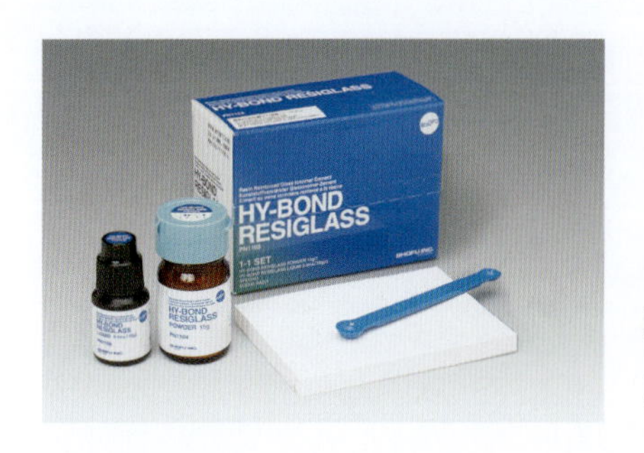

図 15 合着用のレジン添加型グラスアイオノマーセメントであるハイ - ボンド レジグラス。

以上の硬化反応を考慮に入れて分類すると、いわゆるレジン添加型グラスアイオノマーセメントのうちで光硬化型グラスアイオノマーセメントと、HEMA などの重合硬化のほうにより大きく依存している製品は、polyacid modified composite resin[15] あるいは glass ionomer resin[16] とされている。

実際の臨床においては、形成された窩洞表面をポリアクリル酸の水溶液などの処理材で数十秒処理、水洗乾燥の後、充填、光硬化、仕上げ研磨を行う。**図 13、14** に 3 級窩洞修復例を示す。これらについての問題点は、硬化後の吸水が若干大きく、それに伴う吸水膨脹[17] および色調変化が起こる点である。

その後、このような流れのなかで、2HEMA に加えるに、多官能のメタクリレートを配合した粉・液タイプ合着用レジン添加型アイオノマーセメントも開発市販された。代表的なものは、松風社の「ハイ - ボンド レジグラス」（**図 15**）であり、不快な味や匂いがなく初期硬化時にはみ出した余剰セメントを除去しやすいという特徴をもっている。

さらに近年、松風社はグラスアイオノマーテクノロジーを応用し、あらかじめフルオロアルミノボロシリケートガラスとポリアクリル酸水溶液をグラスアイオノマー反応させることによって、ガラス表面に安定なグラスアイオノマー相を形成させる Pre-reacted glass-ionomer（PRG）技術を独自に考案し（2000 年）、この技術を応用した 3 層構造からなる S-PRG フィラー（Surface-PRG）を開発した。この S-PRG フィラーは修復材に用いられた場合にフッ素をはじめとする 6 種のイオンを修復物周囲に徐放し、それらのイオン種に起因するバイオアクティブな効果をもたらすことが広く報告されている。松風社は、この独自に開発された S-PRG フィラーを各種の歯科材料、特に修復材料にフィラーとして用い、これらの歯科材料の総称を新しいカテゴリー、「ジャイオマー（GIOMER）」として独自に提案している[18]。

おわりに

歯科用セメントの歴史はすでに 100 年以上にもなるものの、修復用、あるいは合着用として現代の審美性を含め高い要求に十分応えうる材料としては、過去 30 年余りの間に開発・市販されるようになった材料を待たねばならなかった。この事実は、やっと最近になって歯科用セメントも近代的な修復材の一つになったということを示唆している。

また、次章に述べられるレジンセメントは、まだその歴史および臨床使用が比較的短いため、本当の意味での有用性、有効性が検討されるのはまだ先のことになろう。

現代人の寿命が 100 歳に近づきつつある現代において、各種修復物の合着に用いられるセメント、また修復材としてのセメントは、これまでの過去のどの時代よりも比較的長い期間、口腔内で安全にまた十分に機能する必要がある。

この点からも、今後もさらに長期の耐久性が歯科用セメントに求められることになり、そのような研究や材料開発が必要となろう。

参考文献

1）総山孝雄．新歯科用セメント．永末書店：京都，1983.

2）Smith DC. A new dental cement. Br Dent Wave J 1968; 125: 381-384.

3）Wilson AD and Kent BE. A new translucent cement for dentistry. Br Dent J 1972; 132: 133-135.

4）和久本貞雄．保存修復．医歯薬出版：東京；1980.

5）山田敏元ら．歯科用セメントに関する研究 第1報 クライオ SEM と画像解析による合着用セメントの構造について．歯科材料・器械 1990；9：197-204.

6）Shimada Y et al. Demineralizing effect of dental cements on human dentin. Quint Int 1999; 30: 267-273.

7）山田敏元ら．HY 剤を配合した新しいカルボキシレートセメントに関する研究．日歯保誌 1981；24：221-224.

8）月星光博．タンニン・フッ化物配合カルボキシレートセメントに関する研究．歯材器誌 1980；37：260-286.

9）中塚稔之，出口幹人．バイオアクティブ素材のパイオニア—HY 剤の歴史と歯科用セメントへの応用—．日歯理工会誌 2011；30：252-254.

10）山田敏元ら．歯科用セメントに関する研究 第3報 クライオ SEM と画像解析による修復用グラスポリアルケノエートセメントの構造について．歯科材料・器械 1992；11：244-249.

11）山田敏元ら．歯科用セメントに関する研究 第4報 試作光硬化型バニッシュのグラスポリアルケノエートセメント修復物に対する感水防止効果について．口病誌 1993；60：296-300.

12）山田敏元ら．カプセル練和による修復用光硬化型グラスポリアルケノートセメントの基礎的諸性能について．歯科材料・器械 1993；12：244-249.

13）山田敏元．光硬化型グラスアイオノマーセメントの開発の歴史．AD 1997；15：85-89.

14）Mclean JW et al. The Use of Glass-ionomer Cements in Bonding Composite Resins to Dentine. Br Dent J 1985; 158: 410-414.

15）Mclean JW et al. Proposed nomen-calture for glass-ionomer dental cements and related materials. Quint Int 1994; 25: 578-589.

16）Christensen GT. A promising new category of dental cements. JADA 1995; 126: 781-782.

17）佐藤暢昭ら．歯冠色成形修復物の吸水膨脹に関する研究 第1報 前歯部III級修復の場合．日歯保誌 1995；38 春季特別号：101.

18）Yoneda M et al. Antibacterial Effect of Surface Pre-Reacted Glass Ionomer Fillers and Eluate-Mini Review. Pharm Anal Acta 2015; 6 (3) : 1-5.

3-2 レジン系装着材料

小峰　太
日本大学歯学部 歯科補綴学第Ⅲ講座

はじめに

レジン系装着材料は、ここ10年ほどで歯冠修復物と固定性補綴装置の装着に使用する症例が増加している。この背景には、補綴装置の素材に応じた機能性モノマーと重合開始剤の開発がある。レジン系装着材料を使用する際には、材料のもっている性能を十分に発揮できるように、基本的術式を順守することが大切である。

そこで本稿では、レジン系装着材料の特徴と臨床使用上のポイントを簡潔に紹介する。

レジン系装着材料の種類

使用する基材となるレジンにより、MMAレジンタイプ（4-META/MMA-TBBレジン）とコンポジットレジンタイプの2つに分類される。また、粉末型とペースト型にも分類される。粉末型は、粉末であることから重合開始剤をモノマーと分離できるため、保存安定性に優れる。一方、ペースト型ではペースト自体に接着性モノマーを含有していない場合は、保存安定性に問題はない。

近年では、従来の合着用セメントと同じ感覚で使用できるセルフアドヒーシブセメントが使用されている。現在市販されているセルフアドヒーシブ（**図1**）は、主に2ペースト型コンポジットレジンであり、ペースト内に機能性モノマーを含む材料である。2ペースト型であり、オートミックス（自動練和）とハンドミックス（手動練和）の練和方式がある。

セルフアドヒーシブと機能性モノマーを含まないコンポジットレジンタイプのセメントを比較すると、前者のほうが操作を行う環境条件と術者依存性が少なかったと報告されている[1)]。

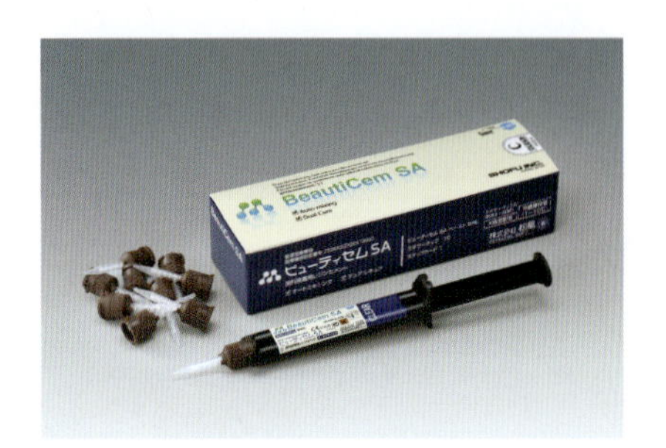

図1　セルフアドヒーシブセメント「ビューティセムSA」。（松風社）

各症例における接着方法

支台歯とレジン系装着材料の接着においては、エナメル質にはリン酸エッチング、象牙質には象牙質接着プライマー、ボンディング材を使用することで、安定した接着を獲得できる。

そこで本稿では、レジン系装着材料の使用が必須な歯冠修復物における、歯冠修復材料とレジン系装着材料間の接着について紹介する。

歯冠修復材料とレジン系装着材料の強固な接着には、微小機械的嵌合（micromechanical interlocking）と化学的結合（chemical bonding）の獲得が必要である。そのため、各歯冠修復材料に適した修復物内面処理が重要になる。

CAD/CAM冠

図2に、CAD/CAM冠およびオールセラミッククラウンの試適、装着方法を示す。平成26年度から保険収載されたCAD/CAM冠（**図3**）の装着には、レジン系装着材料（**図4**）の使用が必須である。高品質のCAD/CAM用ハイブリッドレジンブロックから削り出しで製作されていて、以前より物性が向上はしているが、クラウン単体の強度は不十分である。そのため、レジン系装着材料にて支台歯とクラウンを一体化させることで、クラウンの破折などを防止する必要がある。同じ理由から、咬合調整はレジン系装着材料での支台歯への装着後に行うことが基本である。

大原則

①コンタクトポイント調整
②辺縁、内面適合調整
③審美性確認
④アルミナブラスト処理
　あるいはフッ化水素酸処理
⑤シラン処理
⑥レジン系装着材料で装着
⑦咬合調整
⑧研磨

ジルコニアクラウンの場合

①コンタクトポイント調整
②辺縁、内面適合調整
③審美性確認
④咬合調整
⑤研磨
⑥アルミナブラスト処理
⑦酸性機能性モノマー含有プライマーでの処理
⑧レジン系装着材料あるいは歯科用セメントで装着

図2　オールセラミックスおよびCAD/CAM冠の試適、装着手順。大原則は、歯冠修復物をレジン系装着材料で装着し、装着後に咬合調整を行うことである。

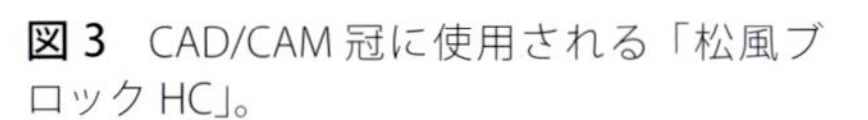

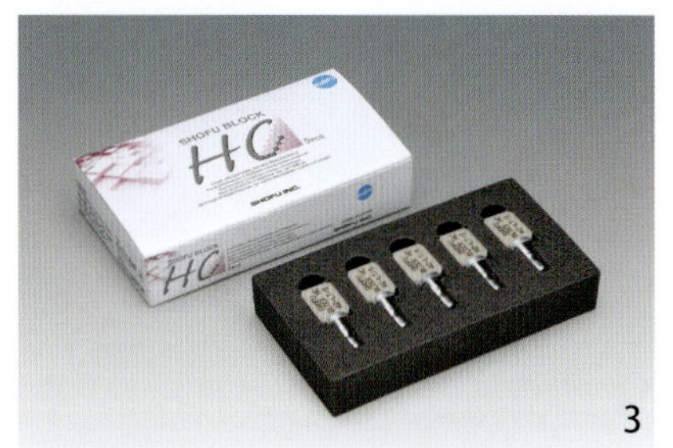

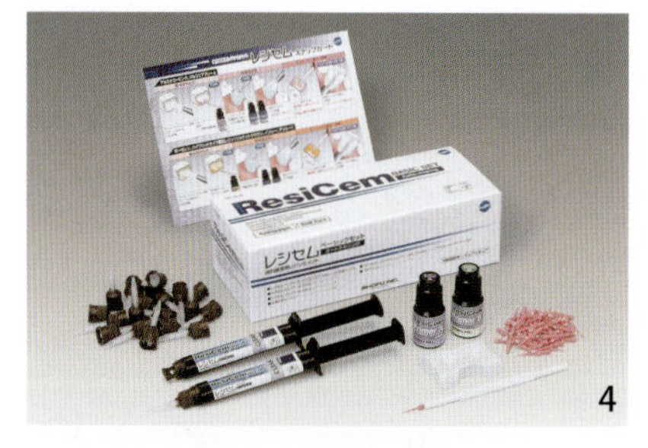

図3　CAD/CAM冠に使用される「松風ブロックHC」。

図4　CAD/CAM冠の装着に必須のレジン系装着材料「レジセム」。

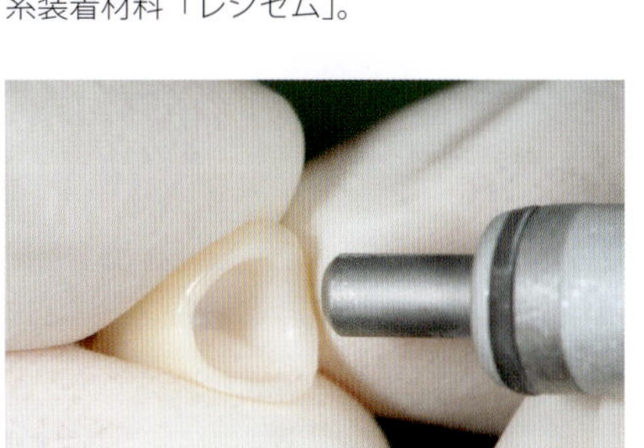

図5　CAD/CAM冠内面に、平均粒径50～110 μmの酸化アルミナ粒子、ブラスト圧0.1～0.2 MPaにてアルミナブラスト処理。

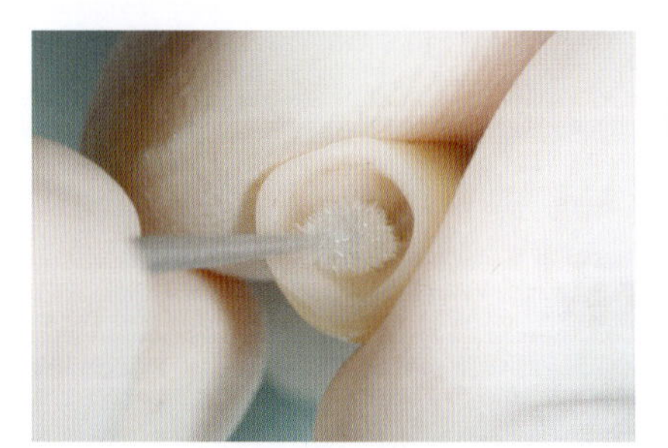

図6　CAD/CAM冠内面にシラン処理。

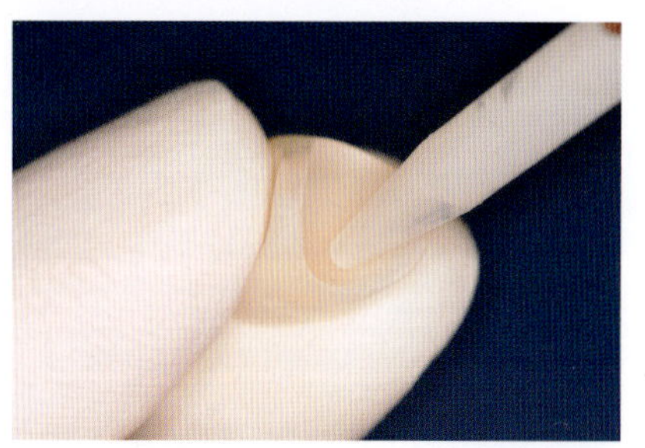

図7　レジン系装着材料をCAD/CAM冠内面に塗布。

CAD/CAM冠の内面処理として、まず平均粒径50～110 μmの酸化アルミナ粒子で、0.1～0.2 MPaにてサンドブラスト（アルミナブラスト）処理（**図5**）を行う。その後シラン処理（**図6**）を行い、レジン系装着材料で装着（**図7**）する。基本的に、サンドブラスト処理はクラウン試適後（装着直前）に行うことが推奨される。なお、サンドブラス処理の目的は、①試適後のクラウン内面の汚染を機械的に清掃すること、②クラウン内面の機械的凹凸の付与による接着面積の増加、である。

CAD/CAM冠の表面処理方法

1. アルミナブラスト処理（0.1～0.2 MPa）
2. シラン処理

オールセラミッククラウン

A）シリカを主成分とするセラミックス

長石質系陶材、リューサイト強化型セラミックス（IPS Empress CADなど）および二ケイ酸リチウム含有セラミックス（ヴィンテージLDプレスセラミックス、IPS e.max Press）（**図8**）などのシリカを主成分とするセラミックスの装着には、レジン系装着材料の使用が必須である。理由は、前述のCAD/CAMハイブリッドレジンクラウンと同様である。シリカを主成分とするセラミックスに対する接着プロトコルを順守すれば、安定した接着を獲得できる（**図9～18**）。

シリカを主成分とするセラミックス表面に微細な凹凸を形成するには、0.1～0.2 MPaでのアルミナブラスト処理、あるいはフッ化水素酸（HF）によるエッチング（フッ酸エッチング）のいずれかが適している。アルミナブラスト処理を非常に薄いポーセレンラミネートベ

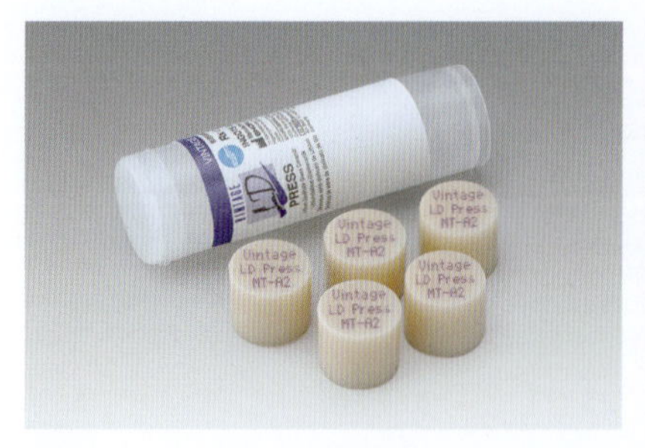
図8 ニケイ酸リチウム含有セラミックス「ヴィンテージ LD プレスセラミックス」。

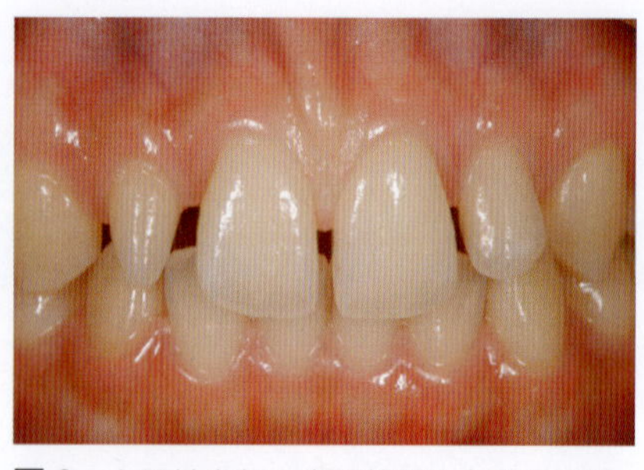
図9 上顎前歯部の歯間離開を主訴に来院。前歯部6本に対して、ポーセレンラミネートベニア修復を行うこととなった。

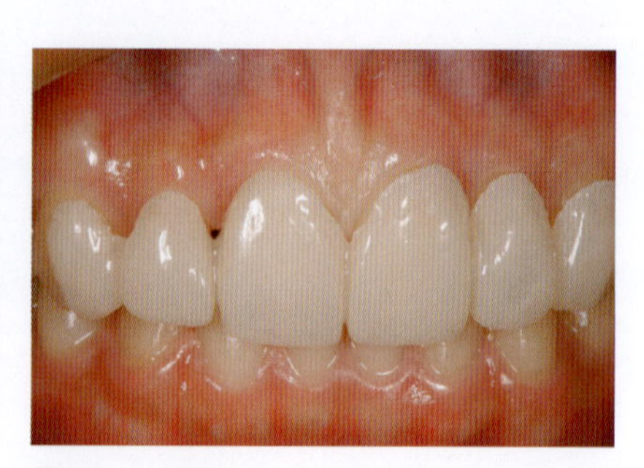
図10 上顎前歯6本に対するモックアップ装着。診断用ワックスアップから、3|および|3に対しては近心面のみのラミネートベニアとする。

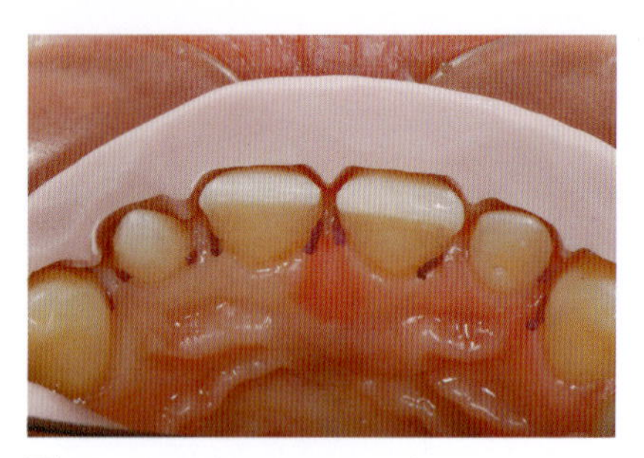
図11 支台歯形成用インデックスを使用し、クリアランス量の確認。

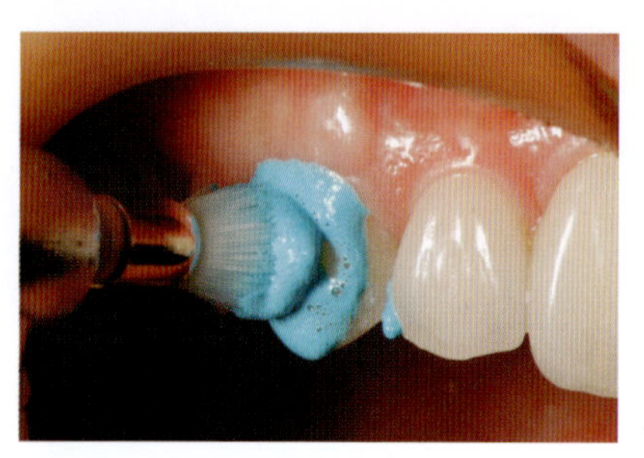
図12 ポーセレンラミネートベニア装着前に支台歯を歯冠研磨ペースト（フッ素無配合）とブラシにて清掃。接着には、仮着材の残留なども影響を与えるため、確実に清掃する。

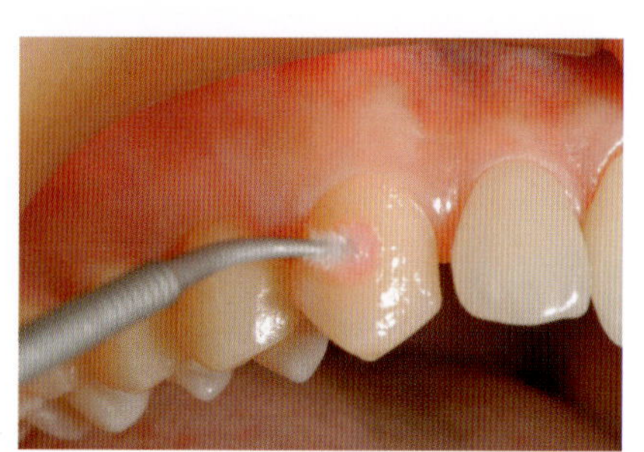
図13 エナメル質に対するリン酸エッチング。

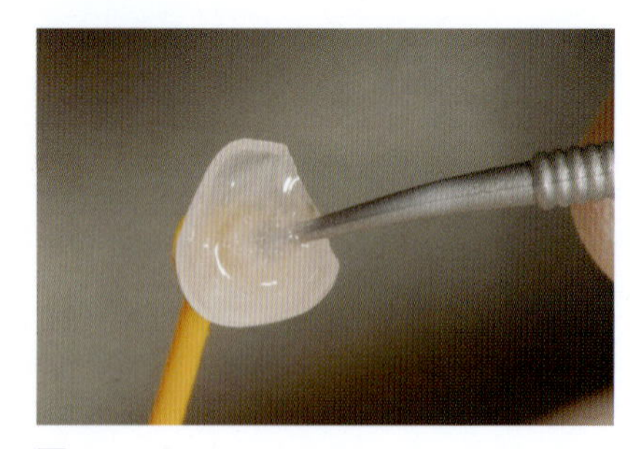
図14 ポーセレンラミネートベニア内面に対するシラン処理。

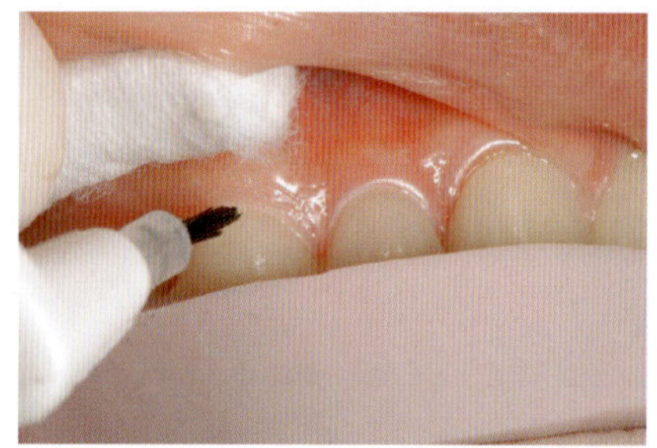
図15 ポーセレンラミネートベニアのレジン系装着材料での装着。余剰な装着材料を完全重合前に除去することが重要である。

ニアに行う際には、ポーセレンの亀裂などの発生に十分な注意が必要である。

フッ酸エッチングにより、ガラスマトリックスが選択的に除去されて、結晶構造が露出する。フッ化水素酸ゲルの処理時間は、60秒あるいは60～120秒が有効であると報告されている[2,3]。ただし、フッ化水素酸は医薬用外毒物であるため、取り扱いには十分に注意を払う必要がある。

一方、化学的結合として、無機材料のセラミックスと有機材料のレジンを結合させるには、シラン処理が有効である。シラン処理剤には、1液性（**図19**）、2液性および3液性がある。2液性には1つのボトルに、シラン処理剤、他方に酸性モノマーが、3液性にはさらに重合開始剤が含まれている。1液性のプライマーは臨床での操作が簡便であるため非常に有効あるが、材料の保存安定性については注意が必要である[4]。

B）シリカを主成分としないセラミックス

シリカを主成分とするセラミックスの表面処理方法

1. アルミナブラスト処理（0.1～0.2 MPa）あるいはフッ酸エッチング
2. シラン処理

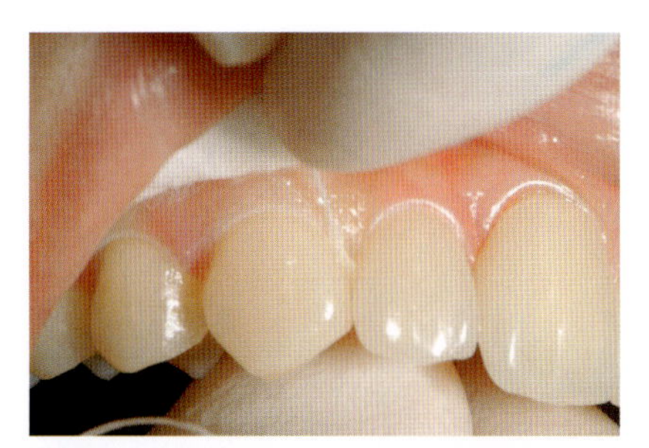

図 16　デンタルフロスによるコンタクトポイント部の余剰な装着材料の除去。

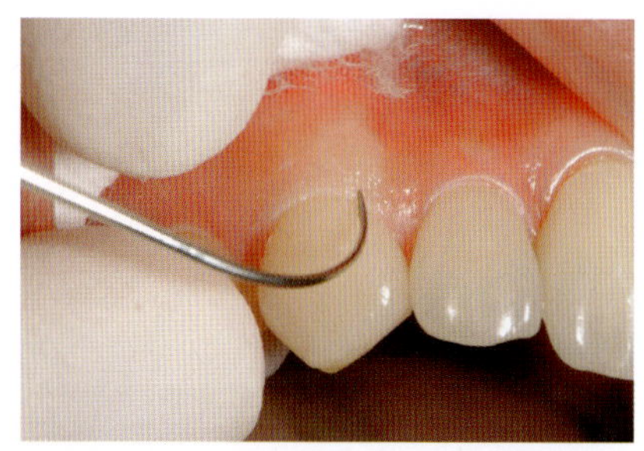

図 17　先端の細い探針にて、歯肉溝内の装着材料、ボンディング材などの除去。

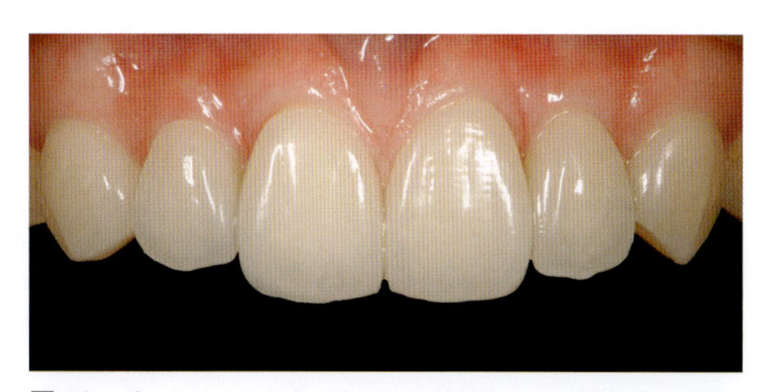

図 18　ポーセレンラミネートベニア装着後の上顎前歯部正面観。

酸化ジルコニウムセラミックス（ジルコニア）や酸性アルミニウムセラミックスなどの、シリカを主成分としないセラミックスのレジン接着方法は、前述した内容と異なる。

微小機械的嵌合力の獲得には、ジルコニアなどにはフッ酸エッチングは有効ではない[5,6]。そのため 0.2 MPa の圧力でアルミナブラスト処理が推奨されている。ジルコニアセラミックスは機械的強度に優れた材料ではあるが、脆性材料であるため、金属に対するブラスト圧に比較して半分ほどの圧力で処理をする必要がある。

ジルコニアセラミックスにはシリカがほとんど含まれていないため、シラン処理は化学的結合を得るのに有効性は低い。ジルコニアは金属酸化物である。そのため、酸性機能性モノマー、特にリン酸エステル系モノマーを含むプライマーによる表面処理により、接着強さが向上する[6,7]。したがって、ジルコニア修復物を支台歯に接着させるには、アルミナブラストによる表面処理を行い、その後、疎水性リン酸エステル系モノマー MDP（10-methacryloyloxydecyl dihydrogen phosphate）含有のプライマー処理を行い、レジン系装着材料による装着が推奨される（**図 20～22**）。また、酸性機能性モノマーを含んでいるセルフアドヒーシブセメントで装着する場合は、プライマー処理が不要となる。

③ファイバーポスト

ジルコニアセラミックスの表面処理方法

1. アルミナブラスト処理（0.2 MPa）
2. 疎水性リン酸エステル系モノマー MDP 処理

* なおセルフアドヒーシブの場合は、上記 1 のみを行う。

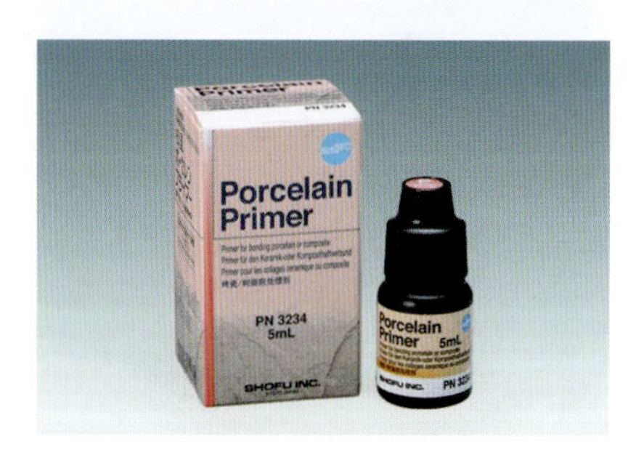

図 19　1 液性シラン処理剤「松風ポーセレンプライマー」。

平成 28 年 1 月から保険収載されたファイバーポストの装着に、デュアルキュア型レジン（光・化学重合レジン）の使用が不可欠である。ファイバーポスト表面の処理方法は、直接法と間接法で異なる。

直接法ではファイバーポストそのものをレジンで装着するが、その際に、ファイバーポストに対してアルミナブラスト処理は不要である。具体的には、ファイバーポスト試適後、アルコールやリン酸水溶液でポスト表面を清掃し、その後シラン処理を行う（**図 23～27**）[8]。

一方、間接法では、ファイバーポスト表面は築造用レジンで覆われているため、レジン表面に対してアルミナブラスト処理（平均粒径 50 μm、ブラスト圧 0.1～0.2 MPa）を行い、さらにシラン処理を行う（**図 28～30**）[8]。

なお、ファイバーポストの根管への確実な接着には、根管内の適切な表面処理と残留水分のコントロールが必要である。そのために、ファイバーポストの根管への装着前には、必ずペーパーポイントなどでの水分の除去が

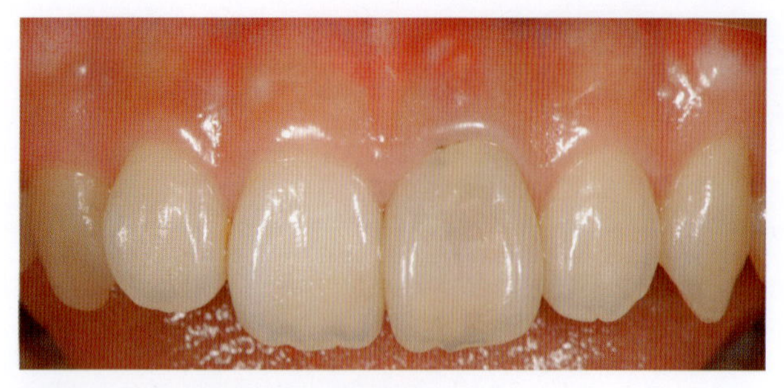

図 20 ⌊1 が内部吸収のため抜歯適応。

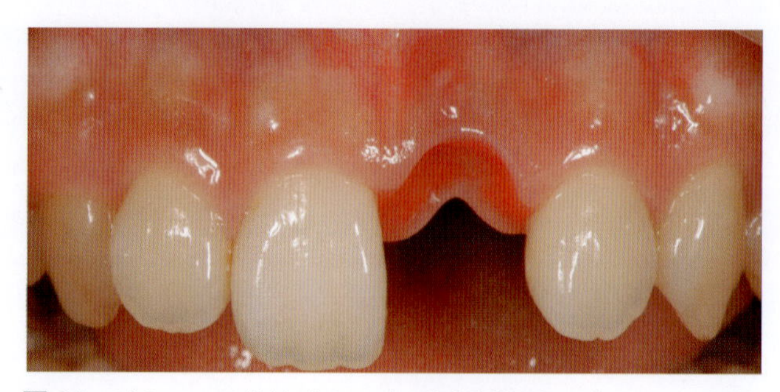

図 21 ジルコニア接着ブリッジの印象採得時のポンティック粘膜面。

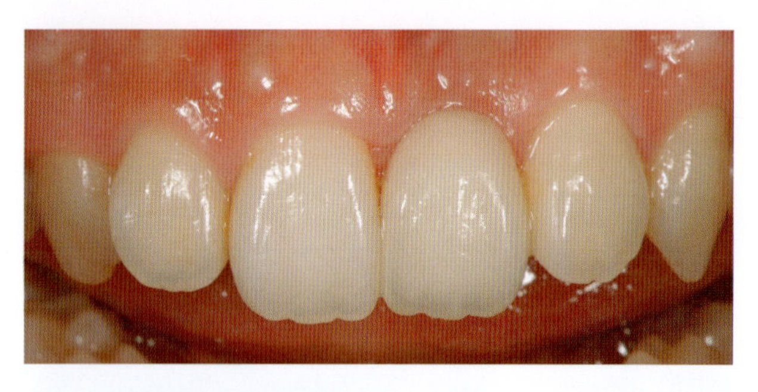

図 22 ジルコニア接着ブリッジ装着後の上顎前歯正面観。

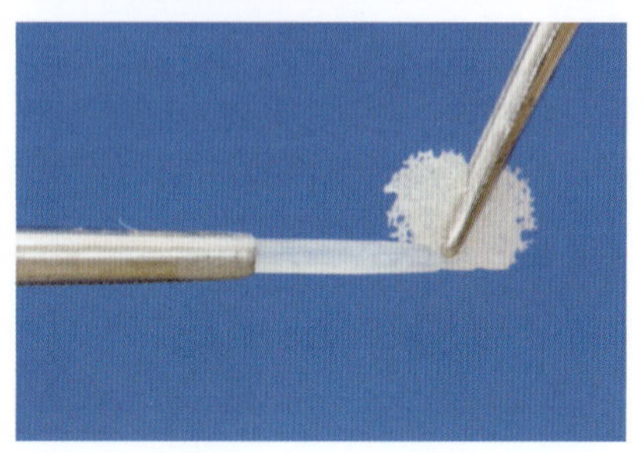

図 23 ファイバーポスト表面に対するシラン処理［直接法］。

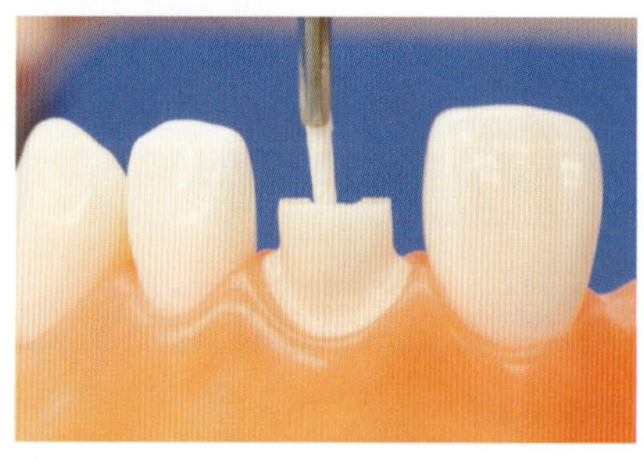

図 24 ペーパーポイントによる根管内の残留水分の除去［直接法］。

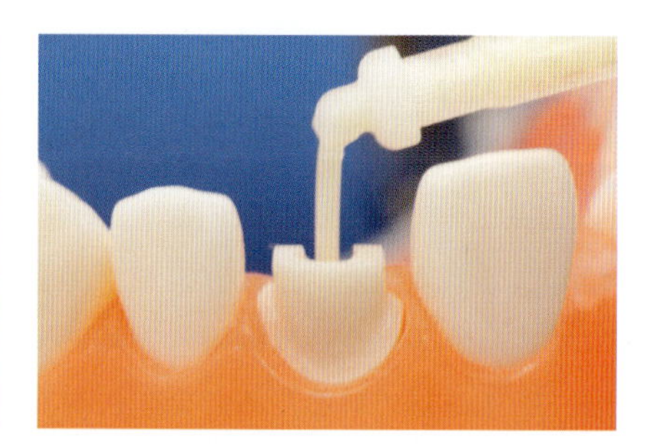

図 25 根管内へのデュアルキュア型レジンの注入［直接法］。

重要となる（**図 24**）[8]。

④接着ブリッジ

ファイバーポストの表面処理方法

直接法
1. アルミナブラストなし
2. シラン処理

間接法
1. アルミナブラスト処理（0.1 ～ 0.2 MPa）
2. シラン処理

接着ブリッジの装着にも、レジン系装着材料の使用は必須である。主に、フレーム材料として金属が使用される。金属とレジンの接着のために、まず金属表面に対してアルミナブラスト処理（平均粒径 50 μm、ブラスト圧 0.4 ～ 0.5 MPa）を行う。その後、化学的結合を得るために、金属接着性プライマーによる処理を行うが、その際に使用金属の種類によって有効なプライマーが異なる。

貴金属合金（タイプ 4 金合金、金銀パラジウム合金）の場合は、有機硫黄化合物を含む機能性モノマー（VBATDT、MTU-6、MDDT など）がレジン接着に有効である。

一方、非貴金属合金の場合は、カルボン酸誘導体（4-META、MAC-10）、ホスホン酸（MHPA）、疎水性リン酸エステル（MDP）などの酸性機能性モノマー含有のプライマーによる処理が有効である。

なお、貴金属および非貴金属合金の両方に有効な成分を含むプライマーもあり、臨床使用において簡便である（**図 31**）。

［図 23 ～ 30 は、参考文献 8）小峰　太．ファイバーポストを応用した支台築造 臨床術式と留意点．東京都歯科医師会雑誌 2016；64：255-261．から転載］

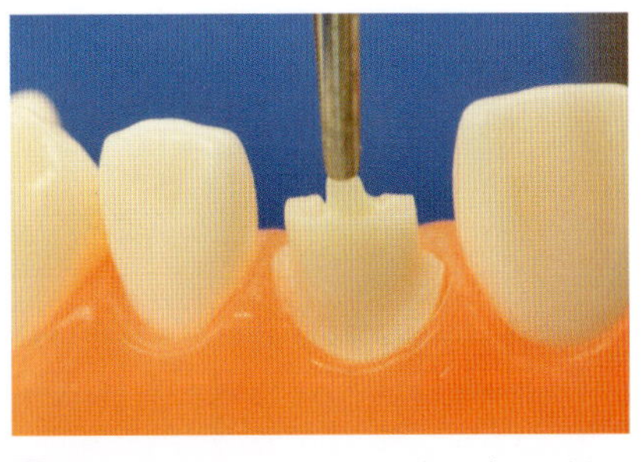

図 26　根管内へのファイバーポスト挿入［直接法］。

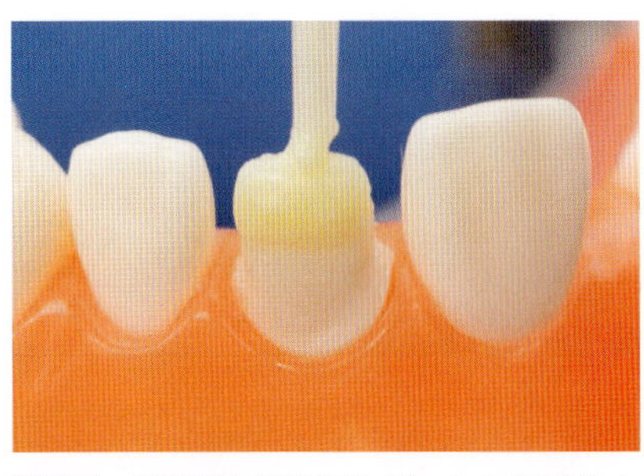

図 27　歯冠部を築造用レジンにて築盛および重合［直接法］。

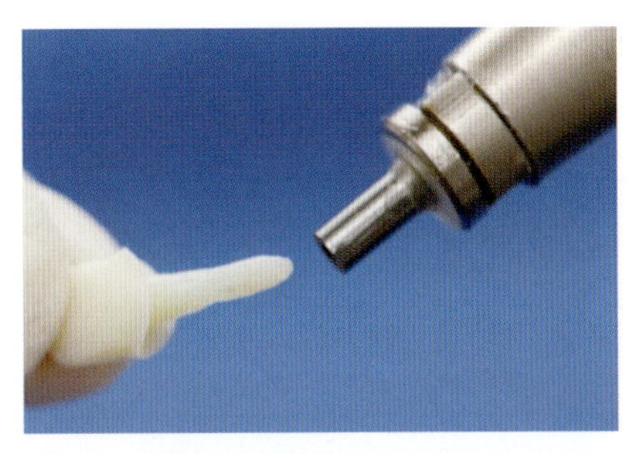

図 28　間接法で製作されたファイバーポストのポスト部へのアルミナブラスト処理［間接法］。

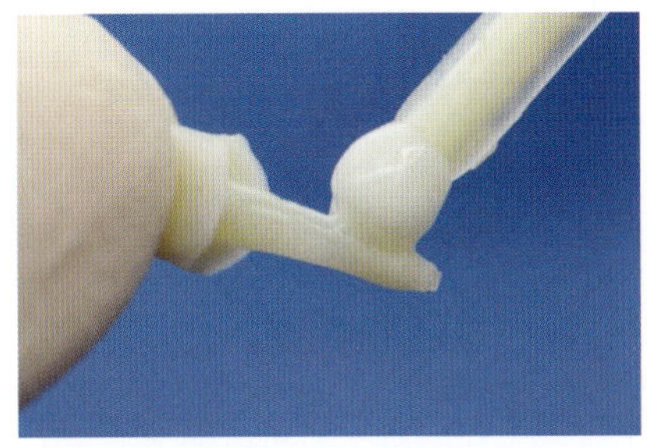

図 29　ファイバーポストのポスト部へのレジン系装着材料の塗布［間接法］。

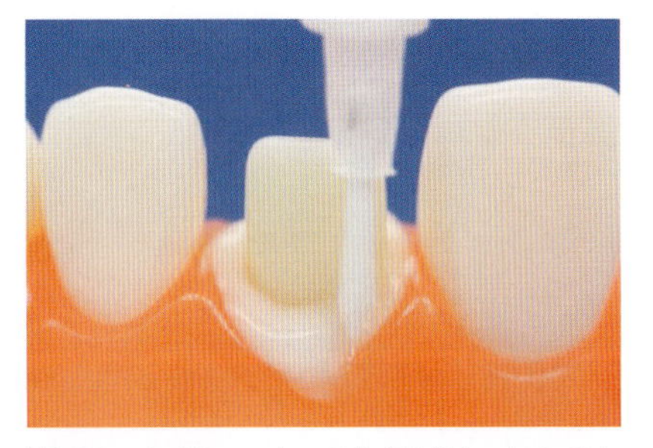

図 30　余剰なレジン系装着材料の完全重合前に除去。

金属の表面処理方法

貴金属合金
1. アルミナブラスト処理（0.4 ～ 0.5 MPa）
2. 有機硫黄化合物を含む機能性モノマー（VBATDT、MTU-6、MDDT など）含有プライマー処理

非貴金属合金
1. アルミナブラスト処理（0.4 ～ 0.5 MPa）
2. カルボン酸誘導体（4-META、MAC-10）、ホスホン酸（MHPA）、疎水性リン酸エステル（MDP）などの酸性機能性モノマー含有プライマー処理

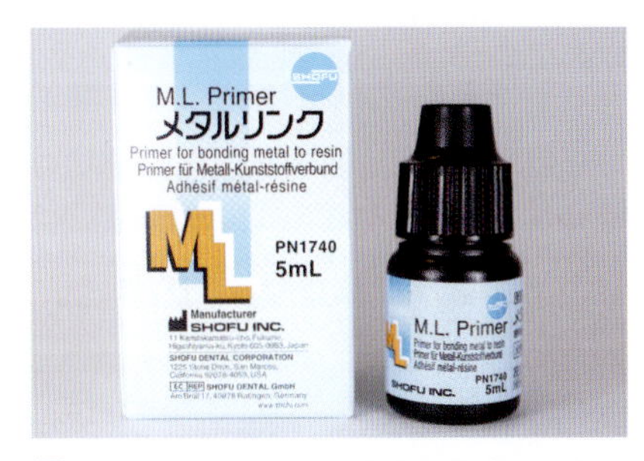

図 31　貴金属および非貴金属合金の両方に有効な成分を含むプライマー「メタルリンク」。

まとめ

支台歯への歯冠修復物と固定性補綴装置をレジン系装着材料で確実に装着するためには、接着プロトコルに準じた臨床ステップを順守することが重要である。また、レジン接着においてはアルミナブラスト処理が不可欠であるため、診療室あるいは技工室にサンドブラスト器の設置が望ましい。

参考文献
1）大河貴久，小正　聡，藤野智子，藤井孝政，田中昌博，川添堯彬．口腔内での接着操作における金銀パラジウム合金に対するセルフアドヒーシブセメントの接着性能の評価．接着歯学 2010；28：53-60.
2）Chen JH, Matsumura H, Atsuta M. Effect of different etching periods on the bond strength of a composite resin to a machinable porcelain. J Dent 1998; 26: 53-58.
3）Chen JH, Matsumura H, Atsuta M. Effect of etchant, etching period, and silane priming on bond strength to porcelain of composite resin. Oper Dent 1998; 23: 250-257.
4）後藤治彦．1 液性セラミックプライマーの保管が接着強さに及ぼす影響．補綴誌 2008；52：107-116.
5）Kern M, Thompson VP. Bonding to glass infiltrated alumina ceramic: adhesive methods and their durability. J Prosthet Dent 1995; 73: 240-249.
6）Kern M, Wegner SM. Bonding to zirconia ceramic: adhesion methods and their durability. Dent Mater 1998; 14: 64-71.
7）Blatz MB, Sadan A, Martin J, Lang B. In vitro evaluation of shear bond strengths of resin to densely-sintered high-purity zirconium-oxide ceramic after long-term storage and thermal cycling. J Prosthet Dent 2004; 91: 356-362.
8）小峰　太．ファイバーポストを応用した支台築造 臨床術式と留意点．東京都歯科医師会雑誌 2016；64：255-261.

3-3 各種プライマー
［歯質／金属／セラミックス］

吉田圭一
長崎大学病院 歯科系診療部門
保存・補綴歯科 冠補綴治療室

はじめに

プライマーは歯質用や金属用、セラミックス用があるが、いずれも接着性モノマーを含有している。接着性モノマーに、4-AET（4-acrlyloxyethyl trimellitate anhydride）や6-MHPA（6-methacryloyloxyhekyl phosphonoacetate）と略されるものがある。これらの接着性モノマーの末端は、一方は歯質のハイドロキシアパタイトのカルシウムや金属表面の酸化物と反応する反応性基、もう一方は二重結合を有する重合性基である（**図1**）。

一方、レジンセメントは数種類の多官能モノマーを含有している。代表的なTEGDMA（トリエチレングリコールジメタクリレート；**図1**）は、接着性モノマーの一方の末端と同じ重合性を有する二重結合が両端にある。レジンセメントは光照射もしくはペーストを混和することなどによって、重合開始剤が励起され、モノマーの二重結合が開裂し重合が進行していく。同時に接着性モノマーの反応基は被着体と反応し、接着性モノマーの重合もレジンモノマーと順次進行していく。

すなわち、接着性モノマーを含有した各種プライマーを使用するのであれば、装着用セメントとしてレジンセメントを使用しなければいけない。

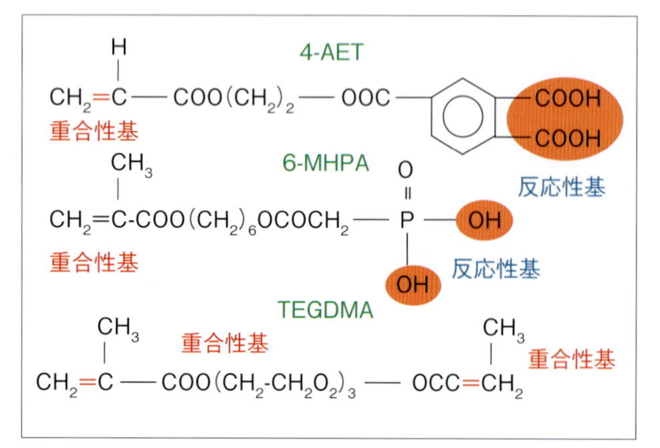

図1 接着性モノマーとレジンモノマーの化学構造式。

歯質用プライマー（図2、表1）

歯質用プライマーはワンボトル、もしくは2ボトルでレジンセメントとセットで使用する。したがって、歯質用プライマー単独で使用することは少なく、従来型の接着性レジンセメントや近年各メーカーから販売されているプライマー型接着性レジンセメントのキットのなかに含まれている。もし、支台装置にエナメル質が局在するのであれば、選択的にリン酸エッチングしたほうが望ましい。

金属用プライマー（図3、表2）

金属用プライマーはワンボトルで、①コバルトクロム合金やチタン、チタン合金、ステンレス鋼などの非貴金属用と、②金銀パラジウム合金、銀合金、金合金、ハイパラジウム合金などの貴金属に有効とされるもの、さらに、③非貴金属、貴金属両者に有効な3つに分類されるが、両者に有効なものが重宝する。非貴金属に有効とされる接着性モノマーはカルボン酸やリン酸基を有するもので、貴金属に有効なものは硫黄を含んだものである。

ここで、ジルコニアはセラミックスだが、非貴金属に有効とされる接着性モノマーがジルコニア表面の水酸基と化学的に結合すると考えられている[1]。したがって、ジルコニアのレジンセメントとの接着には、金属用プライマーで有効な製品を使用しても構わないが、装着用のレジンセメントがリン酸基を有する接着性モノマーを含有していれば、その前にプライマー処理を施す必要はない。

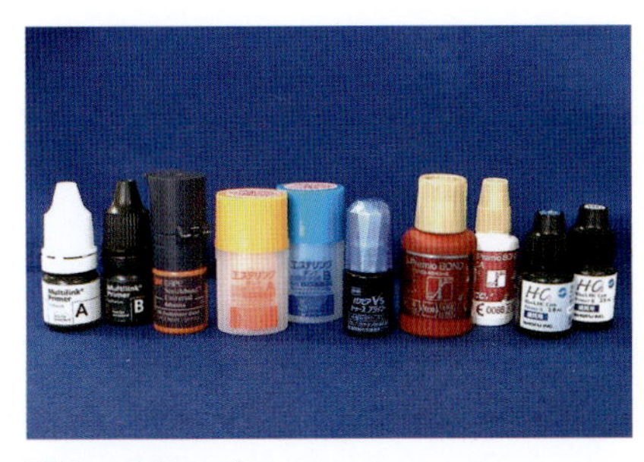

図 2　歯質用プライマー。
左から、マルチリンクプライマー A、B、スコッチボンドユニバーサルアドヒーシブ、エステリンク、トゥースプライマー、G- プレミオボンド、G- プレミオボンド DCA、レジセムプライマー。

表 1　歯質用プライマー。

商品名	メーカー	組成
マルチリンクプライマー A、B	イボクラールビバデント	水、HEMA、MDP、メタクリル酸モノマー、重合開始剤
スコッチボンドユニバーサルアドヒーシブ	3M ESPE	水、エタノール、HEMA、Bis-GMA、MDP、シリカフィラー、重合開始剤
エステリンク	トクヤマデンタル	水、アセトン、イソプロパノール、Bis-GMA、TEGDMA、HEMA、リン酸モノマー、重合開始剤
トゥースプライマー	クラレノリタケデンタル	水、HEMA、MDP、メタクリル酸モノマー、重合開始剤
G- プレミオボンド	ジーシー	水、アセトン、4-MET、MDP、MDTP、重合開始剤、シリカ微粉末
G- プレミオボンド DCA	ジーシー	水、エタノール、重合開始剤
レジセムプライマー	松風	A：水、アセトン、重合開始剤 B：アセトン、HEMA、4-AET

＊ **HEMA**：ヒドロキシエチルメタクリレート
MDP：10- メタクリロキシデシルジヒドロゲンフォスフェート
4-META：4- メタクリロキシエチルトリメリティックアンハイドライド
4-AET：4- アクリロキシエチルトリメリティックアシッド
6-MHPA：6- メタクリロキシヘキシルフォスホノアセテート

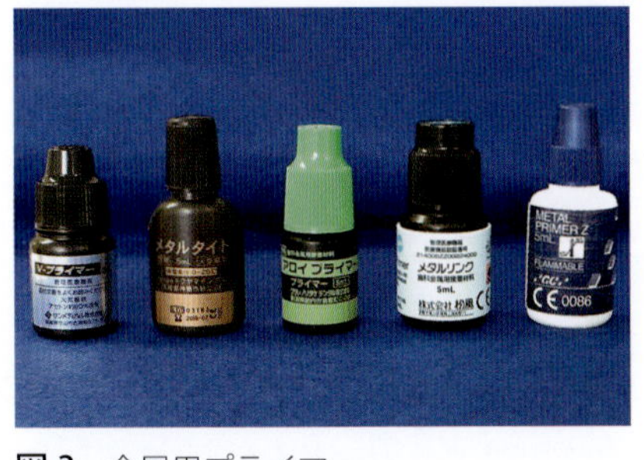

図 3　金属用プライマー。
左から V- プライマー、メタルタイト、アロイプライマー、メタルリンク、メタルプライマー Z。

表 2　メタル用プライマー。

商品名	メーカー	使用金属	組成
V- プライマー	サンメディカル	貴金属	VBATDT、アセトン
メタルタイト	トクヤマデンタル	貴金属	MTU-6、エタノール
アロイプライマー	クラレノリタケデンタル	非・貴金属	VBATDT、MDP、アセトン
メタルリンク	松風	非・貴金属	MDDT、6-MHPA、アセトン
メタルプライマー Z	ジーシー	非・貴金属	MDTP、MDP、エタノール

セラミックス用プライマー（表 3、4）

セラミックス用プライマーは、シリカベース用（陶材や二ケイ酸リチウムガラスセラミックス）のセラミックプライマーと、アルミナやジルコニア用のセラミックプライマーと区別した製品が多かった。

シリカベース用のセラミックプライマーは、一般的にエタノールを溶媒とし、シランカップリング剤とカルボン酸やリン酸基を有する接着性モノマーを含有し、2 ボトルタイプの製品が多かった。

一方、シランカップリング剤はアルミナやジルコニアには無効とされているので、アルミナやジルコニア用のセラミックプライマーは、シリカベース用のセラミックプライマーのシランカップリング剤を含有していない製品が多い。

また、シリカベース用のセラミックプライマーはフィラーとしてシリカを含有しているコンポジットレジンの表面処理としても有効である。

近年は、シリカベースとアルミナ、ジルコニアと区別せず、あらゆるセラミックスに有効な、1 ボトルのセラミックス用プライマーの製品が多く販売されている。従来のシリカベース用のセラミックプライマーは、シランカップリング剤と接着性モノマーを別々のボトルに含有していたが、両者を混和し 1 ボトルにすれば、すべてのセラミックスに有効となる。

表3 セラミックス用プライマー

商品名	メーカー	組成
セラミックプライマー II（1液性）	ジーシー	シランカップリング剤、MDP、エタノール
ポーセレンボンドアクチベーター＋クリアフィルSEプライマー（2液性） クリアフィルセラミックプライマー（1液性）	クラレメディカル	シランカップリング剤、メタクリレート HEMA、MDP、メタクリレート、水、開始剤 シランカップリング剤、MDP、エタノール
ポーセレンライナーM（2液性）	サンメディカル	シランカップリング剤、4-META、塩化第二鉄、MMAQ
ポーセレンプライマー（1液性）	松風	シランカップリング剤、4-AET、エタノール
リライエックス セラミックプライマー（1液性）	3M ESPE	シランカップリング剤、水、エタノール
モノボンドS（1液性）	Ivoclar Vivadent	シランカップリング剤、水、酢酸、エタノール

表4 アルミナ・ジルコニア用プライマー

商品名	メーカー	組成
AZプライマー（1液性）	松風	6-MHPA、アセトン
Metal/Zirconia Primer（1液性）	Ivoclar Vivadent	リン酸アクリレート、メタクリレート、開始剤、溶媒

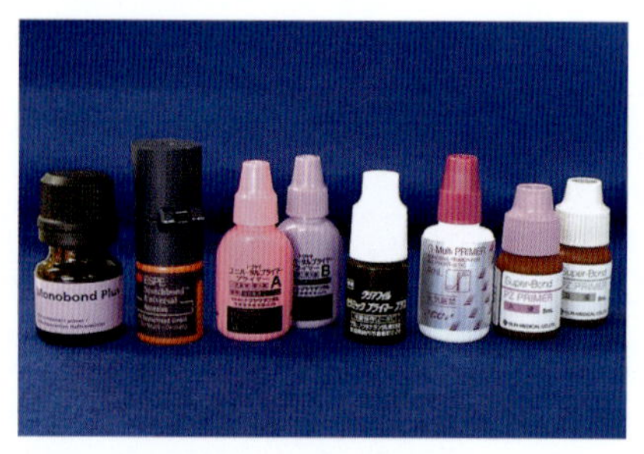

図4 修復物用マルチプライマー。
左から、モノボンドプラス、スコッチボンドユニバーサルアドヒーシブ、ユニバーサルプライマー、クリアフィルセラミックプライマープラス、G-マルチプライマー、PZプライマー。

表5 修復物用マルチプライマー

商品名	メーカー	組成
モノボンドプラス	イボクラール ビバデント	MDP、硫化物メタクリレート、シランカップリング剤、エタノール
スコッチボンド ユニバーサル アドヒーシブ	3M ESPE	オールパーパスマルチプライマー、MDP、Bis-GMA、HEMA、水、デカメチレンジメタクリレート、ビトラボンドコポリマー、シラン化シリカフィラー、重合開始剤、エタノール
ユニバーサル プライマー	トクヤマ デンタル	A：MTU-6、Bis-GMA、TEGDMA、シランカップリング剤、エタノール B：MAC-10、UDMA、リン酸モノマー、アセトン
クリアフィル セラミック プライマー プラス	クラレノリタケ デンタル	MDP、シランカップリング剤、エタノール
G-マルチプライマー	ジーシー	MDP、MDTP、シランカップリング剤、エタノール
PZプライマー	サンメディカル	A：MMA、MDP B：MMA、シランカップリング剤

マルチプライマー（図4、表5）

先述したあらゆるセラミックスに有効なセラミックス用プライマーは、非貴金属に有効とされる接着性モノマーを含有しているので、それらの金属にも有効となる。しかしながら、貴金属に有効な硫黄を含んだ接着性モノマーは含有していない。したがって、あらゆるセラミックスに有効なセラミックプライマーに硫黄系の接着性モノマーを含有したものは、金属、セラミックス、コンポジットレジンのあらゆる材料で製作された修復材料とレジンセメントとの接着に有効な修復物用マルチプライマーとなる。

支台装置は歯質のみであることはほとんどなく、金属やコンポジットレジンとの複合体となっていることがほとんどである。したがって、支台装置に金属があれば、金属面に金属用プライマー、コンポジットレジンがあれば、セラミックス用プライマーを塗布した後、歯質面に歯質用プライマーを塗布するという、別々に表面処理を行う必要がある。修復物用マルチプライマーは歯質以外の材料には有効であるが、歯質用プライマーとしては使用できない。

そこで、歯質用プライマーに、修復物用マルチプライマーの成分（リン酸エステル系モノマー、含硫黄系モノマー、シランカップリング剤）を含有したものが、修復材料の種類も支台装置の構成物も問わず使用可能なオールパーパスのマルチプライマーとなる。しかしながら、歯質用のプライマーには水を含有した製品がほとんどである。金属、セラミックス、コンポジットレジンの表面処理に水は使用しないほうがよい。ワンボトルであらゆる材料に使用できるというきわめて利便なオールパーパスのマルチプライマーだが、歯質用プライマーと修復物用マルチプライマーとは別々に使用したほうが望ましいと思う。

アルミナブラスティング

各種プライマーは、その材料とレジンセメントが化学的に結合し、レジンセメントと共重合するために使用する。しかしながら、レジンセメントの修復材料との機械的嵌合力を高めることはできない。

簡便で頻用されているのが、平均粒径約50μmのアルミナによるブラスティングである。修復材料内面にアルミナブラスティングを行うと、表面に微細な凹凸が形成され、接着面積が増大することでレジンセメントのぬれ性が向上し接着強さが大きく改善される。

各種材料の硬さは異なるので、修復材料によってブラスティングの噴射圧を調節したほうがよい[2]。コンポジットレジンは0.2MPa、アルミナやジルコニアは0.3MPa、金属は0.4MPaである。ノズル先端を約1cm離し、約15秒で修復物内面の全面をブラスティングする。

ポータブルタイプのアブレーダーは歯科用ユニットに付属しているバルブに接続してブラスティングするが、噴射圧は0.5MPa前後で調整はできない。工賃や機器の購入が必要だが、圧縮空気を減圧器に接続すれば、噴射圧の調節が可能となる。被着面をミクロ的に粗造にすることによって生じるセメントの機械的嵌合力のほうが、プライマー処理による被着面との化学的結合より接着耐久性に及ぼす影響が大きい。

修復物の試適や調整時には必ず唾液に汚染されるわけで、汚染層を清掃する目的も含め、日頃の臨床では修復物を装着する前の内面のアルミナブラスティングをルーティンにするのが望ましい。

一方、シリカベースのセラミックスはアルミナブラスティングを行うと、軟かいガラスマトリックスを選択的に取り除き、結晶相がリッチな微細な凹凸が形成される。シランカップリング剤はガラスマトリックスに有効だと考えられるので、アルミナブラスティングは行わず、5%フッ化水素酸を塗布しケイ素と酸素の結合を切断し、微細な凹凸を形成するほうが望ましい[3]。

フッ化水素酸はチェアーサイドでは使用できないので、技工室に設置されたクリーンベンチ内で使用しなければいけない。市販技工用のフッ化水素酸ジェルも有効と思われる。

以下、各種プライマーを使用した、鋳造冠、CAD/CAM冠、ガラスセラミッククラウン、ジルコニアクラウンの装着手順を個別に記載する。

金銀パラジウム合金で製作した全部金属冠の装着（図5～12）

図5 6| 全部金属冠の装着例である。試適調整後、冠内面を平均粒径50μmのアルミナを使用し0.4MPa、15秒間ブラスティングした。

図6 次に、非・貴金属両者に有効なメタルリンクプライマー（松風社）を塗布し乾燥した。

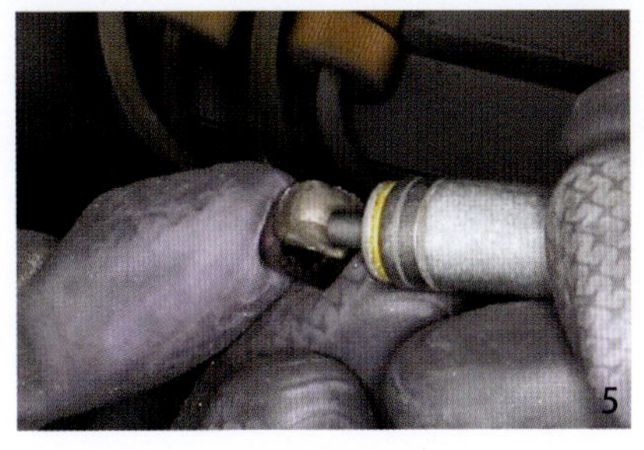

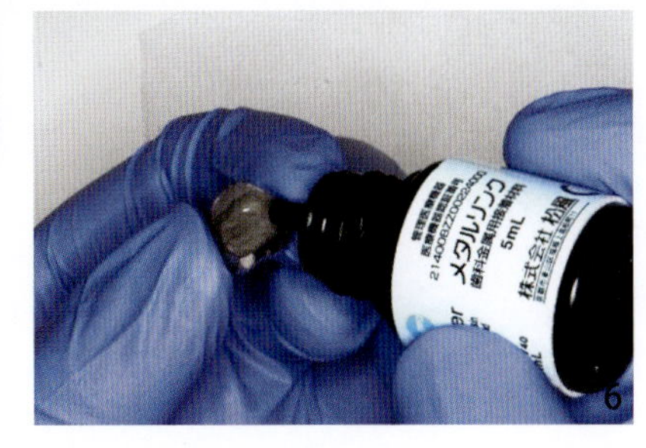

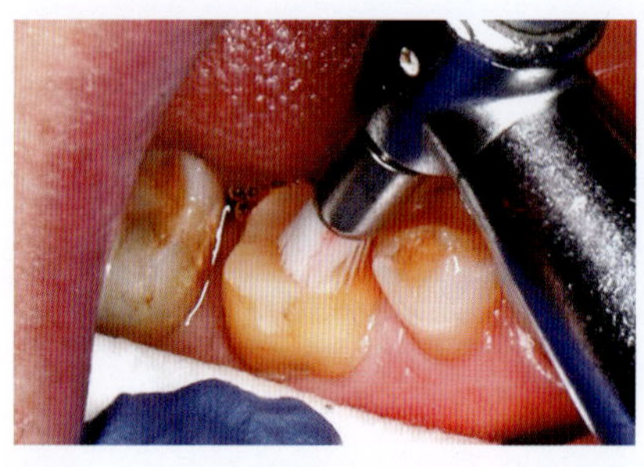

図 7　一方、支台装置に付着している仮着用セメントを超音波スケーラーとブラシコーンで入念に除去した。

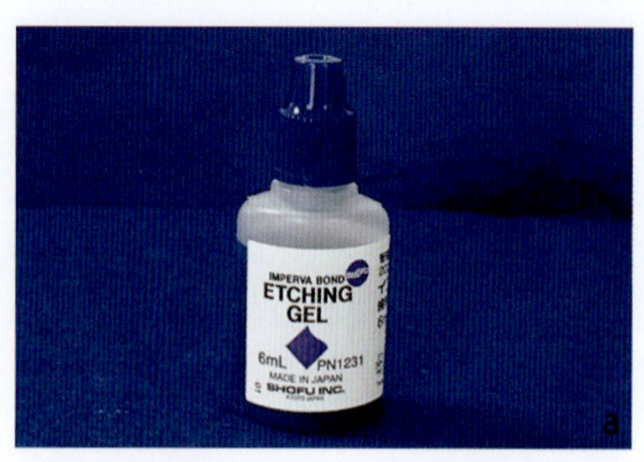

図 8　失活歯で 4 壁残存していたのでポストは形成せず、コア部に支台築造用コンポジットレジンを直接塡塞した。まず、コンポジットレジン部はインパーバボンドエッチングゲル（**a**）を塗布し水洗・乾燥した（**b**）。

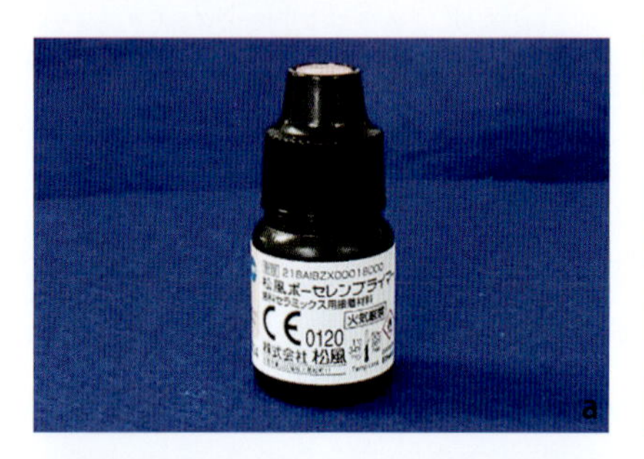

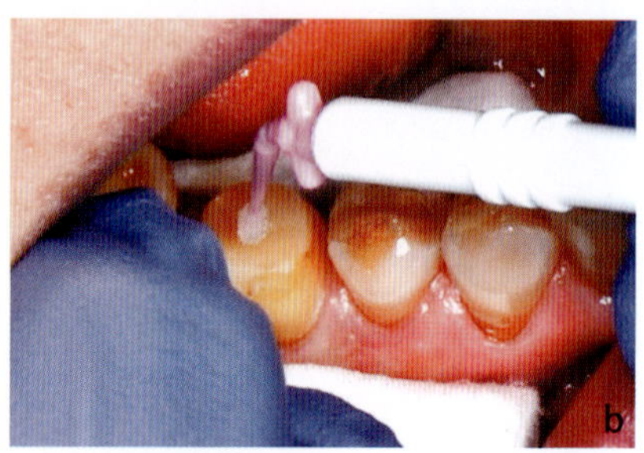

図 9　その後、ポーセレンプライマー（**a**）を塗布し乾燥した（**b**）。

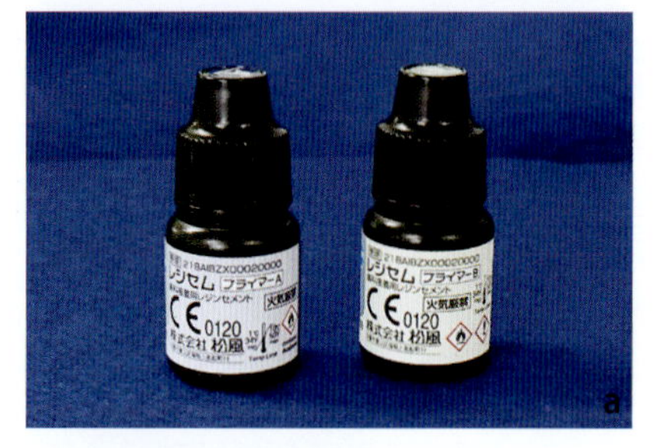

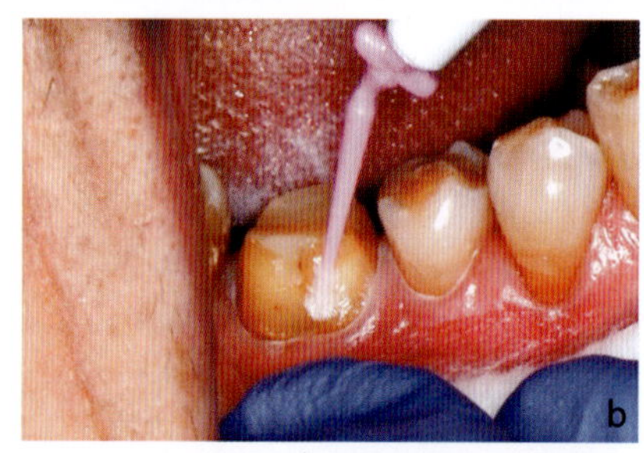

図 10　歯面はレジセムプライマー（**a**）を塗布し、20 秒後に弱圧で十分に乾燥した（**b**）。

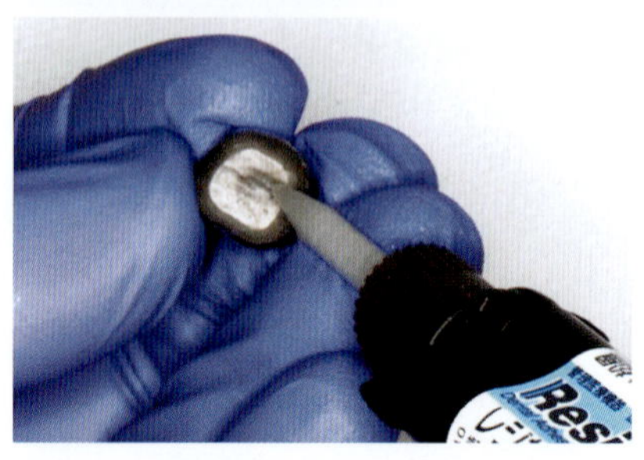

図 11　装着用セメントはレジセムを使用し、シリンジにミキシングチップを装塡し、練和されたペーストを冠内面に塗布し、支台装置に圧接した。

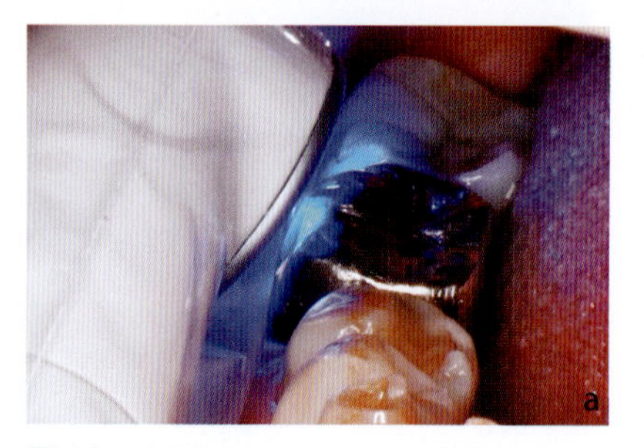

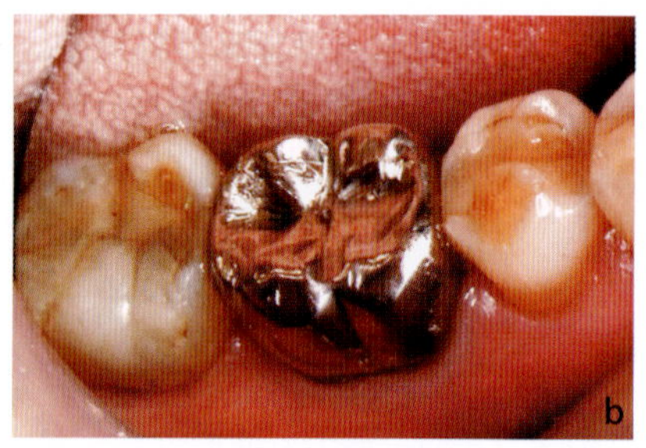

図 12　余剰セメントを綿球で除去し、セメントマージン部を計 40 秒間光照射し（**a**）装着を完了した（**b**）。

ハイブリッドレジンで製作した CAD/CAM 冠の装着（図 13 ～ 22）

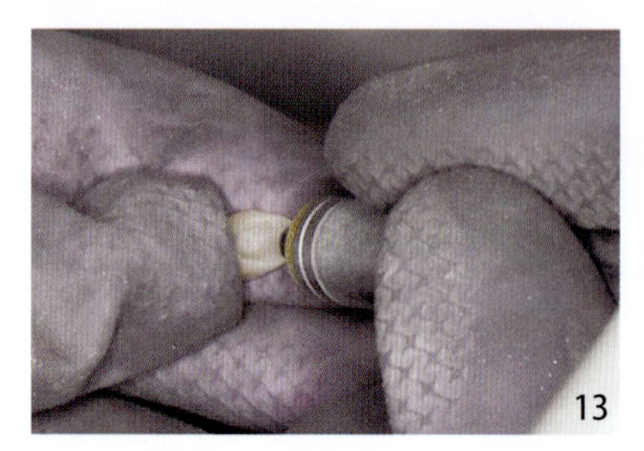

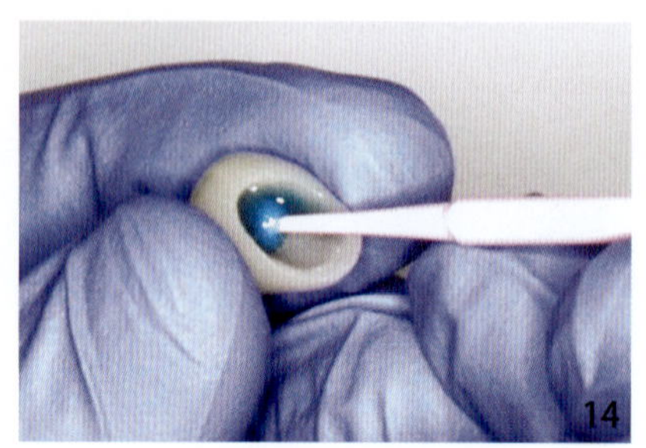

図 13　┌4 CAD/CAM ハイブリッドレジン冠の装着例である。クラウン試適後、内面は 50 μm のアルミナを使用し、0.2MPa、15 秒間ブラスティングした。

図 14　次に、インパーバボンドエッチングゲルを塗布し水洗・乾燥した。

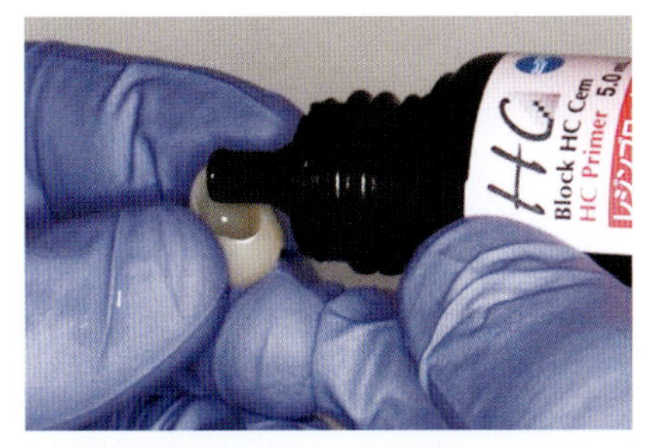

図 15　続いてブロック HC セム HC プライマーを塗布し十分に乾燥した。

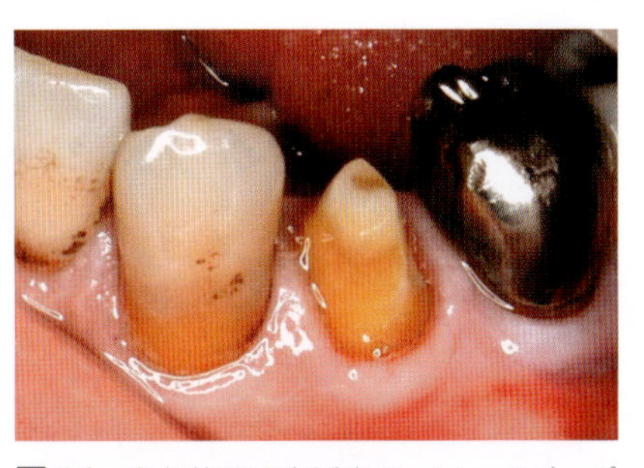

図 16　支台装置は失活歯で、ファイバーポストレジンコアを装着している。

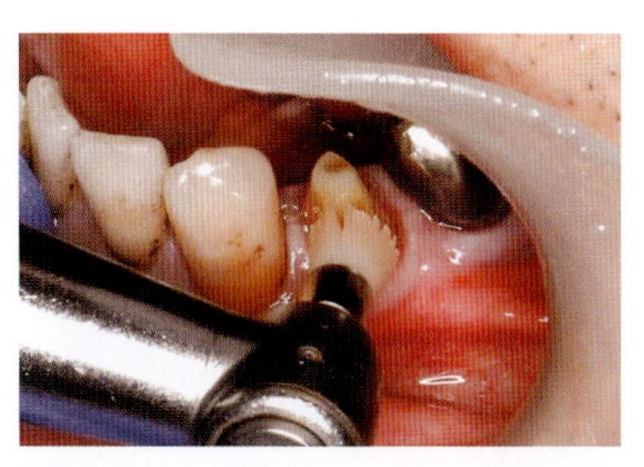

図 17　まず、ブラシコーンで仮着用セメントを除去した。

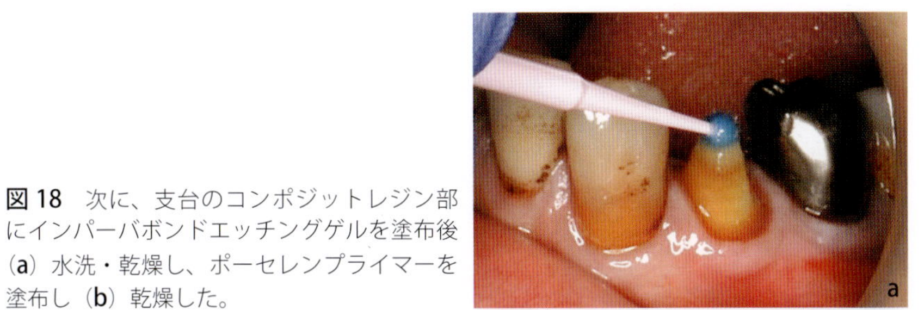

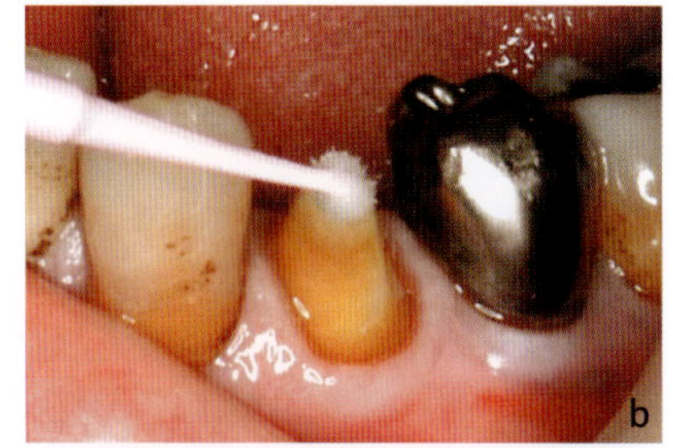

図 18　次に、支台のコンポジットレジン部にインパーバボンドエッチングゲルを塗布後（a）水洗・乾燥し、ポーセレンプライマーを塗布し（b）乾燥した。

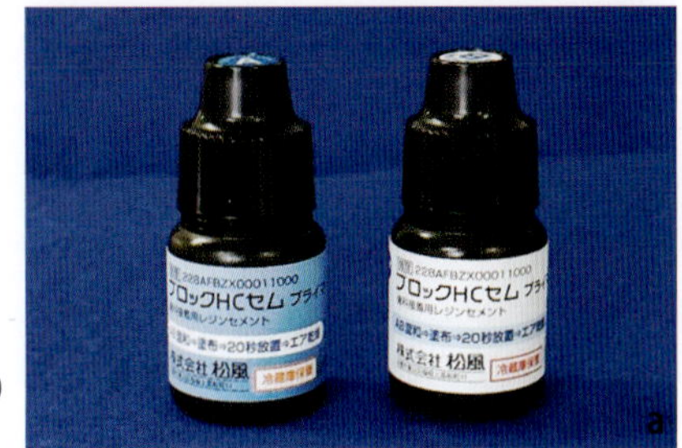

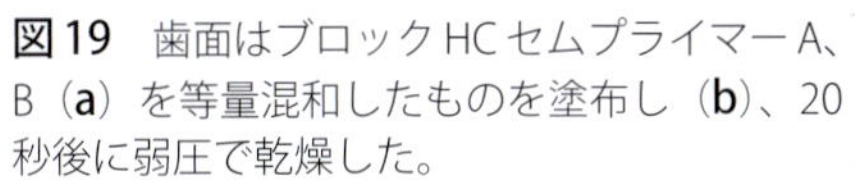

図 19　歯面はブロック HC セムプライマー A、B（a）を等量混和したものを塗布し（b）、20 秒後に弱圧で乾燥した。

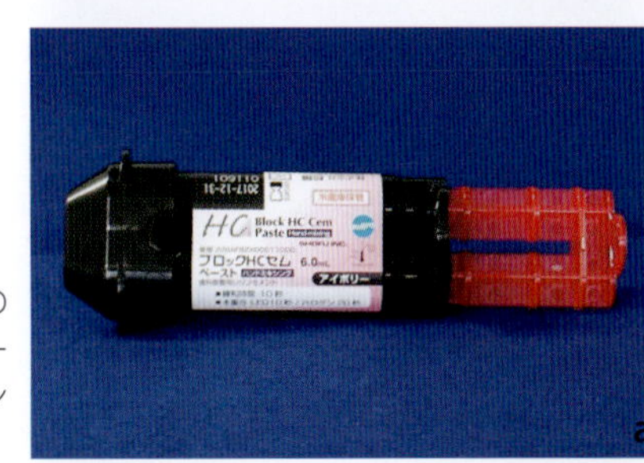

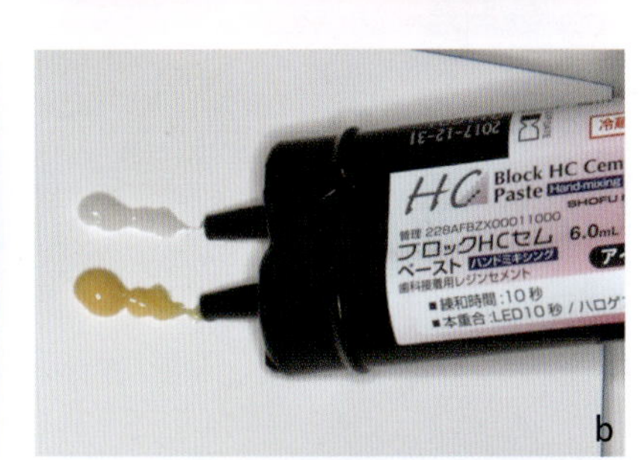

図 20　装着用セメントはブロック HC セムのハンドミキシングタイプ（a）を使用し、ペーストを等量出し（b）10 秒間練和しクラウン内面に塗布した。

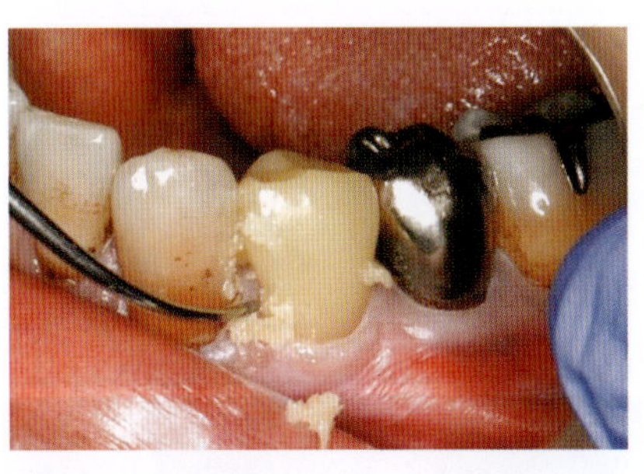

図 21　支台装置にクラウンを圧接後、辺縁を 1～2 秒間光照射し、半硬化した余剰セメントを除去した。

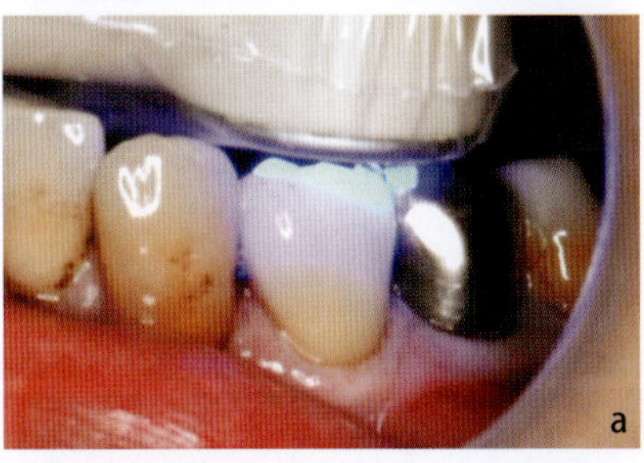

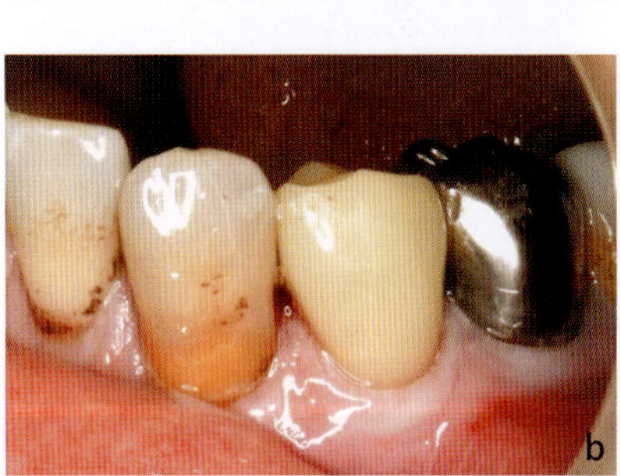

図 22　その後、各面 10 秒間、計 40 秒間光照射して（a）完了した（b）。

二ケイ酸リチウムガラスセラミックスで製作したアンレーの装着（図23～27）

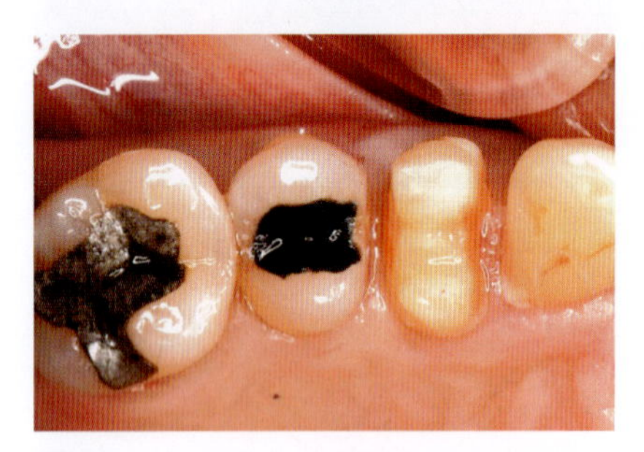

図23　4|アンレーの装着例である。

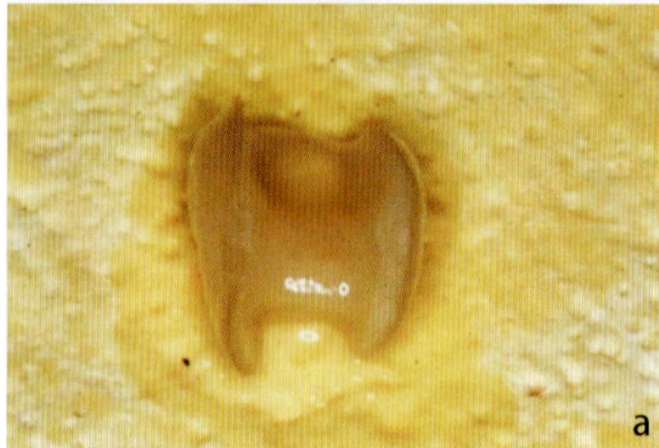

図24　二ケイ酸リチウムガラスセラミックスで製作したアンレー試適後、クリーンベンチ内で内面を5%フッ化水素酸にて30秒間処理し（a）、蒸留水で10分間超音波洗浄した（b）。

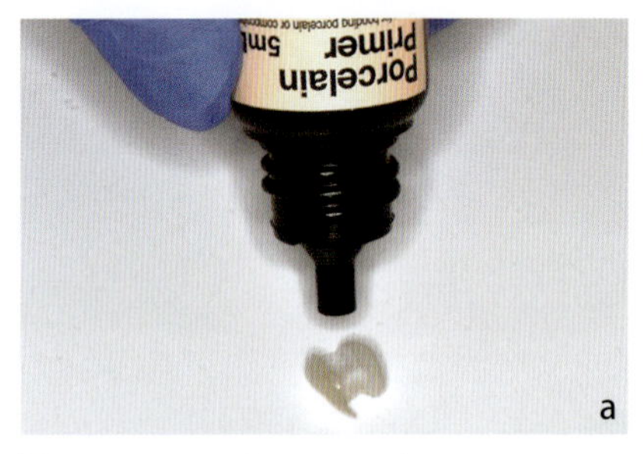

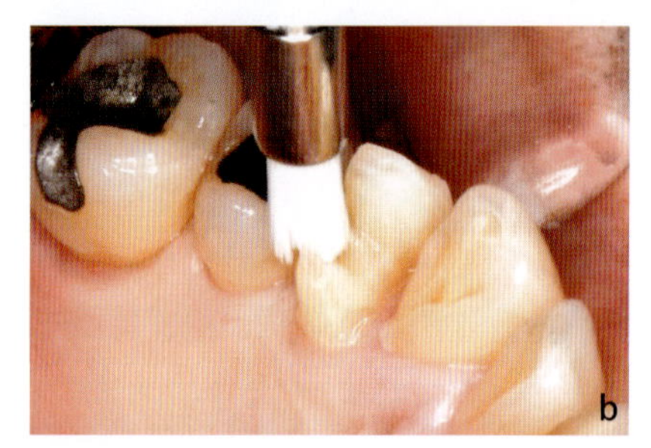

図25　続いてポーセレンプライマーを塗布し（a）強圧にて乾燥した。支台装置は有髄歯で、ブラシコーンで歯面を清掃した（b）。

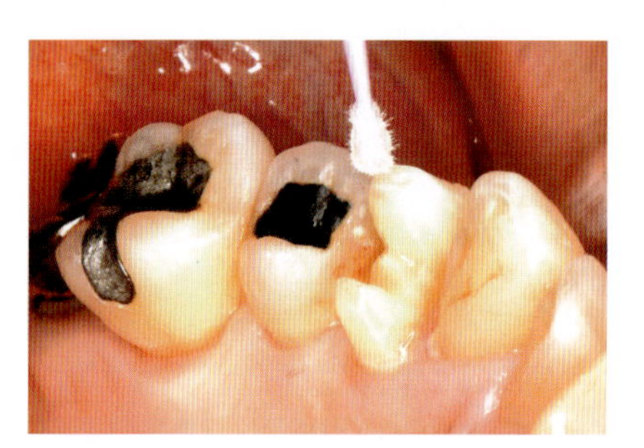

図26　レジセムプライマーA、B液をボトルから等量採取し混和したものを歯面に塗布し、20秒後に弱圧にて乾燥した。

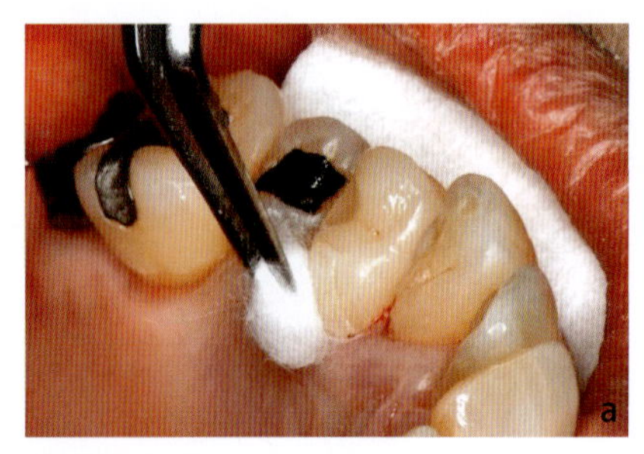

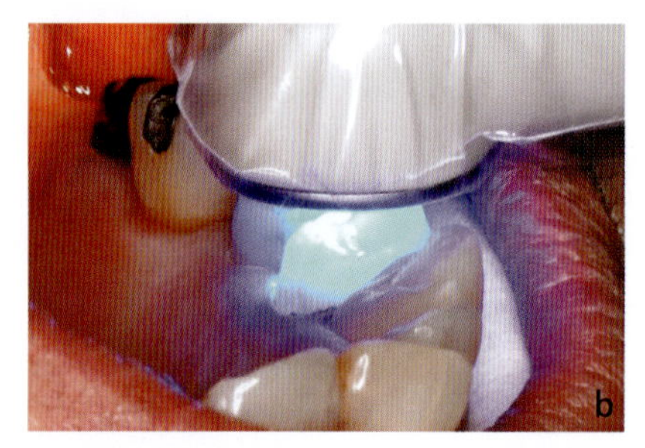

図27　装着用セメントはレジセムを使用し、支台装置に圧接後、余剰セメントを綿球で除去し（a）、各面10秒ずつを計40秒間光照射（b）し装着を完了した（c）。

ジルコニアセラミックスで製作したクラウンの装着（図28～33）

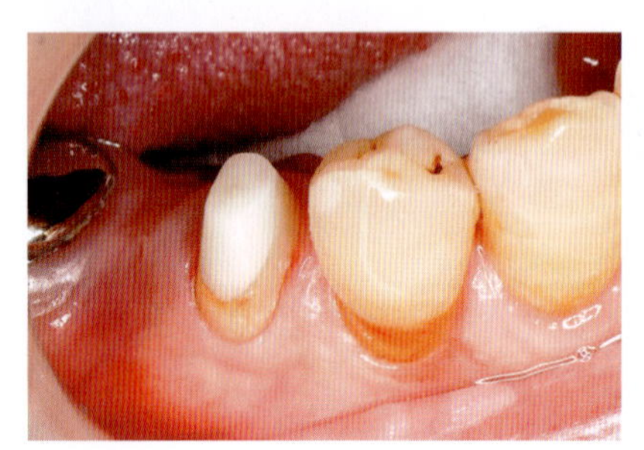

図28　5|フルジルコニアクラウンの装着例である。

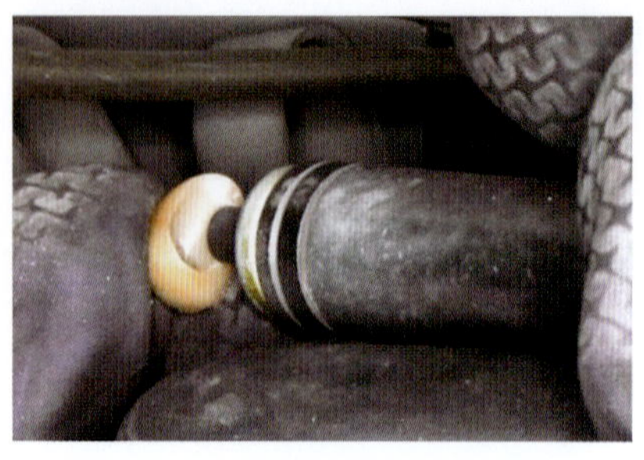

図29　クラウンの内面は50μmのアルミナを使用し0.3MPa、15秒間ブラスティングを行った後、洗浄した。

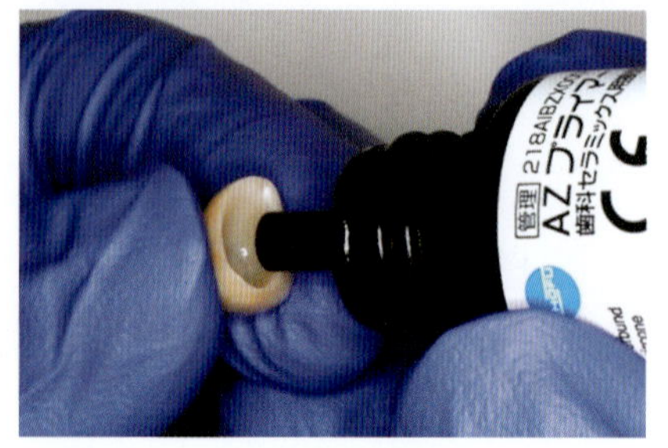

図30　その後、ジルコニアとレジンセメントとの接着に有効なリン酸エステル系モノマー（6-MHPA）を含有したAZプライマーを塗布し、乾燥した。

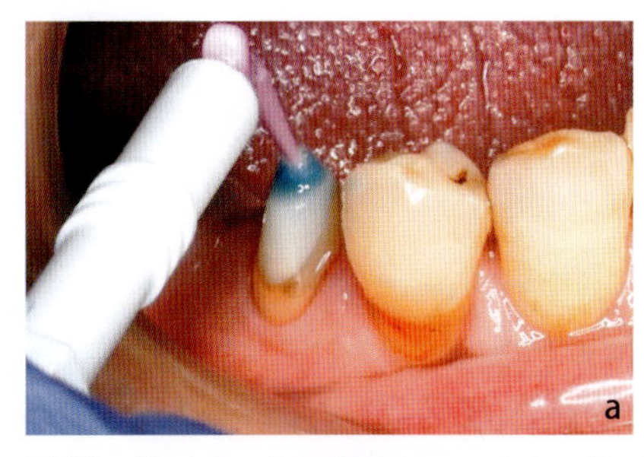

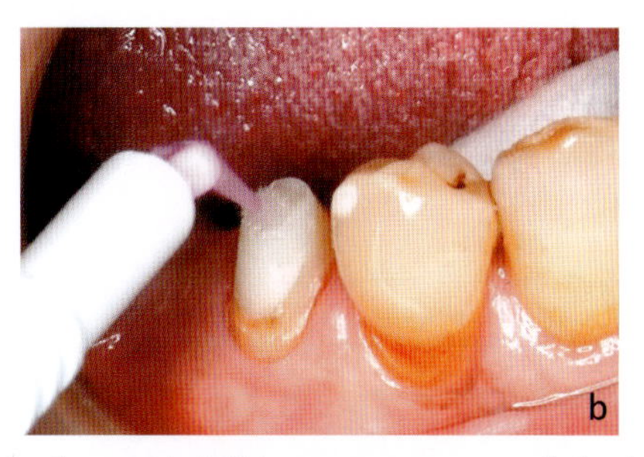

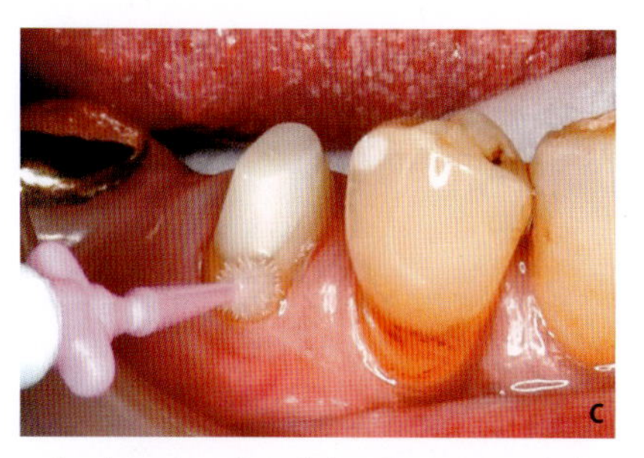

図 31　続いて、支台装置はファイバーポストレジンコアを装着しているので、コンポジットレジン部にインパーバボンドエッチングゲルを塗布し（**a**）水洗・乾燥後、ポーセレンプライマーを塗布し（**b**）乾燥した。一方、歯面にはレジセムプライマー A、B を等量混和したものを塗布し（**c**）、20 秒後に弱圧にて乾燥した。

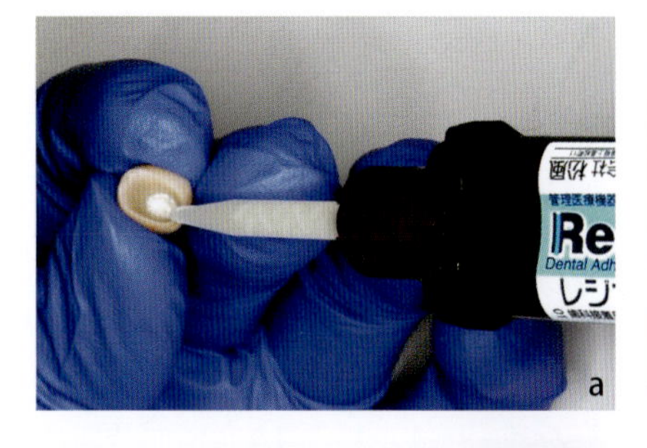

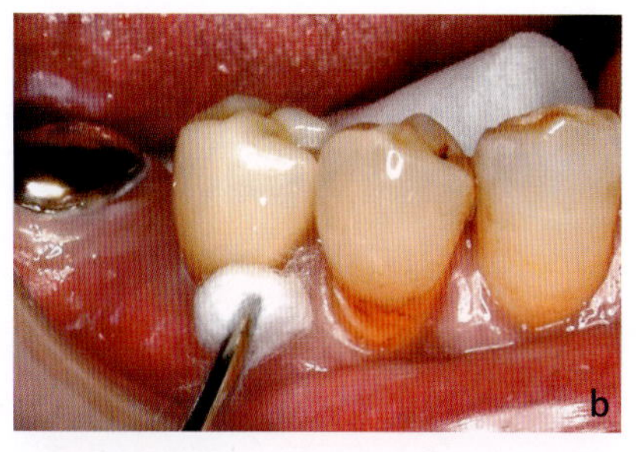

図 32　セメントはレジセムを使用し、練和後クラウン内面に塗布し（**a**）、支台装置にクラウンを圧接後、余剰セメントを綿球で除去した（**b**）。

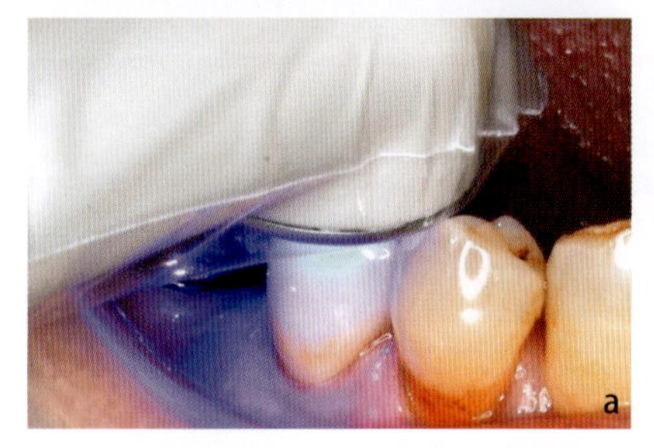

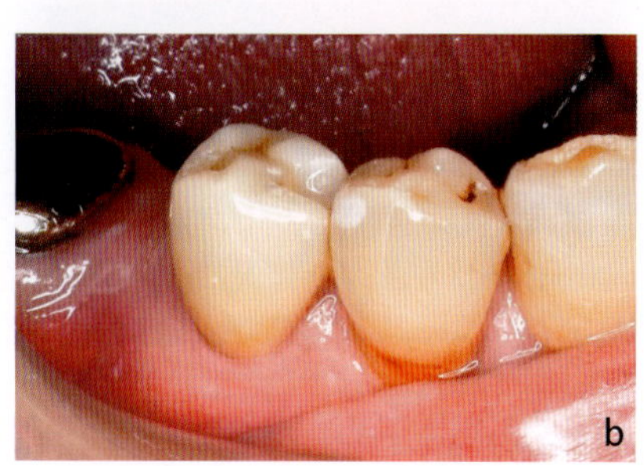

図 33　次に、各方向から 10 秒ずつ計 40 秒間光照射し（**a**）、3 分保持し装着完了した（**b**）。

おわりに

歯質、金属、セラミックスの各材料に有効とされるプライマーの特性と、金属、ガラスセラミックス、ジルコニアで製作された各修復物の接着操作を解説してきた。各修復物と装着用セメントとを化学的に接着させるには、製作された修復材料に有効なプライマーとレジンセメントを選択し、支台装置に装着するのがベストである。

一方、プライマーやレジンセメントの接着性を最大限に発揮させるには、レジンセメントの修復材料との機械的嵌合力も重要である。その機械的嵌合力を獲得するには、アルミナブラスティングを行う（シリカベースセラミックスはフッ酸）。そして、修復物の接着操作では、各種修復材料別に適切な噴射圧によるアルミナブラスティングとプライマーを塗布することが肝要である。

参考文献

1）Tsuo Y, Yoshida K, Atsuta M. Effects of alumina-blasting and adhesive primers on bonding between resin luting agents and zirconia ceramics. Dent Mater J 2006; 25 (4) : 669-674.

2）吉田圭一．修復材料別接着操作を再考する．補綴臨床 2016；49（3）：233-256.

3）Meng X, Yoshida K, Atsuta M. Microshear bond strength of resin bonding systems to machinable ceramic with different surface treatments. J Adhes Dent 2008; 10 (3) : 189-196.

3-4 保険診療と自費診療での接着材料の使い分け

須崎　明
ぱんだ歯科

はじめに

第３部では、「各種装着材料の臨床上のポイント」について述べられている。平成28年４月の時点で保険診療では、装着材料としてリン酸亜鉛セメント４点、カルボキシレートセメント４点、グラスアイオノマーセメント12点、レジン添加型グラスアイオノマーセメント14点、セルフアドヒーシブセメントやレジンセメントは17点の算定が可能となる。

一方、自費診療の装着材料は、修復物の料金に含まれる場合が多いのが現状である。

本稿では、これらの装着材料のなかで歯質への接着性の高い「セルフアドヒーシブセメント」と「レジンセメント」について、保険診療と自費診療での使い分けのポイントを解説する。

＊＊【操作方法又は使用方法等】
［本材と併用する材料］
1）歯科金属用接着材料「メタルリンク」
2）歯科セラミックス用接着材料「松風ポーセレンプライマー」
3）歯科セラミックス用接着材料「AZ プライマー」

［本材に使用する歯科重合用光照射器及び照射時間］
＊＊1）ハロゲン照射器
ハロゲンを光源として、有効波長域 400～500nm の放射照度 500mW/cm^{2}以上である歯科重合用光照射器
＊＊2）LED 照射器
照射器発光スペクトルの単一ピークがあり、有効波長域 440～490nm の青色 LED のみを光源とした放射照度が 1000mW/cm^{2}以上である歯科重合用光照射器［例えば「ブルーショット」］
＊＊3）プラズマアーク照射器
キセノンランプを光源として、有効波長域 400～500nm の放射照度が 1000mW/cm^{2}以上である歯科重合用光照射器
4）光照射時間
本材のペーストを硬化させるための標準的な時間は次のとおりです。なお、光照射時間は歯科重合用光照射器の放射照度や波長分布に応じて変更することがあります。

＊＊標準的な光照射時間

歯科重合用光照射器	光照射時間（秒）
ハロゲン照射器	20
LED 照射器 ブルーショット（ハイモード）	10
プラズマアーク照射器	9

図１　レジンセメント「レジセム」の添付文書の一部。

光による硬化反応を活かす

レジン添加型グラスアイオノマーセメントやセルフアドヒーシブセメント、レジンセメントの硬化反応は、化学的な硬化と光照射による硬化の２つ（デュアルキュア）を併せもつ場合が多い。これにより、修復物の装着時の操作時間を術者の好みに合わせ調節でき、臨床上、大きなメリットとなる。

材料の物性を十分に発揮するには、光照射を十分に行い、セメントを完全に硬化させることが重要となる。さらにレジンセメントにおいては前処理が必要となり、接着強さを最大限に発揮するためには、十分な光照射により材料をしっかりと重合させることが必須条件となる。

十分に光照射するということ

図１に、レジンセメント「レジセム」の添付文書の一部を示す。本材料に限らず、材料の重合に必要な光の総エネルギーは色調、透過性など材料によって異なるため、材料により照射時間はさまざまである（**図２**）。

図３に示すように、あるレジンセメントの重合に必要な総エネルギーが20,000mWs/cm^{2}であった場合、1,000mW/cm^{2}の出力の照射器では20秒の照射時間が必要となる。また、照射器の出力モードを1,400mW/cm^{2}に上げれば、15秒の照射時間が必要となる。

しかしながら2,000mW/ cm^{2}を超える照射出力では、この式が成立せず、光の当たった部分が急速に重合し、内部まで完全に重合しない場合がある。肉で言えば、なかまで十分に火が通っていないのと同様な状態と言うことができる（**図４**）。

したがって2,000mW/cm^{2}を超える照射出力を用いる場合、「照射時間を長めに設定」することで材料をしっかりと重合させることができる。

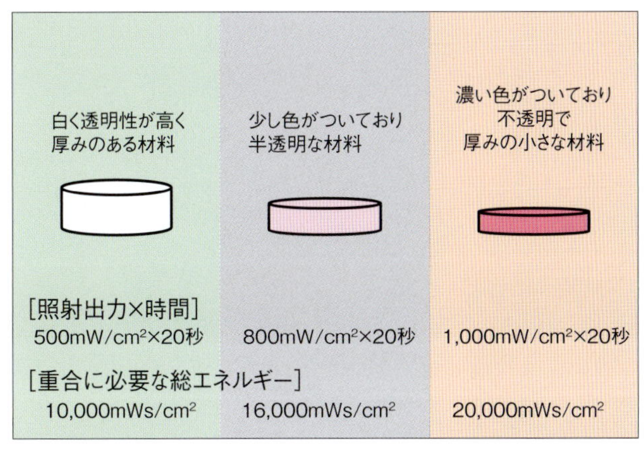

図 2　材料の重合に必要な光の総エネルギーは色調、透過性など材料によって異なるため、材料により照射時間はさまざまである。

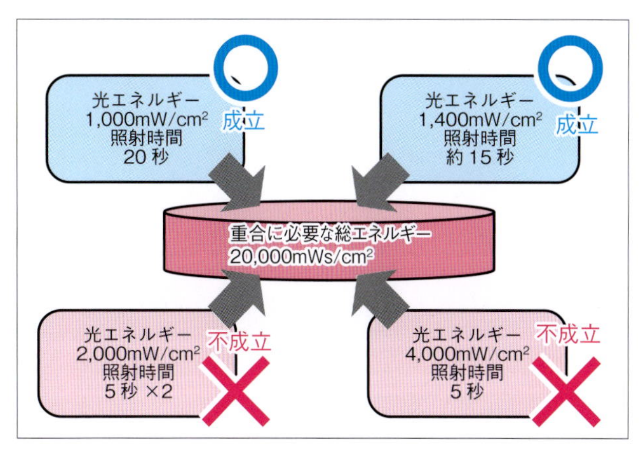

図 3　あるレジンセメントの重合に必要な総エネルギーが 20,000mWs/cm² であった場合、1,000mW/cm² の出力の照射器では 20 秒の照射時間が必要となる。

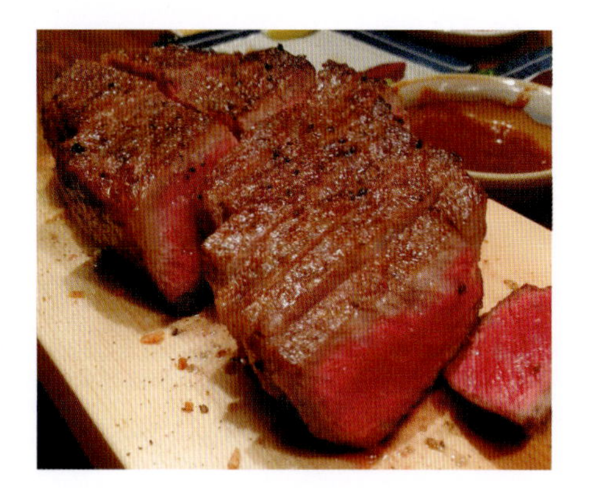

図 4　2,000mW/cm² を超える照射出力では、光の当たった部分が急速に重合し、内部まで完全に重合しない場合がある。肉で言えば、なかまで十分に火が通っていないのと同様な状態と言うことができる。

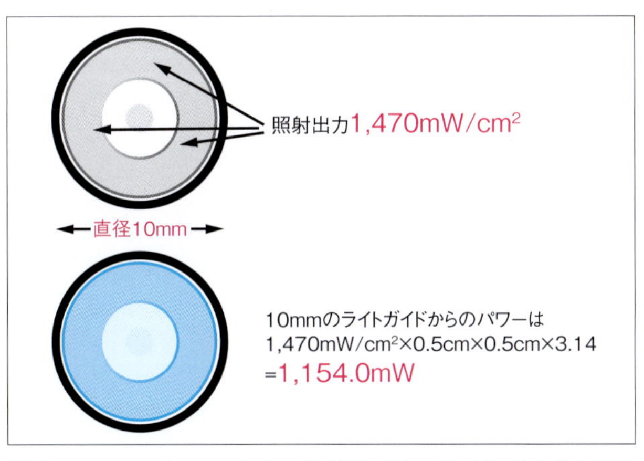

図 5　1,470mW/cm² の出力の照射器では、ライトガイドの直径が 10mm の場合の照射エネルギーは 1,154.0mW となる。

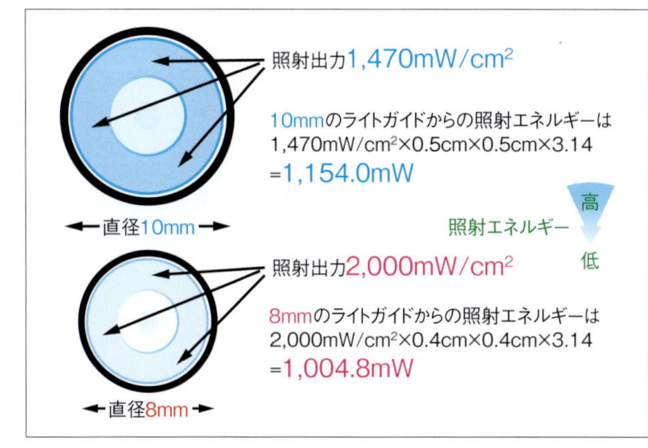

図 6　ライトガイドの直径が 10mm で照射出力が 1,470mW/cm² の照射器と、ライトガイドの直径が 8mm で照射出力が 2,000mW/cm² の照射器とを比較すると、1,470mW/cm² の照射器のほうが照射エネルギーは高くなる。

ライトガイドの直径が小さいときは照射時間を長く！

照射エネルギーは、ライトガイドの直径に大きく影響される。**図 5** に示すように 1,470mW/cm² の出力の照射器では、ライトガイドの直径が 10mm の場合の照射エネルギーは 1,154.0mW（= 1,470mW/cm² × 0.5cm × 0.5cm × 3.14）となる。

それでは、ライトガイドの直径が 10mm で照射出力が 1,470mW/cm² の照射器と、ライトガイドの直径が 8mm で照射出力が 2,000mW/cm² の照射器とでは、どちらのほうが照射エネルギーは高いのであろうか。一見 2,000mW/cm² の照射器は照射エネルギーが高いイメージがあるが、**図 6** に示すように、ライトガイドの直径が 10mm で照射出力が 1,470mW/cm² の照射器の照射エネルギーは 1,154.0mW、ライトガイドの直径が 8mm

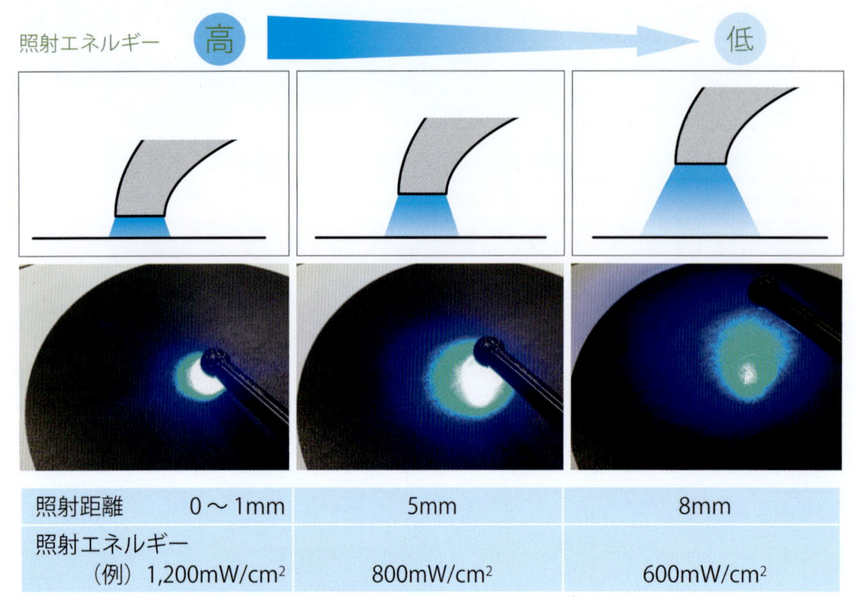

照射距離 0〜1mm	5mm	8mm
照射エネルギー（例）1,200mW/cm²	800mW/cm²	600mW/cm²

図7 ライトガイドからセメントまでの距離が大きくなるにつれ、照射エネルギーは減弱する。

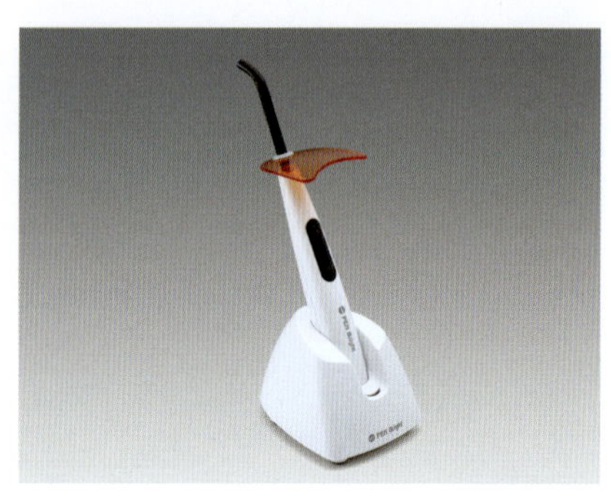

図8 ライトガイドから離れている場所にしっかりと光エネルギーを供給できる、直進性の高い照射光をもつペンブライト。（松風）

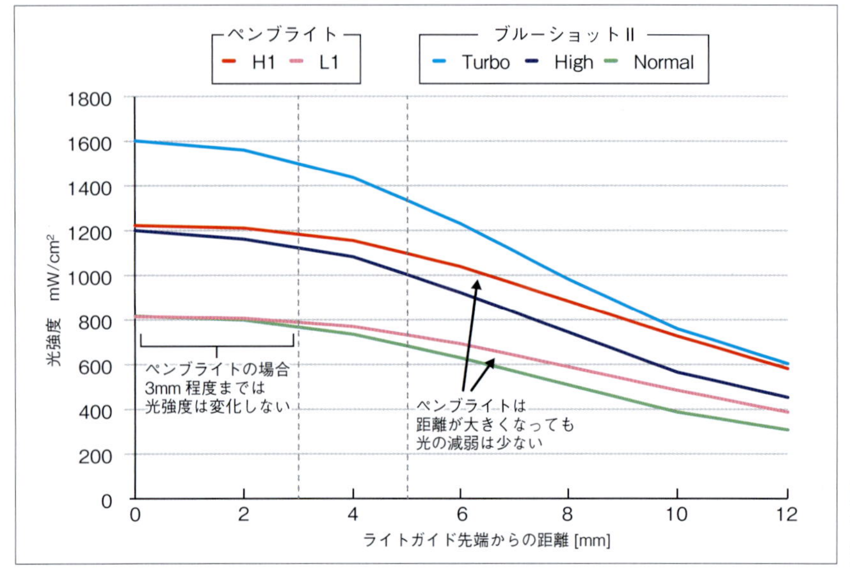

図9 ブルーショット II（松風社）とペンブライトの、ライトガイド先端からの距離と光強度の関係。

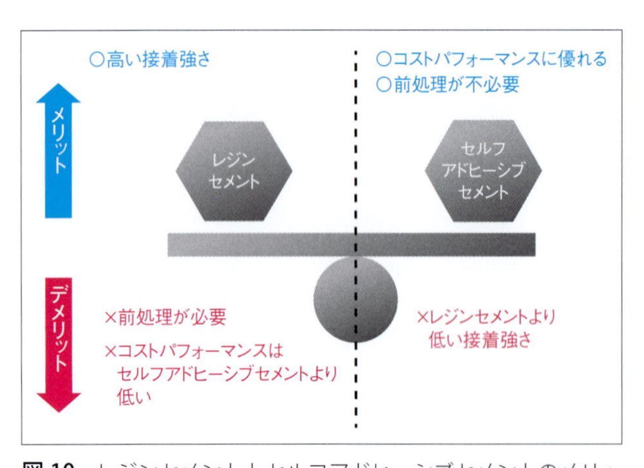

図10 レジンセメントとセルフアドヒーシブセメントのメリットとデメリット。

で照射出力が2,000mW/cm²の照射器の照射エネルギーは1,004.8mWとなり、結果的に1,470mW/cm²の照射器のほうが照射エネルギーは高くなる。

したがって、ライトガイドの直径が小さい照射器を使用する場合は「照射時間を長めに設定」することで、材料をしっかりと重合させることができる。

照射光が広がる照射器は照射時間を長く！

照射光の直進性とライトガイドからセメントまでの距離も、照射エネルギーと大きく関係する。照射器の照射出力は、ライトガイド先端の照射量で表示されている。

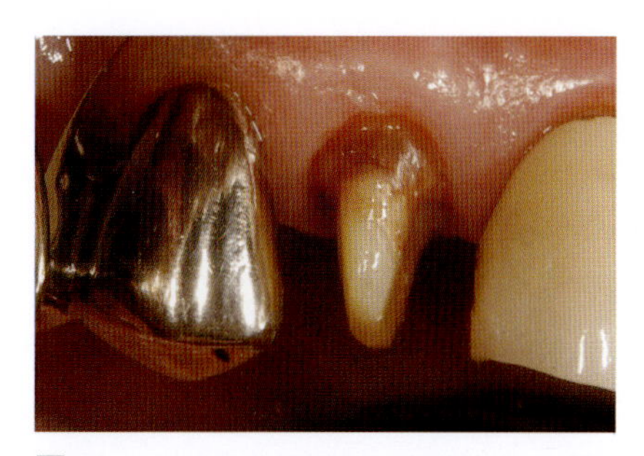

図 11　CAD/CAM 冠修復のために支台歯形成を行った 4|。

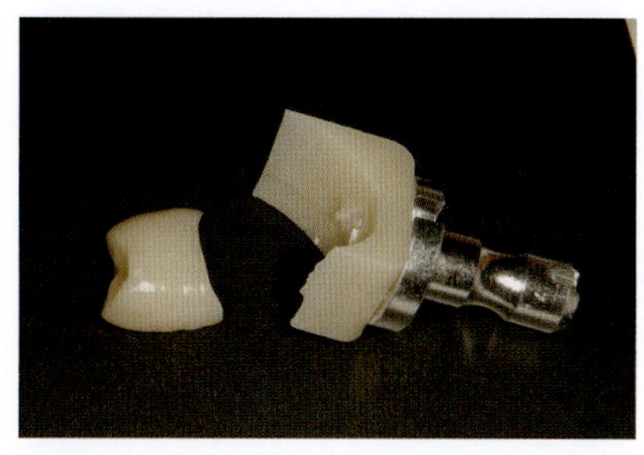

図 12　松風ブロック HC にて CAD/CAM 冠を製作した。

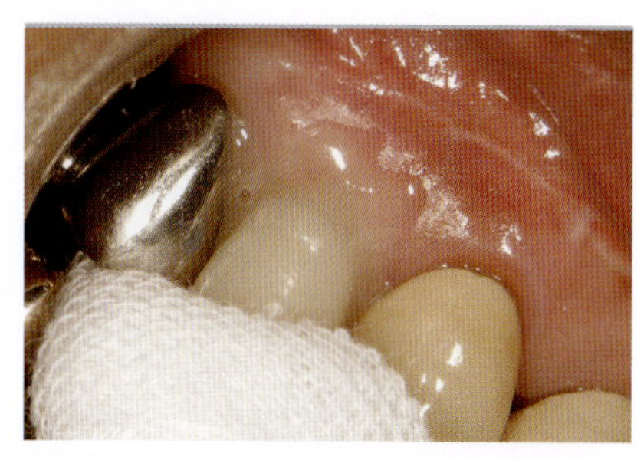

図 13　クラウンと支台歯の適合は良好でセメントスペースも薄いことから、コストパフォーマンスの優れたセルフアドヒーシブセメントを用いて装着した。

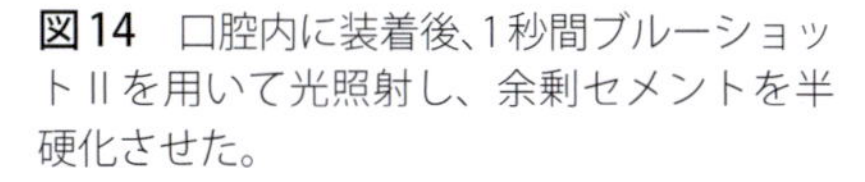

図 14　口腔内に装着後、1 秒間ブルーショット II を用いて光照射し、余剰セメントを半硬化させた。

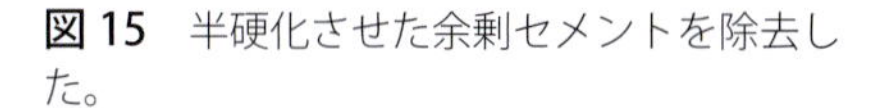

図 15　半硬化させた余剰セメントを除去した。

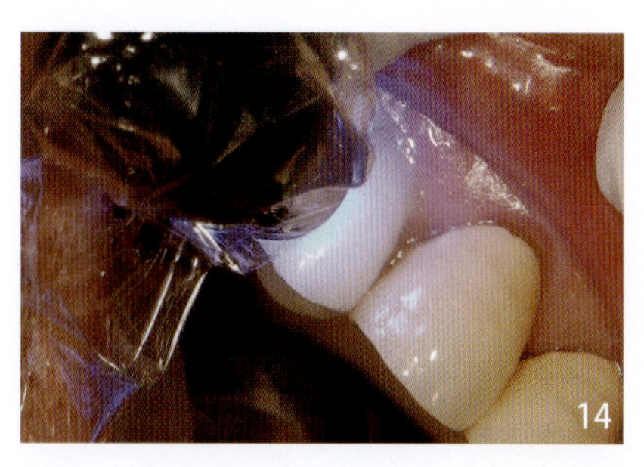

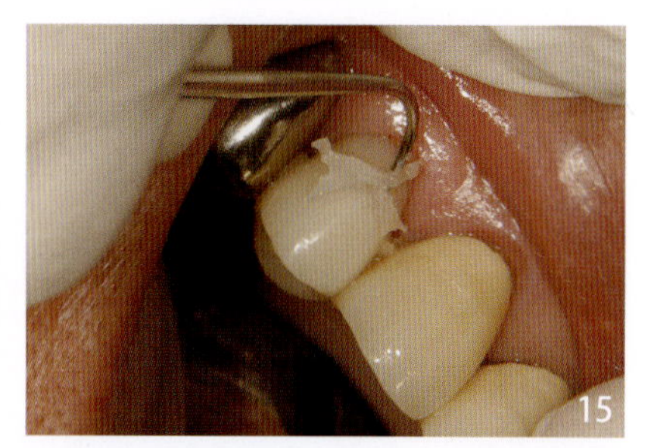

照射器によってその減弱傾向は異なるものの、**図 7** に示すように、ライトガイドからセメントまでの距離が大きくなるにつれ、照射エネルギーは減弱する。

近年、コンポジットレジン修復、ファイバーポストを併用したレジンコア、CAD/CAM 冠、オールセラミックス修復など、確実な接着を必要とする修復法が注目されている。

このような流れのなかで、ライトガイドから離れている場所にしっかりと光エネルギーを供給できる直進性の高い照射光をもつ光照射器が各社から発売されている。**図 8** に示すペンブライト（松風社）もその一つである。**図 9** に、ブルーショット II（松風社）とペンブライトのライトガイド先端からの距離と光強度の関係を示す。ブルーショット II と比較して、ペンブライトは距離が大きくなっても光の減弱の程度は小さいことがわかる。さらにペンブライトは、ライトガイド先端からの距離が 3mm 程度までは光強度は大きく変化しない。また、ライトガイド先端からの距離が 5mm 程度離れても、光の減弱は 10％程度にとどまっている。ペンブライトはブルーショット II よりも安価にもかかわらず、性能が優れているという点も魅力となる。

すなわち、ライドガイド先端からセメントまでの距離が大きい場合、照射光の直進性の高い照射器を用いることが望ましい。もし直進性の低い（照射光が広がりやすい）照射器を用いる場合は「照射時間を長めに設定」することで、材料をしっかりと重合させることができる。

保険診療の CAD/CAM 冠

CAD/CAM 冠は保険診療のため、セメントの装着材料も算定できる。しかしながら、CAD/CAM 冠は確実な接着が前提となっているため、使用できる装着材料はセルフアドヒーシブセメントかレジンセメントのいずれかとなる。前処理が必要であり手間がかかるが、高い接着強さを考慮すればレジンセメントが第一選択となる。

しかしながら、レジンセメントより接着強さは劣るものの、前処理が不要でコストパフォーマンスに優れたセルフアドヒーシブセメントは、保険診療では魅力的な材料となる（**図 10**）。

CAD/CAM 冠とセルフアドーヒシブセメント

図 11 に、CAD/CAM 冠修復のために支台歯形成を行った上顎右側第一小臼歯を示す。印象採得後、松風ブロック HC（松風社）にて CAD/CAM 冠を製作した（**図 12**）。クラウンと支台歯の適合は良好でセメントスペースも薄いことから、コストパフォーマンスの優れたセルフアドヒーシブセメントを用いて装着、圧接した（**図 13**）。口腔内に装着後、1 秒間ブルーショット II を用いて光照射し、余剰セメントを半硬化させた（**図 14**）。余剰セメントを除去後（**図 15**）、咬合面および頬舌方向から 20 秒間ずつ光照射した（**図 16**）。

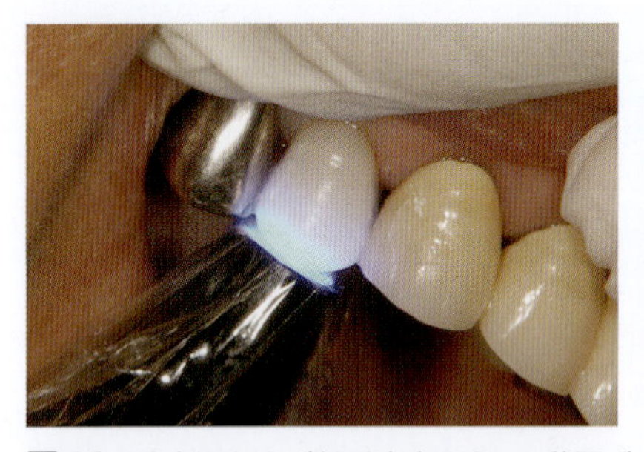
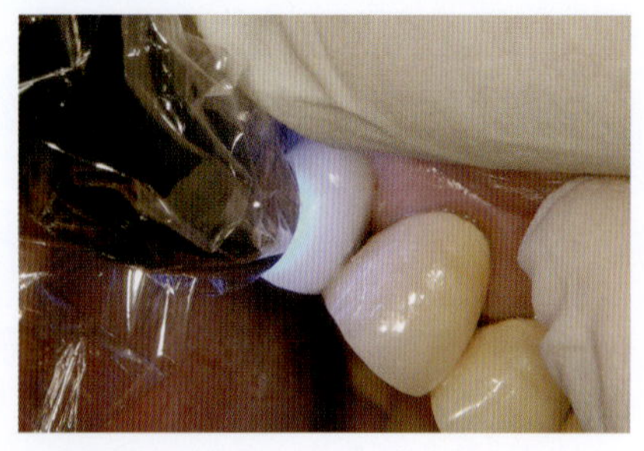
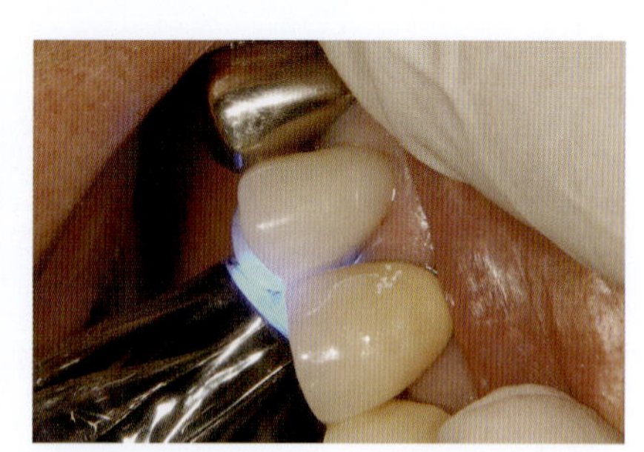

図 16 咬合面および頬舌方向から 20 秒間ずつ光照射した。

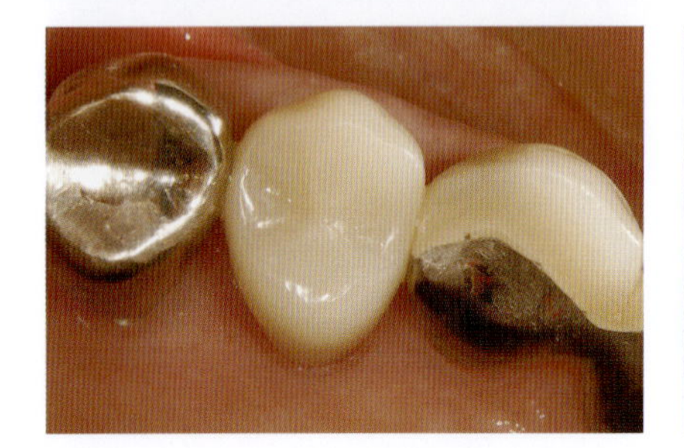
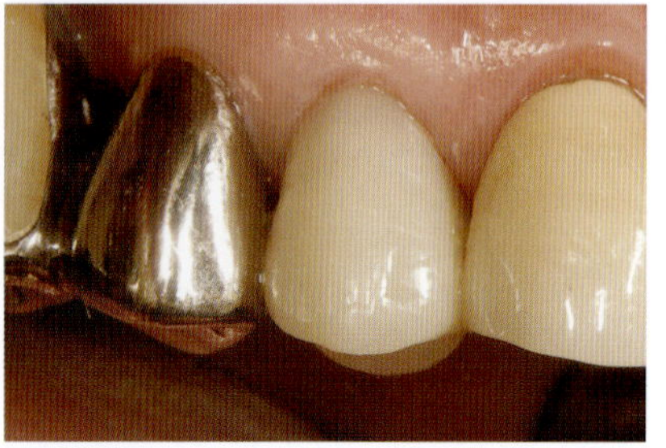
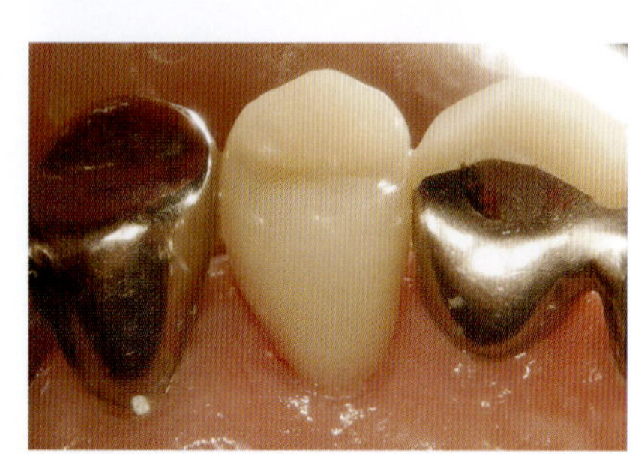

図 17 光照射後の同部位。

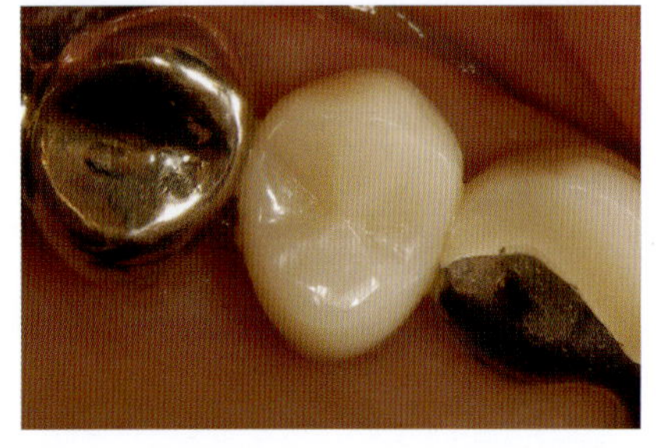
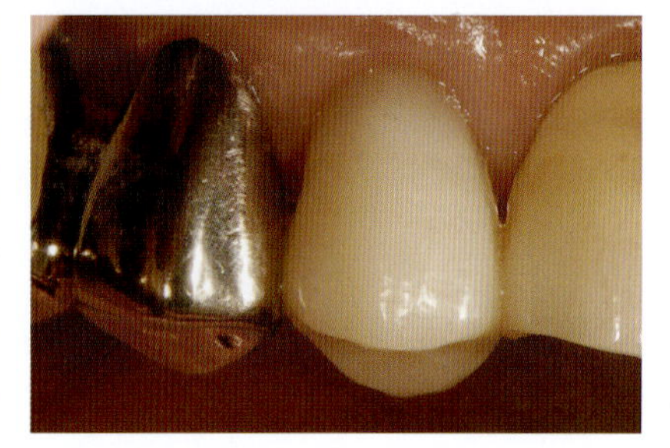
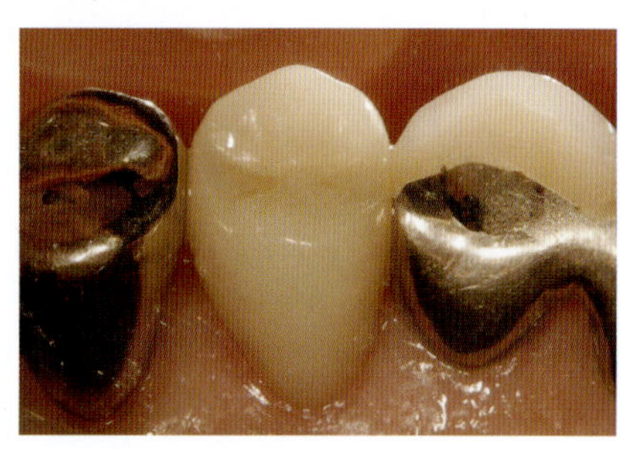

図 18 10 日間経過後も予後は良好である。

ライトガイド先端からセメントまで距離が 1mm 以上ある CAD/CAM 冠の場合は、このように照射時間を長く、しっかりとセメントを硬化させることが、脱落の防止につながる。**図 17** に光照射後の同部位を示す。患歯は生活歯であったが、冷水痛などの自覚症状は認められなかった。10 日間経過後も予後は良好である（**図 18**）。

なお、本稿で紹介する補綴装置の製作は、東海歯科医療専門学校の長谷川彰人氏によるものであることを申し添える。

CAD/CAM 冠とレジンセメント

図 19 に、CAD/CAM 冠修復のために支台歯形成を行った上顎左側第二小臼歯を示す。患歯はクリアランス不足から支台歯の形成量が多く、CAD/CAM 冠の装着には接着強さの高いレジンセメントの必要性が考えられた。

印象採得後、松風ブロック HC にて CAD/CAM 冠を製作した。本症例には、レジンセメントながらコストパフォーマンスの優れたブロック HC セム（**図 20**）を用いた。**表 1** に示すように、ブロック HC セムはコストパフォーマンスに優れた製品であることがわかる。

製作されたクラウンの内面に対しサンドブラスト処理をし、清掃の目的でリン酸系ゲルをクラウン内面に塗布した（**図 21**）。水洗・乾燥後、クラウン内面に HC プライマーを塗布し（**図 22**）、エア乾燥をしっかり行ってアセトン成分をしっかりと揮発させた（**図 23**）。

表 2 に示すように、1 液性の HC プライマーは非常に安価であるのも魅力の一つとなっている。

支台歯のレジン部分にリン酸系ゲルを塗布し（**図 24**）、水洗・乾燥後、ポーセレンプライマーを塗布し（**図 25**）10 秒間自然乾燥した。続いて支台歯全体に混和したプライマーを塗布し（20 秒間放置）（**図 26**）、弱圧でエア乾燥した（**図 27**）。

表 3 に、ブロック HC セムプライマーの価格を示す。ブロック HC セムのプライマーの価格は他社製品と大きな差は認められないものの、ブロック HC セムセメントは HC プライマーとブロック HC セムプライマーと接した部分から硬化が促進されるため、本プライマーを用い

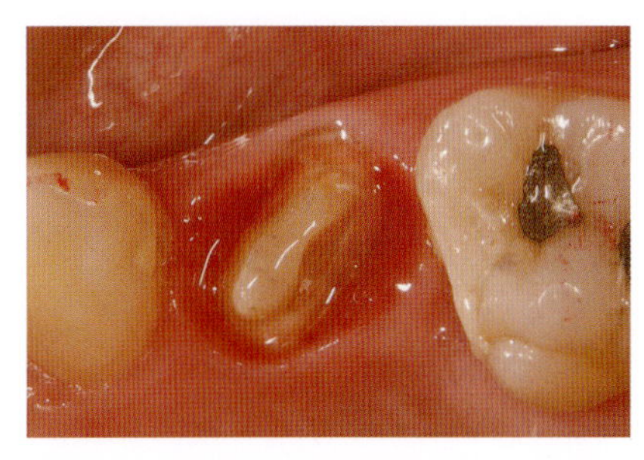
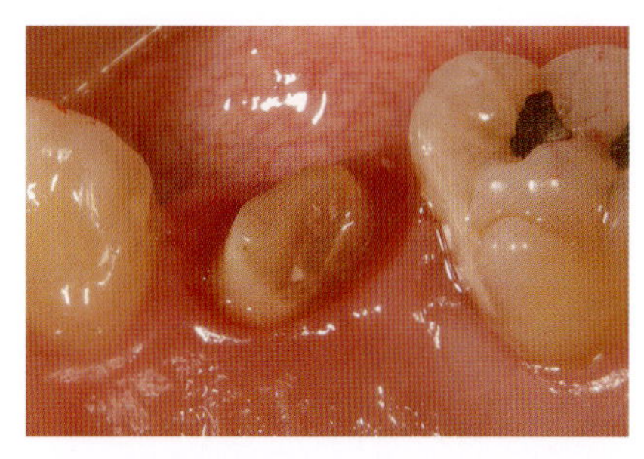
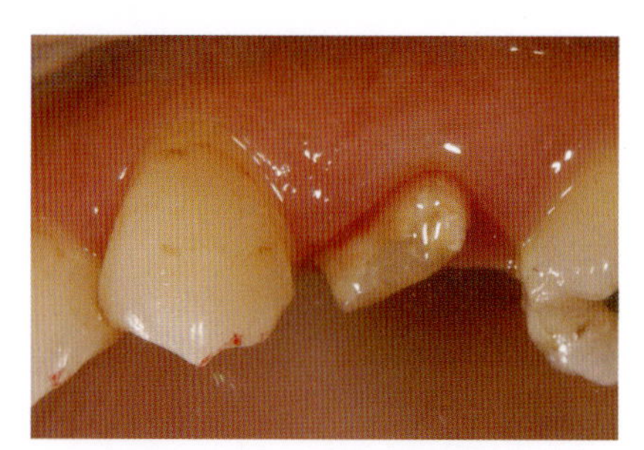

図 19　CAD/CAM 冠修復のために支台歯形成を行った└5 。

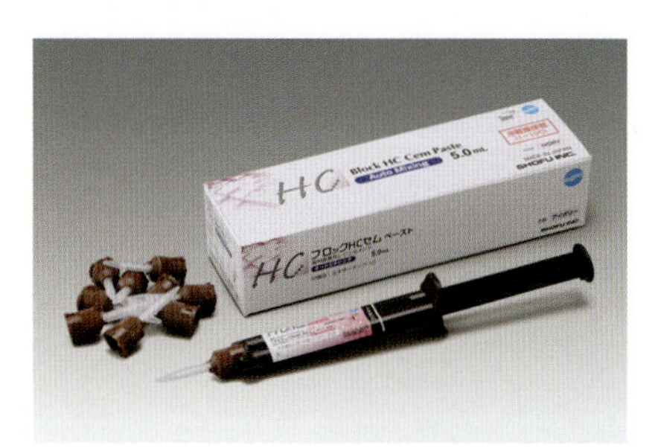

図 20a　コストパフォーマンスの優れた「ブロック HC セム（オートミキシングセット）」。

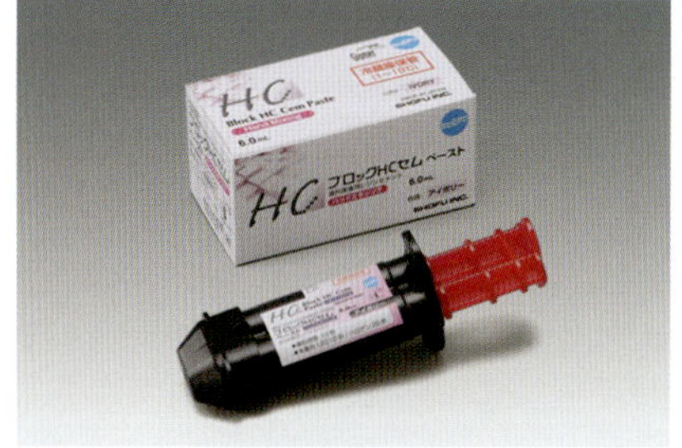

図 20b　コストパフォーマンスの優れた「ブロック HC セム（ハンドミキシングセット）」。

表 1　ブロック HC セムの単価は、コストパフォーマンスに優れる。

製品名	ブロック HC セム	
	ハンドミキシング	オートミキシング
使用回数／冠	80 回	17 回
定価／本	￥6,200	￥9,000
容量	6.0mL（10.4g）	5.0mL（8.7g）
参考：セット	￥16,000	￥18,000
使用期限＊1	冷蔵 2 年	冷蔵 2 年

＊ 1：ペーストの使用期限が基準
＊ 2：購入履歴から使用期限を推定

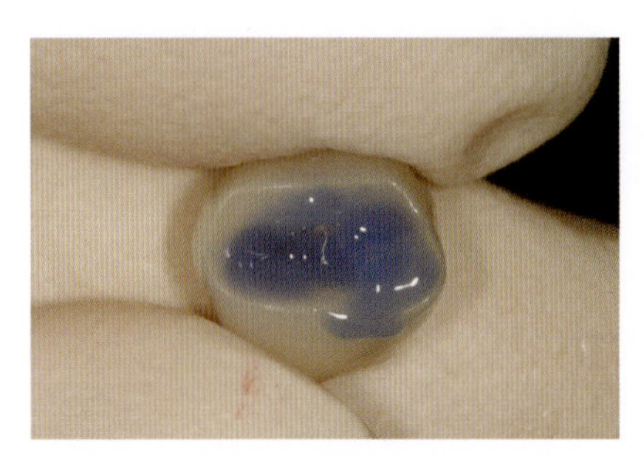

図 21　製作されたクラウンの内面に対しサンドブラスト処理をし、清掃の目的でリン酸系ゲルをクラウン内面に塗布した。

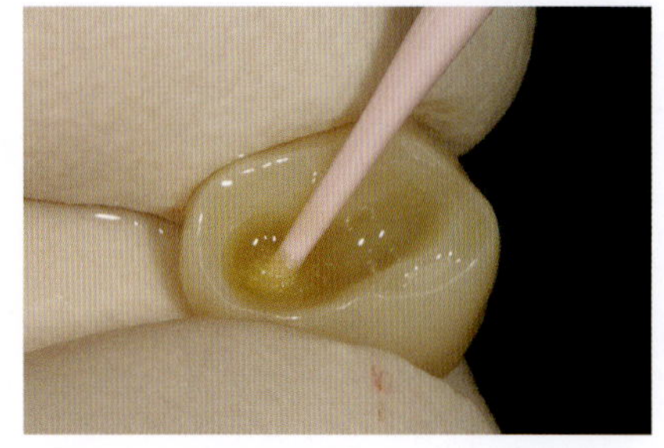

図 22　水洗・乾燥後、クラウン内面に HC プライマーを塗布した。

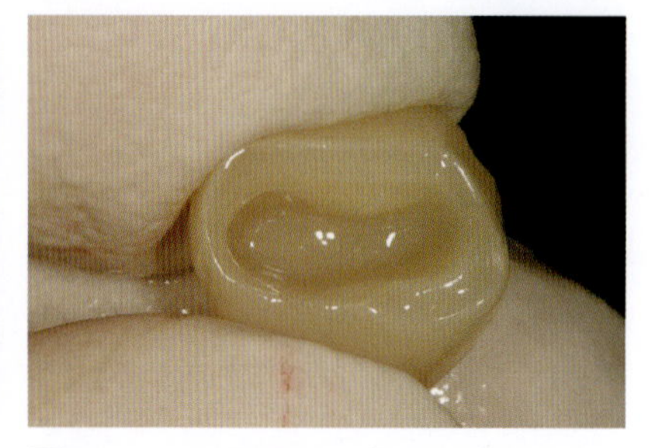

図 23　エア乾燥をしっかり行ってアセトン成分をしっかりと揮発させた。

表 2　1 液性の HC プライマーは、コストパフォーマンスに優れる。

製品名	ブロック HC セム プライマー
滴下数	190 回
定価／本	￥5,000

るメリットは高い。

　クラウンを支台歯に装着、圧接後（**図 28**）、余剰セメントを除去した。その後、接着性を安定化させるために、マージン部だけでなく、咬合面、頬側面、舌側面より光照射を十分に行う（照射器はライトガイドの先端から離れていても十分に光が届くペンブライトを使用）(**図 29**)。**図 30** に装着後の同部位を示す。２カ月後も経過は良好である（**図 31**）。

　このように、厚いセメント層でも高い接着強さを発揮しつつ、コストパフォーマンスの優れたレジンセメントであるブロック HC セムを接着システムとして用いることにより、質の高い CAD/CAM 冠臨床が可能となった。

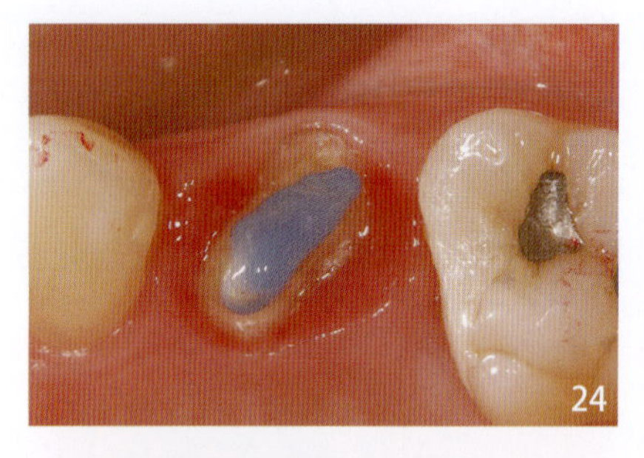

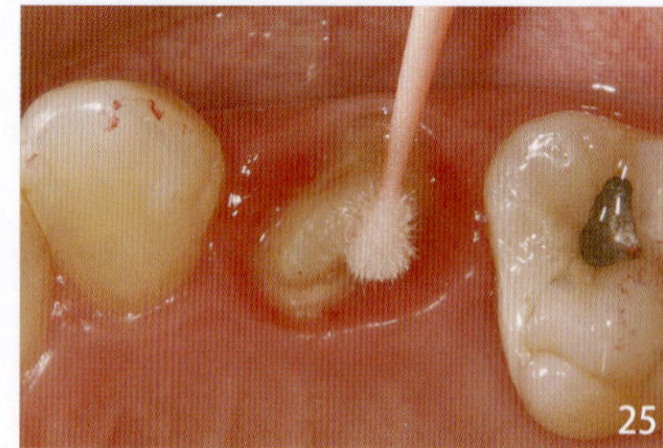

図 24　支台歯のレジン部分にリン酸系ゲルを塗布した。

図 25　水洗・乾燥後、ポーセレンプライマーを塗布し 10 秒間自然乾燥した。

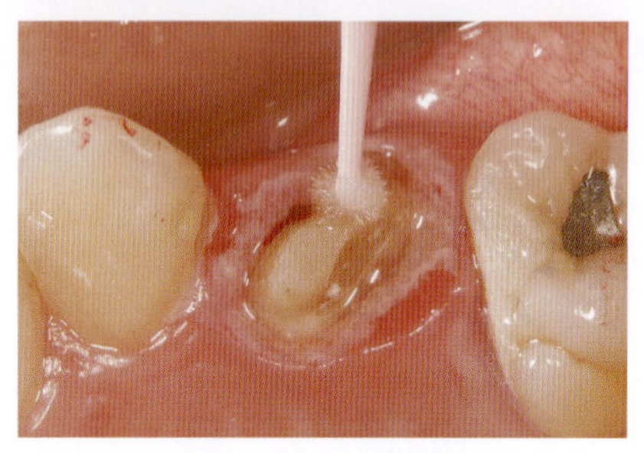

図 26　支台歯全体に混和したプライマーを塗布した。

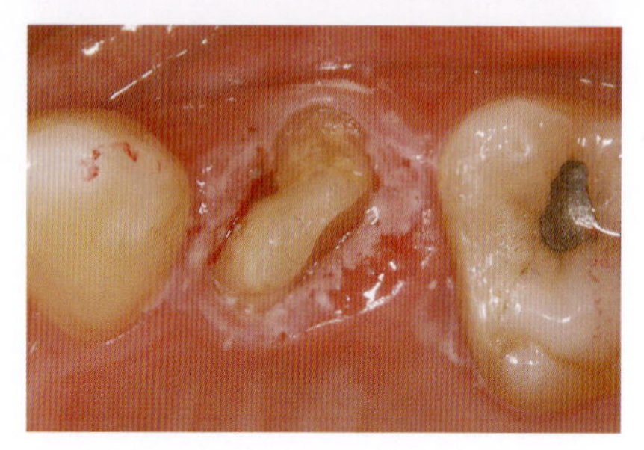

図 27　20 秒間放置後、弱圧でエア乾燥した。

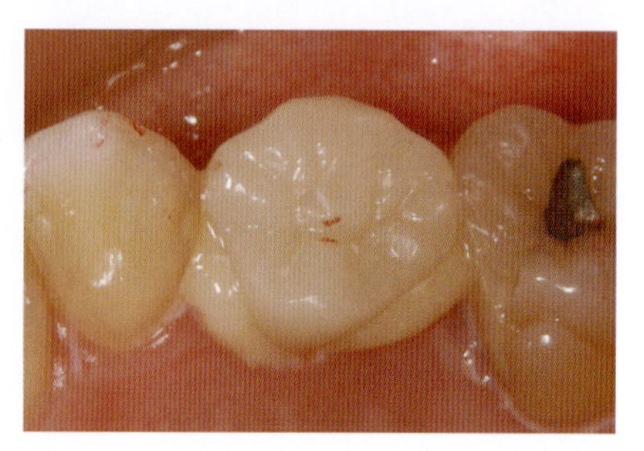

図 28　クラウンを支台歯に装着、圧接後、余剰セメントを除去した。

表 3　確実な接着を得るためにブロック HC セムのプライマーを用いるメリットは高い。

製品名	ブロック HC セム プライマー	
	A	B
滴下数	85 回	85 回
定価／本	¥4,000	¥4,000

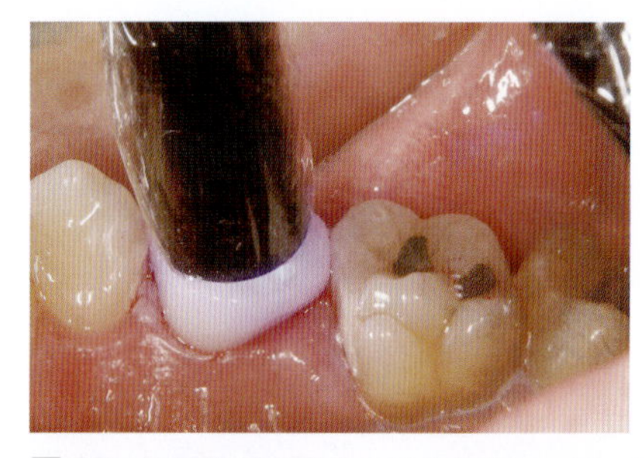

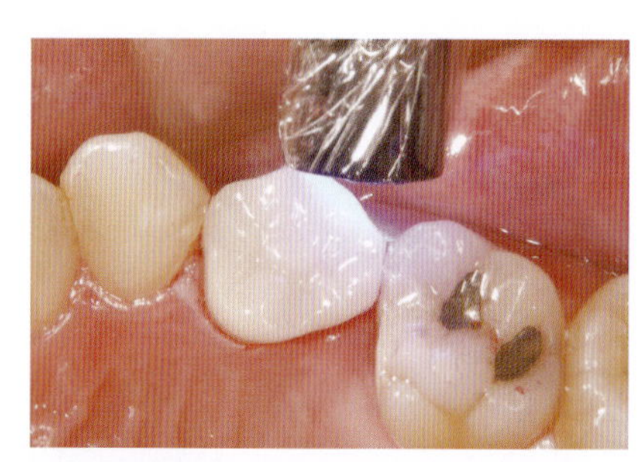

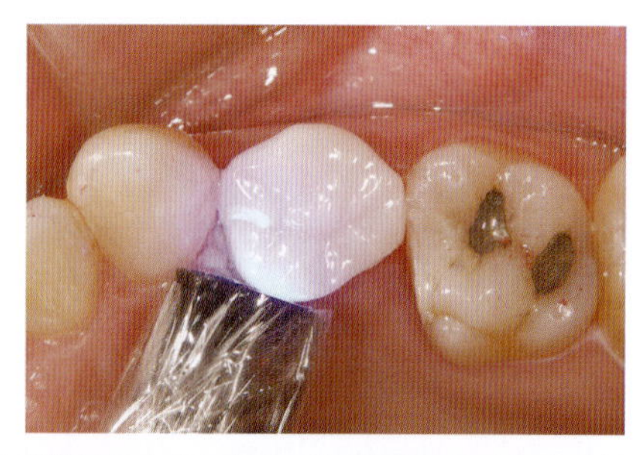

図 29　接着性を安定化させるために、マージン部だけでなく、咬合面、頬側面、舌側面より光照射を十分に行う（照射器はライトガイドの先端から離れていても十分に光が届くペンブライトを使用）。

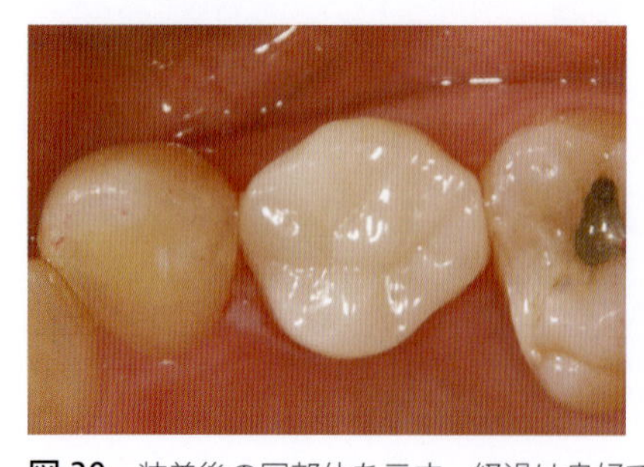

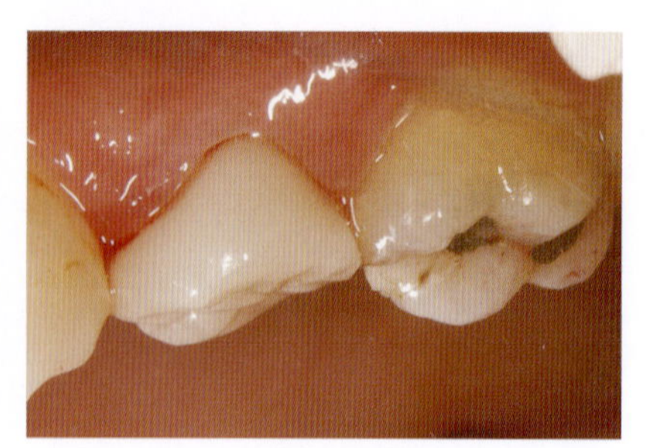

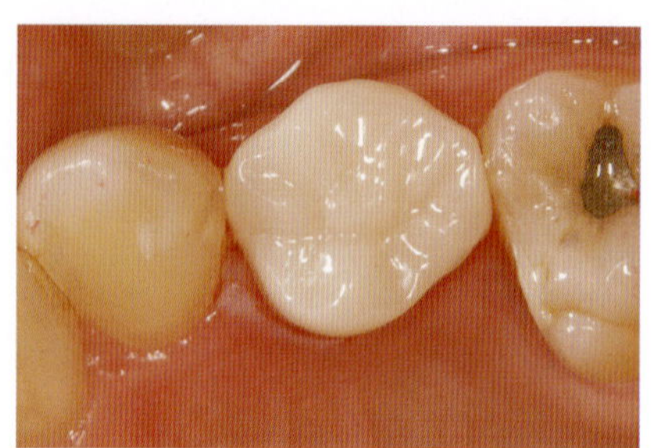

図 30　装着後の同部位を示す。経過は良好である。

自費診療の CAD/CAM クラウン

筆者は、自費診療の CAD/CAM クラウンとして機械的強度の高いジルコニアを用いている。その破折強度の高さからクラウンの厚みを薄くできると考え、支台歯形成を最小限にとどめている。

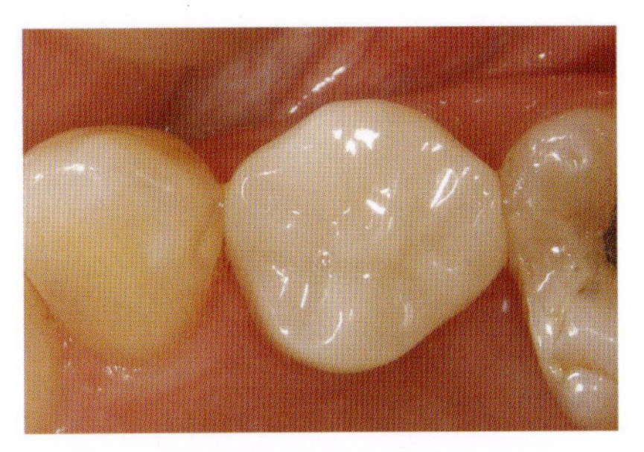
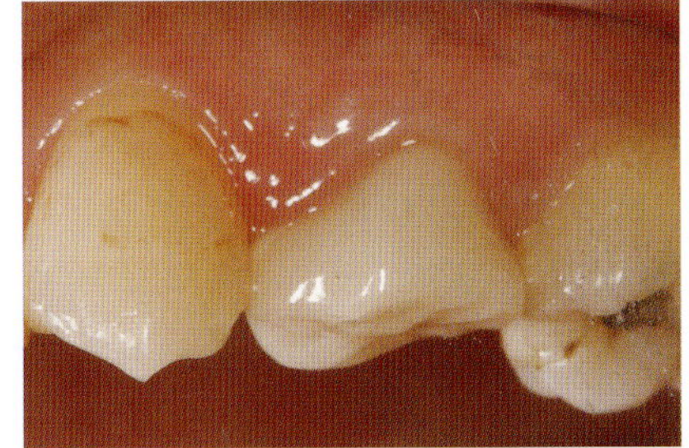
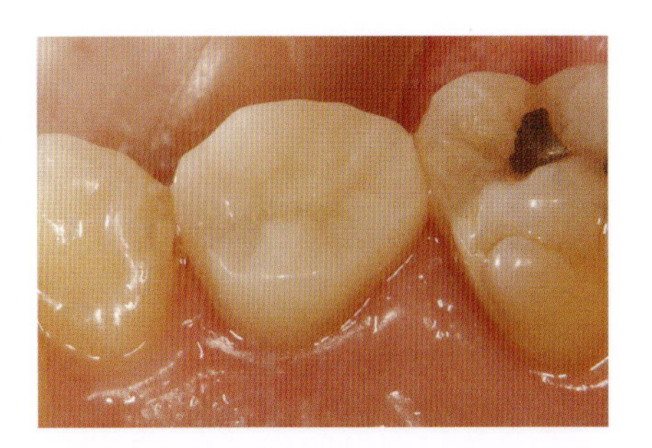

図 31　２カ月後も経過は良好である。

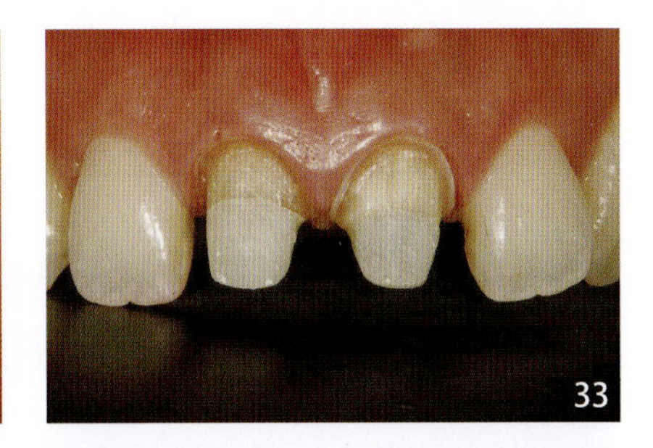

図 32　上顎中切歯の違和感と審美障害を主訴に来院した患者の口腔内。サイナストラクト（瘻孔）が認められた。

図 33　感染根管治療後、ファイバーポストを併用してレジンにより支台築造をした。

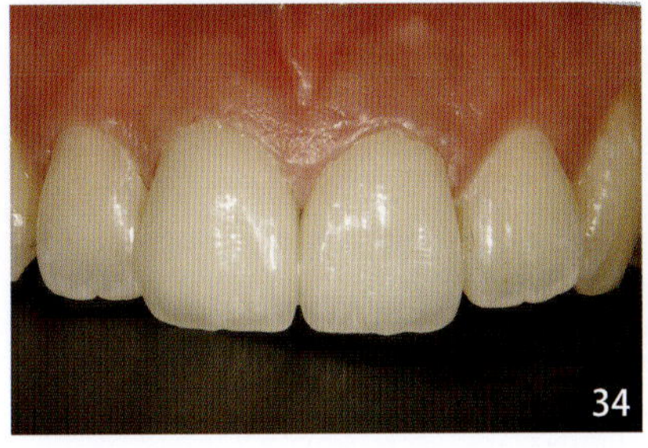
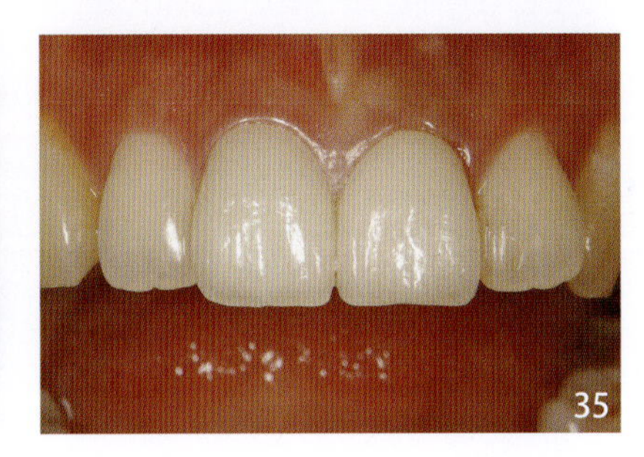

図 34　装着直後の同部位。本症例では支台歯の色調をクラウンに活かす目的で透明なレジンセメントを使用した。

図 35　８カ月経過後も脱落や変色もなく経過良好である。

さらにジルコニアを用いたCAD/CAMクラウンを、フルカントゥアジルコニアクラウン（Monolithic Zirconia Crown：すべてジルコニアで製作したCAD/CAMクラウン）と、支台歯の歯質切削量を少なくしつつ審美性が要求される場合はPFZクラウン（Porcelain Fused to Zirconia Crown：ジルコニアで製作されたフレームに陶材を築盛したCAD/CAMクラウン）に分け、症例に応じて選択している。

クラウンの厚みを薄くすることで歯質の切削を最小限にとどめるだけでなく、レジンセメントに照射光が届きやすいので、確実な重合が可能となり高い接着強さを得られるというメリットがある。

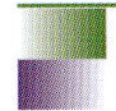

CAD/CAMクラウンとレジンセメント

図32に、上顎中切歯の違和感と審美障害を主訴に来院した患者の口腔内を示す。左側中切歯根尖相当部にサイナストラクト（瘻孔）が認められた。そこで両中切歯のクラウンを除去し感染根管治療を行った。その後、ファイバーポストを併用してレジンにより支台築造をした（**図33**）。

筆者は自費診療の場合はチェアータイムにも余裕があるため、前処理が必要ではあるが接着強さの高いレジンセメントを用いている。さらにレジンセメントの色調の多さも魅力的である。

本症例では支台歯の色調をクラウンに活かす目的で、透明なレジンセメントを使用した。**図34**に装着直後の同部位を示す。8カ月経過後も脱落や変色もなく経過良好である（**図35**）。

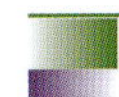

おわりに

今回紹介した保険診療と自費診療の接着材料の使い分けのポイントは、コストパフォーマンスやチェアータイムに配慮しながらも装着材料の物性を活かし、高い接着強さを得ることである。そのためには光照射が重要であり、使用する照射器の特性を考慮し、照射時間を設定することが大切となる。

製品名	特徴	製造元	販売元
●マトリックスおよび関連製品			
◎臼歯部隣接面マトリックス			
コンタクトマトリックスシステム		Danville Materials	エイコー
・コンタクトマトリックス	隣接面の形態に適合しやすく、充塡時の圧力にも形状を維持		
・コンタクトリング	マトリックスリテーナー（把持溝は内向きと外向きの 2 種類）		
・メガリング	コンタクトリングより幅広		
・コンタクトウェッジ	緩やかな圧でマトリックスを固定するポリウレタン製ウェッジ		
アダプト セクショナル マトリックス	2 種類のカントゥア。ブルータイプは窩洞とのコントラストが明瞭で充塡操作が容易	KerrHawe	カボデンタルシステムズジャパン
アプロキシマルシェーパー	マトリックス保持用のプラスチックリング		
アダプト ルーシーウェッジ	歯頸部の充塡を容易にする		
アプリケーションフォーセップス	—		
スーパーマットキット	専用装置のレバーを回転させることでマトリックスバンドを歯に装着	KerrHawe	カボデンタルシステムズジャパン
ルシフィックス マトリックスバンド	臼歯のカントゥアが付与されたマトリックスバンド。メタルリングをつぶして簡単に固定できる	KerrHawe	カボデンタルシステムズジャパン
V- リングシステム		Triodent	ジーシー
・タブマトリックス	30 μ m の厚さで歯冠形態にフィット。保持溝があり挿入しやすい		
・V- リング	軽い力でマトリックスとウェッジをしっかり把持		
・ウェーブウェッジ	歯間部の形態にフィットし、歯間乳頭を傷つけない		
・ピンツィーザー	先端のピンでウェーブウェッジやタブマトリックスをしっかりと把持		
・フォーセップス	V- リングを適切な状態で把持できるロックバー機構を装備		
◎臼歯部隣接面マトリックス			
V4 システム		Triodent	デンツプライ三金
・クリアメタルマトリックス	樹脂加工を施すことで光線透過性を付与するとともに、レジン充塡後の除去が容易		
・V4 リング	光透過性透明リングを採用		
・V4 ウェッジ	光線透過性を有する 4 形態		
・ピンツィーザー	—		
・フォーセップス	—		
パロデント		DentsplyCaulk	デンツプライ三金
・マトリックス	3 種類の形態が用意		
・バイタインリング	2 種類の形態を使用することで MOD 窩洞の隔壁が同時に行える		
・パロデント用フォーセップス	—		
トクヤマ Class II マトリックスキット		Danville Materials	トクヤマデンタル
・セクショナルマトリックス	隣接面を自然な豊隆に仕上げ、コンタクトポイントの調整が容易		
・セクショナルリング	マトリックスを保持しながら歯間離開が容易に行える		
・エラスティックウェッジ	独特の形状と伸縮性でマトリックスを密着		
・リングプライヤー	セクショナルリングの装着に使用		
・マトリックスリムーバー	マトリックスの除去に使用		

製品名	特徴	製造元	販売元
コンポジタイト 3D システム		Garrison	モリタ
・スリックバンド	コーティング加工により充填後の除去が容易		
・コンポジタイト 3D リテーナー	先端がシリコーン素材で設置しやすい。透明タイプも用意		
・ウェッジワンド	ハンドルが付いて作業効率アップ		
・コンポジタイト 3D リングフォーセップス	—		
◎ウェッジ			
アダプト ルーシーウェッジ ルーシーウェッジ クラシックソフト	透明プラスチック製で照射光を拡散。アダプトタイプはフィン付き	KerrHawe	カボデンタルシステムズジャパン
フェンダーウェッジ・プロ	形成時に隣在歯を傷つけない	DIRECTA	クロスフィールド
ウッドウェッジ	バンドのたわみが出にくい	デンテック	デンテック
フレキシウェッジ	弾力があり、しなやか	Common Sense Dental	モリムラ
◎ストリップス			
ストリップロール	透明タイプとブルータイプが用意	KerrHawe	カボデンタルシステムズジャパン
ストップストリップス	ストッパー付きで隣在歯のコンタクトに固定可能	KerrHawe	カボデンタルシステムズジャパン
万能ストリップス	曲・直の 2 種類	松風	松風
エピテックス（透明）	ディスペンサー付き	ジーシー	ジーシー
ポリエステル マトリックステープ	汎用性が高い	3M ESPE	スリーエムジャパン
◎サービカルマトリックス			
トランスペアレント サービカルフォイル	解部学的形態が付与されているため形態修正や研磨が簡単	KerrHawe	カボデンタルシステムズジャパン
LM サービカルマトリックス	LM マルチホルダーにセットすることで確実に圧接できる	LM Instruments	白水貿易
◎クラウンフォーム			
ピド・フォームクラウン	乳前歯の広範囲な齲蝕や破折歯の修復に便利	3M ESPE	茂久田商会
フラサコクラウン	適度の弾性でトリミングが容易	ジーシー	ジーシー
◎その他			
オプトラコンタクト	フォーク型二股のインスツルメントで適切なコンタクトを形成	Ivoclar Vivadent	白水貿易

製品名	特徴	製造元	販売元
●コンポジットレジン充填器および関連製品			
◎充填器			
オプトラスカルプト	2種類のインスツルメントと6種類の形態のディスポーサブルチップ。15通りの使用が可能	Ivoclar Vivadent	イボクラー ビバデント ジャパン
コンポチクソ	振動型レジン充填器。振動を与えることで粘度が低下し、レジン充填の操作性が向上	KerrHawe	カボデンタルシステムズジャパン
コンポローラー	ローラー型レジン充填器。レジンを薄く均等に延ばし、形態を整える	KerrHawe	カボデンタルシステムズジャパン
MiCD インスツルメント		YDM	松風
・フレックスプローラー NT ユニバーサル	裂溝形成に適したインスツルメント。繊細な形成が可能		
・フレックスプローラー NT ストレート			
・コンポジットレジン充填器 IPC	隣接部の充填に最適		
・コンポジットレジン充填器 OCP	杵状と球状の形態		
フィリングインスツルメント No.00	—	ジーシー	ジーシー
TNT コンポジットインスツルメント	表面が滑沢で硬く傷つきにくいので、コンポジットレジンの器具離れが良い	American Eagle Instruments	ジーシー
MM レジンクリエータ	あらゆる部位にアクセスでき、レジンの付形を容易に行える	背戸製作所	サンデンタル
DLC レジンクリエータ	作業部の表面硬度が増し、傷が付きにくい。レジン離れも良く、形態付与がスムーズ	背戸製作所	サンデンタル
MM レジンマスター 1	前歯部隣接面の充填に有効	背戸製作所	サンデンタル
MM レジンマスター 2	咬合面の解剖学的形態の回復が容易	背戸製作所	サンデンタル
MM ステインアプリケータ	ステイン塗布用インスツルメント。フロアブルレジンのスポット充填にも最適	背戸製作所	サンデンタル
MM レジントリマー	レジンの成形および余剰部除去用のインスツルメント	背戸製作所	サンデンタル
トクヤマ CR 充填器		背戸製作所	トクヤマデンタル
・GDS スイングアート	先端が薄く隣接面や歯肉縁下に容易に挿入できる		
・GDS ポステリア	2種類の形態で、充填だけでなく小窩裂溝の形成がスムーズに行える		
・GDS フロアブルアート	球状の先端はフロアブルレジンの塗布に、針状の先端は細かい作業に		
コンポジット練成充填器	—	Hu-Friedy	モリタ
ゴールドスタインフレキシコン	—		
コンポジット練成充填器（両頭）	—		
コンポジット練成充填器 XTS	—		
コンポジット充填器ポイント式	テフロンコーティングでレジン離れが良い	YDM	モリタ
レジン充填形成器 TANC、TANC ポイント式	耐摩耗性に優れレジン離れが良い。黒色なのでレジンとの識別が容易	YDM	モリタ
レジン充填形成器 DLC	適度なしなりで形成がしやすく、歯間部や歯肉溝への挿入も容易	YDM	モリタ
コンタクトプロ 2	近遠心用にそれぞれ設計された先端部で、隣接面を簡便に付与	CEJ	モリムラ
デュラライト CR 充填器	作業中滑ることのないハンドル形状。軽量の中空ハンドルで疲労を軽減	Nordent	ヨシダ

製品名	特徴	製造元	販売元
◎筆			
ユニブラシ（No.4、5）	レジンと歯質の移行性を高め、解剖学的形態の再現にも便利	松風	松風
ユニブラシオーバルタイプ	平筆の毛先を丸型に改良		
コスメデントブラシ	平筆と丸筆の2種類が用意	Cosmedent	マイクロテック
◎歯肉圧排コード			
ウルトラパックコード	6種類の太さ。編目が大きく、チェーン状のループ	Ultradent	ウルトラデントジャパン
SUパックコード	4種類の太さ。無数のループを編み込み、弾力性がある	松風	松風
ニットラックス	5種類の太さ。薬剤非含有	Pascal International	白水貿易
ファーストストリング リトラクションコード	4種類の太さ。カットした際にほつれにくい。薬剤非含有	Clinicians's Choice Dental Products	モリタ
シュアーコード	6種類の太さ。チェーン状のループで伸縮性があり、しっかりと歯肉溝に挿入できる	ヨシダ	ヨシダ
シュアーコードプラス	塩化アルミニウム含有。ループ状で滲出液抑制。毛羽立ちが少なくほつれない		

製品名	特徴	製造元	販売元
●形態修正・研磨器具			
◎切削器具			
MIコンセプトバーセット	細いネックで視野が確保	ジーシー	ジーシー
MiCDダイヤセット	極小サイズでMiCDのコンセプトに基づいた形成が可能	松風	松風
MI-Aキット	ベーシックキット	Horico	茂久田商会
MI-ALロングキット	拡大下でも視野を確保		
MI-B IIロングキット	隣接面齲蝕の除去に最適		
MIダイヤバー	細長いネックで隣在歯を傷つけにくい	マニー	モリタ
B's MIキット	4種類の長さで到達性を確保	日向和田精密製作所	日向和田精密製作所
◎形態修正用器具			
エステティックコンポジット フィニッシングキット	フィラーをカットすることで平滑な面に仕上がる	Beavers Dental	カボデンタルシステムズジャパン
ブルーホワイトダイヤCRフィニッシング	2種類の粗さと6形態が用意	Beavers Dental	カボデンタルシステムズジャパン
ジェットカーバイドバーFG（フィニッシング）	12枚刃と30枚刃を用いることで滑らかな仕上がり	Beavers Dental	松風
コンポジットレジン研磨用バーセット	前歯から臼歯まで対応可能な6形態	ジーシー	ジーシー
ミッドウエスト カーバイドバー エステティック	歯牙形態にフィットする21種類の形態	Beavers Dental	デンツプライ三金
MMコンポジットフィニッシュ	切削痕を残さず素早くカット	SS White	茂久田商会
コンポジットレジン ダイヤバー研磨セット	8形態で幅広い症例に対応	マニー	モリタ

製品名	特徴	製造元	販売元
●形態修正・研磨器具			
◎研磨用回転切削器具（カップ・ポイント）			
アストロポル	3種類の粒度と4種類の形態でつや出し研磨	Ivoclar Vivadent	イボクラー ビバデント ジャパン
オプトラポル 1step	1ステップ研磨システム。短時間で高い光沢感が得られる	Ivoclar Vivadent	イボクラー ビバデント ジャパン
ジフィー ハイシャイン	3種類の形状でさまざまな症例に対応。最終研磨に使用	Ultradent	ウルトラデントジャパン
オプチワンステップ ポリッシャー	1ステップ研磨システム。力加減をコントロールし、中研磨からつや出しまで	KerrHawe	カボデンタルシステムズジャパン
ハイラスタープラス ポリッシャー	2ステップ研磨システム。柔軟性があり、咬合面に適合する	KerrHawe	カボデンタルシステムズジャパン
コンポマスター	1ステップ研磨システム。超微粒子ダイヤモンドを使用し、高い研磨力と光沢付与性	松風	松風
プレシャイン	中仕上げ研磨用。コシのある合成ゴムで耐久性に優れる	ジーシー	ジーシー
ダイヤシャイン	プレシャイン後の仕上げ研磨用	ジーシー	ジーシー
アイポール	1ステップ研磨システム。回転数を変化させ、粗研磨から最終研磨まで	Hereus Kulzer	ヘレウスクルツァージャパン
フレクシィカップ・ポイント	形態修正、中研磨用ポイント	Cosmedent	マイクロテック
フェルトフレクシィポイント	咬合面仕上げ用のフェルトポイント	Cosmedent	マイクロテック
コンポジットダイヤ	2ステップ研磨システム。超寿命ダイヤ入りシリコーンポイント	Dedeco	茂久田商会
ダイヤグロス	2ステップ研磨システム。湿潤状態でも使用可能	Edenta	モリタ
◎研磨用回転切削器具（ディスク）			
オプチディスク	ディスクが半透明で、作業領域を確認しながら研磨可能	KerrHawe	カボデンタルシステムズジャパン
スーパースナップ リボーン	前歯部のコンポジットレジン修復に最適。短時間で高い光沢感	松風	松風
スーパースナップ バフディスク	歯間部や曲面の研磨に優れる。ダイレクトダイヤペーストと併用	松風	松風
ソフレックス XT 研磨ディスク	隅角、隣接面の仕上げ研磨に効果を発揮	3M ESPE	スリーエムジャパン
ソフレックスポップオン研磨ディスク	最終仕上げに使用することで、エナメル質と同等の滑沢な面が得られる	3M ESPE	スリーエムジャパン
ミニフレクシィバフ	柔軟性に富んだフェルトホイールが歯面の豊隆をくまなく捉える	Cosmedent	マイクロテック
◎研磨用回転切削器具（ブラシ）			
アストロブラシ	3種類の形状。ペースト不要で新鮮面が浮き出る	Ivoclar Vivadent	イボクラー ビバデント ジャパン
ジフィーコンポジット ポリッシングブラシ	2種類の形状。1,000以上の研磨用炭化ケイ素粒子を含み、細かい仕上がり	Ultradent	ウルトラデントジャパン
オプチシャイン・オクルーブラシ	隅角や咬頭にフィットし効率良く研磨。咬合面や裂溝にも適する	KerrHawe	カボデンタルシステムズジャパン
ソフレックススパイラル研磨ホイール	ゴム製で柔軟性があり、さまざまな形態を効率良く研磨	3M ESPE	スリーエムジャパン

製品名	特徴	製造元	販売元
◎研磨用ペースト			
ラスターペースト	最終研磨用ペースト。少量をバフに塗布して使用	KerrHawe	カボデンタルシステムズジャパン
ダイレクトダイヤペースト	コンポジットレジンのつや出しだけでなく、PMTC 時の修復物の再研磨にも応用可能	松風	松風
ダイヤポリッシャーペースト	約 1 μ m のダイヤモンド粒子を使用し、短時間で光沢感が得られる	ジーシー	ジーシー
エナメライズポリッシングペースト	酸化アルミナのペースト。研磨面のつや出しが可能	Cosmedent	マイクロテック
ファイナルダイヤペースト	プロビジョナル、ポーセレン、ハイブリッドレジン、コンポジットレジンのつや出し	Polirapid	茂久田商会
P- ハイブリッド	ダイヤモンドを多く含み、簡単に光沢感が得られる	モリタ東京製作所	モリタ
◎研磨用ストリップス			
オプチストリップ	研磨粒子が半分埋もれた状態でコーティングされており、すり減りにくく研磨力が長続き	KerrHawe	カボデンタルシステムズジャパン
ポリッシングストリップス	1 枚のストリップスに 2 種類の研磨粒子がコーティング。2 枚で 4 ステップの研磨が可能	KerrHawe	カボデンタルシステムズジャパン
エピテックス	タイトなコンタクトでもスムースに挿入。粒度別の 4 種類で効率良く研磨	ジーシー	ジーシー
ニューメタルストリップ	ステンレス箔に微細なアランダム砥粒を固着。隣接面のカーブに自在にフィット	ジーシー	ジーシー
松風ポリストリップス	粒度の異なる 3 種類。隣接面の研磨に最適	松風	松風
ダイヤモンドストリップス	研削性に優れる	松風	松風
ソフレックス研磨用ストリップス	歯間挿入部はコーティングされていないので挿入時にコンタクトを傷つけない	3M ESPE	スリーエムジャパン
プラスチックストリップス	粒度の異なる 3 種類で研磨	ニッシン	ニッシン
LM ストリップス	LM セロストリップスホルダーに装着することで、研磨が簡便に行える	LMInstruments	白水貿易
スチールカーボストリップス	歯冠長に合わせた 3 形態が用意	Horico	茂久田商会
グリップストリップ	2 種類の粒度のダイヤモンドがコーティングされた、繰り返し使えるメタルストリップ	Centrix	モリタ

製品名	特徴	製造元	販売元
●その他			
◎齲蝕検知液			
セーブルシーク	齲蝕象牙質を暗緑色に着色。血液が介入する場合でも見分けることが可能	Ultradent	ウルトラデントジャパン
カリエスチェック	赤～淡いピンク染色部をすべて削除し、齲蝕象牙質の取り残し・削りすぎ防止	日本歯科薬品	日本歯科薬品
カリエスチェック・ブルー	歯髄付近の感染象牙質とピンクスポットの識別が容易	日本歯科薬品	日本歯科薬品
シーイット	破折線の確認にも使用可能。垂れずに使用しやすい粘稠度	Ronvig Dental	茂久田商会
カリエスディテクター	齲蝕象牙質を赤とピンクに染め分け、淡いピンク染色部は保存する	クラレノリタケデンタル	モリタ

この度は弊社の書籍をご購入いただき、誠にありがとうございました。
本書籍に掲載内容の更新や訂正があった際は、弊社ホームページ「追加情報」にてお知らせいたします。下記のURLまたはQRコードをご利用ください。

http://www.nagasueshoten.co.jp/extra.html

落ちない接着　その理論と臨床的ストラテジー

ISBN 978-4-8160-1317-1

第1版　第1刷

編　著　宮崎真至
発行者　永末英樹
印刷・製本　株式会社サンエムカラー

発行所　株式会社　**永末書店**

〒602-8446　京都市上京区五辻通大宮西入五辻町 69-2
（本社）電話 075-415-7280　FAX 075-415-7290　（東京店）電話 03-3812-7180　FAX 03-3812-7181
永末書店 ホームページ　http://www.nagasueshoten.co.jp

*内容の誤り、内容についての質問は、弊社までご連絡ください。
*刊行後に本書に掲載している情報などの変更箇所および誤植が確認された場合、弊社ホームページにて訂正させていただきます。
*乱丁・落丁の場合はお取り替えいたしますので、本社・商品センター(075-415-7280)までお申し出ください。